全国高等医学院校教材
全科医学系列教材
供中医类专业用

内　经　选　读

主　　编　吴润秋

副主编　刘凯军　刘富林　李　花

编　　委　（以姓氏笔画为序）

王　莉（江西中医学院）
艾志福（江西中医学院）
危　玲（湖南中医药大学）
刘凯军（江西中医学院）
刘富林（湖南中医药大学）
李　花（湖南中医药大学）
杨怡玲（长沙医学院）
吴润秋（长沙医学院）
张敬文（江西中医学院）
欧阳峰松（长沙医学院）
郭　礼（湖南中医药大学）
薛丽君（长沙医学院）

北京大学医学出版社

NEIJING XUANDU

图书在版编目（CIP）数据

内经选读/吴润秋主编. —北京：北京大学医学出版社，2012.8（2015.1重印）

ISBN 978-7-5659-0398-4

Ⅰ.①内… Ⅱ.①吴… Ⅲ.①《内经》—研究Ⅳ.① R221

中国版本图书馆CIP数据核字（2012）第153158号

内经选读

主　　编：吴润秋

出版发行：北京大学医学出版社（电话：010-82802230）

地　　址：（100191）北京市海淀区学院路38号　北京大学医学部院内

网　　址：http://www.pumpress.com.cn

E - mail：booksale@bjmu.edu.cn

印　　刷：北京地泰德印刷有限公司

经　　销：新华书店

责任编辑：张彩虹　张立峰　　责任校对：张　雨　　责任印制：张京生

开　　本：787mm×1092mm　1/16　　印张：27.75　　字数：705千字

版　　次：2012年8月第1版　2015年1月第3次印刷

书　　号：ISBN 978-7-5659-0398-4

定　　价：58.00元

前　言

《内经》是中医四大经典之首，内容广博。中医学专业本科开设《内经选读》课的目的，是使学生提高阅读经典原著的能力；掌握《内经》辨证思维，熟悉《内经》的学术思想。而全国现行的《内经选读》教材，大都采用摘句、摘段的方法，再按《中医基础理论》的体系排列，割裂了《内经》原文，与原著相差甚远，难以达到教学目的。采取什么方法从中选择内容进行教学，是一个关系重大的问题。因此，长沙医学院组织编写了这本符合教学目的的《内经选读》教材。

本教材编写体例为【导读】、【原文】、【注释】、【语译】、【提要】、【临床应用】、【讨论】等，以冀在解释原文的文理基础上，阐述其中的医理，紧密联系临床，探讨辨证思维和学术思想的内蕴。

参加本教材编写的人员，大多是长期从事《内经》教学和研究，且具有较丰富的临床经验者。在本书编写过程中，广泛参阅有关注家和教材，择善而从，间出己见，但错误与疏漏在所难免，希望使用本教材的教师和学生提出宝贵意见和建议，以便今后修订和完善。

吴润秋

2012 年 4 月

目 录

素 问 选 读

灵 枢 选 读

《内经》概述

《内经》，全称《黄帝内经》，包括《素问》和《灵枢》两个部分，是我国现存最早、影响最大的一部医学典籍。《内经》的成编，标志着中医理论体系的形成，为数千年来的中医学的发展奠定了坚实的基础，在中国医学史上占有十分重要的地位，被后世尊为“医家之宗”。历史上所有有成就的医家，都是在研究《内经》的基础上，建树学术，成为一代名医，如张仲景、刘完素、张从政、李东垣、朱丹溪、孙思邈、王冰、张景岳、王孟英等。

一、《内经》的成书时代与作者

《内经》的成书时代与作者，是历代学者和医家争鸣不已的学术问题。归纳起来有以下几种观点：

（一）黄帝所作

西晋·皇甫谧（公元215—282年）在《针灸甲乙经·序》中说：“夫医道所兴，其来久矣。上古神农始尝草木而知百药。黄帝咨访岐伯、伯高、少俞之徒，内考五藏六府，外综经络血气色候，参之天地，验之人物，本性命，穷神极变，而针道生焉。其论至妙……按《七略》、《艺文志》：《黄帝内经》十八卷。今有《针经》九卷，《素问》九卷，二九十八卷，即《内经》也。亦有所亡失，其论遐远，然称述多而切事少，有不编次。比按《仓公传》，其学皆出于《素问》，《素问》论病精微。《九卷》是原本经脉，其义深奥，不易览也。又有《明堂孔穴针灸治要》。皆黄帝、岐伯遗事也。三部同归，文多重复，错互非一。”

皇甫氏明确指出，《素问》、《针经》（《九卷》）、《明堂孔穴针灸治要》三部书，都是黄帝时代的书。并说明了这三部书撰写的经过，是黄帝咨询岐伯等人而成的。

唐·王冰在其《重广补注黄帝内经素问·序》中说：“夫释缚脱艰，全真导气，拯黎元于仁寿，济羸劣以获安者，非三圣道则不能致之矣。孔安国序《尚书》曰：伏羲、神农、黄帝之书，谓之三坟，言大道也。班固《汉书·艺文志》曰：《黄帝内经》十八卷，《素问》即其经之九卷也，兼《灵枢》九卷，乃其数焉。”

王氏认为，《黄帝内经》是黄帝时代的书。

宋·史崧在其《黄帝素问灵枢经·叙》中说：“昔黄帝作《内经》十八卷，《灵枢》九卷，《素问》九卷，乃其数焉。”

史氏也确信黄帝作《内经》。

（二）周秦间人作

北宋·司马光《传家集·书启》说：“谓《素问》为真黄帝之书，则恐未可。黄帝亦治天下，岂终日坐明堂，但与岐伯论医药针灸耶？此周秦之间，医者依托而取重耳。”

《四库全书简明目录》说：“《黄帝素问》原本残阙，王冰采《阴阳大论》以补之。其书云出上古，固未必然，然亦必周秦间人传述旧闻，着之竹帛。故贯通三才，包罗万变。”

（三）战国时人作

宋·程颢、程颐《二程全书》说："观《素问》文字气象，只是战国时人作，谓之三坟书则非也。"

宋·林亿新校正《黄帝针灸甲乙经》序说："或曰：《素问》、《针经》、《明堂》三部之书，非黄帝之书，似出于战国。"

任应秋先生经过大量考证分析，从书的内容、文字、笔法等方面做了论证，认为："《灵枢》和《素问》一样，基本上是成书于战国时代，只是个别的篇卷，渗入了汉代的东西，因而它并不是成于某一人之手。"

（四）西汉之人作

明代学者郎瑛（1487—1566年）在其《七修类稿》中说："《素问》文非上古，人得知之。以为即全元起所著，犹非隋唐文也。惟司马迁、刘向近之，又无此等义语。宋聂吉甫云，既非三代以前文，又非东都以后语，断然为淮南王之作。予意《鸿烈解》中，内篇文义，实似之矣。但淮南好名之士，即欲藉岐黄以成名，特不可曰述也乎？或医卜未焚，当时必有岐黄问答之书，安得文之以成耳？"

日本人丹波元简、丹波元胤父子（相当于清朝中叶人）力主《内经》为汉代人所作。丹波元简《素问识·素问解题》说："此书实医经之最古者，追圣之遗言存焉。而晋皇甫谧以下，历代医家断为黄岐所自作，此殊不然也……汉之时，凡说阴阳者，必系之黄帝。《淮南子》云：黄帝生阴阳。又云：世俗人多尊古而贱今，故为道者，必托之于神农、黄帝，而后能入说……亦汉人所撰述无疑矣。"

（五）成书于公元前1世纪

1. 司马迁《史记》无载，却有扁鹊、仓公传。传中载有公乘阳庆传给仓公的医书有《上下经》、《五色》、《奇咳术》、《揆度》、《阴阳外变》等，这也是《内经》所引述过的古医经。而仓公生活在公元前2世纪。《史记》成书于司马迁入狱（公元前99年）之后。说明《内经》成书在仓公、司马迁之后。

2.《黄帝内经》书名，首见于班固（公元32—92年）的《汉书·艺文志》："《黄帝内经》十八卷、《外经》三十七卷、《扁鹊内经》九卷、《外经》十二卷、《白氏内经》三十八卷、《外经》三十六卷、《旁经》二十五卷。右医经七家，二百一十六卷。"而班固此载，是根据刘歆《七略》"删其要，以备篇籍"而来，《七略》是西汉末刘向、刘歆父子奉诏校书所撰写的我国第一部图书分类目录。而当时负责校方技书的是李柱国，史载李校勘医书的时间是西汉河平3年（公元前26年），说明西汉末《黄帝内经》已成书。

上述各种观点，大都是推测、猜想，甚至是武断。唯有史料证据的是，《黄帝内经》成书于《史记》之后、《七略》之前的公元前1世纪的观点。我们姑且以此作为结论。分析《内经》诸篇内容，其中社会背景、纪时纪年、学术观点，以及笔法、文字等存在着一定的差异。这说明《内经》是在以前不同学术流派的论文著作的基础上，经过整理加工、补充完善，最后汇编成册的。成编之后，又经辗转传抄，增删移易。

若在今后的考古中有新的发现，确实证明《黄帝内经》成书于某个时代，或许推翻此结论。

所以，《内经》非一时一人之作，而是在一个相当长的历史时期内集众多医家的劳动成果。

二、《内经》的沿革

(一)《内经》的流传

史料上，《黄帝内经》只有书名，而未见其书。晋·皇甫谧认为：“《黄帝内经》十八卷，今有《针经》九卷，《素问》九卷，二九十八卷，即《内经》也。亦有所亡失。”所以讲《内经》的流传，实际上是讲《素问》和《针经》(《灵枢》)的流传。

东汉末张仲景《伤寒杂病论·序》说：“乃勤求古训，博采众方，撰用《素问》、《九卷》、《八十一难》、《阴阳大论》、《胎胪药录》，并平脉辨证，为《伤寒杂病论》，合十六卷。”张仲景所提到的《九卷》，到晋·皇甫谧则改为《针经》，到唐·王冰则改为《灵枢》。如王冰《重广补注黄帝内经素问》序说：“《黄帝内经》十八卷，《素问》即其经之九卷也，兼《灵枢》九卷，乃其数焉。”

在流传过程中，南北朝时，《素问》已亡失一卷。《隋书·经籍志》录有“《黄帝素问》九卷”，注云：“梁八卷。”该书还载有“《针经》九卷”。至《唐书·艺文志》载：“《素问》全元起注八卷”、“《黄帝针经》十二卷”。《宋·艺文志》记有“《黄帝灵枢经》九卷”、“《黄帝针经》九卷”、“《黄帝九灵经》十二卷”的不同的名称。

唐·王冰为《素问》做了大量的整理工作。对残缺的八卷“世本”，参照家藏的“张公秘本”，进行别目、迁移、加字、削繁、补亡等。具体情况在《重广补注黄帝内经素问》序中有明确的交代。由于王冰的工作，使《素问》回复到八十一篇、二十四卷本。现今《素问》中“七篇大论”和“六节藏象论”中有关运气的文字，是王冰所补。王冰在此犯下一个错误，“凡所加字，皆朱书其文，使古今必分，字不杂糅。”但年代已久，朱墨不分了，后人看不出哪些是王冰所加字，甚至将注文当成原文。至宋嘉祐年间高保衡、林亿等人奉命校勘医籍，王本已是“文注分错，义理混淆”。于是进行考证、纠误、增注，定名为《重广补注黄帝内经素问》，并流传至今。

林亿等也曾校勘过《灵枢经》，但早已亡失。北宋元祐 8 年（公元 1093 年）高丽献来《黄帝针经》，哲宗下诏颁发天下，而复行于世。时隔 62 年，南宋绍兴乙亥年（公元 1155 年），锦官人史崧校勘“家藏旧本《灵枢》九卷，八十一篇”，定名为《黄帝内经灵枢经》，并刊印流传至今。

因此，现今通行的《素问》是以林亿等校勘的王冰本为蓝本；现今通行的《灵枢》是以史崧本为蓝本。

(二)《内经》书名的含义

关于《内经》书名的含义，后世多有猜测，如张介宾《类经·序》说：“内者，性命之道；经者，载道之书。”其实，“内”与“外”是相对而言的，犹如今人编书分上、下册。古人编书分内、外，如《医籍考》所说：“犹《易》内外卦及《春秋》内外传，《庄子》内外篇，《韩非子》内外储说，以次第名焉者，不必有深意。”“经”，本义为织物的纵线，引申为常道，即义理、法则、原则，在书籍指可称为典范者。如《诗经》、《易经》等。

关于《素问》的名义，诸说纷纭，莫衷一是。唯林亿等《新校正》之说颇近经旨：“按《乾凿度》云，夫有形者生于无形，故有太易，有太初，有太始，有太素。太易者，未见气也；太初者，气之始也；太始者，形之始也；太素者，质之始也。气形质具，而痾瘵由是萌生，故黄帝问此太素质之始也，《素问》之名义或由此。”太易、太初、太始、太素，是古人探究天地形成所分的四个阶段，而《素问》正是从天地自然的宏观出发，论证、解释人体生命及其疾病与天地自然的关系，确有陈源问本之意，可谓名实相符。

关于《灵枢》的名义，歧义亦多。王冰改《针经》为《灵枢》，丹波元胤认为与王冰崇尚道教有关："今考《道藏》中，有《玉枢》、《神枢》、《灵轴》等之经，而又收入是经，则《灵枢》之称，意出于羽流者欤!""羽流"，指道士，王冰的道号叫"启玄子"。此说颇近。

三、《内经》理论体系的基本内容

（一）阴阳五行

《内经》认为，阴阳不同于具体的有形之物，它是从自然界万事万物中抽象出来的表示对立的概念，这一概念又可运用到自然界万事万物之中。阴阳"有名而无形，故数之可十，离之可百，散之可千，推之可万"（《灵枢·阴阳系日月》）。阴阳的对立、互根、消长、转化运动，是自然界的基本规律，如《素问·阴阳应象大论》指出："阴阳者，天地之道也，万物之纲纪，变化之父母，生杀之本始，神明之府也。治病必求于本。"

五行是从人类日常生活、生产中最常用的五类物质中抽象出来的概念。五行之间有生、克、乘、侮的关系，从而促进事物运动变化。如《素问·藏气法时论》指出："五行者，金木水火土也。更贵更贱，以知死生，以决成败，而定五藏之气，间甚之时，死生之期也。"《素问·六节藏象论》指出："薄所不胜，而乘所胜。"《素问·五运行大论》指出："气有余，则制己所胜而侮所不胜。"更贵更贱，即五行衰旺变化，寓五行生克制化之理，是五行之间的正常关系状态。乘、侮，侵凌之意，即五行之间的异常关系状态。

《内经》运用五行理论，主要在两个方面。一是按五行属性类分自然界万事万物，形成天人合一的五行系统。二是运用五行的生克乘侮理论说明五脏关系，解释病机，诊断病证，判断预后，指导治疗。

《内经》将阴阳理论和五行理论结合起来，运用到医学中，成为中医学重要的方法论。

（二）藏象

"藏象"一词，首见于《素问·六节藏象论》。《内经》在人体解剖的基础上，认识了五脏、六腑、奇恒之腑以及官窍、组织的形态结构和生理病理，运用阴阳五行理论，构建了以五脏为中心，内连组织器官，外应阴阳时空的藏象理论，体现了整体观思想。阐明了精、气、血、津液等维持人体生命活动的基本物质的生成和作用，以及精神情志活动的变化规律。

（三）经络

经络是人体内能沟通表里、联络上下、运行气血的特殊的组织结构及功能系统。它包括经脉、络脉、经筋、经别和皮部。经络理论在阐述人体生理、病理、诊断、治疗中具有重要的意义。《灵枢·经别》指出：经络关系到"人之所以生，病之所以成，人之所以治，病之所以起，工之所以止。"《灵枢·经脉》指出：掌握经络理论，能"决死生，处百病，调虚实。"

《内经》记载了十二经脉和奇经八脉的起止、循行路线、生理功能和有关病证。对十二经筋、十二经别、十二皮部的循行和病候，亦有所论述。

《内经》中多次提及的腧穴总数有365个，对井、荥、输、原、经、合、背俞等特殊穴位进行了专门论述。

（四）病因病机

《内经》将病因分为“发于阴”、“发于阳”两大类。论述了风、寒、暑、湿、燥、火、疠疫等外邪的性质和致病特点；论述了喜、怒、忧、思、悲、恐、惊等情志因素致病的特点；也论述了饮食、劳倦、跌扑损伤发病的情况。

疾病发生的类型，有感而即发和邪伏后发的不同。

“病机”一词，首见于《素问·至真要大论》。关于发病机理，《内经》强调人体正气虚、邪气盛是疾病发生的条件，而正气虚是疾病发生的主导因素，如《灵枢·百病始生》指出“两虚相得，乃客其形”；《素问·评热病论》指出“邪之所凑，其气必虚”。疾病的基本病机是阴阳失调。同时也指出体质与疾病发生的关系。

疾病的传变，有表里相传、循经传变、脏腑相移等多种形式。同时指出，一些“卒发”疾病，没有明显的传变规律。

（五）病证

《内经》所载病证（症）有三百多种，涉及内、外、妇、儿、五官临床各科。其中专题论述的有风病、热病、寒热病、疟、咳、痹、痿、厥、痛、胀、消渴、积聚、癫狂、痈疽、官窍病和外伤病等数十种。

《内经》采用脏腑分证、经络分证、病因分证等方法进行辨证，为后世辨证体系的形成奠定了基础。

（六）诊法

望、闻、问、切四诊载《内经》称为“视而可见”、“听声音而知所苦”、“言而可知”、“扪而可得”。《内经》强调四诊合参的重要性，在望诊、切诊方面论述较详。

《内经》望诊重面部与脏腑身形的分部及色与部的生克关系，五色的夭泽、抟散、含露等与脏腑精气衰旺、病邪深浅的关系。切诊有切脉、诊尺肤、按局部等多种方法。切脉有三部九候的遍身诊脉法、独诊气口法、人迎气口合诊法。脉象有弦、钩（洪）、毛（浮）、石（沉）、迟、数、滑、涩、缓、急、长、短、大、小、细、弱、代、散、坚、紧、横、喘、虚、实、躁、静等二十多种。《内经》脉诊重胃气的多少有无以及脉与时是否相应。无胃气的“真藏脉”，脉不应时，都是病情严重、预后不良的征象。

（七）论治

《内经》治疗学理论已初成体系，是由论治思想、治疗原则、治疗大法、治疗手段、病证论治等五个部分所构成。

1. 论治思想，如求本论治思想、求平论治思想、治未病思想、三因论治思想、整体论治思想、标本论治思想、顺而论治思想等。只有正确处理好诸如此类的带普遍性的关系问题，才能在治疗具体病证时制订出符合实际的治疗方案。

2. 治疗原则，如调和阴阳、五行相胜、正治、反治等。寒病用热药，热病用寒药，虚用补，实用泻等，这就是规律，任何人不能改变、不能违背。《素问·至真要大论》称其为“绳墨”，如“论言治寒以热，治热以寒，而方士不能废绳墨而更其道也。”“绳墨”就是准则，“道”就是规律。

3. 治疗大法，是临床治疗疾病的基本方法。如用药物，或针灸、或推拿等各种治疗手段，使腠理开泄而汗出，邪随汗出而病除，这就是汗法。治疗大法是临床治疗时选方用药的理论依据。治疗大法的内容主要有汗、吐、下、和、温、清、消、补八法。

4. 治疗手段，是实施治疗的具体方法、途径以及采用的工具。中医临床治疗手段十分丰富，如药物内服、药物外用、针刺、艾灸、推拿按摩、手术等。

（八）养生

养生又称摄生。《内经》提出了养生的目的、原则和方法。养生的目的是祛病延年；养生的基本原则是形神共养和“治未病”；养生的基本法则有“法于阴阳”、“和于术数”、“饮食有节”、“起居有常”、“不妄作劳”、“恬惔虚无”等。养生的方法有四季养生法、气功、防疫法以及房中术等。

（九）运气

运气即五运六气。运气学说是以干支甲子和阴阳五行为运算工具，来推算天象、气象变化规律及其与人类疾病发生、流行的关系。《内经》认为，日月星辰的运转、气象的变化，对生物界特别是人的生理、病理有着重要的影响，通过运算，可把握天体运行、气象变化的规律，从而可预测疾病的发生和流行情况。运气学说以三阴三阳、五行、六气为理论核心，以大气运动、气候变化、生物生化、疾病流行为基本内容。

四、《内经》理论体系的学术思想

《内经》所述，“上极天文，下穷地理，中悉人事”，天、地、人几乎无所不及。然而精气说、整体观、运动观是贯穿于整个《内经》理论体系的学术思想。

（一）精气说

精气说，是从老子的“道学”思想发展而来的。道，是原始的混沌、万物的本原。道就是气，气的精粹、精微部分就是精气。《内经》用精气说来解释宇宙和人体生命的本原。

道学认为，道是“至大”与“至小”的统一，精气“一来一逝，其细无内，其大无外”，是宇宙的本原。一切事物，小到不可分割，大到没有边缘，都由精气所充满。精气“下生五谷，上为列星”，构成万物。《内经》认为，精气是产生自然界生命的原始物质。《周易·系辞下》说：“天地氤氲，万物化醇。男女构精，万物化生。”天地阴阳二气密相交感，有生物、无生物产生了；“男女”在此指飞潜动植之雌雄二性。两性交感，则产生了生命，人体生命亦不例外。《素问·宝命全形论》指出：“天覆地载，万物悉备，莫贵于人。人以天地之气生，四时之法成……天地合气，命之曰人。”说明人是由存在于天地之间的原始物质“气”所化生出来，按照四时变化的规律成长起来的，是天地阴阳二气结合而成。《灵枢·经脉》指出：“人始生，先成精，精成而脑髓生。骨为干，脉为营，筋为刚，肉为墙，皮肤坚而毛发长。谷入于胃，脉道以通，血气乃行。”说明构成人体的原始物质是“精”，人体的脏腑组织都是由“精”演化而成的。这种先天之精不断得到后天水谷之精的充养，才能化生血气，维持生命活动。《素问·六节藏象论》指出：“天食人以五气，地食人以五味。五气入鼻，藏于心肺，上使五色修明，音声能彰。五味入口，藏于肠胃，味有所藏，以养五气，气和而生，津液相成，神乃自生。”说明人依赖于天地之精气，才能化生气血津液，产生并维持包括精神在内的生命活动。

（二）整体观

整体观即事物之间普遍联系的观点。《内经》认为，自然界是一个整体，其中包含许多部分，主要有天、地、人三大类别，而每一类别中又概括了许多的具体事物。《内经》以“天人相应”的思想为指导，以阴阳五行为法则，将三大类别及其具体事物之间的内在关系广泛联系起来。这就是《内经》的整体观。《内经》的整体观主要体现在人体内外联系和人与自然的联系两个方面。

1. 人体内外联系　《内经》认为人体内有五脏、六腑、奇恒之腑、经络等，体表有骨肉筋脉皮、官窍等组织，虽然形态、功能各异，但在人体整个生命活动中，是相互联系、相互影响的一个整体，因而构成了以五脏为主体的五个功能活动系统。

肝系统：肝—胆—筋—目—爪。

心系统：心—小肠—脉—舌—面。

脾系统：脾—胃—肉—口—唇。

肺系统：肺—大肠—皮—鼻—毛。

肾系统：肾—膀胱（脑、女子胞）—骨（髓）—耳—发。

由这五个子系统共同构成了人体的大系统。五个子系统之间，不是孤立的，而是相互联系，有着生克制化的规律，从而维持一定的稳定状态，构成一个生命活动的整体。

2. 人与自然的联系　自然界的运动变化，影响着人体的生理、病理，人类在长期进化过程中，也逐渐对自然界变化产生了适应性。《灵枢·五癃津液别》说：“天暑衣厚则腠理开，故汗出……天寒则腠理闭，气湿不行，水下流于膀胱，则为溺与气。”这是人对自然的生理性适应。四时变化，有一定的常发病和流行病。一天之中，疾病随昼夜变化而进退，出现旦慧、昼安、夕加、夜甚的规律。《灵枢·顺气一日分为四时》指出：“朝则人气始生，病气衰，故旦慧；日中人气长，长则胜邪，故安；夕则人气始衰，邪气始生，故加；夜半人气入藏，邪气独居于身，故甚也。”

《内经》从自然、社会的大环境来认识人体生命的活动，在此基础上，阐述人体生理、病理，指导诊断治疗和养生。

（三）运动观

《内经》认为，包括人体在内的整个自然界都处在运动的过程中，而事物的运动状态和过程表现为变化。所谓变化，包含具有量变性质的“化”和具有质变性质的“变”及其相互转化关系。《素问·六微旨大论》指出：“夫物之生从于化，物之极由乎变，变化之相薄，成败之所由也……成败倚伏生乎动，动而不已，则变作矣。”事物运动的基本形式是升、降、出、入，“升降出入，无器不有”，“故非出入，则无以生长壮老已；非升降，则无以生长化收藏”。《内经》立足于事物运动的观点，揭示事物发展的量变和质变过程及其相互转化的关系，并用以分析和认识人体的生理、病理、诊断及治疗的规律。

人的生长、发育、壮盛、衰老、死亡，是由于阴阳、气血、脏腑、经络的活动，产生盛衰的结果。而疾病的产生是邪正双方斗争、以邪胜正的结局。病证有寒、热、虚、实的变化，无不是阴阳气血的偏盛偏衰所致。疾病一旦产生，就会传变，由表传里，由浅入深，由经脉传脏腑，由此脏传它脏等，总是停留在一处的疾病是不存在的。疾病的寒、热、虚、实的性质，在病变过程中也不是一成不变的，在一定的条件下，出现转化，寒证变为热证，虚证变为实证，反之亦然。

从运动变化的观点来把握疾病，了解不同病证的相互关系，了解不同阶段病证的本质，这就是辨证论治的关键所在。

《内经》的内容十分广博，是一部以医学为主体、涉及多学科的巨著，历来受到广大医家和有关学科专家的重视，成为中外学术界的研究对象。

五、学习《内经》的方法

（一）掌握特点

1. 内容广博　《内经》虽然是一部医学著作，但其涉及的内容十分广博。除了医学以外，还涉及天文、气象、地理、物候、生物、哲学、数学、社会、人文、心理、音律等多学科知识。明·张介宾总结性地指出：《内经》“上极天文，下穷地理，中悉人事”。天、地、人三才，无所不包。

因此，要读好《内经》，必然要涉猎一些上述学科的最基本的知识。如果具备一些多学科基本知识，学习《内经》就会容易入门，往往会起到事半功倍的效果。其中文、史、哲最为重要。历史上，许多名医，弃儒从医，从《内经》入手，很快地接受了中医的思维方法，掌握中医的基本理论，在临床和理论上，多有建树。如张仲景、李时珍、张介宾等。

2. 文辞古奥　《内经》大部分篇章，成于先秦，文字古朴，义理深奥。如“精”字，在《内经》中有多种含义：

《灵枢·本神》：“五藏主藏精者也。”此“精”字，指精微物质。

《灵枢·经脉》：“人始生，先成精。”此“精”字，指先天之精。

《素问·太阴阳明论》：“脾藏者，常著胃土之精。”此“精”字，指后天之精。

《素问·通评虚实论》：“邪气盛则实，精气夺则虚。”此“精”字，指正气。

《灵枢·营卫生会》：“营卫之行，不失其常，故昼精而夜瞑。”此“精”字，指清爽。

《素问·脉要精微》：“而视精明。”此“精”字，指目之神采精光。

《素问·五常政大论》：“阴精所奉其人寿，阳精所降其人夭。”此“阴精”、“阳精”，指阴气、阳气。

又如“能”也有多种含义：

《素问·阴阳应象大论》：“阴阳者，万物之能始也。”此“能”字音义通“胎”。“胎始”即“原始”。

同篇：“阳胜则身热……能夏不能冬。此阴阳更胜之变，病之形能也。”“能夏不能冬”之“能”字，音义通“耐”，即“耐受”之义。

“病之形能”之“能”字，音义通“态”，“形能”，即“形态”。

因此，要读好《内经》，需要一定的古文知识，只有弄清文理，才能正确地理解医理。

3. 一篇有多题，一题见多篇　现代的文章，一篇只有一个主题。而《内经》不同，往往一篇中有多个主题，反之，一个主题又见于多篇。

如《素问·五藏别论》有三个主题：一是论述五脏、六腑、奇恒之腑的功能特点；二是论述气口诊脉的原理；三是论述全面诊察的意义。

《内经》论述藏象可见于《素问·灵兰秘典论》、《素问·六节藏象论》、《素问·五藏生成篇》、《素问·五藏别论》、《素问·藏气法时论》等26篇之中。各篇从不同的角度论述藏象，各有特点。

因此，综合各篇有关论述，归纳总结，就能全面系统地掌握某一理论。

（二）参阅注家意见

历代注释《内经》的有数百家，各有特点。我们当选择而读之。在此推荐几本作为参考书。

1.《黄帝内经太素》，唐·杨上善撰注。其特点：

（1）是现存最早全注《内经》的著作。

（2）开创分类研究《内经》之先河，将《内经》的内容分为19类。

（3）距《内经》时代较近，反映《内经》原貌，具有很高的校勘价值。

推荐版本：科学技术文献出版社2000年8月版。

2.《黄帝内经素问》，唐·王冰撰注。其特点：

（1）是最早注释研究《素问》的著作。

（2）对《素问》篇章进行了重新编次。

（3）注释较详尽。

（4）是现行《素问》的蓝本。

推荐版本：人民卫生出版社1963年1月版。

3.《黄帝内经灵枢注证发微》，明·马莳撰注。其特点：

（1）是最早注释《灵枢》的著作。

（2）马氏素娴针灸经脉，注《灵枢》颇有成就。

（3）各篇原文分段，逐字逐句注释，段末常有专题发挥。

推荐版本：科学技术文献出版社1998年12月版。

4.《类经》，明·张介宾撰注。其特点：

（1）是现存全注《内经》最完整的著作。

（2）分类研究《内经》，将《内经》内容分为12大类。

（3）张氏知识渊博，疑难之处，都能作解。

（4）文笔流畅，注释扼要，易于阅读。

（5）常有专题发挥。

（6）理论联系临床，注内有30多个医案。

推荐版本：人民卫生出版社1965年8月版。

5.《黄帝内经素问集注》、《黄帝内经灵枢集注》，清·张隐庵著。其特点：

（1）开创集体注释《内经》之先河。

（2）体现集体智慧，注释中肯。

（3）继承前人的成就，“古论糟粕，悉所勿存”。

推荐版本：学苑出版社2002年8月版。

6.《黄帝内经研究大成》，王洪图主编。其特点：

（1）全面总结两千年来研究《内经》的成果。

（2）研究有很大的广度和深度，涉及《内经》的语言文字、学术史、理论、病证、多学科、试验、文献、音韵校勘、研究思路等。

（3）反映了当代研究《内经》的学术水平。

推荐版本：北京出版社1997年8月版。

（三）理论联系实际，在临床中反复学

《内经》的理论，精深而微妙，对临床有不可估量的指导意义。关键在于你对《内经》理论、内容的理解、掌握和灵活运用的程度。首先，要对《内经》原文下一番苦工夫。通读原文，是最基本的要求。深入理解词语的含义，重点原文要背诵。只有做好了这些基本功，才能将《内经》的理论和思维方法自如地运用到临床上，有时可解决一些临床疑难问题，并且，在临床运用中加深对原文的理解。学习《内经》，不能急功近利，要反复地学，在临床中不断地用。学中用、用中学，必定会不断地取得新的收获。

素问选读

素问·上古天真论篇第一

【导读】

上古，远古时代。天真，先天真元之气。本篇主要讨论上古之人保养天真以摄生防病、延年益寿的原则、方法，以及先天真元之气在人体生长发育过程中的重要作用。

【原文】

昔在黄帝，生而神灵，弱而能言[1]，幼而徇齐[2]，长而敦敏[3]，成而登天[4]。廼[5]问于天师曰：余闻上古之人，春秋皆度百岁，而动作不衰；今时之人，年半百而动作皆衰者，时世异耶？人将失之耶？岐伯对曰：上古之人，其知道者，法于阴阳，和于术数[6]，食饮有节，起居有常，不妄作劳，故能形与神俱[7]，而尽终其天年，度百岁乃去。今时之人不然也，以酒为浆，以妄为常，醉以入房，以欲竭其精，以耗[8]散其真，不知持满[9]，不时御神[10]，务快其心，逆于生乐[11]，起居无节，故半百而衰也。

【注释】

[1] 弱而能言：《史记索隐》："弱，谓幼弱时也。盖未合能言之时，而黄帝即言。"

[2] 徇齐：通"迅疾"。指思维和行为敏捷。

[3] 敦敏：敦厚敏达。

[4] 登天：登天子之位。又，丹波元简曰："以上六句，疑王氏所补，非古经之文……其文取之于《史记》、《大戴礼》及《孔子家语》。"

[5] 廼：通"乃"。

[6] 术数：术数一词，在古代含义甚广。此指养生的方法和技术。

[7] 形与神俱：形，指形体。神，指精神。俱，偕也，有共存、协调之意。姚止庵注："形者神所依，神者形所根，神形相离，行尸而已。故惟知道者，为能形与神俱。"意即形体与精神协调一致。

[8] 耗：通"好"，即嗜好。

[9] 不知持满：王冰注："言爱精保神如持盈满之器，不慎而动，则倾竭天真。"

[10] 不时御神：时，善也。御，统摄、治理的意思。不时御神，谓不善于调养精神活动。

[11] 逆于生乐：违背养生之道而欢乐。

【语译】

从前的黄帝，生来十分聪明，很小的时候就善于言谈，幼年时对周围事物领会得很快，长大之后，既敦厚又勤勉，及至成年之时，登上了天子之位。他向岐伯问道：我听说上古时候的人，年龄都能超过百岁，动作不显衰老；现在的人，年龄刚至半百，而动作就都衰弱无力了，这是由于时代不同，还是人们的过失所造成的呢？岐伯回答说：我听说上古时代，那些懂得养生之道的人，能够取法于天地阴阳变化的规律，适当运用各种养生办法，饮食有所节制，作息有一定规律，不妄劳作，所以能够形神俱旺，协调统一，活到天赋的自然年龄，超过百岁才离开人世；而现在的人就不是这样了，把酒当水浆，滥饮无度，使反常的生活成为习惯，醉酒行房，恣情纵欲，使阴精竭绝，嗜好无穷，使真气耗散，不知谨慎地保持精气的充满，不善于统驭精神，违背养生之道，而专求心志的一时之快，起居作息，毫无规律，所以到半百之年就衰老了。

【提要】

1. 本节通过对“上古之人”与“今时之人”养生态度、方法不同和结果各异的对比，提出养生的基本原则和具体方法。

2. 阐明养生的目的在于抗衰防病、延年益寿。同时指出，失于调摄乃是导致早衰的基本原因。

【讨论】

文中讨论上古之人享尽天年的道理，并阐发了养生的方法和意义，其中提出的五种养生法则，突出了《内经》重视“精、气、神”的学术思想，突出了养生对防病延年的重要意义。

远古时代的人寿命之所以能过百岁，是因为他们懂得养生之道，能适应自然界的阴阳变化规律，并且能掌握各种养生的方法，保持着形神和谐。现今的人们早衰，乃因不懂养生之道，肆意违背自然规律和养生之法，从而导致体内精气耗竭。因此，认识养生的重要性，把握好养生的法则，对今天养生和保健有着极为重要的实践价值。尤其文中提出的养生目标“形与神俱”，涉及健康标准，亦反映出《内经》形神统一的学术思想，对养生学说和老年病学科的建立有重要的临床指导意义。

【原文】

夫上古圣人之教下也，皆谓之[1]虚邪贼风[2]，避之有时，恬惔虚无[3]，真气从之，精神内守[4]，病安从来。是以志闲而少欲[5]，心安而不惧，形劳而不倦[6]，气从以顺，各从其欲，皆得所愿。故美其食，任其服，乐其俗[7]，高下不相慕[8]，其民故曰朴[9]。是以嗜欲不能劳其目，淫邪不能惑其心[10]，愚智贤不肖，不惧于物[11]，故合于道。所以能年皆度百岁而动作不衰者，以其德全不危[12]也。

【注释】

[1] 皆谓之：《新校正》云：“金元起注云：上古圣人之教也，下皆为之。”《太素》、《千金》同。

[2] 虚邪贼风：四时不正之气。《灵枢·九宫八风》云：“从其冲后来为虚风，伤人者也，主杀，主害者。”

[3] 惔：同“淡”。恬淡虚无：恬淡，安静之义。虚无，心无杂念。恬淡虚无，即思想安闲清静，没有杂念。

[4] 精神内守：言精气、神气藏守于内，而不妄耗于外。

[5] 志闲而少欲：闲，《说文》：“阑也，从门中有木。”《广韵》：“防也，御也。”引申为限制、控制。志闲而少欲，即节制情志，而使贪欲减少。

[6] 形劳而不倦：张介宾注：“形劳而神逸，何倦之有？”

[7] 故美其食，任其服，乐其俗：美、任、乐，三字皆为意动用法。意即认为所吃的食

物是甘甜的，所穿的服饰是舒适的，以所处的环境风俗而感到快乐。

［8］高下不相慕：指对社会地位尊卑贵贱不相倾慕，而安于本位。

［9］朴：原指未经雕琢的木材，此引申为质朴、纯朴。

［10］嗜欲不能劳其目，淫邪不能惑其心：不当的欲望以及淫乱邪念，不会扰乱他们的视听，动摇他们的意志。

［11］不惧于物：不为外物所惊扰。

［12］德全不危：德，指养生修道有得于心；全面符合养生之道称为德全。不危，不受到衰老死亡的危害。

【语译】

古代深懂养生之道的人，在教导下民百姓的时候，总要讲到对虚邪贼风等致病因素，应及时避开，心情要清净安闲，排除杂念妄想，以使真气顺畅，精气、神气藏守于内，这样，疾病就无从发生。因此，人们就可以心志安闲，少有欲望，情绪安定而没有焦虑，形体劳作而不使疲倦，真气因而调顺，各人都能随其所欲而满足自己的愿望。人们无论吃什么食物都觉得甘美，随便穿什么衣服也都感到满意，喜爱所处的风俗习惯，愉快地生活，社会地位无论高低，都不相倾慕，所以这些人称得上朴实无华。因而任何不正当的嗜欲都不会引起他们注目，任何淫乱邪僻的事物也都不能惑乱他们的心志。无论愚笨的、聪明的、能力大的还是能力小的，都不因外界事物的变化而动心焦虑，所以符合养生之道。他们之所以能够年龄超过百岁而动作不显得衰老，正是由于领会和掌握了修身养性的方法，身体不被内外邪气危害所致。

【提要】

本节提出养生的原则："虚邪贼风，避之有时"，此乃养外之道；"恬惔虚无，真气从之，精神内守"，此乃养内之道。

【讨论】

本节讨论了养生的关键在于和调人与自然、人与社会的关系。虚邪贼风是自然界的致病因素，可因时因地而异；情志失调、劳倦过度是常见的内伤致病因素，因人而别。因此，既积极防御外来邪气的侵袭，又注意调养内在的精神，避免情志过激和精气妄耗，才能保持真气充盛，疾病不生。这种既强调适应外界环境变化又注重内养精神的观点，揭示了中医养生学的奥秘，也充分体现了中医预防为主的保健思想。特别在养生方法中突出了精神的调养成为历代养生家们重要的思想内容之一，并且在实践中得到了丰富和发展。

结合现今时代来看，危害人体生命、导致病理性衰老的主要是外感和内伤两大类疾病。随着社会的进步、生活及科技水平的提高，诸如心脑血管疾病、恶性肿瘤、呼吸系统疾病等已经上升为影响健康长寿的主要因素，而且这类疾病原因复杂，又没有很好的特效药物。所以，通过提倡健康的生活方式预防这些疾病，是提高人体寿命的主要途径。只有做到外避邪气，内养正气，方可"气从以顺，各从其欲，皆得所愿"，达到"年皆度百岁而动作不衰"，尽终天年。

【原文】

帝曰：人年老而无子[1]者，材力[2]尽邪，将天数[3]然也。岐伯曰：女子七岁肾气盛，齿更[4]发长；二七而天癸至[5]，任脉通，太冲脉[6]盛，月事以时下，故有子；三七肾气平均[7]，故真牙[8]生而长极；四七筋骨坚，发长极，身体盛壮；五七阳明脉衰，面始焦，发始堕；六七三阳脉衰于上[9]，面皆焦，发始白；七七任脉虚，太冲脉衰少，天癸竭，地道不通[10]，故形坏而无子也。丈夫八岁肾气实，发长齿更；二八肾气盛，天癸至，精气溢写[11]，阴阳和[12]，故能有子；三八肾气平均，筋骨劲强，故真牙生而长极；四八筋骨隆盛，肌肉满壮；五八肾气衰，发堕齿槁；六八阳气衰竭[13]于上，面焦，发鬓颁白[14]；七八肝气衰，筋不能动，天癸竭，精少，肾藏衰，形体皆极[15]；八八则齿发去。肾者主水[16]，受五藏六府之精而藏之，故五藏盛，乃能写[17]。今五藏皆衰，筋骨解堕，天癸尽矣。故发鬓白，身体重，行步不正，而无子耳。

帝曰：有其年已老而有子者，何也？岐伯曰：此其天寿过度[18]，气脉常[19]通，而肾气有余也。此虽有子，男不过尽八八，女不过尽七七，而天地之精气[20]皆竭矣。

帝曰：夫道者年皆百数，能有子乎。岐伯曰：夫道者，能却老而全形，身年虽寿，能生子也。

【注释】

[1] 无子：丧失生育能力。与下文“有子”相反，有子即具备了生育能力。

[2] 材力：此指精力。

[3] 天数：自然的规律。

[4] 齿更：更，更换。人到七八岁，乳牙陆续脱落，被恒齿代替，谓之齿更。

[5] 天癸至：天，先天。癸，天干之一，配五行属水，此指癸水。至，成熟之意。天癸是精水一类的物质，源于先天，藏于肾，乃男女生殖功能盛衰的物质。

[6] 太冲脉：即冲脉。

[7] 平均：充足的意思。

[8] 真牙：尽头齿，即智齿。

[9] 三阳脉衰于上：三阳脉，指太阳、阳明、少阳脉，皆循行于面部。女子六七，面部荣华颓落，故云衰于上。

[10] 地道不通：地道，即通行月经之道。地道不通，指月经停止来潮。

[11] 写：同“泻”。精气溢泻：溢，盈满。肾气充实，生殖之精盈满自泻。

[12] 阴阳和：指男女两性交合。

[13] 竭：《甲乙经》无此字，可从。

[14] 颁白：颁，通“斑”。颁白，即黑白相杂。

[15] 天癸竭，精少，肾藏衰，形体皆极：此十二字原在“七八肝气衰筋不能动”句下，今丹波元简《素问绍识》之说移于此。形体皆极，指身体各部分均已衰竭。

[16] 肾者主水：此指肾藏精的功能。

[17] 写：同“泻”。五藏盛，乃能泻：五脏精气盛满，乃泻藏于肾。一说五脏盛，肾才能泻精。

[18] 天寿过度：天寿，自然的寿命数。过度，超过常人限度。

[19] 常：义同“尚”，仍然的意思。

[20] 天地之精气：男女之天癸。

【语译】

黄帝说：人年纪老的时候，不能生育子女，是由于精力衰竭了呢，还是受自然规律的限定呢？岐伯说：女子到了七岁，肾气盛旺起来，乳齿更换，头发开始茂盛。十四岁时，天癸产生，任脉通畅，太冲脉旺盛，月经按时来潮，具备了生育子女的能力。二十一岁时，肾气充满，真牙生出，牙齿就长全了。二十八岁时，筋骨强健有力，头发的生长达到最茂盛的阶段，此时身体最为强壮。三十五岁时，阳明经脉气血渐衰弱，面部开始憔悴，头发也开始脱落。四十二岁时，三阳经脉气血衰弱，面部憔悴无华，头发开始变白。四十九岁时，任脉气血虚弱，太冲脉的气血也衰少了，天癸枯竭，月经断绝，所以形体衰老，失去了生育能力。男子到了八岁，肾气充实起来，头发开始茂盛，乳齿也更换了，十六岁时，肾气旺盛，天癸产生，精气满溢而能外泻，两性交合，就能生育子女。二十四岁时，肾气充满，筋骨强健有力，真牙生长，牙齿长全。三十二岁时，筋骨丰隆盛实，肌肉亦丰满健壮。四十岁时，肾气衰退，头发开始脱落，牙齿开始枯槁。四十八岁时，上部阳气逐渐衰竭，面部憔悴无华，头发和两鬓花白。五十六岁时，肝气衰弱，筋的活动不能灵活自如，天癸枯竭，精气少，肾脏衰，形体衰疲。六十四岁时，牙齿头发脱落，肾主水，接受其他各脏腑的精气而加以贮藏，所以五脏功能旺盛，肾脏才能外泻精气。现在年老，五脏功能都已衰退，筋骨懈惰无力，天癸已竭。所以发鬓都变白，身体沉重，步伐不稳，也不能生育子女了。

黄帝说：有的人年纪已老，仍能生育，是什么道理呢？岐伯说：这是他天赋的精力超过常人，气血经脉保持畅通，肾气有余的缘故。这种人虽有生育能力，但男子一般不超过六十四岁，女子一般不超过四十九岁，精气便都枯竭了。

黄帝说：掌握养生之道的人，年龄都可以达到一百岁左右，还能生育吗？岐伯说：掌握养生之道的人，能防止衰老而保全形体，虽然年高，也能生育子女。

【提要】

本段主要论述肾气盛衰在人体生、长、壮、老等生命过程中的重要作用。提示了保养肾中精气对防病抗衰、延年益寿的重要意义。

【讨论】

1.《内经》中对人体生命发展规律有着深刻的认识，而本节以女子七岁、男子八岁为期，讨论了人体生命的发展规律及其各年龄阶段的形态变化和生理特点，重点突出了肾脏精气在人体生、长、壮、老以及生殖功能中的主导作用。肾为先天之本，藏有先天和后天之精，肾中精气的充盛与否，与人体生、长、壮、老以及生殖功能关系至为密切。肾中精气充盛，机体生长发育迅速，逐渐具备生育能力；肾中精气虚衰，机体渐趋衰老且丧失生育能力。所以，养生特别重视保养藏于肾中的真元精气。原文中关于肾气促进人体生长发育的理论为临床上治疗五虚、五迟、五软等先天不足的病证，确立了基本法则。而肾精决定人体性功能和生殖能力的论述，则为治疗阳痿、遗精、不育、不孕及胞宫发育不全等病证提供了理论依据。文中有关肾气与冲任、月经关系的论述，为后世中医妇科学认识妇女生理特点和病理机制奠定了基础。临床对月经不调或不孕症等病证的治疗多从肾和冲任入手，张锡纯所制的“四冲汤”，即源于此理。

2. 文中对人体生命规律的论述，强调了肾气在人体生长发育和生殖等方面的重要作用，奠定了“肾为先天之本”的理论基础，是藏象学说的重要组成部分。对于我们今天研究人体生命规律，开展老年医学、预防医学的研究都具有一定参考价值。

3. 对“肾者主水，受五藏六府之精而藏之，故五藏盛，乃能写”的理解：肾者主水，此指肾具水的闭藏之性，既藏先天之精又藏来自五脏六腑气化所产生的精气，因此，五脏六腑精气充盛，才能向肾中输泻而藏之，肾精充盈方可向全身输布精气以营养之。肾精与五脏六腑之精能互相补充，相互为用，提示保养肾精之时，不可忽视对五脏六腑之精的培育，这对指导临床养生和辨证论治有着极重要的意义。后世医家用圣愈汤合五子衍宗丸加减治疗精血亏虚，便是补后天以实先天，补先天以促长后天的实际运用。

【原文】

黄帝曰：余闻上古有真人[1]者，提挈天地，把握阴阳[2]，呼吸精气[3]，独立守神[4]，肌肉若一[5]，故能寿敝天地[6]，无有终时，此其道生[7]。中古之时，有至人[8]者，淳德全道[9]，和于阴阳，调于四时，去世离俗[10]，积精全神，游行天地之间，视听八达之外[11]，此盖益其寿命而强者也，亦归于真人。其次有圣人者，处天地之和，从八风之理[12]，适嗜欲于世俗之间。无恚嗔之心[13]，行不欲离于世，被服章[14]，举不欲观于俗[15]，外不劳形于事，内无思想之患，以恬愉为务，以自得为功[16]，形体不敝，精神不散，亦可以百数。其次有贤人者，法则天地，象似日月[17]，辩列星辰[18]，逆从阴阳[19]，分别四时，将从上古合同于道[20]，亦可使益寿而有极时。

【注释】

[1] 真人：《淮南子·精神训》："真人者，性合于道也……此精神之所以能登假于道也。"言修真得道，精神返于至真之人。

[2] 提挈天地，把握阴阳：提挈、把握同义。言把握自然界阴阳变化的规律。

[3] 呼吸精气：即气功中的吐纳调息。

[4] 独立守神：独立，自我主宰、控制。守神，即精神内守而不外驰。

[5] 肌肉若一：肌肤保持青春而不衰老。一说气功中的"调身"之法，使全身筋骨肌肉保持高度协调统一。

[6] 寿敝天地：与天地同寿。王冰注："敝，尽也。"

[7] 道生：吴昆注："以其道成，故能长生。"

[8] 至人：《庄子·天下篇》："不离于真，谓之至人。"故下文云："亦归于真人。"

[9] 淳德全道：具有淳朴敦厚品德，全面掌握养生之道。

[10] 去世离俗：脱离世俗，专事修道。

[11] 游行天地之间，视听八达之外：达，其余刻本均作"远"字。言至人"去世离俗"，广涉天地山水，视听达于至远之处。

[12] 处天地之和，从八风之理：八风，即四正四隅八方之风，各有节气相应而至。王冰注："故曰圣人所以处天地之淳和，顺八风之正理者，欲其养正，避彼虚邪。"

[13] 恚嗔之心：恼怒、怨恨的情绪。

[14] 被服章：丹波元简："此三字，《新校正》为衍文，当然耳。"

[15] 举不欲观于俗：观，示、炫耀。言举止行为不在世俗炫耀。

[16] 以自得为功：马莳："以悠然自得为己功。"

[17] 象似日月：仿效日月昼夜盈亏之道。

[18] 辩列星辰：辩，通"辨"。列，位次。吴昆注："推步天象也。"古有据天象变化而行养生之法。

[19] 逆从阴阳：逆从，偏义复词，取"从"义。言顺从阴阳变化规律。

[20] 将从上古合同于道：将，随也。言追随上古之人，使自己的行为符合养生之道。

【语译】

黄帝说：我听说上古时代有称为真人的人，掌握了天地阴阳变化的规律，能够调节呼吸，吸收精纯的清气，超然独处，令精神守持于内，锻炼身体，使筋骨肌肉与整个身体达到高度的协调，所以他的寿命同于天地而没有终了的时候，这是他修道养生的结果。中古的时候，有称为至人的人，具有淳厚的道德，能全面地掌握养生之道，和调于阴阳四时的变化，离开世俗社会生活的干扰，积蓄精气，集中精神，使其远驰于广阔的天地自然之中，让视觉和听觉的注意力守持于八方之外，这是他延长寿命和强健身体的方法，这种人也可以归属真人的行列。其次有称为圣人的人，能够安处于天地自然的正常环境之中，顺从八风的活动规律，使自己的嗜欲同世俗社会相应，没有恼怒怨恨之情，行为不离开世俗的一般准则，举动也没有炫耀于世俗的地方，在外，他不使形体因为事物而劳累，在内，没有任何思想负担，以安静、愉快为目的，以悠然自得为满足，所以他的形体不易衰惫，精神不易耗散，寿命也可达到百岁左右。其次有称为贤人的人，能够依据天地的变化、日月的升降、星辰的位置，以顺从阴阳的消长和适应四时的变迁，追随上古真人，使生活符合养生之道，这样的人也能增益寿命，但有终结的时候。

【提要】

本节论述养生的四种不同境界，因各自的养生方法不同，其抗衰延年的效果也就有所差异。

【讨论】

1. 真人、至人、圣人、贤人乃古人心目中能达到不同境界的养生家。虽然他们的具体养生方法不同，但归结起来，都不外乎从以下几方面入手：一是把握天地阴阳变化规律，顺应四时；二是调摄精神，保持恬惔虚无；三是掌握专门的养生技术。如此之意在于提示人们，要全面掌握并正确实施养生方法，保养真元之气，启迪人们结合实际情况选择养生抗衰最佳方法。

2.《内经》的养生思想受道家影响，其内容广泛而深刻。尤其是通过对古代养生家们不同养生方法和效果的阐述，揭示了《内经》中预防保健医学的基本思想，强调了真气的重要，特别是肾气对健康长寿所起的作用，进而阐明了从内养和外避两个方面探求人体寿夭之道的朴素养生观。

【临床应用】

医案举例：宋某，女，32岁。1980年夏诊治。

结婚10年，3次妊娠，均怀孕至6个月便胎死腹中，遂至今未得一子。月事稍有愆期，约错后1周，经色稀而挟黑紫块，形如黑豆汤，经期颜面及下肢轻度浮肿，大便稀溏，腰及少腹冷痛。带下量多清稀。面色污暗，舌质淡而挟少量瘀点，脉象沉细。证属冲任虚损，略兼瘀滞，当以调补之法为治。

处方：川续断50g，桑寄生60g，泽兰50g，菟丝子50g，黑橹豆50g，川芎50g，木蝴蝶20g，炒白术50g，橘叶30g，全当归60g，赤芍50g，白芍50g，云苓60g，党参50g，艾叶20g，制香附40g，荆芥穗40g，干姜40g，炙甘草40g。

上19味共为细末，炼蜜为丸，丸重9g，每服一丸，日三次。并嘱其注意饮食起居调养，待半年至一年后，身体康复才可怀孕。二年后果得一子，已上学读书（王洪图《黄帝医术临证切要·经脉临证发挥》）。

素问·四气调神大论篇第二

【导读】

本篇着重告诫人们要懂得顺应四时气候特点，以调摄精神情志，故而得此篇名。文中先论四时气象，后述摄养之法。四时气象本于天，摄养之法用于人，充分体现了天人合一，人法自然的养生观。

【原文】

春三月，此谓发陈[1]。天地俱生，万物以荣。夜卧早起，广步于庭，被发缓形[2]，以使志生，生而勿杀，予而勿夺，赏而勿罚[3]。此春气之应，养生之道也。逆之则伤肝，夏为寒变[4]，奉长者少。

夏三月，此谓蕃秀[5]。天地气交，万物华实。夜卧早起，无厌于日，使志无怒，使华英成秀[6]，使气得泄，若所爱在外[7]。此夏气之应，养长之道也。逆之则伤心，秋为痎疟[8]，奉收者少，冬至重病[9]。

秋三月，此谓容平[10]。天气以急，地气以明[11]。早卧早起，与鸡俱兴，使志安宁，以缓秋刑[12]，收敛神气，使秋气平，无外其志，使肺气清[13]，此秋气之应，养收之道也。逆之则伤肺，冬为飧泄[14]，奉藏者少。

冬三月，此谓闭藏[15]。水冰地坼，无扰乎阳[16]。早卧晚起，必待日光，使志若伏若匿，若有私意，若已有得，去寒就温，无泄皮肤，使气亟夺[17]。此冬气之应，养藏之道也。逆之则伤肾，春为痿厥[18]，奉生者少。

【注释】

[1] 发陈：推陈出新。张介宾注："发，启也。陈，故也。春阳上升，发育庶物，启故从新，故曰发陈。"

[2] 被发缓形：被，通"披"。被发，披开束发。缓形，松缓衣带，让形体舒缓。马莳注："被发而无所束，缓形而无所拘，使志意于此而发生。"

[3] 生而勿杀，予而勿夺，赏而勿罚：予同"与"。马莳注："其待物也，当生则生之而勿之杀，当与则与之而勿之夺，当赏则赏之而勿之罚。凡此者，盖以春时主生，皆以应夫春气而尽养生之道也。"

[4] 逆之则伤肝，夏为寒变：肝主春令应生发之气，逆春阳生发之气即伤肝。以下伤心、伤肺、伤肾，均通此理。寒变，喻昌《医门法律》："夏月得病之总名。缘肝木弗荣，不能生其心火，至夏心火当旺反衰……得食则饱闷，遇事则狐疑，下利奔迫，惨然不乐，甚者战栗，如丧神守。"

[5] 蕃秀：蕃，茂也，盛也。秀，华也，美也。马莳注："阳气已盛，物蕃且秀，故气象谓之蕃秀也。"

[6] 使华英成秀：张介宾注："华英，神气也。"秀，秀丽，旺盛之意。言使人的神气旺盛饱满。

[7] 使气得泄，若所爱在外：使体内阳气宣发于外，如出汗；精神外向，意气舒展，无令抑郁，以顺应夏气长旺，阳盛于外。

[8] 秋为痎疟：痎疟，疟疾的总称。张介宾注："心伤则暑气乘之，至秋而金气收敛，

暑邪内郁，于是阴欲入而阳欲拒之，故为寒；火欲出而阴束之，故为热。金火相争，故寒热往来而为痎疟。”

［9］冬至重病：丹波元简注：“据前后文例，四字恐剩文。”可从。

［10］容平：容，万物之容貌。平，平定。马莳注：“阴气已上，万物之容至此平定，故气象谓之容平。”

［11］天气以急，地气以明：张介宾注：“风气劲疾曰急，物色清肃曰明。”

［12］使志安宁，以缓秋刑：秋气肃杀，故称“秋刑”。张介宾注：“阳和日退，阴寒日生，故欲神志安宁，以避肃杀之气。”

［13］收敛神气，使秋气平，无外其志，使肺气清：“收敛神气”与“无外其志”同义，神气欲其内敛，勿令外驰也；“秋气平”与“肺气清”同义，使肺气如秋之平定而清肃。张志聪注：“皆所以顺秋收之气，而使肺金清净也。”

［14］逆之则伤肺，冬为飧泄：张介宾注：“肺属金，王于秋，秋失所养故伤肺，肺伤则肾水失其所生，故当冬令而为肾虚飧泄。飧泄者，水谷不分而为寒泄也。”

［15］闭藏：马莳注：“阳气已伏，万物潜藏，故气象谓之闭藏也。”

［16］水冰地坼，无扰乎阳：坼，裂也。冬季寒冽，水成冰而地冻裂，此地气闭藏，而其阳气固潜于内，不应受扰动。

［17］无泄皮肤，使气亟夺：无泄皮肤，即勿出汗。亟，频数，屡次；夺，损失，耗伤。言勿令频数汗出，耗散阳气，逆冬藏之道。

［18］逆之则伤肾，春为痿厥：痿厥，肢体痿软无力、手足逆冷。张介宾注：“肾主水，王于冬，冬失所养，故伤肾。肾伤则肝木失其所养，肝主筋，故当春令而筋病为痿。阳欲藏，故冬不能藏则阳虚为厥。”

【语译】

春季的三个月，谓之发陈，是推陈出新、生命萌发的时令。天地自然，都富有生气，万物显得欣欣向荣。此时，人们应该入夜即睡眠，早些起身，披散开头发，解开衣带，使形体舒缓，放宽步子，在庭院中漫步，使精神愉快，胸怀开畅，保持万物的生机。不要滥行杀伐，多施与，少敛夺，多奖励，少惩罚，这是适应春季的时令，保养生发之气的方法。如果违逆了春生之气，便会损伤肝脏，使提供给夏长之气的条件不足，到夏季就会发生寒性病变。

夏季的三个月，谓之蕃秀，是自然界万物繁茂秀美的时令。此时，天气下降，地气上腾，天地之气相交，植物开花结实，长势旺盛，人们应该在夜晚睡眠，早早起身，不要厌恶长日，情志应保持愉快，切勿发怒，要使精神之英华适应夏气以成其秀美，使气机宣畅，通泄自如，精神外向，对外界事物有浓厚的兴趣。这是适应夏季的气候，保护长养之气的方法。如果违背了夏长之气，就会损伤心脏，使提供给秋收之气的条件不足，到秋天容易发生疟疾，冬天再次发生疾病。

秋季的三个月，谓之容平，自然界景象因万物成熟而平定收敛。此时，天高风急，地气清肃，人应早睡早起，和鸡的活动时间相仿，以保持神志的安宁，减缓秋季肃杀之气对人体的影响；收敛神气，以适应秋季容平的特征，不使神思外驰，以保持肺气的清肃功能，这就是适应秋令的特点而保养人体收敛之气的方法。若违逆了秋收之气，就会伤及肺脏，使提供给冬藏之气的条件不足，冬天就要发生飧泄病。

冬天的三个月，谓之闭藏，是生机潜伏、万物蛰藏的时令。当此时节，水寒成冰，大地龟裂，人应该早睡晚起，待到日光照耀时起床才好，不要轻易地扰动阳气，妄事操劳，要使神志深藏于内，安静自若，好像有个人的隐秘，严守而不外泄，又像得到了渴望得到的东西，把它密藏起来一样；要躲避寒冷，求取温暖，不要使皮肤开泄而令阳气不断地损失，这是适应冬季的气候而保养人体闭藏功能的方法。违逆了冬令的闭藏之气，就要损伤肾脏，使提供给春生之气的条件不足，春天就会发生痿厥之疾。

【提要】

讨论顺应四时生、长、收、藏的生化气象而养生的方法。

【讨论】

1. 本段从四时气象、物候特点及其与五脏阴阳的相应关系，提出顺时调养的养生基本法则。在人体内外环境保持统一的基础上，根据四时气候“发陈”、“蕃秀”、“容平”、“闭藏”的特点，提出养生应当顺从其主时，做到春养生，夏养长，秋养收，冬养藏。强调顺四时阴阳变化而养生的重要性。

2. 阐明了顺应四时之气保养精神情志及调养五脏气的方法。这种把“法于阴阳”与调养神气两大养生法则相结合的认识，充分体现了中医学将预防思想和具体养生方法密切联系的“天人相应”的整体观，由此成为中医养生学重要内容之一。

【原文】

天气清净，光明者也[1]，藏德不止，故不下也[2]。天明则日月不明，邪害空窍[3]，阳气者闭塞，地气者冒明[4]，云雾不精，则上应白露不下[5]。交通不表，万物命故不施，不施则名木多死[6]。恶气不发[7]，风雨不节，白露不下，则菀槁不荣[8]。贼风数至，暴雨数起，天地四时不相保[9]，与道相失，则未央绝灭[10]。唯圣人从之，故身无奇病[11]，万物不失，生气不竭[12]。

【注释】

[1] 天气清净，光明者也：净，通“静”。李中梓注：“清阳之气，净而不杂，天之体也；居上而不亢，下济而光明，天之用也。”

[2] 藏德不止，故不下也：张介宾注：“天德不露，故曰藏德；健运不息，故曰不止。惟其藏德，故应用无穷；惟其健运，故万古不下。”

[3] 天明则日月不明，邪害空窍：“天明”之“明”，通“萌”。《经籍籑诂》说：“萌之为言也，盲也。”盲，昏暗也。空窍，此指天地之间。此句意为天气昏暗，阴霾四布，则昼不能见日，夜不能见月。此乃天气反常，邪气充斥天地之间的缘故。

[4] 阳气者闭塞，地气者冒明：阳气，即天气；地气，即阴气；冒明，意为不明。高世栻注：“邪害天之空窍，则所谓阳气者，闭塞于上而不下降矣；邪害地之空窍，则所谓地气者，昏冒其明而不上承矣。”

[5] 云雾不精，则上应白露不下：精，通“晴”。此句意为天气不晴朗，则白露不能下降。张志聪注：“地气升而为云为雾，天气降而为雨为露。云雾不精，是地气不升也；地气不升则天气不降，是以上应白露不下。”

[6] 交通不表，万物命故不施，不施则名木多死：交通，指天地之气的升降交通；不表，即不彰著、失常的意思；施，施受也。吴昆注：“阴阳二气，贵乎交通，若交通之气不

能表扬于外，则万物之命无所施受，无所施受则名木先应而多死。”名木，大树。谓大树犹死，其他生物则更难生存。

[7] 恶气不发：恶气，害气也，即上文“邪害空窍”，闭塞冒明之气。《太素》无“不”字。发，散也。一说“不”为“大”，形似之误。

[8] 菀槁不荣：槁，同稾。张志聪注：“菀，茂木也；稾，禾秆也。……四时之序，虽茂木嘉禾，而亦不能荣秀也。”

[9] 天地四时不相保：不相保，意为不能保持有规律的气候变化。张介宾注：“阴阳既失其和，则贼风暴雨，数为残害，天地四时，不保其常。”

[10] 与道相失，则未央绝灭：未央，未半也。此承上句，说明人违四时调神养生之道，则寿命未至其半就要死亡。

[11] 圣人从之，故身无奇病：从，顺也。奇，胡澍注：“奇，当为‘苛’字，形相似而误。苛，亦病也。古人自有复语耳。”苛疾，即疾病。

[12] 万物不失，生气不竭：生气，即生机。张志聪注：“圣人内修养生之道，外顺不正之时，与万物不失其自然，而生气不绝也。”

【语译】

天气是清净光明的，蕴藏其德，运行不止，由于天不暴露自己的光明德泽，所以永远保持其内蕴的力量而不会下泄。如果天气阴霾晦暗，就会出现日月昏暗，阴霾邪气侵害山川，阳气闭塞不通，大地昏蒙不明，云雾弥漫，日色无光，相应的雨露不能下降。天地之气不交，万物的生命就不能绵延。生命不能绵延，自然界高大的树木也会死亡。恶劣的气候发作，风雨无时，雨露当降而不降，草木不得滋润，生机郁塞，茂盛的禾苗也会枯槁不荣。贼风频频而至，暴雨不时而作，天地四时的变化失去了秩序，违背了正常的规律，致使万物的生命未及一半就夭折了。只有圣人能适应自然变化，注重养生之道，所以身无大病，因不背离自然万物的发展规律，而生机不会竭绝。

【提要】

本段以天气变化为例，强调适应四时规律养生的重要性。

【讨论】

本段经文通过论述天气变化能直接影响万物的荣枯生死，借天喻人从正反两方面阐述了顺应自然而养生的意义。指出天能藏德不露则万物生气不竭；若天德露而不藏，则万物命故不施。人亦应之，善养生真气固则身不发病，不善调摄则真气衰而夭折。

【原文】

逆春气则少阳不生，肝气内变[1]。逆夏气则太阳不长，心气内洞[2]。逆秋气则太阴不收，肺气焦满[3]。逆冬气则少阴不藏，肾气独沉[4]。夫四时阴阳者，万物之根本也。所以圣人春夏养阳，秋冬养阴[5]，以从其根，故与万物沉浮于生长之门[6]。逆其根，则伐其本，坏其真矣。

故阴阳四时者，万物之终始也，死生之本也，逆之则灾害生，从之则苛疾不起，是谓得道[7]。道者，圣人行之，愚者佩[8]之。从阴阳则生。逆之则死，从之则治，逆之则乱。反顺为逆，是谓内格[9]。

【注释】

[1] 逆春气则少阳不生，肝气内变：变，病变。张介宾注：“一岁之气，春夏为阳，秋

冬为阴，春夏主生长，秋冬主收藏。春令属木，肝胆应之，《藏气法时论》曰：肝主春，足厥阴、少阳主治。故逆春气，则少阳之令不能生发，肝气被郁，内变为病。此不言胆而止言肝者，以藏气为主也。后放（仿）此。”

［2］心气内洞：洞，空虚、不足。张介宾注：“逆夏气则太阳之令不长，而心虚内洞，诸阳之病生矣。”

［3］肺气焦满：张介宾注：“逆秋气则太阴之令不收，而肺热叶焦为胀满也。”

［4］肾气独沉：张介宾注：“逆冬气则少阴之令不藏，而肾气独沉。藏者藏于中，沉者沉于下，肾气不蓄藏，则注泄沉寒等病生矣。”

［5］春夏养阳，秋冬养阴：春夏养人之生气、长气，秋冬养人之收气、藏气。高世栻注：“圣人春夏养阳，使少阳之气生，太阳之气长；秋冬养阴，使太阴之气收，少阴之气藏。”

［6］与万物沉浮于生长之门：沉浮，升降之意。门，关键，在此指四时阴阳，如《素问集注》朱济公注：“阴阳出入，故谓之门。”与万物沉浮于生长之门，即与万物一样，生存于四时阴阳升降之中。

［7］得道：得，此处作“合”解。得道，符合养生法则。

［8］佩：通“背”，即违背之意。

［9］内格：体内脏腑气血的活动与自然界阴阳消长变化相格拒。王冰注：“格，拒也。谓内性格拒于天道也。”即人体内的脏腑气血活动与自然界的阴阳变化不相协调。

【语译】

违逆了春生之气，少阳就不会生发，以致肝气内郁而发生病变。违逆了夏长之气，太阳就不能盛长，以致心气内虚。违逆了秋收之气，太阴就不能收敛，以致肺热叶焦而胀满。违逆了冬藏之气，少阴就不能潜藏，以致肾气不蓄，出现注泄等疾病。四时阴阳的变化，是万物生命的根本，所以圣人在春夏季节保养阳气以适应生长的需要，在秋冬季节保养阴气以适应收藏的需要，顺从了生命发展的根本规律，就能与万物一样，在生、长、收、藏的生命过程中运动发展。如果违逆了这个规律，就会戕伐生命力，破坏真元之气。

因此，阴阳四时是万物的终结，是盛衰存亡的根本，违逆了它，就会产生灾害，顺从了它，就不会发生重病，这样便可谓懂得了养生之道。对于养生之道，圣人能够加以实行，愚人则时常有所违背。顺从阴阳的消长，就能生存，违逆了就会死亡。顺从了它，就会正常，违逆了它，就会乖乱。相反，如背道而行，就会使机体与自然环境相格拒。

【提要】

1. 指出了违反四时养生致病的机理。

2. 提出了“春夏养阳，秋冬养阴”的基本原则。

【讨论】

1. 本段是《内经》阐明“四时阴阳”与人体关系的重要部分。文中从顺四时则苛疾不起，违逆四时阴阳则灾害生论述，进而说明违逆了五脏之气会使人发生疾病，其病变一是直接伤害本脏，如逆春气则伤肝，肝失疏泄而郁滞为病；二是间接损伤所生之脏，如逆春气木不生火而致心火不足，夏则为寒性病变。

2. 在指出顺应四时阴阳变化而养生的重要性的同时，以“四时阴阳者，万物之根本”为理论依据，提出了“春夏养阳，秋冬养阴”的养生基本原则，也是本篇提出的“四气调神”的养生原则。这是综合了前文春养生气、夏养长气、秋养收气、冬养藏气得出的结论。对“春夏养阳，秋冬养阴”，后世医家多有发挥并推广应用，主要观点有以下四种：

（1）顺应四时养生规律而立论：以马莳、高士宗为代表。马、高二氏认为，四时阴阳是万物之根本，春夏当顺生长之气，以养阳气；秋冬当顺收藏之气，以养阴气。倡顺时令调阴阳之养生观，这一观点符合《素问·上古天真论》中所言“法于阴阳”的养生原则。

（2）以阴阳互制原理立论：王冰认为养即制也。春夏阳盛，故宜食寒凉以制其亢阳；秋冬阴盛，故宜食温热以抑制其阴盛。借药食寒热温凉之性以制四时阴阳之性，明四时药食调养之法则。

（3）依阴阳互根理论立论：张介宾认为，阳为阴之根，养春夏之阳是为了养秋冬之阴；阴为阳之基，养秋冬之阴是为了养春夏之阳。如春夏不能养阳者，每因风凉生冷，伤其阳气后，以致秋冬多患疟、泄等疾。由此立四时疾病互治之规矩。

（4）以人体阴阳四时内外盛衰立论：以张志聪为代表。张氏认为，春夏阳盛于外而虚于内，故当养其内虚之阳；秋冬阴盛于外而虚于内，故当养其内虚之阴。这为“夏月伏阴”用温热之治、“冬月伏阳”用寒凉之治提供了理论依据。如“冬病夏治”的“伏贴”法，可预防或减轻秋冬咳喘之病，即“春夏养阳”的临床运用。

以上各家说法虽不相同，但均从不同角度阐发了原文的旨意，扩大了临床应用范围，丰富了中医治疗学内容。

【原文】

是故圣人不治已病治未病[1]，不治已乱治未乱[2]，此之谓也。夫病已成而后药之[3]，乱已成而后治之，譬犹渴而穿井，斗而铸锥[4]，不亦晚乎？

【注释】

[1] 不治已病治未病：治，理也。此指调理、调养之意。即不是在疾病发生后才注意调养身体，而是在疾病未发生之时就注意调养身体。

[2] 不治已乱之未乱：治，治理、整顿。即不是在动乱发生了才去治理，而是在动乱未发生之时就注意治理整顿。

[3] 药之：用药治疗。名词作动词用。

[4] 锥：《太素》作“兵”。兵器也。

【语译】

所以圣人不是在疾病发生后才注意调养身体，而是在疾病未发生之时就注意调养身体。如同不是在国家发生了动乱才去治理，而是在动乱未发生之时就注意治理整顿一样。如果疾病已发生，然后再去治疗，动乱已经形成，然后再去治理，那就如同口渴才去掘井，战乱发生了才去制造兵器，那不是太晚了吗？

【提要】

以“渴而穿井”、“斗而铸锥”为喻，说明了未病先防的重要性，提出“治未病”的防治原则。

【讨论】

《内经》的“治未病”思想是吸收先秦诸子哲学中防患虑患的先进思想而提出的，是最早的预防医学思想，其含义包括两个方面：一是未病先防，防患于未然；二是既病防变，防微杜渐。经文提出的“不治已病治未病”成为千百年来中医预防医学的代表观点。

【临床应用】

1. 因时调神的临证应用　由于五脏分旺于四季，根据五脏阴阳虚实和四季阴阳消长变化的规律，在其相应的季节调神治疗，即能使身体健康，而且对慢性病也有重要的治疗作用，故因时调神的方法是对《内经》养生学说的发展。

根据本篇四季调神论述，后世医家广泛应用于养生与康复医学中，提出以四时法则指导的饮食宜忌、针灸药饵、导引武术等养生方法。如元代邱处机《摄生消息论》、明代高濂《遵生八笺》等，专门有四季调摄法。举春季调摄为例：春季是人体阳气生发之时，肝气条畅之际，此时应顺养生气，宜振奋精神，舒畅情志，郊游踏青，忌情志沉闷忧郁。有肝气火旺的患者，往往春季发病或病情加重，因而在春季保持情志愉悦，防止或避免动怒，及时消除造成不良情绪的精神因素，有益于疾病的康复。

2.“春夏养阳，秋冬养阴”理论的临床应用

(1) 指导顺时养生：除顺应四时生活起居、精神调养，对于饮食的顺时调养亦有指导意义。如春季的饮食宜多食蔬菜、豆制品，不宜油腻、辛辣、烹煎动火之品。

(2) 指导临床因时用药：根据四季气候变化，因时辨证立法用药。如张仲景倡“春宜吐，夏宜汗，秋宜下”因时立法的治疗观点。再如李时珍倡导“顺时气而养天和”，以春夏养阳和秋冬养阴为立论依据，在总结李杲等人因季用药经验基础上，提出“升降浮沉则顺之，寒热温凉则逆之。故春月宜加辛温之药，薄荷、荆芥之类，以顺春升之气……”又如“冬病夏治”是根据“春夏养阳”提出的治疗法则。慢性支气管炎，多因肾阳不足、阴寒内凝所致，因不耐冬季阴寒生盛之时，故好发病在冬季。临证时，可在夏季阳旺之时，乘人体阳气欲盛之势，运用补阳药物或贴敷、针灸等，均能取得良好效果。

3.“治未病”预防思想的实践　对此历代医家甚为重视，并从不同角度和方法加以运用。主要体现在两个方面：

(1) 增强体质，提高抗病能力。例如健全先天，优生优育；重视后天，全面调理；注意调摄精神；加强身体锻炼；做到起居有常，劳逸结合；适当施以药物、针灸、气功强身防病。

(2) 采取有效措施，防止疾病传变。如肝木最易克犯脾土，在治疗肝病时则适当配用健脾和胃药物。

素问·生气通天论篇第三

【导读】

本篇阐述人与自然相通的整体观。从生理、病理、养生等方面讨论人与自然的密切关系；以太阳比喻阳气，讨论人体阳气的生理功能，阳气失常的病变、预后以及保养阳气的原则；论述人体阴阳的辨证关系，列举饮食起居不慎致阴阳偏盛、偏衰的病机、病证，强调阴阳协调的重要性及阳气的主导地位；论述饮食化生阴精，五味入脏，偏嗜太过又能伤及五脏的病理。

【原文】

黄帝曰：夫自古通天[1]者，生之本，本于阴阳。天地之间，六合[2]之内，其气九州[3]九窍、五藏十二节[4]，皆通乎天气。其生五[5]，其气三[6]，数犯此者，则邪气伤人，此寿命之本也。

苍天[7]之气，清净则志意治[8]，顺之则阳气固，虽有贼邪，弗能害也，此因时之序[9]。故圣人传精神[10]，服天气[11]而通神明。失之则内闭九窍，外壅肌肉，卫气散解，此谓自伤，气之削[12]也。

【注释】

［1］通天：意为人与自然阴阳之气相通应。

［2］六合：王冰注："谓四方上下也。"即东南西北上下，泛指整个宇宙。

［3］九州：王冰注："谓冀、兖、青、徐、扬、荆、豫、梁、雍也。"为我国古代行政区。王逸《楚辞·九辩叙》云："地有九州，以成万邦；人有九窍，以通精明。"俞樾《内经辨言》注："九州即九窍……古谓窍为州。"故此处"九州"与"九窍"义重。

［4］十二节：即人体左右两侧肩、肘、腕、髋、膝、踝十二个大的关节。其连属于骨，为人身神气游行较集中而畅达之所。

［5］其生五：意为阴阳二气衍生木、火、土、金、水五行。其，指阴阳二气。

［6］其气三：指阴阳二气各分为三阴三阳之气。

［7］苍天：张介宾注："天色深玄，故曰苍天。"此处指自然界。

［8］志意治：志意，指人的精神活动。治，正常。

［9］因时之序：因，根据，顺也。意指顺应四时之气变化的规律而养生。

［10］传精神：《内经辨言》注："传，读为抟，聚也。"传精神，指精神专一而无邪思妄想。

［11］服天气：服，顺也。指顺应自然界阴阳之气的变化而养生。

［12］削：减弱，削弱。

【语译】

黄帝说：自古以来，通晓天道的人都知道生命的根本在于人之阴阳与自然界阴阳二气的协调统一。天地之间，宇宙之内，大如九州之域，小如人的九窍、五脏、十二节，都与天地阴阳之气相通应。自然界的阴阳之气衍生五行之气，阴阳之气又依盛衰消长而分为三阴三阳。如果经常违背人与自然相统一的规律，那么邪气就会伤害人体。因此，适应人与自然相通应的规律是生命得以保全的根本。

天地阴阳之气保持正常而不紊乱，自然界万事万物才能和谐有序。人们如果能够顺应自然界的变化，并使精神保持清静平和，就会使阳气固密，虽有贼风邪气，也不能加害于人，这是由于人顺应了四时阴阳变化规律的结果。所以圣人能够专心致志，顺应天气，而通达天地阴阳变化之理。如果人们违背了顺应自然之道的养生原则，就会内使九窍不通，外使肌肉壅塞，卫气涣散不固，这被称为自伤，阳气会因此而受到削弱。

【提要】

本段论述了人与自然界的密切关系，以及生命的根本在于阴阳二气的协调统一。认为人之阴阳与自然界之阴阳内外相通，而为生命之根本。反映了古人“天人相应”、“生气通天”的生命观。

【讨论】

人的生命之气与天地自然之气相互通应，这是《内经》的基本学术思想，这种“生气通天”、“天人合一”的思想贯穿于养生、防治疾病等理论的各个方面。人为万物之灵，生存于天地之间，以自然界为其生存条件，人的生命之气必须与自然界的变化规律保持协调和适应，才能维持健康。本段正是从时间、空间及其他方面，概括地论证了人类应如何主动地适应自然规律而保持健康的道理。自然界的变化虽复杂多样，甚至人们在对它的认识上仍难免有“神明”莫测者，但就认识方法而言，却可以运用气—阴阳—五行的理论加以归纳分析，尤以“气—阴阳”学说为根本。对人体中的阴阳，本段提出顺应自然、天人合一则“阳气固”，失之则“卫气散解”，提示养生应以保养阳气为重点。

【原文】

阳气者，若天与日，失其所，则折寿而不彰[1]，故天运当以日光明。是故阳因[2]而上，卫外者也。

因于寒，欲如运枢[3]，起居如惊[4]，神气乃浮[5]。因于暑，汗，烦则喘喝[6]，静则多言[7]，体若燔炭，汗出而散[8]。因于湿，首如裹[9]，湿热不攘[10]，大筋緛短，小筋弛长[11]，緛短为拘，弛长为痿。因于气[12]，为肿，四维相代[13]，阳气乃竭。

阳气者，烦劳则张[14]，精绝，辟积[15]于夏，使人煎厥[16]。目盲不可以视，耳闭不可以听，溃溃乎若坏都[17]，汩汩[18]乎不可止。

阳气者，大怒则形气绝[19]，而血菀于上，使人薄厥[20]。有伤于筋，纵，其若不容[21]，汗出偏沮[22]，使人偏枯[23]。汗出见湿，乃生痤疿[24]。高梁之变，足生大丁[25]，受如持虚[26]。劳汗当风，寒薄为皶[27]，郁乃痤。

阳气者，精则养神，柔则养筋[28]。开阖不得[29]，寒气从之，乃生大偻[30]。陷脉为瘘[31]，留连肉腠。俞气化薄[32]，传为善畏，及为惊骇。营气不从，逆于肉理，乃生痈肿。魄汗[33]未尽，形弱而气烁，穴俞以闭，发为风疟。故风者，百病之始也，清静则肉腠闭拒，虽有大风苛毒，弗之能害，此因时之序也。故病久则传化，上下不并[34]，良医弗为。故阳蓄积病死，而阳气当隔，隔者当写[35]，不亟[36]正治，粗[37]乃败之。

故阳气者，一日而主外，平旦人气[38]生，日中而阳气隆，日西而阳气已虚，气门[39]乃闭。是故暮而收拒，无扰筋骨，无见雾露，反此三时[40]，形乃困薄[41]。

【注释】

[1] 不彰：彰，显也。不彰，即生机不显。

[2] 因：顺应，依顺。

[3] 运枢：运，运转。枢，户枢，即门轴。比喻人体阳气的卫外作用，如户枢那样开合运转自如。

[4] 起居如惊：起居，泛指生活作息。惊，不安宁。

[5] 神气乃浮：神气，此指阳气。即阳气浮于体表以抗邪。

[6] 烦则喘喝：张介宾注云："暑有阴阳二证，阳证因于中热，阴证因于中寒，但感在夏至之后者，皆谓之暑耳……此节所言，言暑之阳者也"。因暑热熏蒸，故见汗出、烦躁、喘声喝喝。

[7] 静则多言：因暑热过伤心神，则神昏，故见谵语。

[8] 体若燔炭，汗出而散：喻全身高热，如燃烧的炭火一样，一旦汗出，则热散。吴昆将此句移至"因于寒"句下。可从。

[9] 首如裹：指头重不舒，如物包裹。

[10] 攘：消除、去除。

[11] 大筋緛（ruǎn）短，小筋弛长：緛，收缩。弛，松弛。本句为互文，言湿邪久羁，伤及大筋、小筋脉，或者收缩挛急，或者松弛不用。

[12] 因于气：前人注释有二，一谓气虚；一谓"气"即是风，如《素问·阴阳应象大论》言："阳之气，以天地之疾风名之。"从此节后文例分析，前言寒、暑、湿诸气，则此作"风"较顺。但临床所见，无论阳气内虚还是外受风邪，皆可"为肿"。

[13] 四维相代：四维，四方四时。代，更替。意指寒、暑、湿、风四时邪气更替伤人。

[14] 烦劳则张：张，鸱（chī）张亢盛。意为因过度烦劳而扰动人体阳气，引起阳气亢盛。

[15] 辟积："辟"通"襞"，即衣裙褶子。辟积，重复之意。

[16] 煎厥：古病名，《内经》中凡两见：《素问·脉解篇》指肝气不疏善怒而厥者；此篇指烦劳伤阴，阴虚阳亢，又逢夏季之盛阳，以至煎熬阴精而昏厥之危重病证。

[17] 溃溃乎若坏都：溃溃，形容河堤决口洪水泛滥的样子。都，水泽所聚之处，此指防水之堤防。

[18] 汩汩：水急流的声音。

[19] 形气绝：形，即形体，此处主指脏腑经络。绝：阻绝不通。意指脏腑经络之气阻绝不通。

[20] 薄厥：古病名。指因大怒引起气血上逆而导致的昏厥病证。

[21] 其若不容：若，乃。"容"，通"用"。意指肢体不能随意运动。

[22] 汗出偏沮（jǔ）：沮，阻止。意指汗出受阻而半侧身无汗的症状。

[23] 偏枯：偏瘫，半身不遂。

[24] 痤（cuó）疿（fèi）：痤，疖子。疿，即疿子，汗疹。

[25] 高梁之变，足生大丁："高"，通"膏"，指肥肉。"梁"，通"粱"，即精细的食物。"足"，俞樾《内经辨言》及胡澍《素问校义》均疑为"是"字之误。"丁"，通"疔"，泛指疮疡。吴昆注："膏粱之人，内多滞热，故其病变，能生大疔。"

[26] 受如持虚：形容得病像持空虚之器受物一样容易。

[27] 皶（zhā）：生于面部的粉刺；在鼻部则称为酒渣鼻。

［28］精则养神，柔则养筋：精，清爽之意。此为倒装句，作“养神则精，养筋则柔”。即阳气养神，则精神清爽，阳气养筋，则筋脉柔和。

［29］开阖（hé）不得：谓腠理汗孔开合失时。吴昆注云：“开合失宜，为寒所袭，则不能柔养乎筋，而筋拘急，形容偻俯矣。此阳气被伤，不能柔筋之验。”

［30］大偻（lǚ）：偻，曲背之义。大偻，指阳气不能温养筋脉导致腰背和下肢弯曲而不能直立之病证。

［31］瘘（lòu）：疮疡溃破日久形成漏下脓水之瘘管。

［32］俞气化薄：“俞”，通“腧”，即腧穴，为经脉气血输注之处。化，传化、传入。“薄”，通“迫”，逼迫。全句指邪气从腧穴传入而内迫五脏。

［33］魄汗：《礼记·祭义疏》谓：“魄，体也。”魄汗即指体汗。

［34］并：交并、交通之意。

［35］阳气当隔，隔者当写：“当”通“挡”；“写”通“泻”。全句意指阳气蓄积不行，挡隔不通，病可致死，应当及时泻去其邪热之气，以使阳气畅通。

［36］亟：急也。

［37］粗：指粗工，即医疗水平低劣的医生。

［38］人气：指阳气。

［39］气门：指汗孔。王冰注：“所以发泄经脉营卫之气，故谓之气门也。”

［40］三时：指上文的平旦、日中、日西。

［41］形乃困薄：形体困顿衰薄。马莳注：“未免困窘而衰薄也。”

【语译】

人身的阳气，就像天上的太阳一样，假若阳气失常生命就会夭折，生机不显，所以天体的运行，要靠太阳的光明，人的阳气也就依顺上升之性，卫外抗邪。

由于寒所伤，阳气应如户枢一样开阖，并奋起与寒邪抗争。若起居不宁，扰动阳气，卫外不固，阳气与寒邪相争，全身发热，则像炭火烧灼一样，一经出汗则热邪就能散去。因伤于暑，则汗多烦躁，喝喝而喘；甚至神昏谵语。因伤于湿，头部像有物蒙裹一样沉重。若湿郁化，不得消除，则会伤害人体大小筋脉，而出现短缩或弛纵，短缩的造成拘挛，弛纵的造成痿弱。因伤于风，可致浮肿。以上寒、暑、湿、风四时邪气更替伤人，就会使人体阳气逐渐衰竭。

在人体烦劳过度时，阳气就会虚浮亢盛，使阴精逐渐耗竭。如此重复，阳愈亢盛而阴愈亏损，到夏季暑热之时，便易使人发生煎厥的病证，发作的时候眼睛昏蒙看不见东西，耳朵闭塞听不到声音，发病急暴，就像堤防溃决、洪水急流奔泻一样不可收拾。

人的阳气，在大怒时就会上逆，血随气升而郁积于上，与身体其他部位阻隔不通，使人发生薄厥。若伤及诸筋，会使筋弛纵不收，而不能随意运动。经常半身出汗，可以演变为半身不遂。出汗的时候，遇到湿邪阻遏就容易发生小的疮疖和痱子。经常吃肥甘厚味和精细的食物，足以导致发生疔疮，患病的容易程度，就像以空的容器接收东西一样。在劳动出汗时若遇到风寒之邪，就会迫聚于皮腠而形成粉刺，若郁积化热就会形成疮疖。

人的阳气，养神能使精神爽慧，养筋能使诸筋柔韧。若汗孔的开合失常，寒气就会随之侵入，损伤阳气，以致筋失所养，造成身体俯曲不伸而形成“大偻”的病证。寒气深陷经脉，留连肉腠之间，气血不通而郁积，久而形成疮瘘。从腧穴侵入的寒气内传而迫及五脏，损伤神志，就会出现恐惧和惊骇的症状。由于寒气的稽留，营气不能顺利地运行，阻逆于肌肉之间，就会发生痈肿。汗出未止的时候，形体与阳气都受到一定的削弱，若风寒内侵，腧穴闭阻，就会发生风疟。因此说风是引起各种疾病的起始原因，而人只要遵循保持精神的安定和劳逸适度等养生的原则，那么，肌肉腠理就会密闭而有抗拒外邪的能力，虽有大风苛毒的侵袭，也不能对人体造成伤害，这正是由于人能够遵循自然时序的变化规律来保养生命之气的结果。病久不愈，邪留体内，邪气内传并进一步演变，到了人体上下阳气不能交通、阴阳阻隔的时候，虽有良医，也无能为力了。所以阳气蓄积、郁阻不通时，也会致人病死。对于这种阳气阻隔不通者，应采用通泻的方法治疗，如不迅速正确施治，而被粗疏的医生所误，就会导致病人死亡。

人身的阳气，白天主司体表。清晨的时候，阳气开始活跃，并趋向于外；中午时，阳气达到最旺盛的阶段；太阳偏西时，体表的阳气逐渐虚少，汗孔也开始闭合。所以到了晚上，阳气就应该收敛距守于内，这时就不要扰动筋骨，也不要接触雾露。如果人的活动扰乱了阳气在这三个时间的自然活动规律，形体将困顿而衰薄。

【提要】

本段以取象类比的方法，借用自然界太阳的重要作用说明阳气在人体的重要性，并通过对人体生理、病理、治疗与养生等内容的论述，进一步阐明阳气在生命活动中的功能特点及保养阳气的重要意义。

【临床应用】

1. 煎厥证治　本文“煎厥”系指由于身心过度烦劳，致使阳气偏亢，张而不弛，亢盛之阳煎灼阴液而致阴精亏虚，适逢夏季复感暑热邪气，使阴精更加耗伤，则阴愈虚而阳愈亢，亢阳无制，终使阴阳之气不相接续，导致突然昏厥。这种病证来势突然，病情凶险，因而本篇形容为“溃溃乎若坏都，汩汩乎不可止”。本证以阴虚为本，阳亢为标，其发病与起居失当也有很大关系。治疗当以醒神开窍、滋阴潜阳为主，同时应注意内息心火，涵养阴精；外避暑热，禁忌烦劳。

2. 薄厥证治　薄厥与大怒引起阳气失常直接相关。“怒则气上”，大怒则肝阳之气上逆，血随气涌，临床可见面红目赤，脉络怒张，神情激奋；若气血逆乱加重，可出现突然昏厥。正如《素问·调经论》所说：“血之与气，并走于上，则为大厥，厥则暴死。”可用镇肝息风汤合安宫牛黄丸治之。

煎厥、薄厥，此病类似于后世的“中风”。

3. 湿邪阻遏阳气　湿为阴邪，易阻遏气机，损伤阳气。因湿邪阻遏阳气，使清阳不升，导致头重如裹；湿邪内郁，郁而化热，湿热之邪伤及筋脉，出现筋脉拘挛或肢体痿软不用。《素问·至真要大论》亦有“诸痉项强，皆属于湿”。对于因表湿而引起的头身困重，治疗当以祛湿通阳为主。临床常用羌活胜湿汤、加味二妙散、神术汤、白术汤等。

4. 暑邪伤阳　“因于暑，汗，烦则喘喝，静则多言”。感受暑邪后，若暑热熏蒸，汗出烦躁，喘喝有声，此为实证，治当祛暑清热；若暑热过伤心神，神伤嗜卧，表情淡漠，郑声谵语，多为气阴两虚之证，治应清暑益气。

【讨论】

1. 阳气的功能特点　阳气在人体中的作用如同太阳在天体中的作用那样，不可缺少。人体中必赖阳气运行畅通，才能保持健康。无论形体的强健、精神的爽慧，都以阳气充沛、不失其常为前提，即所谓“阳气者，精则养神，柔则养筋”。同时，阳气具有向上、向外的特点和抗邪卫外的作用。

2. 风、寒、暑、湿等外感邪气均能损伤人体阳气，引起不同类型的病证。因寒邪伤阳最厉，故首论“因于寒”；暑热伤人，病情复杂，证有虚实，而有“烦则喘喝，静则多言”之变化；湿性重浊，易阻遏气机，困遏阳气，清阳不得上升，故其病以“首如裹”为特征。而湿邪郁久化热，伤及筋脉而见为拘、为痿之症；风邪伤人，阳气失于宣畅，使水液停滞，溢于肌肤，而为浮肿，当是“风水”之病。由于风邪善行，且最易与其他邪气相兼为病，故谓“风者，百病之始也”。

3. 起居、情志、饮食失宜皆可引起阳气失常

(1) 若过于“烦劳”，则使阳气过亢，阳亢伤阴，久之则阴精衰竭，再逢夏季盛阳之气，使阴阳离决而为“煎厥”之病。其病危笃，以致目盲、耳闭、汗出不止，病呈水堤崩溃不可遏止之势。其痤疿、疖等病，则是形劳兼受外邪所致。

(2) 情志过激，也是使阳气逆乱的重要原因，如大怒引起的薄厥病证。

(3) 饮食不节也可损伤阳气，本段举“高梁厚味”为例，谓其助热而生痰湿，阻遏营卫，易发生疔疮之病。

4. 阳气“实”为病　邪热壅实，阳气阻隔为“实”者，甚至引起死亡。如因“阳气当隔”而致“阳蓄积病死”之证。“隔者当写”，须急以通泻之法，消散邪气，使人体上下通利，阳气恢复正常。

5. 养生与调治　本段对诸病治法有所涉及，其邪在外者则当“攘”之，故有“汗出而散”之论；其阳热内蓄者，则当急泻去之，故曰“隔者当写”。避免外邪侵袭，保障阳气“清静”，是养生防病的重要原则。本段特以“生气通天”的理论为指导，举出一天之中顺应“三时”的养生原则与方法。即平旦养“生”气，日中养“长”气，日西、日入当养“收藏”之气。阳气一日三时之序如此，当慎养之。

【原文】

岐伯曰：阴者藏精而起亟[1]也；阳者卫外而为固也。阴不胜其阳，则脉流薄疾[2]，并乃狂[3]。阳不胜其阴，则五藏气争[4]，九窍不通。是以圣人陈[5]阴阳，筋脉和同，骨髓坚固，气血皆从。如是则内外调和，邪不能害，耳目聪明，气立如故[6]。

风客淫气，精乃亡[7]，邪伤肝也。因而饱食，筋脉横解[8]，肠澼为痔[9]。因而大饮，则气逆。因而强力[10]，肾气乃伤，高骨[11]乃坏。

凡阴阳之要，阳密乃固[12]，两者不和，若春无秋，若冬无夏，因而和之，是谓圣度。故阳强不能密，阴气乃绝；阴平阳秘，精神乃治[13]；阴阳离决，精气乃绝。

因于露风[14]，乃生寒热。是以春伤于风，邪气留连，乃为洞泄[15]；夏伤于暑，秋为痎疟[16]；秋伤于湿，上逆而欬，发为痿厥[17]；冬伤于寒，春必温病。四时之气，更伤五藏。

【注释】

[1] 起亟（qì）：亟，频数。起亟，指阴精不断地起而与阳气相应，以供给阳气，说明阴为阳之基。

[2] 脉流薄疾：“薄”，通“迫”。脉流薄疾，指因阳气亢盛，引起脉中气血流动急迫而快疾。

[3] 并乃狂：指阳邪入于阳分，内扰神明，而发为狂乱之症。并，交并，引申为重复、

加甚之意。

[4] 争：不和之意。

[5] 陈：协调、调和。

[6] 气立如故：立，反训为行。气立如故，指脏腑经络之气运行如常。一说“气立”，谓人必依靠天地四时阴阳之气而有此生命。如吴昆注：“气立者，人受天地之气以立命，故有生谓之气立。”

[7] 风客淫气，精乃亡：淫气，即乱气，言风邪客入人体，而为淫乱之气，因风邪为“六淫”之一。一说淫气是指脏腑经络之气逆乱。高世栻注云：“风为阳邪，风客淫气，则阴精消烁，故精乃亡。”

[8] 筋脉横解：横，松弛之意；“解”，通“懈”，即无力。筋脉横解指筋脉弛纵不收。

[9] 肠澼为痔：肠澼，即下利脓血的痢疾等病。为，与也。痔，痔疮。饮食过饱，肠胃受伤，故可成痢疾与痔等病。

[10] 强力：勉强用力，又指房室太过。王冰注：“强力，谓强力入房也。”

[11] 高骨：腰间脊骨。

[12] 阴阳之要，阳密乃固：要，即关键、切要。阴与阳关系中的关键，在于阳气致密于外，阴精才能固守于内。

[13] 阴平阳秘，精神乃治：平，充盛。秘，致密、密固。治，正常。阴精充盛于内，阳气密固于外，则人体精气、神气就会正常。

[14] 露风：泛指一般外感病的致病因素。“露”，也可当“触冒”讲，感受之意。露风，即感受风邪。

[15] 洞泄：指水谷不化，下利无度之重度泄泻。

[16] 痎疟：疟疾的统称。

[17] 痿厥：偏义复词，偏在“痿”，即指痿证。

【语译】

岐伯说：阴是藏于内的精华物质，它是阳气在外发挥作用的物质基础；阳是卫护于外并使体表和体内阴精固密的外在力量。如果阴不胜阳，阳气虚浮亢盛，就会使血脉流动快疾、急迫，若阳邪并于阳位，阳气更盛就会发为狂证。如果阳不胜阴，阴气亢盛，就会使五脏之气不协调，以至九窍不通。所以圣人协调阴阳，从而达到筋脉调和，骨髓坚固，血气通畅。这样，则会内外调和，邪气不能侵害，耳目聪明，气机运行正常。

风邪侵袭人体而成为淫乱之气，阴精也就日渐消亡，这是由于风邪伤肝所致。若饮食过饱，阻碍气机升降，会发生筋脉弛纵、肠澼及痔疮等病症。若饮酒过量，会造成气机上逆。若房室太过，会损伤肾气，腰间脊骨也会受到损伤。

大凡阴阳的关键，以阳气的致密最为重要。阳气致密于外，阴精就能固守于内。阴阳二者不协调，就像一年之中，只有春天而没有秋天，只有冬天而没有夏天一样。因此，能促成阴阳的协调配合，相互为用，才符合圣人的养生法度。所以阳气虚浮亢盛，不能为阴气致密于外，阴气就会外泄以至竭绝。阴精充盛于内，阳气密固于外，人的精神才会正常。如果阴阳之气分离决绝，人的精气就会随之而竭绝。

由于雾露风寒等外邪的侵犯，就会发生寒热。春天伤于风邪，留而不去，会发生重度的泄泻。夏天伤于暑邪，邪气留而不去，到秋天会发生疟疾。秋天伤于湿邪，邪气上逆，会发生咳嗽，并且可能会发展为痿厥。冬天伤于寒邪，邪气伏藏不去，到来年的春天就可能发生温病。一年四时的邪气，交替伤害人的五脏。

【提要】

本段通过对人体生理、病理及养生等有关内容的论述，重点阐明了阴精与阳气之间具有互根、互用、相生、相制的关系。阴阳调和，则人体健康；阴阳失和则会产生疾病，甚至死亡。

【临床应用】

张介宾充分理解《黄帝内经》阴阳互根互用理论，在《景岳全书》中明确提出："善补阳者，必于阴中求阳，则阳得阴助而生化无穷；善补阴者，必于阳中求阴，则阴得阳生而泉源不竭。"他根据"阴阳互根"、"精气互化"、"气血互生"之理，创制了左归丸、右归丸等著名方剂。左归丸主补阴，但在其中加入补阳药鹿角胶，体现了"阳中求阴"、"补气以生精"之义；右归丸主补阳，但在其中配用熟地、山萸肉，乃是体现了"阴中求阳"、"补精以化气"之义。又如当归补血汤中重用黄芪，也是对"气血互生"、"阴阳互根"理论的运用。

【讨论】

1. 阴精与阳气之间，具有互根、互用、互生、互制的关系。"阴者藏精而起亟也，阳者卫外而为固也"，即言其互生、互用。阴精不断地供给阳气，阳气才能发挥其功能；阳气护卫于外，阴精才能守于中而不致泄漏。只有阴精阳气协调，人体才有健康可言。故善养生者"陈阴阳"而能"筋脉和同"、"气立如故"。在阴与阳关系中，又以阳气为主导，即所谓"凡阴阳之要，阳密乃固"。

2. 阴阳失和则产生疾病，甚至引起死亡。若阳气过盛而阴不济，而见"脉流薄疾，并乃狂"等病症，甚至"阳强不能密，阴气乃绝"。若阴气过盛而阳气不能制，则"五藏气争"，百病由生。若阴阳"离决"，则会出现昏厥，甚至死亡。此外，阴阳失和的情况十分复杂。在疾病发生与变化方面，一个季节受邪，可以在下一个季节发生疾病，而表现出阴阳失调，所谓"春伤于风，邪气留连，（夏）乃为洞泄；……冬伤于寒，春必温病"，此乃伏邪致病理论在《内经》当中的体现。另外，若平时养生失当，多种因素可伤精耗气而引发疾病。如风木之邪可耗散阴精，损伤肝脏；饮食过饱，肠胃受伤，可致筋脉松弛而成为痢疾、痔疮等病；饮酒无度，气血上逆；强力伤肾，损坏腰间脊骨等。

3. "阴平阳秘"则人体健康；阴阳失调则表现出疾病；阴阳离决，即为死亡。从阴阳"互生"分析，则一方不足，就其本质而言，另一方也必然不足。从"互制"分析，则一方过盛，必然导致另一方面不足；而一方不足，则会表现为另一方的相对过盛，本段所举"阴不胜其阳"、"阳不胜其阴"诸病，即指此类。从"互用"分析，本段所谓"阳强不能密，阴气乃绝"，即指阳气过盛失其固密之能，阴精因之走泄，如内热者多汗、火亢者遗精之类，其阴精之"绝"，不仅在于热耗，更在于阳气内扰所致，泻其阳热，则阴精自安。

【原文】

阴之所生，本在五味[1]；阴之五宫[2]，伤在五味。是故味过于酸，肝气以津，脾气乃绝[3]；味过于咸，大骨气劳，短肌，心气抑[4]；味过于甘，心气喘满，色黑，肾气不衡[5]；味过于苦，脾气不濡，胃气乃厚[6]；味过于辛，筋脉沮弛，精神乃央[7]。是故谨和五味，骨正筋柔，气血以流，腠理以密，如是则骨气以精[8]，谨道[9]如法，长有天命。

【注释】

[1] 五味：此处泛指各种饮食物。

[2] 五宫，即指五脏。五脏藏蓄阴精，故称为阴之五宫。

[3] 味过于酸，肝气以津，脾气乃绝：津，满溢、过盛之意。酸味本有滋养肝脏的作用，但过食酸味，则导致肝气过亢，肝木乘脾土，而使脾气衰竭。

[4] 味过于咸，大骨气劳，短肌，心气抑：张志聪注："大骨，腰高之骨，肾之府也。过食咸则伤肾，故骨气劳伤；水邪盛则侮土，故肌肉短缩；水上凌心，故心气抑郁也。"

[5] 味过于甘，心气喘满，色黑，肾气不衡：甘，《太素》作"苦"。喘，此指心脏跳动急促不柔和。满，通"懑"，烦闷也。苦入心，味过于苦则反伤心气，故心脏跳动急促而心中烦闷。黑为水色，火不足而水气乘之，故见黑色。心火虚衰而肾水偏盛，故言肾气失去平衡。

[6] 味过于苦，脾气不濡，胃气乃厚：苦，《太素》作"甘"，且无"不"字。濡，湿也。厚，壅滞、胀满。尤怡《医学读书记》云："所谓脾气不濡，胃气乃厚者，由脾不能为胃行其津液，而胃亦不能输其精气于脾也；胃不输，脾不行，则津液独滞于胃，而胃气乃厚。厚，犹滞也。"甘入脾，味过于甘则伤脾，脾伤不运则湿盛，湿邪阻胃故胀满。

[7] 味过于辛，筋脉沮弛，精神乃央：沮，败坏。央，通"殃"。张介宾注："辛入肺，过于辛则肺气乘肝，肝主筋，故筋脉沮弛；辛散气，则精神耗伤，故曰乃央。"

[8] 骨气以精：骨气，泛指上文骨、筋、气、血、腠理诸气。精，强盛。骨气以精，是言骨、筋、气、血、腠理都得到五味的滋养，而强盛不衰。

[9] 道：行也。

【语译】

阴精的产生，来源于饮食五味。储藏阴精的五脏，也会因五味偏嗜而受伤。过食酸味，会使肝气淫溢而亢盛，从而导致脾气的衰竭；过食咸味，会使骨骼损伤，肌肉短缩，并进而使心气抑郁；过食苦味，会使心气满闷，气逆作喘，颜面发黑，肾气失于平衡；过食甜味，会使脾气过于濡润，从而使胃气阻滞胀满；过食辛味，会使筋脉败坏，发生弛纵，精神受损。因此谨慎地调和五味，会使骨骼强健，筋脉柔和，气血通畅，腠理致密，这样，骨气就精强有力。所以重视养生之道，并且依照正确的方法加以实行，就能够健康长寿。

【提要】

本段重点讨论阴精的化生、作用以及饮食五味偏嗜对健康的危害等。

【临床应用】

本段关于五味偏嗜伤及五脏的论述，对临床用药有重要的指导意义。辛味主散，有行气、行血、发散的作用，如葱、姜、蒜、胡椒、辣椒之属，作为食品也有辅助治疗作用，治疗气血阻滞，外邪束表等，但若辛味太过，易引起发热。甘味能和中缓急，补益脾胃，如蜂蜜、饴糖、甘草等，临床常用以治疗脾胃虚弱、虚寒、胃脘疼痛，但甘味太过，则易阻滞脾胃气机，引起疲劳、心烦、睡眠不安、腹胀等。酸有开胃、增加饮食、收敛固涩的作用，能增强肝脏功能，止汗、止泻，治疗遗精，但酸味太过，木亢乘土，往往导致脾胃功能失常。苦的食物，如杏仁、苦瓜等，有宣泄、清热、燥湿等作用。但若苦味太过、过燥则易伤胃，可以导致呕吐。咸味入肾，如芒硝、海带、海藻、海蜇等，具有软坚散结的作用，可用以治疗瘰疬、痰核、瘿瘤等，咸味太过则易伤血、伤骨。心主血脉，心属火，咸味属水，过咸则易伤心、伤血。又因咸味入肾，咸味太过则易伤肾。

【讨论】

饮食五味是化生人体阴精的物质基础，对阴精的化生，本文以“阴之所生，本在五味”一语概括之。但若五味偏嗜，则又可因其阴阳偏盛而破坏人体阴阳平和协调状态，使五脏受损而发病。对此，本段则用五行乘侮加以分析。酸入肝，过食酸则肝气偏盛，肝旺乘脾，使脾气衰弱。咸入肾，咸味太过，肾气失衡，而所主之骨劳伤，水病土乘，而脾主之肌肉短缩；水盛乘火，而心气被抑。苦入心，过食苦则心气不足，鼓动无力，而见心胸喘满；心火不足，肾水乘之，寒凝血脉，而见面黑无泽。甘入脾，过食甘则脾气湿滞，运化失常，并致胃气壅滞。辛入肺，过食辛则阳气发散过度，津液耗伤，不能润养筋脉，发为挛急或弛纵；久则气耗神萎。所以，养生要谨和五味，方能保持阴阳平和而尽享天年。

素问·金匮真言论篇第四

【导读】

“金匮”是古代帝王收藏珍贵书籍之器，“真言”乃至真至要之言。本篇内容，论述了四时气候与五脏的关系以及四时气候所致的病变，说明了“藏精”的重要性；以阴阳在一日之间的变化和在体表、脏腑中的分布情况，讨论了天之阴阳合人之脏腑阴阳；阐明了人之五脏上应五行，配合五方、五音、五味等五脏与四时各有收受的理论。所以本篇也是重点阐发“四时五脏阴阳”理论的重要篇章。

【原文】

黄帝问曰：天有八风[1]，经有五风[2]，何谓？岐伯对曰：八风发邪[3]以为经风，触五脏，邪气发病。所谓得四时之胜者，春胜长夏[4]，长夏胜冬，冬胜夏，夏胜秋，秋胜春，所谓四时之胜也。

东风生于春[5]，病在肝[6]，俞在颈项[7]；南风生于夏，病在心，俞在胸胁[8]；西风生于秋，病在肺，俞在肩背[9]；北风生于冬，病在肾，俞在腰股[10]；中央为土，病在脾，俞在脊[11]。故春气[12]者，病在头；夏气者，病在藏[13]；秋气者，病在肩背[14]；冬气者，病在四支[15]。故春善病鼽衄[16]，仲夏善病胸胁[17]，长夏善病洞泄寒中[18]，秋善病风疟[19]，冬善病痹厥[20]。故冬不按跻[21]，春不鼽衄，春不病颈项，仲夏不病胸胁，长夏不病洞泄寒中，秋不病风疟，冬不病痹厥，飧泄而汗出也。夫精者，身之本也。故藏于精[22]者，春不病温。夏暑汗不出者，秋成风疟。此平人脉法也[23]。

【注释】

[1] 八风：东、南、西、北、东南、西北、东北、西南八方之风。

[2] 经有五风：经，指人体经脉。五风，五脏经脉受风邪而发病。

[3] 八风发邪：指自然界不正常的气候常发为致病因素。

[4] 长夏：指夏秋之间，亦称季夏，相当于农历六月。

[5] 东风生于春：指东风常见于春季的意思。

[6] 病在肝：春季人若受病，病变多发生在肝。

[7] 俞在颈项：俞为经气转输之处。春气升发向上，人身经脉之气也应而向上，治疗时应取颈项部穴位。

[8] 俞在胸胁：王冰曰：“心少阴脉，循胸出胁，故俞在焉”。所以治疗心病应取胸胁部穴位。

[9] 俞在肩背：王冰曰：“肺处上焦，背为胸府，肩背相次，故俞在焉。”所以治疗肺病应取肩背部穴位。

[10] 俞在腰股：股，即大腿。王冰曰：“腰为肾府，股接次之，以气相连，故兼言也。”又马莳曰：“凡外而腰股之所，乃肾之分部也。”所以治疗肾病时应取腰股部位的穴位。

[11] 俞在脊：王冰曰：“以脊应土，言居中尔。”治疗脾病时应取脊部的穴位。

[12] 气：在此处作外界气候解。故春气者，指春季气候；夏气者，指夏季气候；秋气者，指秋季气候；冬气者，指冬季气候。

[13] 病在藏：张景岳曰：“在藏言心，心通夏气，为诸藏之主也。”藏在此处指心。所

以夏气者病在藏的意思是：夏季病多在心。

[14] 病在肩背：秋气多伤肺，肩背为肺之府，肺病则其症状多反应在肩背。所以称秋气者病在肩背。

[15] 病在四支：四支，即四肢，四肢为诸阳之本，冬季严寒，寒邪伤阳，又加上冬气内藏，阳虚于外，四肢气少，所以冬季病多在四肢。

[16] 鼽衄：鼻塞流清涕称鼽；鼻出血称衄。

[17] 仲夏善病胸胁：仲夏即夏季的第三个月。夏气通于心，心之脉循胸胁，所以夏季多见胸胁疾病。

[18] 洞泄寒中：洞泄，也称飧泄，水谷不化而下利的病名。寒中，就是指里寒证。张隐庵说："脾为阴中之至阴，不能化热而为寒中也。"

[19] 风疟：高世栻注："风疟者，寒慄而肩背振动也。"

[20] 痹厥：指关节痹痛，手足麻木，逆冷等症。

[21] 按跻：王冰曰："按，谓按摩；跻，谓如矫捷之举动手足，是所谓导引也。"即按摩术、导引术等活动。"冬不按跻"则因为冬季主收藏，不要妄做剧烈运动，以防扰动筋骨，使阳气不得潜藏。要做到冬不按跻，使阳气固密，就可以防止一些季节多发病的发生。

[22] 精：张隐庵说："能藏其精，则血气内固，邪不外侵。"

[23] 此平人脉法也：吴昆曰："脉法犹言诊法也"；马莳曰："此皆因时为病，脉亦宜知，乃评病人之脉法也"；张景岳曰："脉法者，言经脉受邪之由然也"；丹波元简则认为以上三说，并属曲解。《新校正》云："详此下文，与上文不相接，盖疑其有阙文者，良然。"根据各家注释各不相符，皆出猜测之义；从上下文义也确属不相衔接，似以《新校正》的意见为妥。

【语译】

黄帝问道：自然界有八风，人的经脉病变又有五风的说法，这是怎么回事呢？岐伯回答说：自然界的八风是外部的致病邪气，它侵犯经脉，产生经脉的风病，风邪还会侵害五脏，使五脏发生病变。一年的四个季节，有相克的关系，如春胜长夏，长夏胜冬，冬胜夏，夏胜秋，冬胜春，某个季节出现了相克的时令气候，这就是所谓四时相胜。

东风生于春季，病多发生在肝，肝的经气输注于颈项。南风生于夏季，病多发生于心，心的经气输注于胸胁。西风生于秋季，病多发生在肺，肺的经气输注于肩背。北风生于冬季，病多发生在肾，肾的经气输注于腰股。长夏季节和中央的方位属于土，病多发生在脾，脾的经气输注于脊。所以春季邪气伤人，病多在头部；夏季邪气伤人，病多在心；秋季邪气伤人，病多在肩背；冬季邪气伤人，病多在四肢。春天多发生鼽衄，夏天多发生胸胁方面的疾患，长夏多发生腹泻等里寒证，秋天多发生风疟，冬天多发生痹厥。若冬天不进行按摩、导引等扰动阳气的活动，来年春天就不会发生鼽衄和颈项部位的疾病，夏天就不会发生胸胁的疾患，长夏就不会发生洞泄一类的里寒病，秋天就不会发生风疟病，冬天也不会发生痺厥、飧泄、汗出过多等病症。精，是人体生命的根本，所以阴精内藏而不妄泄的，春天就不会得温热病。夏暑阳盛，如果不能排汗散热，到秋天就会酿成风疟病。这是诊察普通人四时发病的一般规律。

【提要】

1. 自然界四时不正常的气候变化，可成为致病的因素，影响人体的经脉，进而循经侵犯，伤害脏腑，引起疾病。

2. 五脏受病有明显的季节性和临床特点，如春病在肝，善病鼽衄；夏病在心，善病胸胁；长夏病在脾，善病洞泄寒中；秋病在肺，善病风疟；冬病在肾，善病痹厥。因此，治疗取穴应有一定的部位，如春俞在颈项、夏俞在胸胁、秋俞在肩背、冬俞在腰股、长夏俞在脊等。

3. 提出预防季节性多发病的保健措施，重在藏精，强调了精在人身的防病作用。

【临床应用】

关于精气在养生治病中的应用。

1. 精气的盛衰是人体生长、发育、衰老的关键。《素问·上古天真论》系统而详尽地论述了男女由于精气的盛衰，而形成的生长、发育、衰老的生理变化过程，并且提出了注意藏精、不妄作劳、呼吸精气、积精全神、精神不散等预防衰老、延年益寿的措施。所以保藏精气在老年医学上是一个重要的研究课题。例如后世医家所创制的“五子衍宗丸”、“七宝美髯丹”、“八仙长寿丸”等，都属滋补肾精的方剂，一方面能治疗肾亏损引起的病证，一方面也是古人用来抗衰老的代表方药。

2. 该篇指出：“故藏于精者，春不病温。”可见保藏精气，使精气内守，就能够预防疾病的发生，说明精是机体抗病能力的物质基础。保藏精气，使精气充足，在预防医学上具有重要意义。

3. 精不足，无论是先天之精或后天之精的虚衰，皆可导致疾病的发生。这在临床上是屡见不鲜的。例如由于肾精亏损而造成的不孕症，其中包括女子肾亏的不孕，和男子的肾亏精乏的不育。在儿童由于肾精亏虚造成的大脑发育不全、佝偻病、痿弱无力、营养不良等。

4. 关于精不足的治则，《素问·阴阳应象大论》提出了“精不足者，补之以味”的治疗原则，几千年来一直指导着临床实践，并且在临床各科都逐渐扩大其应用范围。多用血肉有情之品如紫河车、鹿胎、驴肾、狗肾等，治疗精不足而造成的种种病症而获效。

【讨论】

关于季节性多发病的问题，本篇从天人相应的认识观点出发，讨论了人体疾病的发生与外界环境、四时气候变化的相关性，揭示了不同季节的气候变异对人体的影响，从而阐明了季节性多发病和时令性流行病的发病规律。对这些规律的认识和揭示，来自于临床，符合实际。

关于季节性多发病及其流行病学一般规律的探讨，在《内经》中许多篇章都有论述。如《生气通天论》、《阴阳应象大论》等七篇大论中有关运气学说等内容，都有记载。古人研究这些规律的目的在于寻求预防疾病的有效措施，更好地与疾病做斗争。该文所论述的关于季节性多发病的规律，至今对我们临床诊断、治疗、预防疾病仍具有现实的指导意义。

【原文】

故曰：阴中有阴，阳中有阳。平旦至日中[1]，天之阳，阳中之阳也；日中至黄昏[2]，天之阳，阳中之阴也；合夜至鸡鸣[3]，天之阴，阴中之阴也；鸡鸣至平旦[4]，天之阴，阴中之阳也。故人亦应之。

夫言人之阴阳，则外为阳，内为阴。言人身之阴阳，则背为阳，腹为阴。言人身之藏府中阴阳，则藏者为阴，府者为阳，肝、心、脾、肺、肾五藏皆为阴，胆、胃、大肠、小肠、膀胱、三焦六府皆为阳。所以欲知阴中之阴、阳中之阳者，何也？为冬病在阴[5]，夏病在阳[6]，春病在阴[7]，秋病在阳[8]，皆视其所在为施针石也[9]。故背为阳，阳中之阳，心也；

背为阳，阳中之阴，肺也[10]。腹为阴，阴中之阴，肾也；腹为阴，阴中之阳，肝也；腹为阴，阴中之至阴[11]，脾也。此皆阴阳表里内外雌雄相输应也[12]，故以应天之阴阳也[13]。

【注释】

［1］平旦至日中：自卯时至午时。

［2］日中至黄昏：自午时至酉时。

［3］合夜至鸡鸣：自酉时至子时。

［4］鸡鸣至平旦：自子时至卯时。

［5］冬病在阴：冬病多在肾，肾居下焦，为阴中之阴，肾为阴脏，所以说冬病在阴。

［6］夏病在阳：夏病多在心，心为阳脏，又居上焦，为阳中之阳，所以说夏病在阳。

［7］春病在阴：春病多在肝，肝为阴脏，又居下焦，但体阴而用阳，为阴中之阳，所以说春病在阴。

［8］秋病在阳：秋病多在肺，肺为阴脏，又居上焦，为阳中之阴，所以说秋病在阳。

［9］针石：针，指针刺；石，指砭石。

［10］背为阳，阳中之阳，心也；背为阳，阳中之阴，肺也：腹、背相对而言，背在上在后，故为阳，腹在下在前，故为阴。心肺二脏同居胸中，心属阳脏，通于夏气，肺属阴脏，通于秋气，故心为阳中之阳，肺为阳中之阴。

［11］至阴：至，达也。由阳达阴之意。因脾气通于长夏，春夏为阳，秋冬为阴，而长夏是处于由阳达阴的阶段，故称至阴。

［12］阴阳表里内外雌雄相输应：表为阳，里为阴；外为阳，内为阴；雄为阳，雌为阴，这些都是以一些相对概念为例，取类比象说明阴阳的普遍规律，表里内外，出入相应，是与天的阴阳相呼应的。

［13］应天之阴阳：张志聪注："盖藏府之经脉，互相联络，表里内外，循环无端，与天之昼夜四时，出入相应，故以应天之阴阳也。"张介宾云："此总结上文以人应天之义。"

【语译】

所以说：阴阳之中，还各有阴阳。白昼属阳，平旦到中午，为阳中之阳。中午到黄昏，则属阳中之阴。黑夜属阴，合夜到鸡鸣，为阴中之阴。鸡鸣到平旦，则属阴中之阳。人的情况也与此相应。

就人体阴阳而论，外部属阳，内部属阴。就身体的部位来分阴阳，则背为阳，腹为阴。从脏腑的阴阳划分来说，则脏属阴，腑属阳，肝、心、脾、肺、肾五脏都属阴。胆、胃、大肠、小肠、膀胱三焦六腑都属阳。了解阴阳之中复有阴阳的道理是什么呢？这是要分析四时疾病的在阴在阳，以作为治疗的依据，如冬病在阴，夏病在阳，春病在阴，秋病在阳，都要根据疾病的部位来施用针刺和砭石的疗法。此外，背为阳，阳中之阳为心，阳中之阴为肺。腹为阴，阴中之阴为肾，阴中之阳为肝，阴中的至阴为脾。以上这些都是人体阴阳、表里、内外、雌雄相互联系又相互对应的例证，所以人与自然界的阴阳是相应的。

【提要】

1. 论述一昼夜阴阳变化的规律。平旦至日中，由阳气渐生到阳气隆盛，所以是阳中之阳；日中至黄昏，阳气由盛极开始渐衰，阴气始生，所以是阳中之阴；合夜至鸡鸣是阳气已衰，阴气盛极，所以是阴中之阴；鸡鸣至平旦，阴气由极变衰，阳气又始生，所以是阴中之阳。因此《生气通天论》曰："故阳气者，一日而主外，平旦人气生，日中而阳气隆，日西而阳气已虚，气门乃闭。”昼夜阴阳变化揭示了阴中有阳、阳中有阴的理论。

2. 论述人体脏腑、上下内外的阴阳属性。外为阳，内为阴；背为阳，腹为阴；脏为阴，腑为阳；肝、心、脾、肺、肾五脏皆为阴，胆、胃、大肠、小肠、膀胱、三焦六腑皆为阳。

【原文】

帝曰：五藏应四时，各有收受乎[1]？岐伯曰：有。东方青色，入通于肝，开窍于目，藏精于肝，其病发惊骇，其味酸，其类草木，其畜鸡，其谷麦，其应四时，上为岁星[2]，是以春气在头也[3]，其音角[4]，其数八[5]，是以知病之在筋也，其臭臊[6]。

南方赤色，入通于心，开窍于耳[7]，藏精于心，故病在五藏[8]，其味苦，其类火，其畜羊，其谷黍，其应四时，上为荧惑星[9]，是以知病之在脉也[10]，其音徵[11]，其数七[12]，其臭焦[13]。

中央黄色，入通于脾，开窍于口，藏精于脾，故病在舌本[14]，其味甘，其类土[15]，其畜牛，其谷稷，其应四时，上为镇星[16]，是以知病之在肉也[17]，其音宫[18]，其数五[19]。其臭香[20]。

西方白色，入通于肺，开窍于鼻，藏精于肺，故病在背[21]，其味辛，其类金，其畜马，其谷稻，其应四时，上为太白星[22]，是以知病之在皮毛也[23]，其音商[24]，其数九[25]，其臭腥[26]。

北方黑色，入通于肾，开窍于二阴，藏精于肾，故病在谿[27]，其味咸，其类水，其畜彘，其谷豆，其应四时，上为辰星[28]，是以知病之在骨也[29]，其音羽[30]，其数六[31]，其臭腐[32]。

故善为脉者，谨察五藏六府，一逆一从[33]，阴阳、表里、雌雄之纪，藏之心意，合于心精，非其人勿教，非其真勿授，是谓得道。

【注释】

[1] 收受：吴昆曰：“五方之色，入通五藏，谓之收；五藏各藏其精，谓之受。”张景岳曰：“收受，言同气相求，各有所归也。”其意是说归纳五脏对四时气、味、音、色等承受的规律性。

[2] 岁星：即木星。

[3] 春气在头：王冰曰：“万物发荣于上，故春气在头。”张隐庵曰：“春气在上，春风在上，春病在头者，同气相感也。”所以春气在头是指春季多病在头部。

[4] 其音角：五音之一，角为木音。

[5] 其数八：木的生数三，成数为八。

[6] 其臭臊：指臊臭味。肝在五臭中为臊。

[7] 开窍于耳：本来舌为心之苗，但舌不是空窍；而手少阴心经之络会于耳中，故取心之窍为耳。所以王冰曰：“舌为心之官，当言于舌，舌用非窍，故云耳也。”

[8] 病在五藏：南方赤色为夏气，夏气通于心，心为五脏六腑之大主，心动则五脏六腑皆摇，所以心病直接影响五脏，所以说“病在五藏”。

[9] 荧惑星：即火星。

[10] 病在脉：心主血脉，故心病脉亦病。

[11] 其音徵(zhǐ)：徵为五音之一。徵为火音。

[12] 其数七：火的生数二，成数为七。

[13] 其臭焦：焦指焦味，心在五臭中为焦。

[14] 病在舌本：脾脉上连于舌本，故脾病影响舌本。

[15] 其类土：在五行归类于土。万物皆生于土，人身五脏六腑皆受气于脾，脾居中州，灌溉四旁，与土相类也。

[16] 镇星：即土星。

[17] 病之在肉：脾主肌肉，故肌肉病在脾。

[18] 其音宫：宫为五音之一，宫为土音。

[19] 其数五：土数为五。

[20] 其臭香：香指香味，脾在五臭为香。

[21] 病在背：肺居胸中，背为胸之府，肺有病则反应于肩背而出现肩背症状，故称病在背。如王冰曰："以肺在胸中，背为胸中之府也。"

[22] 太白星：即金星。

[23] 病之在皮毛：肺主皮毛，故病之在皮毛。

[24] 其音商：商为五声之一，商属金音。

[25] 其数九：金生数四，成数为九。

[26] 其臭腥：腥指腥味，肺在五臭中为腥。

[27] 病在谿：肉之小会称谿。张隐庵曰：下经云，谿谷属骨，谿乃小分之肉，连于筋骨之间，是肾主骨，所以病在谿。

[28] 辰星：即水星。

[29] 病之在骨：肾主骨，肾病则骨软痿弱，骨髓空虚等，故病之在骨。

[30] 其音羽：羽为五音之一，羽为水音。

[31] 其数六：水之生数一，成数为六。

[32] 其臭腐：腐指腐朽味，肾在五臭中为腐。

[33] 一逆一从：指五脏六腑功能或病变的顺逆。

【语译】

黄帝说：五脏除与四时相应外，它们各自还有相类似的事物可以归纳起来吗？岐伯说：有。比如东方青色，与肝相通，肝开窍于目，精气内藏于肝，发病常表现为惊骇，在五味为酸，与草木同类，在五畜为鸡，在五谷为麦，与四时中的夏季相应，在天体为岁星，春天阳气上升，所以其气在头，在五音为角，其成数为八，它的疾病多发生在筋。在嗅味为臊。

南方赤色，与心相通，心开窍于耳，精气内藏与心，在五味为苦，与火同类，在五畜为羊，在五谷为黍，与四时中的夏季相应，在天体为荧惑星，它的疾病多发生在脉和五脏，在五音为徵，其成数为七。在嗅味为焦。

中央黄色，与脾相通，脾开窍于口，精气内藏于脾，在五味为甘，与土同类，在五畜为牛，在五谷为稷，与四时中的长夏相应，在天体为镇星，它的疾病多发生在舌根和肌肉，在五音为宫，其生数为五。在嗅味为香。

西方白色，与肺相通，肺开窍于鼻，精气内藏于肺，在五味为辛，与金同类，在五畜为马，在五谷为稻，与四时中的秋季相应，在天体为太白星，它的疾病多发生在背部和皮毛，在五音为商，其成数为九。在嗅味为腥。

北方黑色，与肾相通，肾开窍于前后二阴，精气内藏于肾，在五味为咸，与水同类，在五畜为彘（猪），在五谷为豆，与四时中的冬季相应，在天体为辰星，它的疾病多发生在谿和骨，在五音为羽，其成数为六。其嗅味为腐。

所以善于诊脉的医生，能够谨慎细心地审查五脏六腑的变化，了解其顺逆的情况，把阴阳、表里、雌雄的对应和联系，纲目分明地加以归纳，并把这些精深的道理，深深地记在心中。这些理论，至为宝贵，对于那些不是真心实意地学习而又不具备一定条件的人，切勿轻易传授，这才是爱护和珍视这门学问的正确态度。

【提要】

取类比象地归纳肝、心、脾、肺、肾五脏与自然界事物的五行配属关系；最后指出善于诊脉治病的医生，必须谨慎细心审查五脏六腑的变化，要切实掌握逆从、阴阳、表里及配属(表1)。

表1　五行归类表

	五行	五行所代表的各类事物				
天	五行名称	木	火	土	金	水
	方位	东	南	中	西	北
	季节	春	夏	长夏	秋	冬
	气候	风	热	湿	燥	寒
	星宿	岁星	荧惑星	镇星	太白星	辰星
	生成数	生数3，成数8	生数2，成数7	5	生数4，成数9	生数1，成数6
地	五类	木	火	土	金	水
	五畜	鸡	羊	牛	马	彘
	五谷	麦	黍	稷	稻	豆
	五音	角	徵	宫	商	羽
	五色	青	赤	黄	白	黑
	五味	酸	苦	甘	辛	咸
	五臭	臊	焦	香	腥	腐
人	五脏	肝	心	脾	肺	肾
	九窍	目	耳	口	鼻	二阴
	五体	筋	脉	肉	皮毛	骨
	五声	呼	笑	歌	哭	呻
	五志	怒	喜	思	悲（忧）	恐
	病变	握	忧	哕	咳	栗
	病位	颈项	胸胁	脊	肩背	腰股

【讨论】

关于五行的生数、成数

据古代文献《尚书·洪范篇》称：一曰水、二曰火、三曰木、四曰金、五曰土。并有天一生水，地六成之；地二生火，天七成之；天三生木，地八成之；地四生金，天九成之；天五成土，地十成之。因此就用一、二、三、四、五分别代表水、火、木、金、土的生数。如果在各生数上加土数五（土能生万物）即得六、七、八、九、十，则分别代表水、火、木、金、土的成数。又天为阳，地为阴；奇数为阳，偶数为阴；这样五行当中每一行都由一个生数和一个成数相配，也就是由一个奇数和一个偶数相配，构成一对阴阳消长的关系，以说明水有阳水、阴水；火有阳火、阴火，木有阳木、阴木，金有阳金、阴金，土有阳土、阴土等阴阳配伍关系。所以实际上生数、成数的含义是古人试图用数学计算的方法，来说明天地阴阳的消长关系。

素问·阴阳应象大论篇第五

【导读】

阴阳，是对事物对立统一双方的概括。马莳《素问注证发微》说："自太极分而为阴阳，阴阳分而为五行，故五行一阴阳，阴阳一太极，则是阴阳者，所以代太极而总五行者也。"《阴阳应象大论》中的"阴阳"虽然没有提及"五行"二字，实际含有五行的意义。应，对应、应验。象，事物可见的现象或模拟物象的像，主要是指事物外在形象、征象。本篇论述的是关于阴阳在自然界和人体有象相对应的理论。

篇内原文采用取象比类方法，论述了阴阳的概念、内容及其在自然界中的应用，并以五行演绎自然万物和人体进行了具体的论证和阐述。诚如马莳所说："此篇以天地之阴阳，万物之阴阳，合于人身之阴阳，其象相应"，故以"阴阳应象大论"名篇。

【原文】

黄帝曰：阴阳者，天地之道[1]也，万物之纲纪，变化之父母[2]，生杀之本始，神明之府[3]也，治病必求于本[4]。

故积阳为天，积阴为地[5]。阴静阳躁，阳生阴长，阳杀阴藏[6]。阳化气，阴成形[7]。寒极生热，热极生寒[8]。寒气生浊，热气生清[9]。清气在下，则生飧泄[10]；浊气在上，则生䐜胀[11]。此阴阳反作，病之逆从也。

故清阳为天，浊阴为地；地气上为云，天气下为雨；雨出地气，云出天气[12]。故清阳出上窍，浊阴出下窍[13]；清阳发腠理，浊阴走五藏[14]；清阳实四支，浊阴归六府[15]。

【注释】

[1] 天地之道：自然界的法则和规律。天地，泛指自然界。道，法则、规律。

[2] 变化之父母：物之渐变为化，物之突变为变。父母，根本、本原。变化之父母，即事物变化的根源。

[3] 神明之府：神明，自然万物运动变化的内在动力。《淮南子·泰族训》云："其生物也，莫见其所养而物长，其杀物也，莫见其所伤而物亡，此之谓神明。"府，藏聚之所。

[4] 治病必求于本：本，这里指阴阳。人体疾病的形成是由于阴阳的失调，而治病的关键是协调阴阳，所以治病必求于阴阳这一根本。

[5] 积阳为天，积阴为地：积，积聚。阳、阴，此处指轻清、重浊两种不同的状态物质。即言使轻清的物质向上升腾，积聚为天；使重浊的物质向下沉降，凝聚为地。

[6] 阳生阴长，阳杀阴藏：生与长，杀与藏，为互文。意为阳生阴亦生，阳杀阴亦杀，阴阳两个方面协调统一，相辅为用。

[7] 阳化气，阴成形：阳气温煦，化生功能；阴气柔静，生成形质。

[8] 寒极生热，热极生寒：以寒热互变的现象，说明阴阳在一定的条件下相互转化的关系。张介宾注："阴寒阳热，乃阴阳之正气。寒极生热，阴变为阳也；热极生寒，阳变为阴也……如人伤于寒则病为热，本寒而变热也；内热已极而反寒栗，本热而变寒也。故阴阳之理，极则必变。"

[9] 寒气生浊，热气生清：寒气的凝固作用生成浊阴，热气的升腾作用生成清阳。

[10] 飧泄：大便泻下不消化的食物，又叫完谷不化。张介宾注："清阳主升，阳衰于下

而不能升，故为飧泄。”

［11］䐜胀：此指胸腹胀满。张介宾注：“浊阴主降，阴滞于上而不能降，故为䐜胀。”

［12］地气上为云，天气下为雨；雨出地气，云出天气：地阴之气上升为云，天阳之气下降为雨。其实，雨是由上升的地阴之气在天空中凝聚而降落的，云是由天阳之气照耀蒸腾地阴之气上升而成的。故谓“雨出地气，云出天气”，说明阴阳互根的道理。

［13］清阳出上窍，浊阴出下窍：清阳，指呼吸、发声、视觉、嗅觉、味觉、听觉等功能赖以发挥作用的精微物质。上窍，指耳、目、口、鼻。浊阴，指食物的糟粕和废浊的水液。下窍，指前后阴。

［14］清阳发腠理，浊阴走五藏：清阳，指卫气。浊阴，指精血津液。

［15］清阳实四支，浊阴归六府：清阳，指阳气。浊阴，指饮食水谷。

【语译】

黄帝说：阴和阳的对立统一，是自然界的普遍规律，是万事万物的纲领所在，是发展变化的总根源，是生杀毁灭的根本，是发生运动变化之所在。所以，治病必须探求阴阳这一根本。

清阳之气积聚上升而成为天，浊阴之气凝结下降而成为地。阴主宁静，阳主萌动；阳主生发，阴主成长；阳主杀伐，阴主收藏。阳有化生功能，阴能形成物体。寒冷达于极点就会转而生热，而炎热达于极点又会转而生寒。寒气的凝结可以产生浊阴，热气的升腾可以产生清阳。清阳之气若在下不得上升，就会发生飧泄；浊阴之气若在上不能下降，就会发生胀满。这就是违反了阴阳的运行法则，疾病就会随之而来的道理。

清阳之气演化而成为天，浊阴之气演化而成为地；地气上升就变成了云，天气下降就化为了雨；天气下降形成的雨实为地气所化，地气上升而形成的云有赖于天气的蒸发。所以，人体中清阳出于上窍，浊阴出于下窍；清阳发散于腠理，浊阴注入于五脏；清阳使四肢充实，浊阴使六腑相安。

【提要】

本节首先扼要地提出了阴阳学说的基本观点，指出阴阳的对立统一是一切事物产生、变化、发展、消亡的根源，是自然界的法则和规律，也是人体的法则和规律，因此治病必须抓住阴阳这个根本。

在阐述阴阳的基本观点的基础上，进一步以天地、躁静、寒热、云雨等自然现象说明阴阳的相互对立、相互依存、相互转化的关系，从而提出了阴阳学说的基本内容。同时以阳升阴降的规律说明人体清阳与浊阴二气的生理作用；以阴阳升降的异常关系解释飧泄、䐜胀的病理机转。

【临床应用】

1. 原文将阴阳理论同医疗实践密切结合起来，进一步说明人体的生理功能、病理现象同样是阴阳对立统一矛盾运动的结果，从而提出“治病必求于本”的观点，对中医临床治疗疾病有着重要的指导意义。

2. 原文提出清浊升降出入的生理观。清阳之气向上、向外升发；浊阴之气向下、向内沉降的观点，为后世治疗学中多种治疗方法提供了理论依据。如治疗耳目失聪的益气提升法，治疗表证的宣肺发散法，治疗手足厥逆的温阳法，治疗肠胃积滞的攻下法，治疗水肿的利水逐水法，都是在这个理论的启发下发展起来的。

【原文】

水为阴，火为阳。阳为气，阴为味[1]。

味归形，形归气[2]，气归精，精归化[3]；精食气，形食味[4]，化生精，气生形[5]。味伤形，气伤精[6]；精化为气，气伤于味[7]。

阴味出下窍，阳气出上窍[8]。味厚者为阴，薄为阴之阳；气厚者为阳，薄为阳之阴[9]。味厚则泄，薄则通；气薄则发泄，厚则发热[10]。壮火之气衰，少火之气壮[11]；壮火食气，气食少火；壮火散气，少火生气[12]。

气味辛甘发散为阳，酸苦涌泄为阴[13]。阴胜则阳病，阳胜则阴病[14]。阳胜则热，阴胜则寒[15]。重寒则热，重热则寒[16]。

【注释】

[1] 阳为气，阴为味：气，指药物、饮食之气，因其无形而升散，所以为阳。味，指药物、饮食之味，因其有质而沉降，所以属阴。

[2] 味归形，形归气：归，有滋养和仰求两义。形，指形体，包括脏腑、精血等有形物质。气，这里指人体的真元之气。此言药物、饮食的味滋养人的形体，形体仰求元气的充养。

[3] 气归精，精归化：气，指药食之气。化，指气化，化生。药物、饮食之气生成人体的阴精，人体的阴精又依赖气化而产生。

[4] 精食气，形食味：与上文“气归精”、“味归形”同义。食，读为“饲”，即“赖……所滋养”。指仰饲。

[5] 化生精，气生形：与上文“精归化”、“形归气”同义。

[6] 味伤形，气伤精：此二句是“味归形”、“形食味”及“气伤精”、“精食气”太过的自伤。马莳注：“夫味归形而形食味，则凡物之味，固所以养形也，然味或太过，适所以伤此形耳……气归精而精食气，则凡物之气，固所以养精也，然气或太过，适所以伤此精耳。”

[7] 精化为气，气伤于味：阴精化生人体的元气，药物、饮食的味太过又耗伤人体的元气。气，这里指人体的元气。

[8] 阴味出下窍，阳气出上窍：凡药物、饮食的味属阴，多沉降而走下窍；凡药物、饮食的气属阳，多升散而达上窍。

[9] 味厚者为阴，薄为阴之阳；气厚者为阳，薄为阳之阴：味为阴，味厚为阴中之阴，薄为阴中之阳；气为阳，气厚为阳中之阳，薄为阳中之阴。

[10] 味厚则泄，薄则通；气薄则发泄，厚则发热：味厚为阴中之阴，有泄泻作用，如大黄之属；味薄为阴中之阳，有通利小便的作用，如木通之属。气薄为阳中之阴，有发汗解表作用，如麻黄之属；气厚为阳中之阳，有助阳发热作用，如附子之属。

[11] 壮火之气衰，少火之气壮：壮火，指药物饮食气味纯阳之品。少火，指药物饮食气味温和之品。气，指元气。之，作使、令解。此句言药物、饮食气厚之品，作用纯阳，使人的元气衰减，药物、饮食气薄之品，作用温和，使人的元气壮盛。

[12] 壮火食气，气食少火；壮火散气，少火生气：前“食”字读若“蚀”指销蚀，后“食”字读若“饲”指仰饲。药物、饮食的纯阳作用销蚀耗散人体的元气，人体的元气仰饲药物、饮食的温和作用；药物、饮食的纯阳作用耗散人体的元气，药物、饮食的温和作用补养人体的元气。

[13] 气味辛甘发散为阳，酸苦涌泄为阴：涌，呕吐。泄，泄泻。五味为阴，阴中又有阴阳。辛走气而性散，甘走脾而灌溉四旁，所以辛甘发散为阳。苦主泻下，又炎上作苦，酸

主收敛，又依赖春生木性而上涌，所以酸苦涌泄为阴。

［14］阴胜则阳病，阳胜则阴病：阴胜，指酸苦涌泄太过；阳胜，指辛甘发散太过。酸苦涌泄太过，则机体阳气损伤；辛甘发散太过，则机体阴精耗损。

［15］阳胜则热，阴胜则寒：用辛甘太过，就产生热病；用酸苦太过，就产生寒病。

［16］重寒则热，重热则寒：重，重复、重叠。酸化木，苦作火，久服酸苦之味，易从木火热化。辛化金，甘化土，久服辛甘之味，易从凉湿寒化。《素问·至真要大论》所谓："久而增气，物化之常也，气增而久，夭之由也。"

【语译】

水属于阴，火属于阳，阳是无形的功能，阴是有形的食物。饮食五味滋养了形体，得到滋养后的形体又使真气得以充实，真气产生精，而精又可以化生一切。精是依靠着真气产生的，形体是仰赖饮食五味而得到充实和生长的，饮食经过生化作用变为精，并经过气化作用充实形体。倘若饮食五味没有节制，就会损伤形体，气若偏盛，也会伤精，充足的精气能够化为气，气又可能被没有节制的饮食五味所伤害。

属于阴的五味从人体的下窍排出，属于阳的真气从人体的上窍发泄。五味之中，味厚的属于纯阴，味薄的属于阴中之阳。阳气之中，气厚的属于纯阳，气薄的属于阳中之阴。味过厚会使人泄泻，味薄才能使肠胃通畅。气薄则可能渗泄邪气，气厚才会助阳发热。亢奋的阳气会促使元气衰弱，正常的阳气则能使元气旺盛。亢奋的阳气侵蚀元气，元气有赖于正常的阳气的煦养；亢奋的阳气耗散元气，正常的阳气却能使元气逐渐增强。

气味之中，辛甘而有散发作用的属于阳，酸苦而有涌泄作用的属于阴。人体内若阴气偏旺，阳气就一定会受到损伤，若阳气偏胜，阴气也一定会受到损伤。阳气偏盛会致热，阴气偏盛会生寒。寒到极点又会生热，热到极点也会生寒。

【提要】

本节主要通过阴阳的属性及其转化的关系，阐明药物、饮食气味厚薄的性能，药物、饮食进入人体后的转化过程以及药物、饮食气味阴阳太过导致人体阴阳偏盛或偏衰的危害。

1. 药物、饮食不仅有气味之别，还有厚薄之分。气为阳，则气厚为阳中之阳，气薄为阳中之阴；味为阴，则味厚为阴中之阴，味薄为阴中之阳。因此，凡是药物、饮食，气厚的有助阳发热作用，气薄的有发汗解表作用；味厚的有泄泻作用，味薄的有通利小便作用。此外，药物、饮食的五味也分阴阳。辛走气而性散，甘走脾而灌溉四旁，所以辛甘为阳而有发散作用。酸主收敛，又依赖春生木性而上涌，苦主泻下，又炎上作苦，所以酸苦为阴而有涌泻作用。

2. 药物、饮食进入人体之后，其气与味分别转化为人体的形、精、气、化。药物、饮食的气味与形、精、气、化之间的相互转化关系，可以归纳为表2。

表2　气味与形、精、气、化之间的相互转化关系表

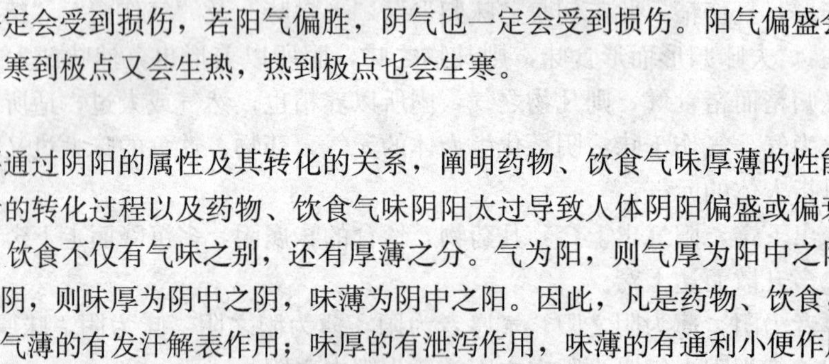

但是，药物、饮食气味阴阳太过，也可以引起人体阴阳偏盛或偏衰的危害。这种危害主要有三个方面：

（1）药物、饮食之气太过，耗伤人体的阴精；药物、饮食之味太过，损伤人的形体。

（2）药物、饮食的纯阳作用销蚀人体的元气。

（3）辛甘发散太过引起热病，酸苦涌泄太过产生寒病，久服辛甘发散的药物、饮食所引起的热病，热到了极点就转化为寒证；久服酸苦涌泄的药物、饮食所引起的寒病，寒到极点就转化为热证。

【讨论】

对于文中“壮火”、“少火”以及“阴胜”、“阳胜”的含义，后世注家有进一步的发挥。如王冰、张志聪、张介宾认为壮火、少火的“火”是指人体的阳气。张介宾注：“火，天地之阳气也。无非此火，不能生物；人非此火，不能有生。故万物之生，皆由阳气。但阳和之火则生物，亢烈之火反害物，故火太过则气反衰，火和平则气乃壮。壮火散气，故云食气，犹言火食此气也。少火生气，故云食火，犹言气食此火也。此虽承气味而言，然造化之道，少则壮，壮则衰，自是如此，不特专言气味者。”（《类经·阴阳类》）将少火解释为生理之火，壮火解释为病理之火。吴昆、张介宾等又将“阴胜”、“阳胜”作阴阳相胜的病机理解。吴昆注：“水胜则火灭，火胜则水干。”（《素问吴注》）认为阴气偏胜，则阳气亏损；阳气偏盛，则阴气亏损。这种观点演化为人体阴阳、寒热盛衰的病理机制。显然，这些发挥使原文的适用范围不仅仅局限于药物、饮食气味的阴阳、寒热，更发展到对人体生理、病理的认识了。

【临床应用】

药物饮食的气、味与人体的形、精、气、化之间的相互转化关系，体现了阴阳互根和阴阳转化的辩证关系，对临床治疗虚证更有指导意义。张介宾说：“善补阳者，必于阴中求阳，则阳得阴助而生化无穷；善补阴者，必于阳中求阴，则阴得阳生而泉源不竭。”（《景岳全书·新方八阵》）又说：“善治精者，能使精中生气；善补气者，能使气中生精。”（《景岳全书·传忠录》）其理即根源于此。对虚损性疾病，运用阴中求阳、阳中求阴的原则指导方剂配伍，可以提高临床治疗效果。如《中国现代名中医医案精华》载一医案：中年结婚，行房阳痿，起则早泄。脉虚细，苔白腻。证属命门火衰，治以温补肾阳为主，以赞育丹加减。药用熟地12g，淮山药9g，山萸肉9g，菟丝子9g，巴戟肉9g，仙灵脾9g，仙茅9g，云苓9g，肉苁蓉9g，阳起石9g，锁阳9g，鹿角片9g，黑附块9g，肉桂3g。服用二十余剂，性生活恢复正常。该案用鹿角、仙茅、仙灵脾、巴戟天、阳起石、锁阳、菟丝子、肉苁蓉、附子、肉桂温肾助阳，补下元不足，更用熟地、山药等药滋补肾阴，于阴中求阳，所以治疗效果颇佳。

【原文】

寒伤形，热伤气[1]，气伤痛，形伤肿[2]。故先痛而后肿者，气伤形也；先肿而后痛者，形伤气[3]也。

风胜则动[4]，热胜则肿[5]，燥胜则干，寒胜则浮[6]，湿胜则濡泻[7]。

天有四时五行，以生长收藏，以生寒暑燥湿风。人有五藏化五气，以生喜怒悲[8]忧恐。故喜怒伤气，寒暑伤形[9]。暴怒伤阴，暴喜伤阳[10]。厥气上行，满脉去形[11]。喜怒不节，寒暑过度，生乃不固。故重阴必阳，重阳必阴[12]。故曰：冬伤于寒，春必温病[13]；春伤于风，夏生飧泄[14]；夏伤于暑，秋必痎疟[15]；秋伤于湿，冬生咳嗽[16]。

【注释】

[1] 寒伤形，热伤气：形，指形体。气，指气分。寒邪伤人形体，热邪伤人气分。

[2] 气伤痛，形伤肿：气伤则气机阻滞不通，不通则痛。形伤则营血郁遏化热，壅滞为肿。

[3] 先痛而后肿者，气伤形也；先肿而后痛者，形伤气：气伤形，指气先伤而及于形体。形伤气，指形先伤而及于气。先痛而后肿，是气先受伤而影响形体；先肿而后痛，是形先受伤而影响气机。

[4] 风胜则动：风邪太过，使肢体痉挛动摇或头目眩晕。

[5] 热胜则肿：火热内郁，营气壅滞肉理，聚为痈疡红肿。

[6] 寒胜则浮：浮，浮肿。寒为阴邪，易伤阳气，阳气不行，聚水成为浮肿。

[7] 湿胜则濡泻：濡泻，又称湿泻。脾被湿困，不能运化水谷，故泄泻稀溏。

[8] 悲：《新校正》云："按《天元纪大论》，'悲'作思。"

[9] 喜怒伤气，寒暑伤形：喜怒概指七情，寒暑概指六淫。七情太过，损伤五脏气机；六淫伤人，首先侵犯形体肌表。

[10] 暴怒伤阴，暴喜伤阳：阴，指肝。阳，指心。暴怒则肝气横逆而血乱，故伤阴。暴喜则心气弛缓而神散，故伤阳。

[11] 厥气上行，满脉去形：厥气，逆行之气。满脉，邪气亢盛，充斥脉体。去形，神气浮越，去离形骸。全句言逆行之气上行，满于经脉，神气耗散。

[12] 重阴必阳，重阳必阴：阴极而阳生，阳极而阴生，阴阳在一定条件下相互转化。此句是对下文"冬伤于寒，春必温病"等发病规律的概括。

[13] 冬伤于寒，春必温病：冬季感受寒邪，不即时发病，至来年春季阳气发越，产生温热疾病。

[14] 春伤于风，夏生飧泄：春季感受风邪，不即时发病，留连于夏季，克伐脾土，产生完谷不化的泄泻。

[15] 夏伤于暑，秋必痎疟：痎疟，疟疾的总称。夏季感受暑邪，暑汗不出，暑热内伏，至秋季，新凉外束，寒热交争，产生寒热往来的疟疾。

[16] 秋伤于湿，冬生咳嗽：夏秋之交，感受湿邪，不即时发病，至冬季，湿郁化热，冬寒外闭，乘袭肺金，产生咳嗽。

【语译】

寒邪会损伤人的形体，热邪会损伤人的气分。气分受伤就会产生疼痛，形体受伤就会发生肿胀。所以，先疼后肿的，是由于气分先受损伤而影响到形体；先肿后痛的，则是由于形体先受损伤而影响到气分。

风邪太过，形体会发生痉挛动摇；热邪太过，肌肉便会产生红肿；燥气太过，津液就会干涸；寒气太过，就会发生浮肿；湿气太过，就会发生泄泻。

自然界有春、夏、秋、冬四时交替，又有金、木、水、火、土五行的演化，形成了万物生、长、化、收、藏的规律，产生了寒、暑、湿、风的气候变换。人有心、肝、脾、肺、肾五脏，五脏化生五气，产生了喜、怒、悲、忧、恐五种情志。所以喜怒过度都会伤气，寒暑外侵，也会损伤形体。大怒会伤阴气，大喜会伤阳气。倘若逆气上冲，血脉就会因阻塞而变形。喜怒没有节制，不善于调适寒暑，生命的存在就没有保障了。所以，阴气过盛一定会转化为阳气，阳气过盛也一定会转化为阴气。因此说，冬天受到寒气伤害，到了春天就容易发生热性病；春天受到风邪伤害，到了夏天就容易发生飧泄；夏天受到暑气伤害，到了秋天就容易发生疟疾；秋天受到湿气伤害，到了冬天就容易咳嗽不止。

【提要】

本节主要论述六淫邪气的侵袭和情志太过的内伤，损害人的形体和气机，引起各种不同的病症。

1. 自然界有四时五行的变化，产生寒、暑、燥、湿、风的不同气候，寒、暑、燥、湿、风的太过便是六淫邪气。六淫邪气侵袭人体，首先损害人的形体。如风气太过，引起肢体痉挛动摇；燥邪太过，引起人体内外干涩；湿邪太过，使脾困而失于运化而泄泻；火热太过，或使营气壅滞，聚为痈疡，或使气机阻滞不通，产生疼痛；寒邪太过，损伤阳气，聚水成为浮肿。

六淫邪气侵袭人体，不即时发病，邪气留恋，伏而后发。如冬天感受寒邪，来年春季阳气发越，产生温热疾病；春季感受风邪，留连于夏季，克伐脾土，产生完谷不化的泄泻；夏季感受暑邪，延至秋季，新凉外束，产生寒热往来的疟疾；夏秋之交，感受湿邪，至冬寒邪外袭乘肺，产生咳嗽。

2. 人体有五脏之气，产生喜、怒、思、忧、恐五种情志活动。喜、怒、思、忧、恐太过，便是情志病因。情志病因主要损伤人体的脏气。如突然大怒，使气机横逆而血乱，损伤肝脏；突然大喜，使气机弛缓而神散，损伤心脏；情志活动不能节制，使气机逆行向上，盛满于经脉，产生神气浮越，去离形骸的昏厥病证。

【讨论】

1. 文中“寒伤形，热伤气，气伤痛，形伤肿”的观点，只是概括地指出不同病因引起疾病的不同变化，并不是一成不变的规律。如“热伤气，气伤痛”，《素问·举痛论》、《素问·痹论》则认为“有寒故痛”；“寒伤形”、“形伤肿”，《素问·至真要大论》则认为肿痛属于火热。此外，文中还有“喜怒伤气，寒暑伤形”的说法，都可以说明这个问题。

2. 文中“冬伤于寒，春必温病；春伤于风，夏生飧泄；夏伤于暑，秋必痎疟；秋伤于湿，冬生咳嗽”一段文字，可从伏邪发病的观点理解。所谓伏邪发病，是指邪气外袭，潜藏体内，伏而后发，开始即出现里证，或表证、里证同时并见，与先见表证的一般外感疾病不同。亦可从《素问·四气调神大论》中所述“四时养生”角度来理解，即冬伤于寒而不能藏精，至春季阳气上升，易患温热病；春伤于风而阳气不生，至夏季阳气不能旺而生洞泄寒中之病……

【临床应用】

文中“风胜则动……湿胜则濡泻”一段文字，提出了病因辨证的观点，对临床分析病机及确立治法都具有重要意义。如后世将动摇震颤的症状视为内风之象，将津液干涸的表现归为内燥所生等，均是对原文的发展。刘完素补充《素问》病机十九条，提出“诸涩枯涸，干劲皴揭，皆属于燥”的病机，就是以“燥胜则干”为理论根据的。又如后世治疗泄泻常用的健脾以运湿、苦温以燥湿、淡渗以利湿、芳香以化湿、助阳以温化寒湿、苦寒以清泄湿热等方法，都是根据“湿胜则濡泻”的理论制定的。

【原文】

帝曰：余闻上古圣人，论理人形[1]，列别藏府[2]，端络经脉[3]，会通六合[4]，各从其经[5]；气穴[6]所发，各有处名；谿谷属骨[7]，皆有所起；分部逆从[8]，各有条理；四时阴阳，尽有经纪[9]；外内之应，皆有表里。其信然乎？

岐伯对曰：东方生风[10]，风生木[11]，木生酸[12]，酸生肝，肝生筋，筋生心，肝主目。其在天为玄，在人为道，在地为化。化生五味，道生智，玄生神[13]。神在天为风，在地为木，在体为筋，在藏为肝，在色为苍，在音为角[14]，在声为呼[15]，在变动为握[16]，在窍为目，在味为酸，在志为怒。怒伤肝，悲胜怒；风伤筋，燥胜风[17]；酸伤筋，辛胜酸[18]。

南方生热[10]，热生火[11]，火生苦[12]，苦生心，心生血，血生脾，心主舌。其在天为热，在地为火，在体为脉，在藏为心，在色为赤，在音为徵[14]，在声为笑[15]，在变动为忧[16]，在窍为舌，在味为苦，在志为喜。喜伤心，恐胜喜；热伤气，寒胜热[17]；苦伤气，咸胜苦[18]。

中央生湿[10]，湿生土[11]，土生甘[12]，甘生脾，脾生肉，肉生肺，脾主口。其在天为湿，在地为土，在体为肉，在藏为脾，在色为黄，在音为宫[14]，在声为歌[15]，在变动为哕[16]，在窍为口，在味为甘，在志为思。思伤脾，怒胜思；湿伤肉，风胜湿[17]；甘伤肉，酸胜甘[18]。

西方生燥[10]，燥生金[11]，金生辛[12]，辛生肺，肺生皮毛，皮毛生肾，肺主鼻。其在天为燥，在地为金，在体为皮毛，在藏为肺，在色为白，在音为商[14]，在声为哭[15]，在变动为咳[16]，在窍为鼻，在味为辛，在志为忧。忧伤肺，喜胜忧；热伤皮毛，寒胜热[17]；辛伤皮毛，苦胜辛[18]。

北方生寒[10]，寒生水[11]，水生咸[12]，咸生肾，肾生骨髓，髓生肝，肾主耳。其在天为寒，在地为水，在体为骨，在藏为肾，在色为黑，在音为羽[14]，在声为呻[15]，在变动为栗[16]，在窍为耳，在味为咸，在志为恐。恐伤肾，思胜恐；寒伤血，燥胜寒[17]；咸伤血，甘胜咸[18]。

故曰：天地者，万物之上下也；阴阳者，血气之男女[19]也；左右者，阴阳之道路[20]也；水火者，阴阳之征兆也；阴阳者，万物之能始也。故曰：阴在内，阳之守也；阳在外，阴之使[21]也。

【注释】

[1] 论理人形：论理，讨论、推理。人形，人体的形态，包括脏腑、组织、器官。

[2] 列别藏府：列别，罗列区分。即辨别脏腑的位置。

[3] 端络经脉：端络，从包罗纷繁的事物中理出头绪。此言推求经脉的分布。

[4] 会通六合：会通，融会贯通。六合，在此指十二经脉中表里两经的六对组合，即手太阴经与手阳明经、手少阴经与手太阳经、手厥阴经与手少阳经、足太阴经与足阳明经、足少阴经与足太阳经、足厥阴经与足少阳经。

[5] 各从其经：从，就，引申为依循。各依循经脉及其所属脏腑的联系。

[6] 气穴：经气所输注的孔穴，也称经穴。

[7] 谿谷属骨：谿，同“溪”。溪谷，泛指人身的肌肉间隙。属，连属。言大小肌肉与骨节相连属。

[8] 分部逆从：分部，皮之分部。皮部中的浮络，分为三阴三阳，有顺行与逆行的

不同。

［9］经纪：经纬纲纪。这里指四时阴阳变化的规律。

［10］东方生风、南方生热、中央生湿、西方生燥、北方生寒：东、南、中、西、北，称为五方，也有五时的含义。风、热、湿、燥、寒，五时的主气。从天文学的背景考察，我国所处的以黄河中游为中心的特殊地理位置，形成了东方和春季温和、南方和夏季炎热、中央和长夏潮湿、西方和秋季干燥、北方和冬季寒冷的气候。

［11］风生木、热生火、湿生土、燥生金、寒生水：风、热、湿、燥、寒，是在天的五气。木、火、土、金、水，为在地的五行。在天的五气，化生在地的五行，即张志聪在《素问集注》卷二所说的“在天为气，在地成形，以气而生形也。”即风动则木荣，热极则生火，湿润则土气旺而万物生，燥则刚劲为金气所生，寒气阴凝其化为水。

［12］木生酸、火生苦、土生甘、金生辛、水生咸：酸、苦、甘、辛、咸，称为五味。五行之气化生五味，是根据实物的滋味总结出来的。《尚书·洪范》云：“水曰润下，火曰炎上，木曰曲直，金曰从革，土爰稼穑。润下作咸，炎上作苦，曲直作酸，从革作辛，稼穑作甘。”孔颖达疏：“水性本甘，久浸其地，变而为卤，卤味乃咸”；“火性炎上，焚物则焦，焦是苦气”；“木生子实，其味多酸，五果之味虽殊，其为酸一，是木质之性然也”；“金之在火，别有腥气，非苦非酸，其味近辛，故辛味金之气”；“甘味生于百谷，谷实土之所生，故甘为土之味”。

［13］其在天为玄，在人为道，在地为化。化生五味，道生智，玄生神：其，指阴阳变化。玄，幽远微妙。道，自然的规律。化，万物化生。神，阴阳不测的变化。《素问·天元纪大论》云：“阴阳不测谓之神。”阴阳的变化，在天表现为幽远微妙的自然现象，在人成为事物的抽象规律，在地呈现万物的生化，而生化的作用产生食物的滋味，通晓事物的规律可以产生智慧，幽远微妙的天象产生阴阳不测的变化。

［14］角、徵、宫、商、羽：古代五音。五音声波振荡的特点是：角音顺应木气而展放，为肝之音；徵音顺应火气而高亢，为心之音；宫音顺应土气而平稳，为脾之音；商音顺应金气而内收，为肺之音；羽音顺应水气而下降，为肾之音。

［15］呼、笑、歌、哭、呻：称为五声，即五脏所主的情志活动表现出来的情感特征。肝志怒，怒则呼叫；心志为喜，喜则发笑；脾志为思，思则有得便歌；肺志为悲，悲则为哭；肾志为恐，恐则气下，声欲呻而出之。

［16］握、忧、哕、咳、栗：称为五变，即五脏病变所表现出来的病理特征。握，抽搐握拳，筋病的表现。忧，忧虑、忧愁，心病的表现。哕，呃逆，胃气上逆的表现。咳，肺气上逆的表现。栗，战栗，由肾阳不足、失于温煦引起。

［17］风伤筋，燥胜风；热伤气，寒胜热；湿伤肉，风胜湿；热伤皮毛，寒胜热；寒伤血，燥胜寒：指五气太过伤本脏以及五气相互制胜的关系。按上下文例，“燥胜寒”当为“湿胜寒”。

［18］酸伤筋，辛胜酸；苦伤气，咸胜苦；甘伤肉，酸胜甘；辛伤皮毛，苦胜辛；咸伤血，甘胜咸：指五味太过伤本脏及五味相胜的关系。

［19］阴阳者，血气之男女：之，与也，和也。张志聪注：“阴阳之道，其在人则为男为女，在体则为气为血。”

［20］左右者，阴阳之道路：左为东，右为西。阴阳，此指日月。日月从东方升起，在

西方降落，故左右是阴阳的道路。

[21] 阴在内，阳之守也；阳在外，阴之使：守，镇守于内。使，役使于外。阴精藏守于内，是阳气为之镇守于外；阳气运行于外，是阴精为之役使。言阴阳相互为用。

【语译】

黄帝问道：我听说上古时代的圣人，谈论人体形态，分辨脏腑阴阳，审察经脉联系，会通六合，分别按其有关经络循行起止；气穴所发的部位，分别有自己的名称；肌肉及骨骼相连属的部位，都有它们的起点；皮部浮络的阴阳顺逆，各有条理；四时阴阳的变化，都有一定的规律；外部环境与人体内部的对应关系，皆有表有里。是否是真的如此呢？

岐伯回答说：东方属春，阳气上升而产生风。风能滋养木，木能生酸，酸味能养肝，肝血能养筋，筋膜柔和则又能养心，肝气在地为生化万物。化有助于饮食五味，道有助于智慧，玄有助于神。神的变化是在天为六气中的风，在地为五行中的木，在人体中为筋，在五脏中为肝，在五色中为青色，在五音中为角音，在五声中为呼，在人体变动中为握，在七窍中为目，在五味中为酸味，在情志中为怒。怒能伤肝，悲伤又能抑制愤怒；风气能伤筋，但燥又能抑制风；酸味能伤筋，但辛味又能抑制酸味。

南方属夏，阳气大盛而生热，热能生火，火能够产生苦味，苦味可以养心，心能生血，血能养脾，心气关联着舌。它在天为六气中的热，在地为五行中的火，在人体中为血脉，在五脏中为心，在五色中为赤色，在五音中为徵音，在五声中为笑，在人体变动中为气逆，在七窍中为舌，在五味中为苦味，在情志中为喜。过喜会伤心，但恐惧可以抑制喜；热能伤气，但寒气可以抑制热气；苦味能伤气，但咸味又能抑制苦味。

中央属长夏，蒸发而生湿多雨，湿能生土，土能产生甘味，甘味可以滋养脾气，脾气能够滋养肌肉，肌肉健壮则又能养肺，脾气通于口。它在天为六气中的湿，在地为五行中的土，在人体中为肌肉，在五脏中为脾，在五色中为黄色，在五音中为宫音，在五声中为歌，在人体变动中为哕，在七窍中为口，在五味中为甘味，在情志中为思。思能伤脾，但怒可以抑制思；湿能伤肌肉，但风气可以抑制湿气；甘味能损伤肌肉，但酸味又可以抑制甘味。

西方属秋，秋天气急而生燥，燥能生金，金能产生辛味，辛味能够宣通肺气，肺气能滋养皮毛，皮毛润泽能够滋生肾水，肺气关联鼻。它在天为六气中的燥，在地为五行中的金，在人体中为皮毛，在五脏中为肺，在五色中为白色，在五音中为商音，在五声中为哭，在人体变动中为咳，在七窍中为鼻，在五味中为辛味，在情志中为忧。忧能伤肺，但喜可以抑制忧；热能损伤皮毛，但寒可以抑制热；辛味能伤皮毛，但苦味可以抑制辛味。

北方属冬，阴凝而生寒气，寒气能使水旺，水能产生咸味，咸味能滋养肾气，肾气能滋养骨髓，骨髓充实可以养肝，肾气关联着耳。它在天为六气中的寒，在地为五行中的水，在人体中为骨，在五脏中为肾，在五色中为黑色，在五音中为羽音，在五声中为呻吟，在人体变动中为战栗，在七窍中为耳，在五味中为咸，在情志中为恐。恐能伤肾，但思可以抑制恐；寒能伤骨，但燥（湿）可以抑制寒；咸能伤骨血，但甘味又可以抑制咸味。

所以说：天地覆载万物，阴阳化生男女；阴气右行、阳气左行是阴阳循行之路，而水火则是阴阳的表现形态；阴阳的变化，是万事万物生成发展的原始动力。所以说：阴在内，有阳作为它的守卫；阳在外，有阴作为它的辅佐。

【提要】

在前段原文用阴阳说明事物规律的基础上，本节以阴阳化生五行为基本观点，进一步运用五行揭示人体以及人体与自然界的整体联系。

原文应用意象思维取象比类的方法，按照功能、行为相应或相似的原则，将天、地、人三个领域中的各种事物进行五行归类的联系，提出了以五脏为中心的内外相应整体观的系统结构，这一系统结构的内容可以归纳为表3。

表3 人体内外相应的系统结构表

物象类别	阴阳/五行	神（阴阳莫测的变化）				
		阳（天、上、气、火）		阴（地、下、血、水）		
		木	火	土	金	水
天	方位	东	南	中	西	北
天	气候	风	热	湿	燥	寒
地	品类	木	火	土	金	水
地	五味	酸	苦	甘	辛	咸
地	五色	青	赤	黄	白	黑
地	五音	角	徵	宫	商	羽
人	五脏	肝	心	脾	肺	肾
人	七窍	目	舌	口	鼻	耳
人	五体	筋	脉	肉	皮毛	骨
人	五声	呼	笑	歌	哭	呻
人	五志	怒	喜	思	悲	恐
人	病变	握	忧	哕	咳	栗

表内显示事物五行属性的两种关系：

1. 相生关系　指五行之间的相生，如筋生心、血生脾、肉生肺、皮毛生肾、髓生肝。

2. 相克关系　主要是指五行之间的相互制约，如悲胜怒、燥胜风、辛胜酸等。

通过五行相生和相克的关系，描述出人体脏腑之间、脏腑与体表之间，以及人体与自然、社会的密切关系。

【临床应用】

1. 原文通过五行的归类和生克制化，建立了以五脏为主体、外应五时五气的五个功能活动系统，大体勾画出了《内经》理论体系中“四时五脏阴阳”的系统结构，反映了理论体系的整体观念。这种整体观念，不仅有建成藏象理论的深远意义，而且还有指导临床的积极作用。《名医类案·头痛》载张元素医案：病头痛旧矣，发则面颊青黄，眩晕，目慵张而口懒言，体沉重且兀兀欲吐。此厥阴、太阴合病，名曰风痰头痛。以局方玉壶丸治之，更灸侠溪穴，寻愈。张氏以面颊青、目慵张属木，面颊黄、口懒言属土，诊断病在肝、脾两经，并以局方玉壶丸涤除肝脾风痰，灸侠溪振奋肝脾阳气，治愈风痰头痛，是应用了五行类比的方法。《名医类案·汪石山医案》记载：汪石山治一人，县差拿犯人，以铁索锁犯，行至中途，投河而死。犯家告所差人索骗威逼致死，所差脱罪，未免费财，忧愤成疾，如醉如痴，谬言妄语，无复知识。汪诊之曰：此以费财而忧，必得喜乃愈，药岂能治哉？令熔锡作银数锭置其侧，病者见之果喜，握视不置，后病遂愈。这里汪氏以“五志相胜”的方法治愈所差的精神病症。

2. 文中的“阴在内，阳之守也；阳在外，阴之使也”的论述，不仅阐明了阴阳两方之间的相互为根、相互为用的关系，而且对人体生命活动规律进行了高度的概括。复杂的生命活动无非是物质与功能之间的对立统一，这一观点对指导临床实践具有重要的意义。

【原文】

帝曰：法阴阳奈何？岐伯曰：阳胜则身热，腠理闭，喘粗为之俛仰[1]，汗不出而热，齿干以烦冤[2]，腹满死，能冬不能夏。阴胜则身寒，汗出，身常清，数栗而寒，寒则厥[3]，厥则腹满死。能夏不能冬。此阴阳更胜之变，病之形能也。

帝曰：调此二者，奈何？岐伯曰：能知七损八益[4]，则二者可调，不知用此，则早衰之节[5]也。年四十而阴气自半[6]也，起居衰矣；年五十，体重，耳目不聪明矣；年六十，阴痿[7]，气大衰，九窍不利，下虚上实[8]，涕泣俱出矣。故曰：知之则强，不知则老[9]，故同出而名异[10]耳。智者察同，愚者察异[11]，愚者不足，智者有余，有余则耳目聪明，身体轻强，老者复壮，壮者益治。是以圣人为无为[12]之事，乐恬惔之能，从欲快志于虚无之守[13]，故寿命无穷，与天地终，此圣人之治身[14]也。

【注释】

[1] 喘粗为之俛仰：俛，同“俯”。喘急气粗而前俯后仰，形容呼吸困难。

[2] 烦冤：心胸烦闷。

[3] 厥：四肢厥冷，为阳虚阴盛之象。

[4] 七损八益：指古代房中养生术中七种有害于人体精气的做法和八种有益于人体精气的做法。

[5] 早衰之节：节，训信。早衰之节，即早衰的征信。

[6] 阴气自半：阴气，肾脏的精气。肾脏的精气自然衰减一半。

[7] 阴痿：痿，与“萎”通，指萎弱不用。阴痿，即阳事不举，又称阳痿。

[8] 下虚上实：指阳气衰于下而阴气上逆的病机。

[9] 知之则强，不知则老：懂得七损八益，就身体强壮，不懂得七损八益，就过早衰老。

[10] 同出而名异：同出，指年龄相同。名异，壮盛、衰老各异。虽然年龄相同，懂得养生的人，身体强壮；不懂得养生的人，则出现早衰。

[11] 智者察同，愚者察异：同，未衰之时。异，已衰之时。懂得养生的人善于在未出现衰老的时候，观察身体的变化，时时注意养生。不懂得养生的人，只是在出现明显衰老征象时，才能觉察，但为时已晚。

[12] 无为：道家语，强调顺从事物之自然。即遵循自然规律。

[13] 从欲快志于虚无之守：在恬淡虚无的精神状态中，保持少欲从心、乐观达志的情绪。守，胡澍《素问校义》说：“守字不相属。守，当作宇……宇，居也。”

[14] 治身：即养生。

【语译】

黄帝问道：如何取法于阴阳呢？岐伯说：阳气太盛身体就要发热，就会腠理紧闭，身体不停地喘息摆动，身上发热又出不出汗来，牙齿干燥而且心里烦闷，若腹部胀满，就是死症，患者禁得起冬天，而禁不起夏天。阴气太盛身体就要发冷，经常出汗，身上时常发冷，或烦躁时夹杂作冷，以至出现手足厥冷的现象，手足厥冷则腹部胀满，就是死症，患者禁得起夏天，禁不起冬天。这就是阴阳偏胜失去平衡的变化所引发的病症症状和机转。

黄帝问道：应当如何调摄阴阳呢？岐伯说：能够懂得七损八益的道理，就可以做到调摄阴阳二气；不懂得这个道理，是要过早地衰老的。到了四十岁，阴气自动减少了一半，起居动作也随之衰退不灵便了；到了五十岁上，身体发胖沉重，耳不聪目不明了；到了六十岁，阳痿，精气大衰，九窍功能减退，阴虚于下，阳浮于上，流鼻涕、淌眼泪等衰老现象都出现了。所以说：懂得养生的人，身体就强壮，不懂养生的人，身体就过早地衰老。因此，虽然同样活在世上，结果却迥然不同。聪明人在没病的时候便很注重养生，愚蠢之人在有病以后才设法调养。愚蠢的人常感体力不支，聪明之人却总是精力有余。精力有余则耳聪目明，身体灵活强健，即使到了老年仍然很健壮，在壮年就更加强健了。所以圣人做顺乎自然的事情，以恬静淡泊为快乐，心志专一地笃守虚无，所以能寿命绵长没有穷尽，与天地长存。这就是圣人的养生方法啊。

【提要】

本节阐述了阴阳偏胜的临床表现和预后。阳气偏胜，则身体发热，无汗而喘，阳极阴竭，故齿干、烦闷、腹满，预后不良；阴气偏胜，则身体恶寒，汗出，身寒战栗，四肢厥冷，阴极阳衰，故腹部胀满，预后凶险。

调摄阴阳二气必须懂得七损八益的道理。遵照房中养生术中八种有利于人体精气的做法，可以使人体精气充实，耳聪目明，身体轻巧而强健；用房中术中七种有害于人体精气的做法，则阴阳二气不能调摄，会耗损精气，过早衰老。因此，懂不懂七损八益的道理，是判定一个人是聪明还是愚蠢的标准和依据之一。

【临床应用】

文中阳胜则“能冬不能夏”，阴胜则“能夏不能冬”的观点（能，通“耐”，耐受之意）指出了疾病的发展与四时阴阳消长的关系异常密切，强调了四时阴阳消长的规律对疾病预后的重要影响。大量的临床观察资料证实：属于阳证的疾病，一般在白天或夏天加剧，夜间或冬天减轻；属于阴证的疾病，一般在夜间或冬天加剧，白天或夏天减轻。临床诊治疾病的过程中，应当将疾病与自然环境的影响结合起来分析，并采取相应的治疗措施，这就是“因时制宜”的治疗原则。

【原文】

天不足西北，故西北方阴也，而人右耳目不如左明也。地不满东南，故东南方阳也，而人左手足不如右强也[1]。帝曰：何以然？岐伯曰：东方阳也，阳者其精并于上，并于上则上明而下虚，故使耳目聪明而手足不便也；西方阴也，阴者其精并于下，并于下则下盛而上虚，故其耳目不聪明而手足便也。故俱感于邪，其在上则右甚，在下则左甚，此天地阴阳所不能全[2]也，故邪居之。

故天有精[3]，地有形，天有八纪[4]，地有五里[5]，故能为万物之父母。清阳上天，浊阴归地，是故天地之动静，神明为之纲纪，故能以生长收藏，终而复始。惟贤人上配天以养头，下象地以养足[6]，中傍人事以养五藏[7]。天气通于肺，地气通于嗌[8]，风气通于肝，雷气通于心，谷气通于脾，雨气通于肾[9]。六经为川，肠胃为海，九窍为水注之气[10]。以天地为之阴阳，阳之汗，以天地之雨名之；阳之气，以天地之疾[11]风名之。暴气象雷，逆气象阳[12]。故治[13]不法天之纪，不用地之理，则灾害至矣。

【注释】

［1］天不足西北，故西北方阴也……而人左手足不如右强也：天为阳，地为阴。天不足西北，指西北方地势高而寒，阳气不足；地不满东南，指东南方地势低而热，阴气不足。若人体面南而立，右侧对应阳气不足的西北方，则右耳目不聪明；左侧对应阴气不足的东南方，则左手足不便。此类比法。

［2］天地阴阳所不能全：指自然界的阴阳不可能是绝对平衡的。

［3］精：气的精粹、精微部分。

［4］八纪：指立春、立夏、立秋、立冬、春分、秋分、冬至、夏至八个节气。

［5］五里：里，《太素》作"理"。下文"天之纪，地之理"及《天元纪大论》："天有八节之纪，地有五行之理"，并作"理"。俞樾说："里当为理，纪与理同义。天言纪，地言理，其实一也。"五理，即东、南、中、西、北五方五行的道理。

［6］上配天以养头，下象地以养足：配、象，比拟之意。比拟天之清以养头，比拟地之静以养足，则头目清明，腰腿轻便。

［7］中傍人事以养五藏：傍，依附。人事，指人气之变化。《素问·气交变大论》："通于人气之变化者，人事也。"张介宾："五气运行于中，五藏傍人事以养其和。"即依据人体生命规律来保养五脏之气。

［8］天气通于肺，地气通于嗌：天气，指清气，即呼吸之气。地气，指浊气，即饮食之气。清气通过呼吸进入肺脏，饮食之气通过咽进入胃中。

［9］风气通于肝，雷气通于心，谷气通于脾，雨气通于肾：风、雷、谷、雨，分别指木、火、土、水，故与肝、心、脾、肾相通。

［10］九窍为水注之气：张介宾注："水注之气，言水气之注也，如目之泪、鼻之涕、口之津、二阴之尿秽皆是也。虽耳若无水，而耳中津气湿而成垢，是即水气所致。气至水必至，水至气必至，故言水注之气。"

［11］疾：《太素》卷三无"疾"字。"天地之风"与上文"天地之雨"对文。

［12］暴气象雷，逆气象阳：性情暴躁愤怒，像自然界的雷霆；人体上逆之气，像自然界的亢阳。

［13］治：指就养生和治病而言。

【语译】

天不足于西北，故而西北方属阴，而人的右耳、右眼也就不如左耳、左眼聪明。地不满于东南，故而东南方属阳，而人的左手、左足也就不如右手、右足灵捷有力。黄帝问：这是什么道理呢？岐伯说：东方属阳，阳气的精华聚集在上部，上部就旺盛而下部就必然虚弱了，所以会出现人的耳聪目明与手足不便利的情况。西方属阴，阴气的精华聚集于下部，下部就旺盛而上部必然会虚弱，所以会出现人的耳不聪、目不明而手足便利有力的情况。因此同是感受了外邪，若在上部，则身体的右侧表现明显，若在下部，则身体的左侧表现明显。这是由于天地阴阳之气不能不有所偏盛，所以邪气会乘虚而滞留于人体虚弱的部位。

所以，天有精气，地有形体；天有八节（立春、立夏、立秋、立冬、春分、夏至、秋分、冬至）之序，地有五方（东、南、中、西、北）的布局，因此天地能衍生万物草木。清阳之气上升于天，浊阴之气凝降于地，所以天地的运动和静止，是由阴阳之气的神秘变化所左右的。

因而能够使万物草木生、长、收、藏，循环往复。惟有贤人能够上应天气来养护头，下应地气来养护足，中依人事来养护五脏。天之气与肺相通，地之气与胃相通，风之气与肝相通，雷之气与心相通，谷之气与脾相通，雨之气与肾相通。六经好似江河，肠胃犹如大海，九窍好像水流。要是以天地的阴阳比喻人体的阴阳，那么，人体中的汗，就好似天地间的雨一样；人体中的气，就好似自然界里的疾风；人的暴怒之气，好似自然界里的惊雷；人的逆气，好似久晴不雨。所以，人之养生若不取法于天地之理，疾病灾害就不可避免地要接踵而来了。

【提要】

本节以天和地、东南和西北阴阳之气盛衰不同的道理，阐明人体左右手足、耳目功能之所以有差异的原因，并在天地阴阳为万物之父母这一观点的基础上，进一步应用自然界的事物取象比类，论证人体脏腑组织的生理功能，提出了“治不法天之纪，不用地之理，则灾害至矣”的治身理论。

【讨论】

“天不足西北”、“地不满东南”，具有古代天文、地理的背景。以天文来说，西北正当立秋至大寒的十二节气，时值秋冬寒凉二季；东南正当立春至大暑的十二节气，时值春夏温热二季。以地理而论，西北高而多山，高者多寒，寒气下行；东南低而多水，低者多热，热气上行。因此，“天不足西北”、“地不满东南”，具有阴阳消长和寒热更迭的基本含义。以天地阴阳不平衡的现象解释人体左右不平衡的生理差异，则是基于人体与自然界统一的观点考虑的。

【临床应用】

文中以自然界的物象类比人体脏腑组织的生理功能和病理现象，进而提出“治不法天之纪，不用地之理，则灾害至矣”的治身理论，不仅为探索人体生命活动规律必须与自然界的影响结合起来考虑提供了启示，而且对养生治病必须遵循天地阴阳的规律，“因时制宜”、“因地制宜”等具体法则，有着广泛的指导意义。

【原文】

故邪风之至，疾如风雨，故善治者治皮毛，其次治肌肤，其次治筋脉，其次治六府，其次治五藏。治五藏者，半死半生也。故天之邪气，感则害人五藏；水谷之寒热，感则害于六府；地之湿气，感则害皮肉筋脉。

故善用针者，从阴引阳，从阳引阴[1]；以右治左，以左治右[2]；以我知彼，以表知里。以观过与不及之理，见微得过，用之不殆。

善诊者，察色按脉，先别阴阳；审清浊而知部分；视喘息、听音声而知所苦；观权衡规矩[3]而知病所主；按尺寸、观浮沉滑涩而知病所生。以治无过，以诊则不失矣！

故曰：病之始起也，可刺而已[4]；其盛，可待衰而已[5]。故因其轻而扬之[6]，因其重而减之[7]，因其衰而彰之[8]。形不足者，温之以气；精不足者，补之以味[9]。其高者，因而越之[10]；其下者，引而竭之[11]；中满者，写之于内[12]；其有邪者，渍形以为汗[13]；其在皮者，汗而发之；其慓悍者，按而收之[14]；其实者，散而写之[15]。审其阴阳，以别柔刚。阳病治阴，阴病治阳[16]，定其血气，各守其乡，血实宜决之[17]，气虚宜掣引之[18]。

【注释】

[1] 从阴引阳，从阳引阴：阴阳，指阴阳经脉。引，引动。由于人身的阴阳经脉交相贯通，所以针刺阳经或阴经，能够引动对方经脉之气。张志聪注：“阴阳气血，外内左右，交

相贯通，故善用针者，从阴而引阳分之邪，从阳而引阴分之气。”

［2］以右治左，以左治右：三阴三阳经脉，左右交叉，互相贯通，所以针刺法可以左病刺右，右病刺左。巨刺法属此类。

［3］权衡规矩：权为秤锤，衡为秤杆，规为作圆之器，矩为作方之器。这里指四时正常脉象，即《素问·脉要精微论》所说的“春应中规，夏应中矩，秋应中衡，冬应中权。”

［4］已：愈也。

［5］其盛，可待衰而已：病邪正盛时，要等待邪气稍衰后针刺而止之。盛、衰，指病势、病邪。病盛不得针刺，原因是免伤正气。

［6］因其轻而扬之：轻，病邪轻浅。扬，轻扬宣散的治法。因病邪性质清轻，而采用轻扬宣散病邪之法。

［7］因其重而减之：重，病邪重着。减，逐步减轻。因病邪性质重着，就采用逐步减轻病邪之法。

［8］因其衰而彰之：衰，正气不足。彰，彰扬，这里指补益法。因正气不足，就采用补益之法，以彰扬之。

［9］形不足者，温之以气；精不足者，补之以味：阳主外，阴主内。形不足为阳虚，精不足为阴虚。所以形体不足的病人，用气厚的药物温补；阴精不足的病人，用味厚的药物滋补。

［10］其高者，因而越之：高，指上焦。越，指涌吐法。病邪在上焦的病人，用涌吐之法治疗。

［11］其下者，引而竭之：下，指人体下焦。引，引导。竭，尽。引而竭，这里指涤荡、引导的意思。病邪在下焦者，应引邪下行，用下法使其竭尽。

［12］中满者，写之于内：写，同“泻”，泻指消散、消除。中焦痞满坚实的病证，应从内部消散病邪。如泻心汤治心下痞之类。

［13］其有邪者，渍形以为汗：渍，水浸也。邪气在体表的病人，用汤液浸渍或汤液的蒸汽熏渍皮肤来取汗。

［14］其慓悍者，按而收之：慓，同“剽”。剽悍，指邪气急猛。按，审察。收，收敛、制伏。邪气急猛的病证，应察清病情，制伏邪气。

［15］其实者，散而写之：实，指实证。写，同“泻”。实证有表里之分，表实宜散，里实宜泻。

［16］阳病治阴，阴病治阳：指从阳引阴、从阴引阳、阳中求阴、阴中求阳、温阳以散寒、滋阴以清热等多种治法，这些治法的共同特点是从疾病相对应的一方求本施治。

［17］血实宜决之：决，冲决开破，这里指针刺放血。血瘀壅滞之证，应用针刺放血逐瘀。

［18］气虚宜掣引之：掣，即升提补气法。气虚下陷，应当升提补气。

【语译】

所以外界邪风的到来，迅疾有如狂风暴雨。善于治病的医生，在病邪刚刚侵及人体的皮毛时便予以治疗；稍次一些的医生，在病邪已侵入人的肌肤之时才予以治疗；水平差的医生，要等到病邪侵入到筋脉时，才能发现病情而予以治疗；更差的医生，待病邪侵入到人的六腑时，才去给病人治疗；而最差的医生，要到病邪已侵入到人的五脏时，才能看得出病来而治疗。治疗病邪已侵入五脏的患者，治愈的希望与死亡的可能各占一半。所以，自然界中的邪气，人若是不慎感染上了，就会使五脏受到伤害；饮食的寒热，人若是感染上了，就会使六腑受到伤害；地之湿气，人若是感染上了，就会使皮肉筋脉受到伤害。

所以，善于运用针法的，有时要从阴引阳，有时要从阳引阴；扎右边的穴位治左边的病，扎左边的穴位治右边的病；以自己的正常状态来比较病人的异常状态，以找出症结所在，从外表的症状去了解内里的病变情形，以此来考察病人的太过和不及的原因。如果准确地了解病症的不及或太过，然后再给患者治疗，就不会发生什么危险了。

善于诊断病情的医生，观看患者颜色，切按患者脉搏，以首先辨明病症属阴还是属阳。审察患者浮络的五色清浊，以了解何经发病；视患者的喘息情况，听患者所发生的声音，从而知晓患者病痛之所在；观察患者四时不同的脉象，从而了解病症在何脏腑；切按尺肤和寸口，观察脉象的浮、沉、滑、涩，从而知道病症所在的部位。这样做，在治疗上就不会有什么过失，在诊断时也不会发生什么失误了。

所以说：病在开始发生的时候，用针刺就能够治愈；邪气过盛，要等待邪气衰退时再去针刺治疗。所以病邪轻浅的时候要用轻宣疏散的方法驱邪外泄，在病邪深重的时候采用攻泻的方法，在病邪衰弱的时候要施以补益之剂以防止病情复发。患者形体羸弱者，应用厚味的药品来补益；精气不足者，要用甘温药品来补其气。倘若病在膈上，宜用吐法；病在下焦，宜用疏导之法；胸腹胀满者，宜用泻下之法；感染风邪者，宜用辛凉发汗之法；病邪在皮毛者，宜用辛温发汗之法；病情发越太过者，宜用抑收之法；病实证者，宜用散法和泻法。审察病症为阴还是阳，以决定是采用柔剂还是刚剂，病在阳者可治其阴，病在阴者可治其阳。辨明气分和血分，使它们各有所守，互不紊乱，血实者宜采用泻血之法，气虚者宜采用升补之法。

【提要】

本节主要论述邪气由表入里的传变顺序，以及运用阴阳理论确定诊法和治法的理论与原则。

1. 外邪侵袭人体，是由表入里，由轻转重，步步深入的。其传变的一般顺序依次是皮毛、肌肤、筋脉、六腑、五脏。传至五脏，终至难治。从而提出早期治疗的思想。

2. 三类邪气致病的特点。六淫之邪伤害五脏，饮食寒热之邪气伤害六腑，地面的湿气伤害皮肉筋脉。

3. 在取法阴阳的基础上，根据人体是统一整体的道理，提出了从阴引阳、从阳引阴，以左治右、以右治左的整体论治思想。

4. 通过察色、按脉、问所苦、听声音，了解疾病的部位，推断疾病发生的原因，确定疾病的症结所在，从而为治疗疾病提供依据。其中，特别强调四诊合参和辨别病证阴阳属性的重要性，对辨证论治原则的确立具有重要意义。

5. 根据疾病邪正的虚实、病位的上下表里和阴阳气血的不同，提出了祛邪扶正、补虚泻实、阴虚补精、阳虚补气、阳病治阴、阴病治阳等治疗原则，解表、涌吐、消除、攻下等治法和药物、熏蒸、针刺、放血等具体方法。兹将治则、治法的有关内容，按虚实两纲归纳如表 4。

表 4 治则治法归纳表

- 虚实
  - 虚—因其衰而彰之（补）
    - 形不足者，温之以气
    - 精不足者，补之以味
    - 气虚者，宜掣引之
  - 实
    - 因其轻而扬之（宣）
      - 其高者，因而越之
      - 其有邪者，渍形以为汗
      - 其在皮者，汗而发之
    - 因其重而减之（泻）
      - 其下者，引而竭之
      - 中满者，写之于内
      - 血实者，宜决之
      - 剽悍者，按而收之

【临床应用】

文中提出的各种治法，对后世治法的发展和临床实践具有重要的指导意义。《伤寒论》中的汗、吐、下、和、温、补等治法可以说均脱胎于本段经文。如张机继承“中满者，写之于内”的思想，并加以发展，以“中满”为热邪陷胃、阻碍气机、升降失司所引起，并以兼证不同而分设五个泻心汤，均以辛开苦降、行气和胃为法。

素问·灵兰秘典论篇第八

【导读】

本文以古代官职做比拟，论述了人体十二脏腑的主要功能、相互关系以及在维持生命过程中的作用，特别强调了心在脏腑功能中的主导作用。灵兰，即灵台兰室，相传是古代帝王藏书之所。本文是《内经》藏象理论的基本内容，也是中医学理论体系的核心，内容重要，故作为秘密典籍藏于灵台兰室，以保流传。

【原文】

黄帝问曰：愿闻十二藏之相使[1]，贵贱何如？岐伯对曰：悉乎哉问也，请遂言之。心者，君主之官也，神明出焉；肺者，相傅[2]之官，治节[3]出焉；肝者，将军之官，谋虑出焉；胆者，中正之官[4]，决断出焉；膻中者，臣使[5]之官，喜乐出焉；脾胃者，仓廪之官，五味出焉；大肠者，传道之官，变化出焉；小肠者，受盛之官，化物出焉；肾者，作强之官[6]，伎巧[7]出焉；三焦者，决渎之官，水道出焉；膀胱者，州都[8]之官，津液藏焉，气化[9]则能出矣。凡此十二官者，不得相失也。故主明则下安，以此养生则寿，殁世不殆，以为天下则大昌。主不明，则十二官危，使道[10]闭塞而不通，形乃大伤，以此养生则殃，以为天下者，其宗大危，戒之戒之。

至道在微，变化无穷，孰知其原！窘乎哉，消者瞿瞿[11]，孰知其要！闵闵[12]之当，孰者为良！恍惚之数，生于毫厘，毫厘之数，起于度量，千之万之，可以益大，推之大之，其形乃制。

黄帝曰：善哉，余闻精光[13]之道，大圣之业，而宣[14]明大道，非斋戒择吉日，不敢受也。黄帝乃择吉日良兆，而藏灵兰之室，以传保焉。

【注释】

[1] 相使：即相互配合，相互作用。

[2] 相傅：相，宰相；傅，太傅，皇帝的老师。相傅，类似宰相、相国的官职。

[3] 治节：治理调节。肺具有辅佐心脏调节全身功能的作用，治理调节全身气、血、水的运行。

[4] 中正之官：中正，正直无私，不偏不倚。中正之官，汉代官职，负责举荐、考察官员，评定官职等级。

[5] 臣使：使，使令之臣，如内侍，或使节，负责行君主之令。

[6] 作强之官：作强，王冰释："强于作用，故曰作强。"张志聪、马莳释：惟肾为能作强，而男女构精，人物化生，伎巧从是而出。作强指功能多，作用强大。肾藏精舍志，主骨生髓，主司生殖和水液代谢，功能强大，故称其作强之官。

[7] 伎巧：伎，同"技"，多能也；巧，精巧。肾藏精生髓，通于脑，肾精足则髓海充，思维敏捷，善于从事精巧的工作。

[8] 州都：州，水中陆地。都，江河堤坝。州都，指水液汇聚之处。

[9] 气化：指肾阳对膀胱所藏津液的蒸腾气化。

[10] 使道：相互联系的通道。指十二脏腑之间相互联系、气血津液往来的通道。

[11] 消者瞿瞿：消，《太素》作"肖"，可从。肖者，指有学问有道德的人。瞿瞿，谨

慎勤勉的样子。

［12］闵闵：深远难明。

［13］精光：精，纯粹。光，光明。

［14］宣：宣发，发扬。

【语译】

黄帝问道：我想听十二脏腑相互之间是如何配合，以及高低贵贱是怎样的？岐伯回答说：您问得真详细啊，请让我逐一解释。心是君主之职，人的精神意识思维活动由此发出。肺是宰相之官，治理调节作用由此发出。肝是将军之官，谋略策划由此作出。胆是中正之官，决定判断由此作出。心包是行君主之令的官，心的喜乐情感由此传出。脾胃是主管粮仓的官，饮食五味化生的精微由此而出。大肠是传道之官，主管传道食物和糟粕。小肠是受盛之官，主管食物的消化，分清别浊。肾是作强之官，功能多，作用强大，才思技巧由此发出。三焦是决渎之官，主管开启、通行水道。膀胱是州都之官，贮藏津液，依靠肾阳的蒸腾气化作用，尿液才能排出。以上十二脏腑，各司其职，相互配合，不能失调。所以心神明智，心的功能正常，则下属脏腑功能也顺畅协调，用此道理来养生就能长寿，一生不会发生危险，以此来治理国家，天下就昌盛安定。若心神不明，功能失调，则十二脏腑功能就会紊乱，脏腑联系的通道闭塞不通，形体就会受到很大的伤害，以此道理养生就会夭亡，以此治理国家，社稷就会有颠覆的危险，必须警惕，再警惕！

至深的道理是微妙精深的，变化也是没有穷尽的，谁能知道它的本源。实在是困难啊！有学问的人勤勉地探究，可是谁知道它的精妙之处！那些道理深奥正确，可是谁能了解到它的精华是什么！那些似有似无的数量，是起于毫厘，而毫厘的数量，是起于更小的度量，把它们千万倍地积累增益，扩大推衍，形体才逐渐具备。

黄帝说：好啊。我听到了精粹的道理，这是圣人的事业，而要发扬这些理论，如果不诚心斋戒选择吉日，是不敢接受的。于是黄帝选择了吉日良辰，把它接受了，珍藏在灵台兰室，以保存流传后世。

【提要】

原文论述了十二脏腑的主要功能、相互关系，并强调了心在脏腑功能中的主导作用。

1. 十二脏腑的主要功能

原文用古代官职做比拟，论述了十二脏腑的主要功能：心主神明，肺主治节，肝主谋虑，胆主决断，心包主喜乐，脾胃主饮食五味，肾主作强出技巧，小肠主消化食物，大肠主传道食物及其糟粕，膀胱主藏津液和排泄尿液，三焦主通行水道。

2. 十二脏腑的相互关系

十二脏腑的关系在于“不得相失”。十二脏腑在生命活动中的地位和作用各不相同，但彼此必须协调统一，才能保证生命活动的正常进行，若各脏腑联系脱节，配合失调，就会令“使道闭塞而不通，形乃大伤”。这种脏腑功能既分工又合作的整体性，是中医整体观的重要内容之一。

3. 心在脏腑功能中的主导作用

心为君主之官，主宰生命活动，原因在于：

（1）心主神明，神在生命活动中具有统领作用，神能控制精神意识思维活动，调控内脏生理活动，支配和驾驭形体，《灵枢·天年》说“失神者死，得神者生”，《素问·五常政大论》说“神去则机息”，与本文所论“主明则下安，以此养生则寿”，都是强调了心神在生命活动中的主宰作用。

（2）心主血脉，血是养形化神的重要物质，心气推动血液营运脉中，形神得养，则生机旺盛。因为心神对生命活动的统领作用以及心主的血脉对脏腑百骸的奉养作用，是人体生命活动的根本所在，故称心为君主之官。

【临床应用】

心为君主，治疗当首先顾护。

“心为君主之官”的理论，对中医理论与临床实践都有深远的影响。《素问·六节藏象论》说：“心者，生之本，神之变也。”心主神明、精神情志，精神情志伤人首先伤心，《灵枢·口问》说：“悲哀愁忧则心动，心动则五藏六府皆摇。”《灵枢·邪气藏府病形》说：“愁忧恐惧则伤心”，故精神情志损伤当顾护心神，否则会导致精神失常，甚至神去而死亡。临床治疗抑郁症、失眠、百合病等精神情志疾病时，常配合调养心神的方剂，如养血安神的天王补心丹、滋阴宁神的柏子养心丸、补气养血的养心汤、温阳安神的乐令建中汤（《和剂局方》）等。

心为君主，不宜受邪，否则犹如国无君主，必然危殆。故心有邪则心包代受。《灵枢·邪客》说：“心者，五藏六府之大主也，精神之所舍也……邪弗能容也，容之则心伤，心伤则神去，神去则死矣。故诸邪之在于心者，皆在于心之包络。”《灵枢·胀论》称膻中为“心主之宫城也”，膻中即心包络，有保护心脏、代心受邪的作用。叶桂据此理论在辨证温热病时，提出“温邪上受，首先犯肺，逆传心包”的论点，吴瑭根据该理论创制“清宫汤”，治疗热扰神明之证，其方论云：“此咸寒甘苦法，清膻中之方也。谓之清宫者，以膻中为心之宫城也。”（《温病条辨·上焦篇》第16条）又云：“邪入心包，舌蹇肢厥，牛黄丸主之，紫雪丹亦主之”，其注云“盖舌为心之窍，包络代心用事。”（《温病条辨·上焦篇》第17条）由此看出，热扰心神，出现神昏谵语、舌蹇肢厥、燥扰不宁等症，皆以救护心包络为先。

根据心神得失，还可以诊断病势轻重和推断预后吉凶。《灵枢·本神》指出：“用针者，察观病人之态，以知精神魂魄之存亡得失之意。”《素问·移精变气论》说：“闭户塞牖，系之病者，数问其情，以从其意。得神者昌，失神者亡。”《素问·汤液醪醴论》说：“神去之而病不愈也。”均指出医生诊断疾病过程中，必须观察和了解患者神的存亡得失，从而判断预后。若神气尚存则预后良好，若神气已失，则难以治愈且预后不良。若神志混乱或昏迷不醒，说明病势危笃，必须高度警惕。

【讨论】

脏腑功能的分工与合作。

从心为君主之官，对十二脏腑具有统领作用可以看出，各脏腑的主从地位及关系的维持，是以其主要功能活动为基础的，在某一功能上，以某一脏为主导，如心为君主，是因其主神明，主血脉；肺为相傅之官，是因其主一身之气，主治节；脾胃为仓廪之官，是因其主运化饮食物。十二脏腑构成的有机体，是一个相对独立的整体，彼此是在分工专司的基础上，以五脏为中心，以心为主宰进行统一协调，形成了主政与分工、专职与合作的整合，体现出《内经》认识生命活动的整体观。如血液的运行，虽由心所主，但需要各脏腑的配合，才能顺畅流行全身。血在脉中流行不止的推动力来自心气、宗气、营气的共同作用，宗气贯心脉，行气血，营气被称为血中之气，化生并营养血液。血液在循环中要不断朝会于肺，在肺的气化宣发下，才能“行气于府”，“流于四藏”，并“输精于皮毛”（《素问·经脉别论》），脾化生精微物质养血化血并“主裹血”（《难经·四十二难》），是血液循环中主要的约束力。肝主疏泄，调畅气机，气能行血，帮助心维持血液应有的流速；肝又能藏血，调节血流量，调控血流速度。肾精化血，对循环血量产生影响，同时肾中阴阳对整体阴阳平衡有调节作用，能保证血液循环的稳定。因此，血液能在体内流行不止，是依赖各脏腑功能的配合，各种作用相辅相成，相互作用，使血液顺畅循环又不逸出脉外。临床治疗瘀血内阻之心悸、胸痹，除了应用补心气（五味子汤）、养心血（圣愈汤）、益心阴（天王补心丹）、温心阳（桂枝甘草汤），配合活血化瘀（血府逐瘀汤）之法外，还常以脏腑关系理论为依据治疗而取效，如用归脾汤化裁以养心健脾，用逍遥散、酸枣仁汤合方以疏肝行气活血，用理中汤、真武汤、桃红四物汤合方以温补脾肾、活血、利水、宁心等，皆是以脏腑关系为据而立的治法。

素问·六节藏象论篇第九

【导读】

六节，指天之节度。古人以“甲子”纪天度，甲子一周为六十日，称为一节，一年三百六十日，即为六节。藏，指藏于体内的脏器；象，指内在脏腑功能表现于外的征象。本篇始论天度、气数，概括了生命与天地阴阳之气的关系，说明了人体之气与自然之气相通应的道理；继论藏象，概括了脏腑的基本功能、阴阳属性及与四时之气的通应关系；末论脉象，举例说明脏腑三阴三阳六气功能失调在脉象上的反应。而藏象与天地阴阳五运六气密切相关，合而论之，故篇名曰“六节藏象论”。

【原文】

黄帝问曰：余闻天以六六之节[1]，以成一岁，人以九九制会[2]，计人亦有三百六十五节[3]，以为天地[4]久矣，不知其所谓也？岐伯对曰：昭[5]乎哉问也！请遂[6]言之。夫六六之节、九九制会者，所以正天之度，气之数[7]也。天度者，所以制日月之行[8]也；气数者，所以纪化生之用[9]也。

【注释】

［1］天以六六之节：古人用天干纪日，六十日为一节，节，一定的度数。一年六个节，此即“天以六六之节”。

［2］九九制会：九州、九方。地分四方、四隅、中央，合为九方。地有九州，各州亦有九方，故曰“九九制会”。制，制度，规则。用九九规则可以研究地道。人在天地之间，与天地相应，所以，用天的六六之节和地的九九之制相互配合，来说明人与天地之间的相应的关系。

［3］人亦有三百六十五节：节，此指腧穴。《灵枢·九针十二原》：“所言节者，神气之所游行出入也。”一年有三百六十五天，人应之有三百六十五个腧穴。

［4］以为天地：人与天地相应。

［5］昭：明也，详也。

［6］遂：通达之意。

［7］天之度，气之数：天之度，周天三百六十五度；气之数，一年二十四节气的常数。

［8］天度者，所以制日月之行：天之度，是用来计算日月运行的。张隐庵：“制，度也。天度者，周天三百六十五度，日，日行一度，一岁而一周天。月，日行十三度，一月而一周天。盖以天之度数，以纪日月之行也。”

［9］气数者，所以纪化生之用：纪，通“记”，标志之意。气数是用来标志万物生化的。张隐庵：“气数者，生五气三之数也。化者，阴阳之化。在天而成六六，在地在人而成九九，节阴阳气化之为生也。”生五，五行相生；气三，三阴三阳之气。

【语译】

黄帝问道：我听说天以六十日为一节、六六共三百六十日成为一年，人以九九之制，人体共计有三百六十五个腧穴，形成一个整体与天地配合，这种人与天地自然相应的理论已经流传很久了。但不知其中的道理是什么呢？岐伯回答说：您问得真高明啊！让我逐一解释。所谓六六之节、九九制会，是以一年的三百六十日与周天的三百六十度相合，用来确定天度和气数的。天度是计算日月运行的尺度，气数是影响万物化生的节气。

【提要】

本段原文论述天有六六之节，地和人有九九制会，人与天地相应。并指出，六六之节是用来确定天度的，计算日月运行的情况。九九制会，是用来说明其数的，标志万物生化的情况。

【原文】

天为阳，地为阴，日为阳，月为阴，行有分纪，周有道理[1]，日行一度，月行十三度而有奇焉[2]，故大小月三百六十五日而成岁，积气余而盈闰矣[3]。立端于始[4]，表正于中[5]，推余于终，而天度毕矣。

【注释】

[1] 行有分纪，周有道理：分纪，天体划分了一定的区域和度数。周，环行一周。道理，运行的轨道和规律。此言日月是按照天体一定的区域和度数运行的；其环行一周，是有一定的轨道和规律的。

[2] 日行一度，月行十三度而有奇焉：奇（jī），余数。地球绕太阳公转一周即 360 度，需要 365 天，平均每天运行近 1 度。古人认为地静不动而太阳动，故曰“日行一度”。月球绕地一周，需要 27.32 天，平均每天运行 13 度多（13.18 度），故曰“月行十三度而有奇”。

[3] 积气余而盈闰：气，节气。闰，置闰，在某些年份安排闰月。农历月份以朔望月计，平均每月 29.5 日。一年 24 个节气，每个节气 15 日左右，一年 12 个月，共得 354 天。因此，月份常不足，节气常有余。余气积满 29 天左右，即置一个闰月。按每年余 11 天计算，19 年累计 206 天恰合 7 个朔望月。所以，19 年中，必须置 7 个闰月，也就是说，平均 32 个月就要置 1 个闰月，才能使节气与月份基本上保持一致。“三年一闰，五年再闰”，就是这个原因。

[4] 立端于始：立，确立。端，岁首。农历确立冬至节为一年之岁首。

[5] 表正于中：表，圭表，古代天文仪器之一。正，校正。意即用圭表测量日影的长短，计算日行的度数，来校正时令节气。

【语译】

天在上为阳，地在下为阴，日行于昼为阳，月行于夜为阴，日月的运行有一定的规律，每天行一定的度数，一周天是三百六十五度，太阳一昼夜行一度，月亮一昼夜行十三度有余，所以有大月、小月之分，合起来三百六十五日成为一年，由于月份的不足，节气有盈余，积累下来就产生了闰月。确定冬至为一年节气的开始，用圭表测量日影长短变化，计算日月运行度数，校正节气，然后将余数加入计算，这样整个天度的变化就可以推算出来了。

【提要】

本段原文说明日月运行的规律，成月、成岁、置闰的道理。并指出，天度、节气的变化，可用“立端于始，表正于中，推余于终”的方法来测知。

【原文】

帝曰：余已闻天度矣，愿闻气数何以合之？岐伯曰：天以六六为节，地以九九制会，天有十日[1]，日六竟而周甲[2]，甲六复而终岁，三百六十日法也。夫自古通天者，生之本，本于阴阳，其气九州九窍，皆通乎天气，故其生五，其气三[3]，三而成天，三而成地，三而成人[4]，三而三之，合则为九，九分为九野[5]，九野为九藏，故形藏四，神藏五[6]，合为九藏，以应之也。

帝曰：余已闻六六九九之会也，夫子言积气盈闰，愿闻何谓气？请夫子发蒙解惑焉。岐伯曰：此上帝所秘，先师传之也。帝曰：请遂闻之。岐伯曰：五日谓之候，三候谓之气，六气谓之时，四时谓之岁[7]，而各从其主治焉[8]。五运相袭，而皆治之[9]，终期之日，周而复始，时立气布[10]，如环无端，候亦同法[11]。故曰不知年之所加[12]，气之盛衰，虚实之所起，不可以为工矣。

帝曰：五运之始，如环无端，其太过不及何如？岐伯曰：五气更立[13]，各有所胜，盛虚之变，此其常也。帝曰：平气何如？岐伯曰：无过者[14]也。帝曰：太过不及奈何？岐伯曰：在经[15]有也。帝曰：何谓所胜？岐伯曰：春胜长夏，长夏胜冬，冬胜夏，夏胜秋，秋胜春，所谓得五行时之胜，各以气命其藏[16]。帝曰：何以知其胜？岐伯曰：求其至也，皆归始春[17]，未至而至，此谓太过[18]，则薄所不胜，而乘所胜也，命曰气淫[19]。不分邪僻内生，工不能禁[20]。至而不至，此谓不及[21]，则所胜妄行，而所生受病，所不胜薄之也，命曰气迫[22]。所谓求其至者，气至之时也。谨候其时，气可与期[23]；失时反候，五治不分[24]，邪僻[25]内生，工不能禁也。

帝曰：有不袭[26]乎？岐伯曰：苍天之气，不得无常也。气之不袭，是谓非常，非常则变矣。帝曰：非常而变奈何？岐伯曰：变至则病，所胜则微，所不胜则甚[27]，因而重感于邪，则死矣。故非其时则微，当其时则甚[28]也。

【注释】

[1] 天有十日：天，天干。十日，指十天干，即甲、乙、丙、丁、戊、己、庚、辛、壬、癸。

[2] 日六竟而周甲：十天干与十二地支相合，凡六十日为一周，称为甲子。甲子经过六周，称为周甲。地支，即子、丑、寅、卯、辰、巳、午、未、申、酉、戌、亥。

[3] 其生五，其气三：意即自然界万物都来源于五行，其气化都来源于三阴三阳。

[4] 三而成天，三而成地，三而成人：三，指三阴三阳之气。三三而成天之六气，风、寒、暑、湿、燥、火；成地之六气，木、君火、相火、土、金、水；成人之六气，三阴三阳脏腑之气。

[5] 九野：九州之野。

[6] 形藏四，神藏五：形藏四，是指胃、大肠、小肠、膀胱，藏形质。神藏五，是指心藏神、肝藏魂、脾藏意、肺藏魄、肾藏志，五脏藏神志。

[7] 五日谓之候，三候谓之气，六气谓之时，四时谓之岁：五天是一候，三候一十五天是一节气，六气九十天是一季节，四个季节三百六十天是一岁。

[8] 各从其主治焉：主治，四时各有其当令的主气。张介宾：“岁易时更，故各有所主之气，以为时之治令焉。”

[9] 五运相袭，而皆治之：五运，五行之气的运行。袭，承袭。岁时气候，都是五运相承，分别主时。

[10] 时立气布：岁立四时，时布节气。

[11] 候亦同法：张介宾：“不惟周岁之气为然，即五日为候，气亦更迭，故曰候亦同法。”

［12］年之所加：即每年的客主加临情况。

［13］五气更立：五运之气更替主时。

［14］无过者：没有太过不及。

［15］经：指古医经。

［16］各以气命其藏：命，名也。张隐庵："春木合肝，夏火合心，长夏土合脾，秋金合肺，冬水合肾，各以四时五行之气以名其藏焉。"

［17］始春：候气皆从立春前，一般大寒节为初气之始。

［18］未至而至，此谓太过：时令未到而气候已到，这是胜气太过。

［19］气淫：气太过。

［20］不分邪僻内生，工不能禁：此句是错简。王冰："此上十字，文义不伦，应古人错简。"

［21］至而不至，此谓不及：时令已到而气候未到，这是气不及。

［22］气迫：张隐庵："为主气不及，而所胜、所不胜之气，交相逼迫。"

［23］气可与期：气候可按时令到来。

［24］失时反候，五治不分：四时气候失常，五气分治的秩序紊乱。

［25］邪僻：不正之气，即邪气。

［26］袭：承袭。如木承水而旺于春，火承木而旺于夏等。

［27］所胜则微，所不胜则甚：主气所胜为病则轻微，主气所不胜为病则严重。

［28］故非其时则微，当其时则甚：气候反常，出现在不当克我的时候，其病轻；正当克我的时候，其病重。

【语译】

黄帝说：我已经明白天度了，还想知道气数是怎样与天度配合的？岐伯说：天以六十日为一节，六节成一年，地以九九之数与天相应，天有十干，代表十日，（与十二地支配合）十干循环六次为一甲子，六甲子为一年，这样，周天有三百六十度，一年就有三百六十日与周天相应的计算方法。从古至今，一切生命与自然都是相通应的，生命的根本在于阴阳二气的变化。大地九州之气、人体九窍之气都是通于自然阴阳之气。因此，自然阴阳之气生成五行和三阴三阳之气，在天有风、暑、火三阳之气和湿、燥、寒三阴之气，在地有木、君火、相火三阳之气和金、水、土三阴之气，在人有太阳、阳明、少阳三阳之气和太阴、少阴、厥阴三阴之气，天、地、人三才，又各分为三，三乘三便是九，在地有九州，在人有九脏，所以有了胃、小肠、大肠、膀胱四个盛贮有形物质的脏和心、肝、脾、肺、肾五个藏神的脏，合起来为九脏，与天度气数相应。

黄帝说：我已经明白六六九九配合的道理了，但先生说把盈余的气积累起来构成闰月的问题，我想知道什么是气？请先生启发我的蒙昧，解开我的疑惑。岐伯说：这是先代帝王的秘传，由我的老师传给我的。黄帝说：请详细地解释给我听吧。岐伯说：五日是一候，三候是一气，六气是一时，四时是一年，每一年的气候变化由该年的主运主宰。五运按照木、火、土、金、水的顺序轮流主宰气候，一运主一年，五年一周期，周而复始，四时确立，节气分布，如环一样循环无端，每一候的五天也是这样由五运主宰的。所以说：不懂得一年中五运主气与客气的变化和推算、五运主气的太过与不及，就不能算做高明的医生。

黄帝说：五运主气的顺序更替，周而复始，如环无端，它的太过与不及的变化是怎样的呢？岐伯说：五运之气交替主持节气，各有所胜，每一运之气都有旺盛与不及的时令，这是会经常出现的。黄帝问：平气是什么呢？岐伯说：没有太过或者不及的气，就是平气。黄帝问：五气太过、不及会怎么样？岐伯说：这些在经文里就已有记载了。黄帝说：什么叫所胜？岐伯说：春胜长夏，长夏胜冬，冬胜夏，夏胜秋，秋胜春，这就是五行之气相胜在季节中的反映，各脏就是以五行之气来命名的。黄帝说：怎么知道它们之间的相胜呢？岐伯说：要观察气候到来的时间，一般以立春为始。时令未到而气候已到，这就称为太过，气太过就会欺侮自己所不胜之气而乘自己所胜之气，这就叫"气淫"。如果时令气候变化异常，五运之气变化无法分辨，就会影响人体健康而内生疾病，即使是高明的医生也不能控制疾病的发生。时令已到而气候未到，就称为不及，这样其所胜之气就失去克制而妄行，其所生之气失去资助而生病，其所不胜之气会乘虚侵犯，这就叫"气迫"。要想探求气候的到来，就要用正常气候为标准，来测量某一气候到来的时间。严格按照四时节气顺序去观察五气的变化，就能了解气至与不至。若时令气候不符，五运之气变化难分，就会影响人体健康而内生疾病，即使是高明的医生也不能控制疾病的发生。

黄帝说：五运之气有不按照次序更替的情况吗？岐伯说：自然界气候不能失去正常的变化规律。五运之气不按照次序相承更替就是反常，反常则生病。黄帝说：因气候反常而生病，会有什么表现呢？岐伯说：气候变化异常则人会生病，若反常的气候是该时令气候所胜的，病情就比较轻微，若反常的气候是该时令气候所不胜的，病情就比较重，若这时再重复感受邪气则病重，有死亡的危险。所以，当反常的气候出现在其所不胜的时令时，造成的疾病就轻微，当反常的气候出现在其所胜的时令时，造成的疾病就严重。

【提要】

1. 论述天、地、人及整个宇宙是同构的

天有六六之节，地有九九制会；十天干化生五行，五行化生三阴三阳之气；三阴三阳之气构成了天的六气、地的六气、人的六气。

2. 论述五运之气的运行是相互承袭的

五运主岁、主时有一定的规律，周而复始，循环无端。要了解运气的盛衰，就要掌握每年的客气、主气加临的情况。运气有平气、太过、不及，甚至出现"失时反候，五治不分"的恶劣情况，对万物和人体生命产生不同程度的影响。

3. 论述时令与气候不相应和气不承袭的发病情况

时令与气候不相应发病："未至而至，此谓太过，则薄所不胜，而乘所胜也，命曰气淫。……至而不至，此谓不及，则所胜妄行，而所生受病，所不胜薄之也，命曰气迫。"气不承袭发病："变至则病，所胜则微，所不胜则甚，因而重感于邪，则死矣。故非其时则微，当其时则甚也。"

【原文】

帝曰：善。余闻气合而有形，因变以正名[1]，天地之运，阴阳之化，其于万物，孰少孰多，可得闻乎？岐伯曰：悉哉问也！天至广不可度，地至大不可量，大神灵问[2]，请陈其方[3]。草生五色，五色之变，不可胜视；草生五味，五味之美，不可胜极。嗜欲不同，各有所通[4]。天食人以五气，地食人以五味[5]，五气入鼻，藏于心肺，上使五色修明，音声能彰[6]；五味入口，藏于肠胃，味有所藏，以养五气，气和而生，津液相成，神乃自生[7]。

【注释】

[1] 气合而有形，因变以正名：气，指阴阳之气。形，指万物之形。变，指阴阳多少之变化。正名，正定其名称。

[2] 大神灵问：大，广大。神灵，深奥微妙。问，在此为倒装句。

[3] 请陈其方：陈，申述。方，略，大概。

[4] 嗜欲不同，各有所通：五脏的性质不同，对五色、五味相应各有所偏。

[5] 天食人以五气，地食人以五味：食，音义同“饲”，喂养、供给之意。五气，指寒、暑、湿、燥、风正常气候，此指自然界的清气。五味，指酸、苦、甘、辛、咸五类物质，此指饮食物。

[6] 五色修明，音声能彰：修明，明润。彰，彰著，明显。张介宾注：“心气充则五色修明，肺气充则声音彰著。”

[7] 津液相成，神乃自生：津液，指精微物质。神，指生命活动。

【语译】

黄帝说：说得好啊。我听说天地阴阳之气相合，就产生有形之万物，天地阴阳二气的变化造就万物形态各异，我们就以这种差异来命名万物。天地五运、阴阳之气的变化，对万物化生的作用，谁少谁多，可以让我知道吗？岐伯说：您问得真详细啊！天地广阔而不可测量，您既然提出了这个问题，我就给您大概说一下。自然界的植物生有五种颜色，但五色配合而发生的各种变化，多到难以看遍；植物生有五种味道，但五味调和出的美味，多到难以尝遍，五脏喜好不同，所以五色、五味与五脏的配合也不同。天用五气来养育人，地用五味来养育人。五气进入鼻中，藏于心肺，使人体上部头面颜色明润，声音响亮。五味进入口中，藏于肠胃，五味有所藏，用来供养五脏，五脏之气调和，津液能生成，气血津液充沛，神气就能旺盛地生成。

【提要】

1. 论述由于天地的运行、阴阳的变化，而产生了形色各异的自然万物，万物之所以各不相同，是因为它们所禀受的阴阳的区别有多有少。

2. 主要阐述人体生命得以生存和发展的基本条件，即天之五气，地之五味，如“天食人以五气，地食人以五味。”

3. 五脏因性质不同，对五色、五味相应各有所偏。如心色赤，苦先入心；肝色青，酸先入肝；脾色黄，甘先入脾；肺色白，辛先入肺，肾色黑，咸先入肾。如“嗜欲不同，各有所通。”

【原文】

帝曰：藏象何如？岐伯曰：心者，生之本，神之变[1]也，其华在面，其充在血脉，为阳中之太阳，通于夏气[2]。肺者，气之本，魄之处[3]也，其华在毛，其充在皮，为阳中之太阴[4]，通于秋气。肾者，主蛰[5]，封藏之本，精之处也，其华在发，其充在骨，为阴中之少阴[6]，通于冬气。肝者，罢极之本[7]，魂之居[8]也，其华在爪，其充在筋，以生血气，其味酸，其色苍[9]，此为阳中之少阳，通于春气。脾、胃、大肠、小肠、三焦、膀胱者，仓廪之本，营之居也，名曰器[10]，能化糟粕，转味而入出者[11]也，其华在唇四白，其充在肌，其味甘，其色黄[12]，此至阴之类，通于土气[13]。凡十一藏，取决于胆[14]也。

【注释】

[1] 神之变：全元起本并《太素》作“神之处”。律以下文，“魄之处”、“精之处”，则“变”作“处”为是。

[2] 阳中之太阳，通于夏气：此以五脏合五时。四时阴阳是：春夏为阳，秋冬为阴。春为阳中之少阳，夏为阳中之太阳，秋为阴中之少阴，冬为阴中之太阴，长夏为至阴。心主火属阳，故通于夏气。

[3] 魄之处：魄，是人体精神意识活动之一。《灵枢·本神》说：“并精而出入者谓之魄。”

[4] 阳中之太阴：“阳中”，应为“阴中”。“太阴”，《甲乙经》、《太素》均作“少阴”，为是。见注 [2]。

[5] 蛰：蛰（zhé）指冬眠伏藏之虫。这里寓伏藏、闭藏之意。

[6] 阴中之少阴：应为阴中之太阴。见注 [2]。

[7] 罢极之本：张登本《内经词典》：“罢，通疲，软弱、松弛。极，通急，刚强、紧张。”“罢极之本，犹刚柔之本，缓急之本。喻肝和筋的生理表现。”义顺可从。

[8] 魂之居：魂，是人体精神意识活动之一。《灵枢·本神》说：“随神往来者谓之魂。”

[9] 以生血气，其味酸，其色苍：此十字与上下文例不合，属衍文。

[10] 器：具有生化功能的脏器。

[11] 转味而入出者：指六腑受纳、消化水谷，吸收精微，排泄糟粕的功能。

[12] 其味甘，其色黄：属衍文。

[13] 至阴之类，通于土气：至有到达、往复之意。土气，指长夏湿土之气。此段原文应调整为：“脾者，仓廪之本，营之居也，其华在唇四白，其充在肌；胃、大肠、小肠、三焦、膀胱，名曰器，能化糟粕，转味而入出者也，此至阴之类，通于土气。”

[14] 十一藏，取决于胆：注家意见不一。“十一”，按古文竖写疑为“土”字之误。“十一藏，取决于胆”，当为“土藏取决于胆”。脾与胃等六腑的功能正常与否，须赖胆气的升发。

【语译】

黄帝说：什么是藏象？岐伯说：心是生命的根本，主宰神志的变化，它的荣华表现在面部，它的充盛表现在血脉，为阳中之太阳，通于夏季之气。肺是气的根本，藏魄的所在，它的荣华在毛，它的充盛表现在皮，为阳中之少阴，通于秋季之气。肾以蛰伏潜藏为主，是封藏的根本，是藏精气的地方，它的荣华在头发，它的充盛表现在骨，为阴中之太阴。肝是耐受疲劳的根本，是藏魂的所在，它的荣华在爪甲，它的充盛表现在筋，它能化生血气，对应的五味是酸味，对应的五色是青色，为阴中之少阳，通于春季之气。脾、胃、大肠、小肠、三焦、膀胱，是饮食水谷贮藏的仓库，是藏营气的地方，受盛水谷，所以叫“器”，它们能把水谷化为精微和糟粕，吸收精微，排泄糟粕。它的荣华在唇四周，它的充盛在肌肉，对应的五味是甜味，对应的五色是黄色，这属于至阴一类，通于五行中的土气。凡十一脏功能的正常发挥都取决于胆的功能。

【提要】

本节原文提出的“藏象”概念，是现存中医文献中最早的。主要论述了五脏六腑的生理功能及其与四时阴阳的关系，突出体现了《内经》以五脏为中心的天人相应、内外相联的整体观思想。

1. 人体以五脏为本

心为“生之本”，肺为“气之本”，肾为精的“封藏之本”，肝为“罢极之本”，主运动，脾为“仓廪之本”，是营养的来源。

2. 五脏主神志

五脏之精气是神的物质基础。心是全身神志的主宰，人的精神思维意识等都为心所主。如“心者，神之变也。”肺藏魄，人的本能感觉和运动，属于魄的范畴，为肺所主。如“肺者，魄之处也。”肝藏魂，人的梦幻、感觉属于魂的范畴，为肝所主。如“肝者，魂之居也。”

3. 五脏与体表的联系

五脏藏精，可充养形体。故形体的强弱，反映五脏精气的盛衰。心之荣华在面部，心之充养在血脉。肺之荣华在毛，肺之充养在皮肤。肾之荣华在头发，肾之充养在骨髓。肝之荣华在爪甲，肝之充养在筋膜。脾之荣华在唇四白，脾之充养在肌肉。

4. 脏腑与五时阴阳的关系

五脏六腑之气与五时阴阳之气相通应。春夏为阳，秋冬为阴。春为阳中之少阳，夏为阳中之太阳，秋为阴中之少阴，冬为阴中之太阴，夏季最后一个月是长夏，长夏为至阴，意为由阳达阴的阶段。肝气通于春气，心气通于夏气，脾和六腑之气通于长夏之气，肺气通于秋气，肾气通于冬气。

【临床应用】

1. 肾为封藏之本

肾为阴中之阴，以静藏为其基本特性，通于冬季，主全身闭藏的功能，肾藏先、后天之精，蕴藏了强大的生命力，为防止精气无故流失，故文中以“蛰”比喻，肾封藏有力，精气充沛，生长发育、生殖繁衍、脏腑功能皆正常，且肾中精气充盛，一身阴阳协调平衡，精气化神，神旺则生机旺盛。若肾封藏失职，全身精气皆虚，五脏精气亏损之证，除针对性地调补每一脏外，补肾增强其封藏功能，也是治疗五脏精气虚损的根本大法。临床常根据这一特点，确立益阴潜阳、补肾填精、固涩诸法，选择熟地、龟板、五味子、金樱子、芡实、龙骨、牡蛎等药物治疗。

2. 脏时相关

五脏应时，包括以季节论四时，以天干论日，以昼夜论时辰，在人与自然时空的协调关系中，五脏是重要的中介与核心。本篇提出五脏与四时相通的观点，不仅创立了中医与时间医学和气象医学的相关学说，为深入研究人与自然在物质、能量、信息三个层次上的交流提供指导，为中医与现代时间生物学、时间医学、气象医学等学科相结合提供了一个很好的切入点，还为中医临床诊断和治疗提供了诸多依据。如心通于夏气，心的功能旺于夏季，但夏季暑热之邪过亢，又易伤心，轻则见心烦心痛、尿赤、汗多、头晕、口渴等伤暑之证，重则见猝然昏厥、项强、四肢抽搐、脉微欲绝等中暑重证，或见暑厥、暑风等证，夏季也是心血管病的一个高发季节。故夏季应以养心为主，常用清心开窍、解暑安神之法，方如牛黄清心丸、六一散、新加香薷饮、安宫牛黄丸等，常用药物有金银花、连翘、黄连、藿香、佩兰、西瓜翠衣、莲子、荷叶、天冬等。

【讨论】

1. 藏象学说的基本内容

(1) 藏象的概念：本文首先提出“藏象”一词，藏，指藏于体内的具有一定形态结构的脏腑组织器官；象，一为形象，指脏腑组织器官的形态之象，一为征象，指内在功能活动反映于外的征象，一为比象，指运用取象比类获得的脏腑组织活动与自然界相通应的现象。“藏”是象的内在本质，“象”是藏的外在反映，因此，“藏象”是对人体生命的本质与现象诸种联系的高度概括，并反映了人与自然的密切联系。藏象的涵义与现代解剖中脏器的涵义不同，后者立足于微观的实体解剖与描记，前者侧重于脏腑生理功能的宏观概括，从“象”测“藏”的方法，是中医藏象学说的特点。藏象学说是研究脏腑经脉形体官窍的形态结构、生理功能活动及其相互关系的学说。《内经》藏象学说的重点内容是脏腑的生理功能与联系，而非脏腑解剖知识。

(2) 脏腑的基本功能、阴阳属性：本文概括人体所有脏腑组织器官为五大生理系统，强调人以五脏为本，即心为生之本，肺为气之本，肾为封藏之本，肝为罢极之本，脾为仓廪之本。人体就是以五脏为中心，联系诸腑、经脉、形体官窍，构筑成心、肝、脾、肺、肾五大生理系统，彼此相互联系。本文论述的脏腑功能及与形体官窍的联系不仅是藏象学说的主要内容，也对中医的诊断、治疗学提供了指导，如肾“其华在发”、“其充在骨”的理论，说明了头发、骨骼的功能与肾关系密切，当临床骨骼、头发发生异常时，可从肾论治。临床小儿“五迟”、“五软”、鸡胸、解颅等症，成人须发早白、腰膝酸软，多从补肾入手。

本文提出对事物命名的方法之一是“气合而成形，因变以正名”，即根据事物各自的阴阳多少来确定其名称，人体脏腑阴阳的确立也是据于此。确定脏腑阴阳属性的强弱，一般有两种方法。一是根据其在人体的上下部位来确定，心、肺居胸中，在上属阳；肝、脾、肾在腹腔，在下属阴，胃、大肠、小肠、膀胱在腹腔，也属于阴之类。二是根据脏腑功能特性来确定。凡具有生发特性者属阳，具有潜降特性者属阴，性质强大者为“太”，性质较弱者为“少”。故心主火，其性上炎，为太阳；肝气喜生发，但其性稍弱于心，为少阳；肾主闭藏，封藏之力强大，为太阴；肺喜敛降，但潜降之力弱于肾，为少阴；脾以及传化五腑，受纳水谷，运化精微，排泄糟粕，属于至阴。至，是到达之意，并非“最”之意。

(3) 脏腑与四时之气的通应关系：本文根据“嗜欲不同，各有所通”的观点，提出人体脏腑组织的“嗜欲”（即生理特点）与自然界相应，则人体就能与外界环境之间协调统一，形成相互联系的整体。因此，心主动，属火，与夏气相应；肝喜条达舒畅生发，与春气相应；肺主敛降清肃，与秋气相应；肾主封藏，喜静，与冬气相应。人禀天地之气而生，生命活动规律与天地阴阳自然规律是相应的，本篇提出五脏与四时相通的观点，为中医认识和研究藏象提供了正确的方法论指导。

2. 关于“凡十一藏，取决于胆”的问题

历代医家意见不一。

王冰：“然胆者，中正刚断无私偏，故十一藏取决于胆也。”

李东垣《脾胃论》：“胆者，少阳春升之气，春气升则万化安，故胆气春升，则余藏从之。胆气不升，则飧泄、肠澼不一而起矣。”

张隐庵：“五藏六府，共为十一藏，胆主甲子，为五运六气之首，胆气升则十一藏府之气皆升，故取决于胆也，所谓‘求其至也，皆归始春。’”

以上注家，虽言辞不同，但都以“胆气春升”立论。我们认为，若“十一藏取决于胆”，那么，胆凌驾于心之上，《素问·灵兰秘典论》中“心者，君主之官”、“主明则下安，主不明则十二官危”等论述，又做何解释？临床也少有证明胆在五脏六腑中起主导作用。所以，《黄帝内经研究大成》认为“十一”二字，乃因“土”字传写之误。临床证明，胆气失常，可引起脾胃等运化水谷的脏腑（土脏）的功能失常，出现一系列消化紊乱的病症。

【原文】

故人迎一盛，病在少阳[1]，二盛病在太阳，三盛病在阳明，四盛已上为格阳[2]。寸口一盛，病在厥阴[3]，二盛病在少阴，三盛病在太阴，四盛已上为关阴[4]。人迎与寸口俱盛四倍已上为关格[5]，关格之脉羸[6]，不能极于天地之精气[7]，则死矣。

【注释】

[1] 人迎一盛，病在少阳：人迎脉，在喉结两旁一寸五分处的动脉，是指人迎脉大于寸口脉一倍，病在少阳。

[2] 四盛已上为格阳：人迎脉大于寸口脉四倍以上，病名为格阳。邪盛于三阳，不与三阴相交通，格阳于外。

[3] 寸口一盛，病在厥阴：寸口脉，在手桡动脉处。寸口脉大于人迎脉一倍，病在厥阴。

[4] 四盛已上为关阴：关，亦格也。寸口脉大于人迎脉四倍以上，病名为关阴。邪盛于三阴，不与三阳相交通，格阴于内。

[5] 关格：阳热内盛，孤阳亢极，真阴内绝，阴关于内，阳格于外，阴阳不相交通，有离决之势。

[6] 脉羸：《新校正》云：“详羸当作盈，脉盛四倍已上，非羸也，乃盛极也。古文羸与盈通用。”

[7] 不能极于天地之精气：张介宾：“极，尽也。精气，天禀也。言不能尽其天年而夭折也。”

【语译】

人迎脉比寸口脉盛一倍，是少阳病；盛二倍，是太阳病；盛三倍，是阳明病；盛四倍以上，叫做格阳。寸口脉比人迎脉盛一倍，是厥阴病；盛二倍，是少阴病；盛三倍，是太阴病；盛四倍以上，叫做关阴。人迎脉和寸口脉比平时都盛过四倍以上，叫做关格。关格脉过于盛，就不可能尽其天年，必会夭折。

【提要】

本段原文论述诊人迎脉与寸口脉以判断病位和病势。人迎脉在喉结两旁动脉，寸口脉在手桡动脉，又称气口脉。《灵枢·禁服》曰：“寸口主中，人迎主外，两者相应，俱往俱来，若引绳大小齐等，春夏人迎微大，秋冬寸口微大，如是者，名曰平人。”《灵枢·四时气》指出：“气口候阴，人迎候阳。”病在三阳经，则人迎脉盛；病在三阴经，则寸口脉盛。人迎脉大于寸口脉一倍，病在少阳；大于寸口脉二倍，病在太阳；大于寸口脉三倍，病在阳明；大于寸口脉四倍以上，病为格阳。寸口脉大于人迎脉一倍，病在厥阴；大于人迎脉二倍，病在少阴；大于人迎脉三倍，病在太阴；大于人迎脉四倍以上，病为关阴。人迎与寸口脉俱盛于平常四倍以上的，病为关格。病见关格，阳亢极、阴内绝，阴阳离决，生命危在旦夕。

【讨论】

关于“关格”的问题。

“关格”一语，还见于《内经》多篇：

《素问·脉要精微论》：“反四时者，有余为精，不足为消；应太过，不足为精；应不足，有余为消。阴阳不相应，病名曰关格。”此处“关格”是指病名。是一种脉与四时不相应的病症。

《灵枢·脉度》：“故邪在府，则阳脉不和，阳脉不和则气留之，气留之则阳气盛矣。阳气太盛则阴不利，阴脉不利则血留之，血留之则阴气盛矣。阴气太盛，则阳所不能荣也，故曰关。阳气太盛，则阴气弗能荣也，故曰格。阴阳俱盛，不得相荣，故曰关格。关格者，不得尽期而死也。”此处“关格”是指病机，是一种气血阴阳不相交通的病机。

后世“关格”多指病名，然所指不同。

张仲景：“关则不得小便，格则吐逆。”

巢元方《诸病源候论》：“关格者，大小便不通也。大便不通谓之内关，小便不通谓之格外。二便俱不通，为关格也。”

戴元礼：“关格者，谓膈中觉有所碍，欲升不升，欲降不降，欲食不食，此谓之横格也。”

素问·五藏生成篇第十

【导读】

本文首先从生理方面叙述了五脏与体表组织之间的配合关系，同时根据五行生克的理论说明五脏之间相互制约的关系，进而列举了五味、五色与五脏之间的生理病理联系。其次，论述了脉、髓、筋、血、气的生理，突出了血的调节、流行与功能。文中最后叙述了五脏、十经的病变，强调了诊脉以五脏为纲和色脉合参的重要意义。故篇名“五藏生成”。

【原文】

心之合[1]，脉也，其荣[2]色也，其主[3]肾也。肺之合，皮也，其荣毛也，其主心也。肝之合，筋也，其荣爪也，其主肺也。脾之合，肉也，其荣唇也，其主肝也。肾之合，骨也，其荣发也，其主脾也。

【注释】

[1] 合：外合。

[2] 荣：荣华表现。

[3] 主：主克之脏，也就是克我之脏。

【语译】

心的外合是脉，它的荣华反映在肌肤色泽上，受肾制约；肺的外合是皮，它的荣华反映在皮毛上，受心制约；肝的外合是筋，它的荣华反映在爪甲上，受肺制约；脾的外合是肌肉，它的荣华反映在口唇上，受肝制约；肾的外合是骨，它的荣华反映在头发上，受脾制约。

【提要】

本节原文论述了五脏与五体、五华以及五脏相克的关系（表5）。

表5　五脏与五体、五华以及五脏相克的关系表

五脏	五体	五华	克我之脏
心	脉	面色	肾
肺	皮	皮毛	心
肝	筋	爪甲	肺
脾	肌肉	口唇	肝
肾	骨	头发	脾

【原文】

是故多食咸，则脉凝泣而变色[1]；多食苦，则皮槁而毛拔[2]；多食辛，则筋急而爪枯[3]；多食酸，则肉胝䐢而唇揭[4]；多食甘，则骨痛而发落[5]。此五味之所伤也。故心欲[6]苦，肺欲辛，肝欲酸，脾欲甘，肾欲咸，此五味之所合也[7]。

【注释】

[1] 多食咸，则脉凝泣而变色：泣，同“涩”。脉凝泣，即血脉流行不畅。咸入肾，肾水太过，克伐心火，心主血脉，故食咸过多，可导致血脉流行不畅。

[2] 多食苦，则皮槁而毛拔：毛拔：毛发脱落。苦入心，心火太过，克伐肺金，肺主皮毛，故食苦过多，可导致皮肤干枯，毛发脱落。

[3] 多食辛，则筋急而爪枯：辛入肺，肺金太过，可伐肝木，肝主筋，爪为筋之余，故食辛过多，可导致筋脉拘急，爪甲干枯。

[4] 多食酸，则肉胝䐢而唇揭：胝（zhī），皮厚。䐢（zhòu），皱缩。揭，掀起。酸入肝，肝气太过，可伐脾土，脾主肌肉，其华在唇，故食酸过多，可导致肌肉坚厚而口唇掀起。

[5] 多食甘，则骨痛而发落：甘入脾，脾气太过，克伐肾水，肾主骨，其华在发，故食甘过多，可导致骨痛发落。

[6] 欲：正常所喜。

[7] 此五味之所合也：合，相宜之意。即五味与五脏相宜。

【语译】

如果多吃咸，会伤心而使血脉凝涩不通，面部色泽变黑；多吃苦，则皮毛枯槁而脱落；多吃辛，则筋挛急而不柔和，爪甲干枯；多吃酸，则肉厚而皱缩，口唇干裂，表皮掀起；多吃甘，则骨头痛，头发脱落。这都是五味过多造成的伤害。心喜苦味，肺喜辛味，肝喜酸味，脾喜甘味，肾喜咸味，这就是五味与五脏的配合关系。

【提要】

本段原文论述五味与五脏的关系。

1. 五脏与五味相宜的规律　心宜苦，肺宜辛，肝宜酸，脾宜甘，肾宜咸。

2. 五味太过伤五脏的病变　见表 6。

表 6　五味太过伤五脏的病变表

味太过	脏气偏亢	伤脏	症状
咸味太过	肾气偏亢	伤心	血脉不畅、面色暗黑
苦味太过	心气偏亢	伤肺	皮肤干枯、毛发脱落
辛味太过	肺气偏亢	伤肝	筋脉拘急、爪甲干枯
酸味太过	肝气偏亢	伤脾	皮肉皱缩增厚、口唇掀起
甘味太过	脾气偏亢	伤肾	骨痛、发落

【原文】

五藏之气，故色见青如草兹[1]者死，黄如枳实者死，黑如炱[2]者死，赤如衃血[3]者死，白如枯骨[4]者死，此五色之见死也。青如翠羽者生，赤如鸡冠者生，黄如蟹腹者生，白如豕膏者生，黑如乌羽者生，此五色之见生也。生于心，如以缟裹朱[5]；生于肺，如以缟裹红；生于肝，如以缟裹绀；生于脾，如以缟裹栝楼实；生于肾，如以缟裹紫。此五藏所生之外荣[6]也。

色味当五藏[7]：白当肺、辛，赤当心、苦，青当肝、酸，黄当脾、甘，黑当肾、咸。故白当皮，赤当脉，青当筋，黄当肉，黑当骨。

【注释】

[1] 青如草兹：张隐庵："兹，蓐席也。兹草者，死草之色，青而带白。"

[2] 黑如炱：炱（tái），锅底的尘灰，黑而带黄。

［3］赤如衃血：衃（pèi），凝聚成紫黑色的瘀血。王冰：“衃血，谓败恶凝聚之血，色赤黑也。”

［4］白如枯骨：王冰：“白而枯槁，如干骨之白也。”

［5］如以缟裹朱：缟（gǎo），一种极薄而白的丝织品。朱，朱砂。如以缟裹朱，即白里透红，含而不露。下文如以缟裹红、如以缟裹绀、如以缟裹栝楼实、如以缟裹紫，如此例。

［6］此五藏所生之外荣：张隐庵：“五藏所生之荣色见于外也。”

［7］色味当五藏：当，合也。即五味、五色合五脏。

【语译】

肌肤色泽是五脏之气盛衰的反应。如果面部色泽呈现死草一样的青色，或呈现枳实一样的黄色，或呈现煤灰一样的黑色，或呈现凝滞败血一样的红色，或呈现枯骨一样的白色，说明色泽枯槁晦暗，毫无光泽，是死亡的征象。如果面部色泽呈现翡翠色羽毛一样的青色，或呈现鸡冠一样的红色，或呈现螃蟹腹内一样的黄色，或呈现猪油一样的白色，或呈现乌鸦羽毛一样的黑色，说明肤色明润光泽，是有活力的征象。心所生的正常颜色，是要如白绢裹着朱砂那样；肺所生的正常颜色，是要如白绢裹着浅红色那样；肝所生的正常颜色，是要如白绢裹着绀色那样；脾所生的正常颜色，是要如白绢裹着栝楼实那样；肾所生的正常颜色，是要如白绢裹着紫色那样。这就是五脏之气充盛在面部的表现。

五色、五味和五脏的配合是：白色、辛味与肺相合；赤色、苦味与心相合；青色、酸味与肝相合；黄色、甘味与脾相合；黑色、咸味与肾相合。所以白色和皮相配合，红色和脉相配合，青色和筋相配合，黄色和肉相配合，黑色和骨相配合。

【提要】

1. 论述五脏之生色、死色（表 7）。生色，光泽、明润、含而不露。死色，无光泽而毕露。

表 7　五脏生色、死色表

五脏	生色	死色
肝	如以缟裹绀、青如翠羽	青如草兹
心	如以缟裹朱、赤如鸡冠	赤如衃血
脾	如以缟裹栝楼实、黄如蟹腹	黄如枳实
肺	如以缟裹红、白如豕膏	白如枯骨
肾	如以缟裹紫、黑如乌羽	黑如炱

2. 五色、五味合五脏　见表 8。

表 8　五色、五味合五脏表

五脏	五色	五味
肝	青	酸
心	赤	苦
脾	黄	甘
肺	白	辛
肾	黑	咸

【原文】

诸脉者皆属于目[1]，诸髓者皆属于脑[2]，诸筋者皆属于节[3]，诸血者皆属于心，诸气者皆属于肺，此四支八谿之朝夕[4]也。故人卧血归于肝[5]，肝受血而能视，足受血而能步，掌受血而能握，指受血而能摄。卧出而风吹之，血凝于肤者为痹[6]，凝于脉者为泣[7]，凝于足者为厥[8]。此三者，血行而不得反其空[9]，故为痹厥也。人有大谷十二分[10]，小谿三百五十四名[11]，少十二俞[12]，此皆卫气之所留止，邪气之所客也，针石缘而去之[13]。

【注释】

[1] 诸脉者皆属于目：脉，经脉。属，络属。脏腑的经脉皆络属于目。五脏六腑的精气循经脉上注于目。

[2] 诸髓者皆属于脑：属，归属。诸髓上注，补益脑髓，故归属于脑。

[3] 诸筋者皆属于节：节，骨关节。诸筋都络属骨关节，约束骨节以利屈伸。

[4] 四支八谿之朝夕：支，同“肢”；谿，同“溪”。八溪，指肩、肘、腘、膝八大关节。朝夕，潮汐。意即四肢八大关节是经气往来之所，犹海潮涨落一般。

[5] 故人卧血归于肝：张介宾：“人寤则动，动则血随气行阳分而运于诸经，人卧则静，静则血随气行于阴分而归于肝，以肝为藏血之藏也。”

[6] 血凝于肤者为痹：痹，麻木不仁。血凝于皮肤，故麻木不仁。

[7] 凝于脉者为泣：泣，同“涩”。血凝于经脉则脉道不畅。

[8] 凝于足者为厥：厥，逆冷也。血凝于足则阳气不达，故足逆冷。

[9] 反其空：反，返也。空，同“孔”，俞穴。

[10] 人有大谷十二分：张介宾：“大谷者，言关节之最大者也。节之大者无如四肢，在手者肩、肘、腕，在足者踝、膝、髋，四肢各有三节，是为十二分。分，处也。”

[11] 小谿三百五十四名：王冰：“小络所会，谓之小谿也。然以三百六十五小络言之，除十二俞外，则当三百五十三名。经言三百五十四者，传写行书，误以为三为四也。”

[12] 少十二俞：衍文。

[13] 针石缘而去之：张介宾：“邪客于经，治以针石，必缘其所在取而去之。缘，因也。”

【语译】

全身的各条经脉都与目有联系，全身的精髓都与脑有联系，全身的骨节都靠筋膜来联结，全身的血脉都由心主宰，全身的气都由肺主持。气血的运行如潮汐往来，不离于四肢和八大关节。所以，当人体休息睡眠时，部分血液就回流到肝，肝得血养，眼睛才能视物，脚得血养才能行走，手掌得血养才能握住东西，手指得血养才能拿东西。如果睡在外面而吹了风，血液运行不畅，凝聚在皮肤下面，就会发生痹证，凝聚在脉管就会使血流不通，凝聚在足部就会发生厥证。人体有肩、肘、腕、股、膝、踝共十二处大关节，小关节三百五十四处，小关节的数目中不包括大关节的数目在内。这些关节，都是卫气运行所至并停留的地方，也是邪气侵袭的地方，所以邪气侵袭，可以用针石治疗这些部位，去除病邪。

【提要】

1. 论述了脉与目、髓与脑、筋与骨节、血气与心肺之间的关系

脉、髓、筋、血对人体具有重要作用，它们能够发挥各自的生理作用，主要依赖它们各

自的连属关系而形成的整体功能。五脏六腑之精气由十二经脉上注于目，才有了目的视觉功能；肾藏精主骨生髓，上注于脑，使脑具有主持肢体运动和思维的功能；肝主筋，全身筋膜连属骨节，形成肢体运动功能；心主血脉，血液在心气推动下运行全身；肺主气，完成人体呼吸功能和调节气机的作用。

2. 论述了肝具有藏血、调节血量的功能

目、足、掌、指等组织器官得到血的濡养才能发挥正常的功能。一切脏腑组织都需要血液的供养和调节，才能主持发挥功能，如文中列举的目之能视、足之能步、手之能握、指之能摄，前提条件都是受血之濡养。人体的四肢运动，由筋主管，筋脉得肝血充分滋养，则人体运动灵活有力。“人卧血归于肝”，人动血运诸经的论述，说明肝有贮藏血液、调节血量的作用，实为肝藏血功能的具体表现和理论依据。

3. 卧出而风吹之，血凝于皮肤为麻木；凝于脉为血脉不畅；凝于足导致厥冷的病症。

4. 指出人体十二大关节、三百五十三个腧穴，是卫气运行之处，也是邪气易于侵犯之所，可用针石治疗。

【原文】

诊病之始，五决为纪[1]，欲知其始，先建其母[2]。所谓五决者，五脉也。是以头痛巅疾，下虚上实[3]，过[4]在足少阴、巨阳，甚则入肾。徇蒙招尤[5]，目冥[6]耳聋，下实上虚，过在足少阳、厥阴，甚则入肝。腹满䐜胀，支鬲胠胁[7]，下厥上冒[8]，过在足太阴、阳明。咳嗽上气，厥在胸中，过在手阳明、太阴。心烦头痛，病在鬲中，过在手巨阳、少阴。

夫脉之小、大、滑、涩、浮、沈，可以指别；五藏之象，可以类推[9]；五藏相音，可以意识[10]；五色微诊，可以目察。能合脉色，可以万全。赤，脉之至也，喘而坚[11]，诊曰：有积气在中，时害于食，名曰心痹[12]，得之外疾[13]，思虑而心虚，故邪从之。白，脉之至也，喘而浮[14]，上虚下实，惊，有积气在胸中，喘而虚，名曰肺痹，寒热，得之醉而使内[15]也。青，脉之至也，长而左右弹，有积气在心下，支胠，名曰肝痹，得之寒湿，与疝同法，腰痛足清头痛。黄，脉之至也，大而虚，有积气在腹中，有厥气，名曰厥疝，女子同法，得之疾，使四支汗出当风。黑，脉之至也，上坚而大，有积气在小腹与阴，名曰肾痹，得之沐浴，清水而卧。

凡相五色之奇脉[16]，面黄目青，面黄目赤，面黄目白，面黄目黑者，皆不死也[17]。面青目赤，面赤目白，面青目黑，面黑目白，面赤目青，皆死也[18]。

【注释】

[1] 五决为纪：王冰：“五决，谓以五藏之脉为决生死之纲纪也。”

[2] 欲知其始，先建其母：始，病之始发。建，立也，确立。母，此作“原因”解。

[3] 下虚上实：正气虚于下，邪气实于上。

[4] 过：病。

[5] 徇蒙招尤：徇，作眴。眴，通“眩”。蒙，通“矇”，视物昏花。招，振摇，摇晃之义。尤，摇也。徇蒙招尤，即头晕眼花，振摇不定的症状。

[6] 目冥：冥，昏暗之意。目冥，即视物昏暗模糊。

[7] 支鬲胠胁：支，支撑。鬲，隔塞。腋下为胠，胠下为胁。支鬲胠胁，是指胸膈胁肋痞塞撑胀不适的感觉。

[8] 下厥上冒：下肢逆冷，头部昏蒙。

[9] 五藏之象，可以类推：五脏的形象，可以用取象比类的方法推演。

[10] 五藏相音，可以意识：张介宾："相，形相也。音，五音也。相音，如《阴阳二十五人篇》所谓木形之人，比于上角之类。又如肝音角，心音徵，脾音宫，肺音商，肾音羽。若以胜负相参，藏否自见，五而五之，二十五变，凡耳聪心敏者，皆可意会而识。"马莳："人之相与音虽见于外，而五藏主于其中，可以意会而识之。"

[11] 喘而坚：喘，是指脉来急疾。坚，是指脉坚实有力。

[12] 心痹：心气不宣通之症。

[13] 外疾：外邪为患。

[14] 喘而浮：脉来急疾而浮。

[15] 使内：即房劳太过。

[16] 凡相五色之奇脉：相，视也。奇脉，脉色之异也。王冰："奇脉，谓与色不相偶合也。"

[17] 面黄目青，面黄目赤，面黄目白，面黄目黑者，皆不死也：黄色，为有胃气之色，五色中见黄色，是有胃气之色，病虽重而有生机，故曰"皆不死"。

[18] 面青目赤，面赤目白，面青目黑，面黑目白，面赤目青，皆死也：五色之中无黄色，是胃气衰败之征，故曰"皆死"。

【语译】

诊病之始，要以五脏之脉为纲领作出判断，要知道疾病是如何发生的，必须先明确疾病的病因。所谓以五脏之脉作为诊断的纲领，就是通过辨别五脏之脉，来确定病位与病性。所以，凡头痛、巅顶部位的疾病，下虚上实，病在足少阴经、足太阳经，病情太重就会深入到肾脏；凡头晕眼花、身体摇晃、耳聋的疾病，下实上虚，病在足少阳经、足厥阴经，病情太重就会深入到肝脏；凡腹部胀满、胸胁胀痛、浊气从下上逆、头部昏闷的疾病，病在足太阴经、足阳明经；凡咳嗽、喘逆、胸部不舒畅的疾病，病在手阳明经、手太阴经；凡心烦头痛、胸膈不适的疾病，病在手太阳经、手少阴经。

脉搏的大、小、滑、涩、浮、沉等，可以从手指下辨别；五脏的生理功能和病理变化，可以从多方面比类推求；五脏与宫、商、角、徵、羽五音的相关联系，可以意会；五脏表现在外的五色的微妙变化，可以用眼睛来观察。能够把色诊和脉诊相结合，在诊断疾病时可以万无一失了。病人面赤，脉急而坚硬，可以诊为邪气积聚在胸中，经常妨碍饮食，这种病叫心痹，病因是由于思虑过度，导致心气虚弱，外邪乘虚侵入造成的。病人面白，脉躁急而浮，上部脉虚下部脉实，常常惊恐不安，气喘而气息虚弱，可以诊为邪气积聚在胸中，这种病叫肺痹，常发寒热，病因是由于醉酒后行房事造成的。病人面青，脉长而有力，左右弹及医生手指，可以诊为有邪气积聚在心下，胁部胀满，这种病叫肝痹，病因是由于感受寒湿之邪，和疝气的病因一样，有腰痛、脚冷、头痛的症状。病人面黄，脉大而虚，可以诊为邪气积聚在腹中，感觉气从小腹冲逆而上，这种病叫厥疝，男女都可以患病，病因是由四肢过度疲劳、汗出受风造成的。病人面黑，脉坚长而大，可以诊为邪气积聚在小腹与前阴，这种病叫肾痹，病因是由用冷水沐浴以后睡觉、寒湿内侵所造成的。

凡观察病人面部的五色变化，见到面黄目青、面黄目赤、面黄目白、面黄目黑的，说明胃气尚存，都不会死。见到面青目赤、面赤目白、面青目黑、面黑目白、面赤目青的，说明胃气已绝，都会死亡。

【提要】

1. 论述五脏十经的病脉病症

提出以五脏脉为纲纪，探究疾病的原因。如原文“诊病之始，五决为纪，欲知其始，先建其母”。

2. 指出五色中有无黄色，是有无胃气的标志，是判断疾病生死的关键所在

面部肌肤依赖脏腑气血滋养，其颜色与光泽变化，是五脏气血盛衰的反映。通过观察面部五色变化，可以判断内在脏腑气血与功能状态。其中黄色属有胃气之色，五色中兼见黄色，表明病有胃气，预后较好。

【临床应用】

诸脉者皆属于目。

目是肝的开窍，但是目的功能不仅与肝有关，“诸脉者皆属于目”，五脏六腑之精气都通过十二经脉上注于目，《灵枢·大惑论》说：“五藏六府之精气，皆上注于目而为之精。”目的生理状态可以反映脏腑整体功能活动状况，它与肝血、肾精之滋养，肺气之宣发，脾气之升清，心神之调节都有关。在病理状态下，目的病变常常与脏腑、经脉的整体失调相关，诊断和治疗就当全面考虑，而不仅仅从目或者肝来论治，这就为临床从脏腑、经脉整体诊治形体官窍病变提供了理论参考。

病案：洪某，女，32岁，某疗养院医师，初诊时间：1974年6月10日。患者近一个月来视力障碍，视物模糊不清，曾在某医院眼科检查诊断为角膜点状溃疡，予中西药治疗月余均无效果，且视力模糊逐渐加重，因而求诊。辨证为肾虚肝旺，阴虚内热，予杞菊地黄丸加味。处方：枸杞子12g，菊花12g，生地30g，淮山药12g，牡丹皮9g，茯苓30g，泽泻12g，谷精草30g，石决明30g。服药一周无效。复诊予杞菊地黄丸合补中益气汤。处方：枸杞子12g，杭菊花12g，生地30g，谷精草30g，石决明30g，黄芪30g，苍白术各12g，陈皮9g，党参15g，柴胡12g，升麻9g，甘草6g，当归12g。服药一周后，视力明显好转，复诊再予前方，再服药一周，视力完全恢复，眼科检查角膜点状溃疡消失，至今三年未反复，疗效巩固，完全治愈。本病例治疗依据肝开窍于目的原理，以及肝肾同源之理，辨证为肾虚肝旺，阴虚内热，以滋养肝肾平肝为法，但服药后无效。分析原因，在于治疗的局限，没有考虑五脏的整体联系，眼病与肝肾失调、肺气不宣、脾失健运都有关，宜在治疗肝肾的同时发挥肺脾在肝肾治疗中的协同作用。故复诊后除继续滋肾养肝平肝法治疗肝肾外，同时合用补中益气法治疗肺脾，采用补脾助肺以制肝木之综合疗法，予杞菊地黄汤合补中益气汤而取得满意疗效。（烟建华《内经学术精粹析要·诊法》引方药中《辨证论治七讲》）

【讨论】

视外知内的诊病原理。

《灵枢·外揣》云：“远者，司外揣内，近者，司内揣外。”本篇云：“脉之小、大、滑、涩、浮、沈，可以指别；五藏之象，可以类推；五藏相音，可以意识；五色微诊，可以目察。”同时，又可根据面部五色来诊察五脏功能状态。这些都反映了可以根据表现于外的音色等症状变化，来推测内在脏腑的病变。人体以五脏为中心，六腑及形体官窍都通过经络与五脏建立密切联系，形成了一个有机整体，因此，人体内藏的脏腑、经络、精气神的活动必然反映于外在的生命现象，人体外部的生命活动征象也能反映机体内部生理、病理状况。首先，根据人体五脏与五色相合的原理，可以从面部色泽测知内在五

脏精气的盛衰变化。肝青、心赤、脾黄、肺白、肾黑，为五脏常色。心所生的正常颜色，要如白绢裹朱砂；肺所生的正常颜色，要如白绢裹浅红；肝所生的正常颜色，要如白绢裹绀色；脾所生的正常颜色，要如白绢裹栝楼实；肾所生的正常颜色，要如白绢裹紫色。色泽明润光泽，为五脏精气充盛之象，反之，色泽枯槁晦暗，候五脏精气衰败。其次，五脏盛衰也可从脉象反映出来，即“脉之小、大、滑、涩、浮、沈，可以指别。”依据这种内外相应的关系，在临证时，通过诊察病人色脉形态，四诊合参综合分析，就可测知内在病变，为治疗提供依据，即“能合脉色，可以万全”。

素问·五藏别论篇第十一

【导读】

本篇首段重点探讨了脏腑的生理功能特点，中段说明了察寸口脉诊断五脏疾病的机理，末段强调了全面诊察疾病以及反对迷信鬼神、医患配合对治疗的重要性。本篇从“藏泻”功能特点上讨论了五脏、六腑、奇恒之腑，有别于其他篇章，故篇名《五藏别论》。

【原文】

黄帝问曰：余闻方士[1]，或以脑髓为藏，或以肠胃为藏，或以为府。敢问更相反，皆自谓是。不知其道，愿闻其说。岐伯对曰：脑、髓、骨、脉、胆、女子胞，此六者，地气[2]之所生也，皆藏于阴而象于地[3]，故藏而不写[4]，名曰奇恒之府[5]。夫胃、大肠、小肠、三焦、膀胱，此五者，天气[6]之所生也，其气象天[7]，故写而不藏[8]，此受五藏浊气[9]，名曰传化之府[10]，此不能久留，输写者也。魄门亦为五藏使[11]，水谷不得久藏。

所谓五藏者，藏精气而不写也，故满而不能实[12]。六府者，传化物而不藏，故实而不能满[13]也。所以然者，水谷入口，则胃实而肠虚；食下，则肠实而胃虚。故曰：实而不满，满而不实也。

【注释】

［1］方士：通晓方术之士，此指医生。

［2］地气：阴气。

［3］象于地：《内经》时代认为地是静而不动的。象于地，指奇恒之腑的功能像地一样静藏阴精。

［4］藏而不写：藏，贮藏阴精。写，通“泻”，输泻水谷。藏而不泻，指奇恒之腑贮藏阴精而不输泻水谷。

［5］奇恒之府：奇，异也。恒，常也。因其形似六腑，功类五脏，异于常腑，故称奇恒之腑。

［6］天气：阳气。

［7］其气象天：《内经》时代认为天体是运转不息的。其气象天，指传化之腑的功能像天体一样运转不息，输泻水谷。

［8］写而不藏：输泻水谷而不贮藏阴精。

［9］此受五藏浊气：浊气，指糟粕。水谷之精微由五脏所藏，糟粕由六腑传化排泄，所以说，六腑受五脏浊气。

［10］传化之府：即传导消化水谷的腑。

［11］魄门亦为五藏使：魄，通“粕”。粕门，即肛门。使，使役。肛门的启闭，有赖五脏功能的调节，而其启闭的正常与否，又影响着脏腑气机的升降，故为五脏使。

［12］满而不能实：满，指精气充满。实，指水谷充实。五脏只能为精气所充满，不能为水谷所充实。

［13］实而不能满：指六腑只能为水谷所充实，不能为精气所充满。

【语译】

黄帝问道：我听说懂得医术的人中，对脏和腑的认识很不一致，有的把脑髓作为脏，有的把肠胃作为脏，有的把脑髓、肠胃都作为腑，若冒昧地向他们提出相反的意见，他们都坚持认为自己的认识是对的，我不知道这种学术分歧的原因，想听其中的道理。岐伯回答说：脑、髓、骨、脉、胆、女子胞，这六个器官是秉承地气而生的，它们都有贮藏阴精的功能，像大地藏载万物，因此其特点是贮藏精气，而不输泻水谷，所以叫奇恒之腑。胃、大肠、小肠、三焦、膀胱，这五个器官是秉承天气而生的，它们有运化水谷、传导糟粕的功能，运动不已，像天体运动不息，因此其特点是输泻水谷，它们接受五脏代谢过程中产生的废物，所以叫传化之腑，水谷吸收后残余的糟粕不能久留其中，同时传化之腑也有输布水谷精微和津液的作用，水谷精微及代谢的糟粕不能久藏，糟粕和精微都应当及时输布出去。肛门是排泄糟粕的器官，它的功能受五脏的控制，水谷不能久藏其中。

所谓五脏，是以储藏阴精为其功能特点的，不是输泻水谷与糟粕的，因此五脏应当是精气充盈满盛的状态，而不是水谷充实的状态。所谓六腑，是以传化水谷、排泄糟粕为其功能特点的，因此六腑经常是水谷充实的状态，而不是像五脏一样充满精气的状态。当然六腑也不是没有空虚的时候，例如饮食水谷入口后，胃中充实，此时肠中是空虚的；胃中食物停留一段时间后向下传导，此时肠中充实，而胃中是空虚的。因此，脏腑的生理特点可以概括为：六腑有饮食水谷充实其中，不能阻塞不通，故称实而不满，五脏有精气充盈其中，而不容纳水谷饮食，故称满而不实。

【提要】

1. 论述奇恒之腑是秉承天地间的阴气所产生，如“脑、髓、骨、脉、胆、女子胞，此六者，地气之所生也”。其功能特点是“皆藏于阴而象于地，故藏而不写”，即贮藏阴精，不输泻水谷。

奇恒之腑主藏阴精，功能与五脏相似，但形态中空与六腑相似，因此有异于六腑。奇恒之腑的功能特点是藏而不泻，内藏的精气不宜外泻，如脑为髓海，骨藏骨髓，脉藏血，胆藏胆汁，女子胞藏精血孕育胎儿。本篇提出奇恒之腑的理论意义，在于强调脑、髓、骨、脉、胆、女子胞在人体生命活动中的重要性，这一认识，在医学实践中已经得到了一定的证明，就此六者在临床的地位而言，有关“脑、髓”，已经形成脑病学专科学，已经受到广泛关注；有关“脉”，心血管疾病早已设立专科诊治；有关“胆”，肝胆系统疾病诊断与治疗研究十分广泛；有关“骨”和“女子胞”，中医骨伤科、妇科的学科特色优势明显。

2. 传化之腑是秉承天地间的阳气所产生的，如“夫胃、大肠、小肠、三焦、膀胱，此五者，天气之所生也”。其功能特点是“其气象天，故写而不藏”，即输泻水谷，而不贮藏阴精。

六腑的主要功能是受盛和传化水谷，饮食物必须不断地在六腑中传导变化，水谷精微和糟粕必须及时输送，虚实更替，使其内容物适时地通降下行，而不能久藏。因此，六腑的生理特点是“写而不藏”、“实而不满”，后世医家将这个特点概括为六腑“以通为用”、“以降为顺”。

3. 五脏的功能是藏精气，如《灵枢·本神》所说的心藏脉，肺藏气，肝藏血，脾藏营，肾藏精。五脏精气藏而不泻，才能保持充盈的状态，源源不断地为全身组织器官提供营养物质。一方面，五脏精气不得壅实呆滞，若精气呆滞不行，则出现五脏病变，如心脉闭阻、肝气瘀滞、肺气壅滞等；另一方面，五脏不藏纳水谷，不是水谷充实的状态，故特点为“满而不实”。

本篇所论的脏腑藏泻的不同，是就其生理功能特点而言。五脏所藏精气不是绝对不泻，而是不妄泻，精气在需要的时候有序地向脏输泻以供养全身组织，如《素问·上古天真论》所说的，肾藏的精气“五藏盛乃能写”。实际上，五脏也有浊气，六腑也有精气，五脏是藏中有泻，如肾精的溢泻、五脏浊气的外泻；而六腑亦是泻中有藏，如胆藏精汁。脏腑藏泻是一种相互依赖、协同作用的关系，五脏浊气由六腑输泻而出，六腑精气输于五脏而藏之。所以，对脏腑“藏写”理论的理解和应用，应当相互联系，灵活掌握。

【原文】

帝曰：气口何以独为五藏主[1]？岐伯曰：胃者，水谷之海，六府之大源[2]也。五味[3]入口，藏于胃，以养五藏气[4]，气口亦太阴也[5]。是以五藏六府之气味，皆出于胃，变见于气口[6]。故五气入鼻，藏于心肺，心肺有病，而鼻为之不利也。

【注释】

［1］气口何以独为五藏主：气口，又称寸口。因此处为手太阴肺经的动脉，肺主气，故称气口。气口脉可反映五脏的生理病理变化，故曰“独为五藏主”。

［2］胃者，水谷之海，六府之大源：胃纳水谷，故为“水谷之海”。胃居六腑之上，胃中水谷推移向下，经他腑的运化，转为津液、转为糟粕，犹如水之源头，故曰“六府之大源”。

［3］五味：指饮食物。

［4］以养五藏气：滋养五脏精气。

［5］气口亦太阴也：气口是手太阴肺经的动脉处，但脉中的胃气，有赖于足太阴脾经的输布，才能到达气口，所以，气口脉既为手太阴肺经所主，也为足太阴脾经所主，故曰“气口亦太阴也”。

［6］五藏六府之气味，皆出于胃，变见于气口：气味，此指精微物质。见，通“现”，表现，反映。意即五脏六腑的精微物质都由胃中的水谷，通过变化反映在气口的脉象上。这就是“气口何以独为五藏主”的道理。

【语译】

黄帝说：为什么切气口脉可以诊察五脏的病变呢？岐伯说：胃是水谷之海，是六腑功能活动的源泉。饮食五味入口，藏在胃中，通过脾的作用化生精微以奉养五脏之气，气口不仅属于手太阴肺经，也与足太阴脾经有密切联系，因此，脏腑功能活动的物质都由胃中水谷精微所化，脏腑功能活动就可以从气口部位变化的脉象表现出来。自然界五气进入鼻，藏在心肺中，如果心肺有病，鼻子功能就会失调，出现嗅觉失灵、呼吸不通畅。

【提要】

本段原文论述独诊气口脉，以察五脏六腑生理、病理的原理。

【原文】

凡治病必察其下[1]，适其脉，观其志意，与其病[2]也。拘于鬼神者，不可与言至德[3]。恶于针石者，不可与言至巧[4]。病不许治者，病必不治，治之无功矣。

【注释】

［1］必察其下：《太素》作“必察其上下”，可从。

［2］病：指疾病症状表现。

［3］至德：高深的医学理论。

［4］至巧：精巧的针石技术。

【语译】

凡诊治疾病，必须观察病人全身上下的情况，切气口脉，观察病人的精神状态和思想情况，以及所表现的其他症状。若病人迷信鬼神，就无法让他信服高明的医学道理；若病人厌恶针石治疗，就无法让他信服精巧的针灸技术；若病人不愿意治疗，则病必定无法治疗，即使勉强治疗也会劳而无功。

【提要】

本节原文论述了全面诊察和医、患合作的重要性。

1. 提出临床诊病要四诊合参，全面诊察

临床诊察疾病，全身上下都要观察，切候脉象，观察病人的精神情志状态，再结合疾病的证候表现，综合分析四诊得来的资料，才能作出正确的诊断。

2. 治病要取得好的疗效，必须要得到病人的合作

病人不相信医学或不信任医生，拒绝治疗，在这种情况下，勉为治疗，也不会有效果的。说明临床治病要发挥医生和病人两个方面的积极性，医生要认真负责，病人要积极配合医生的治疗，才能取得好的治疗效果。正如《素问·汤液醪醴论》指出："病为本，工为标，标本不得，邪气不服。"

【临床应用】

1. 五脏"藏而不写"、"满而不实"的理论与临床

五脏主藏精气，精气宜藏不宜妄泻，而五脏是整体生理活动的核心，其本身的功能亦消耗大量的精气，故五脏病变多见精气不足之虚证，治以补法，但不可峻补、纯补，应该补中寓通，静中有动，如补脾时配以和胃消导之品，养心时配以和血活血之品，补肺时配以宣肃之品等。

2. 六腑"写而不藏"、"实而不满"的理论与临床

六腑的生理特点是"写而不藏"、"实而不满"，喜通降，故六腑病变多见"满而不通"的病理特征，如食积、便秘、癃闭等实证病变，故六腑病变的治疗常以行气消积、通腑导滞为主，如攻下燥屎、通利膀胱、疏浚三焦、和胃降逆等。

病案：杨某某，女，18岁。昨日午饭后，突然恶心不适，旋即呕吐，胃脘疼痛，胀满颇剧，嗳气，稍进食疼痛更甚，大便微溏，小便黄，身倦，夜寐不安，月经正常，舌苔厚腻，脉沉弦。中医辨证为饮食积滞，肠胃传化失司。因六腑"写而不藏"、"实而不满"，若饮食不调导致六腑传化水谷失常，饮食水谷积滞不下，则腑气不通，出现胀、满、痛、泻等症。根据六腑喜通降特点，治法以调气和中、消导化滞为主。处方：半夏10g，广皮炭6g，酒丹参12g，藿香梗5g，竹茹6g，鸡内金10g（熔），白檀香5g，紫苏梗5g，春砂仁3g，吴茱萸0.9g，香附米10g，炙甘草3g，白蔻仁3g，川黄连2.1g，炒枳实5g。药后诸症悉除。（《施今墨医案解读》）

3. "心肺有病，而鼻为之不利"理论的临床运用

鼻为肺窍，肺病鼻不利较常见，而心病鼻不利者相对较少见，因而易被忽略，造成误诊，延误病情。心病引起鼻嗅觉失灵、鼻塞不通的机理，可从两方面来分析：一是《素问·五藏别论》所说"五味入口，藏于胃，以养五藏气"，"五气入鼻，藏于心肺"，即肠胃受纳

水谷，化生精微以养五脏，自然界清气通过鼻藏入上焦心肺，布散周身以维持生命。可见，自然界清气赖心肺共同作用才能进入人体。若心肺有病，则不能藏纳清气，从而反映到鼻，表现出嗅觉失灵、鼻塞不通的症状；二是经脉所系，《灵枢·经脉》云“心手少阴之脉……其直者，复从心系却上肺”，心脉系肺，而鼻为肺窍，所以心病及肺，就会影响到鼻，鼻不利虽直接受肺影响，但其本却在心病，因此，治疗此类鼻不利的病症，必当治心，始能获效。

病案：李某，女，60岁，1990年6月29日诊。胸闷痛10年，先在左侧，近年牵及右胸亦痛。原在冬季吸入冷气时发作，近年无论冬夏经常发作胸痛，其痛放射至左肩臂。胸闷，嗳气则略缓，大便偏干，二日一行，睡眠不实。自今年春季发生鼻不闻香臭，五官科检查未见异常。舌质暗，苔白腻，脉弦滑数。即做心电图检查：ST段下降，诊为冠心病。中医辨证属痰湿内停，瘀血阻滞，治疗以宣畅气机，祛痰活血为主。处方：肉桂2g，炒枳壳12g，郁金10g，浙贝母10g，云苓15g，荷梗10g，杏仁泥10g，生薏仁5g，茜草10g，红花10g，旋覆花10g（包），炙甘草6g，沉香粉1g（冲服）。10剂水煎服，每日服一剂。7月16日二诊：服药期间有数日胸痛未发作，近2天来发作又频，别无变化。上方加减：云苓15g，杏仁泥10g，生薏仁15g，浙贝母10g，广郁金10g，泽兰10g，茜草10g，红花10g，旋覆花10g（包），紫苏梗10g，台乌药19g，丹参15g，砂仁5g（后下），川芎10g，炙甘草6g。10剂，煎服法同前。7月20日电话云：胸痛缓解，鼻已能闻知香臭等气味。（王洪图《内经临证发挥·医案篇》）

病案：武某，男，54岁，中药药剂师，1982年秋诊。其病情为每天清晨腹痛、腹泻1～2次，已有二十余年。白天亦有一二次腹泻，或在上午，或在下午不定，泻下物稀溏，无黏液及泡沫。脉略弦，舌质正常，舌苔薄白，食欲尚可，形体较胖。因其本人在药房工作，稍通医理，故数十年来，中西药物几无间断治疗，如服四神丸等，或补脾肾，或清利大肠湿热之剂，或无效，或效一二日，停药复发如初。证属肝旺脾虚，治以疏肝补脾，选用逍遥散原方，为汤剂。柴胡8g，当归10g，赤白芍各10g，茯苓12g，生姜3片，炒白术12g，炙甘草6g，薄荷4g（后下）。4剂，水煎服，一日一剂。病愈，随访半年病未复发。（王洪图《内经临证发挥·医案篇》）

【讨论】

1. 关于胆腑的问题　本篇原文明确指出胆属“奇恒之府”，如“脑、髓、骨、脉、胆、女子胞，此六者，地气之所生也，皆藏于阴而象于地，故藏而不写，名曰奇恒之府。”而论“六府”，没有具体内容。但是，本篇提出了“传化之府”的概念，如“夫胃、大肠、小肠、三焦、膀胱，此五者，天气之所生也，其气象天，故写而不藏，此受五藏浊气，名曰传化之府。”显而易见，本篇的“传化之府”不仅与“奇恒之府”有区别，而且与“六府”也是有区别的。那么，本篇的“六府”是指哪些？《素问·金匮真言论》指出：“言人身之藏府中阴阳，则藏者为阴，府者为阳。肝、心、脾、肺、肾五藏皆为阴；胆、胃、大肠、小肠、膀胱、三焦六府皆为阳。”明确地把胆归于六腑，而无“奇恒之府”的概念。此两篇关于胆腑的论述，就是现代中医基础理论中，胆既属奇恒之腑，又属六腑的依据所在。

2. 魄门亦为五脏使　“魄门亦为五藏使，水谷不得久藏”的论述，揭示了魄门的生理与五脏的关系。魄门的启闭、大便的排泄，不仅是肠胃功能的反映，也是全身状况的表现。魄门的启闭要依赖心神的主宰、肝气的条达、脾气的升提、肺气的宣降、肾气的固摄，方能不失其常。魄门既受五脏生理功能的制约，又能促进、协调脏腑气机升降，同时还反映了内在脏腑的状况，充分体现了中医的整体观，对于临床辨证、判断疾病之寒热虚实、确立治法、选择方药、推断预后等，均有一定的指导意义。故临床上，对于大便秘结或泄泻的魄门启闭失常的治疗，要分别从肺、心、肝、脾、肾、胃、肠等脏腑辨证施治，而且这些脏腑的病变有时也可通过调控魄门启闭而收到疗效，魄门本身的病变则可以通过调治五脏而得到痊愈，如以补益脾气、升阳举陷治疗脱肛。魄门病变可以提示脏腑功能状态，所以，临床也常以患者大便情况来观察病之轻重缓急，若内脏病变引起大便异常，六七日不大便，为临床急症；若久病、大病见大便失禁，提示病情较重，若兼神志昏迷，提示心神衰败，预后不佳。总之，魄门病变要从整体观出发，辨证论治，从五脏整体调理才是治本之法。

素问·异法方宜论篇第十二

【导读】

异法者，治病不同其法。方宜者，五方各有所宜。本篇的主旨在于说明东、西、南、北、中各个地域，由于自然环境的差异和生活条件的不同，各地居民的体质、病证和病因也随之而不同，因而治疗方法也应因地制宜，并提出了因地、因人制宜的治疗原则。

掌握“一病而治各不同，皆愈”的道理和“杂合以治，各得其所宜”的治疗原则。

了解不同地域的人群的体质、发病特点和治法差异。

【原文】

黄帝问曰：医之治病也，一病而治各不同，皆愈，何也？岐伯对曰：地势[1]使然也。故东方之域，天地之所始生[2]也，鱼盐之地，海滨傍水，其民食鱼而嗜咸，皆安其处，美其食，鱼者使人热中[3]，盐者胜血[4]，故其民皆黑色，踈理[5]，其病皆为痈疡，其治宜砭石[6]，故砭石者，亦从东方来。

西方者，金玉之域，沙石之处[7]，天地之所收引[8]也，其民陵居[9]而多风，水土刚强，其民不衣而褐荐[10]，其民华食[11]而脂肥，故邪不能伤其形体，其病生于内，其治宜毒药[12]，故毒药者，亦从西方来。

北方者，天地所闭藏之域也，其地高陵居，风寒冰冽，其民乐野处而乳食[13]，藏寒生满病[14]，其治宜灸焫[15]，故灸焫者，亦从北方来。

南方者，天地所长养[16]，阳之所盛处也，其地下，水土弱，雾露之所聚也，其民嗜酸而食胕[17]，故其民皆致理而赤色，其病挛痹[18]，其治宜微针，故九针[19]者，亦从南方来。

中央者，其地平以湿，天地所以生万物也众[20]，其民食杂[21]而不劳，故其病多痿厥寒热，其治宜导引按跻[22]，故导引按跻者，亦从中央出也。

故圣人杂合以治[23]，各得其所宜，故治所以异而病皆愈者，得病之情[24]，知治之大体[25]也。

【注释】

[1] 地势：地理形势。王冰：地势“谓法天地生长收藏，及高下燥湿之势。”

[2] 始生：开始生发。因东方法春，故生发之气自东开始。

[3] 热中：热积于中。因鱼性属火，多食之则热积于中而痈发于外。

[4] 盐者胜血：谓盐味咸而入血分，少则养，多则害。多食伤血，故谓之。

[5] 踈理：踈，通“疏”。即皮肉腠理疏松。

[6] 砭石：古代的治疗工具，用石头磨制而成。现代的毫针也是在此基础上发展而来的。砭石刺之可以泄热活血，疏通经络，用于血液凝涩之病。

[7] 金玉之域，沙石之处：即沙漠。张介宾：“地之刚在西方，故多金玉沙石。”

[8] 收引：收敛引急，说明秋天的气象。张介宾：“天地之气，自西而降，故为天地之收引，而在时则应秋。”

[9] 陵居：依山而居。

[10] 不衣而褐（hè）荐：不衣：不穿丝绵；褐荐：毛布和草席。

[11] 华食：指鲜美的食物。王冰：“华，谓鲜美酥酪骨肉之类也。以食鲜美，故人体

脂肥。”

［12］毒药：泛指治病的药物。张介宾：“毒药者，总括药饵而言，凡能除病者，皆可称为毒药。”

［13］乐野处而乳食：乐野处：乐于野外居住，即游牧生活。乳食：以牛羊乳为食品。

［14］藏寒生满病：张介宾：“地气寒，乳性亦寒，故令人藏寒。藏寒多滞，故生胀满等病。”即内脏受寒，而发生胀满等疾病。

［15］灸焫（ruò）：用艾草熏烤皮肤。

［16］长养：谓南方法夏气，气候适宜生长养育万物。

［17］胕（fǔ）：通“腐”，即经过腌制的食物，如豉、曲、酱等几类食物。

［18］挛痹：挛，是筋脉拘挛。痹，是麻木不仁。此为湿热浸淫所致的病证。

［19］九针：即镵针、员针、鍉针、锋针、铍针、员利针、毫针、长针和大针九种（见《灵枢·九针十二原》），是古代针具的种类。

［20］生万物也众：王冰：“法土德之用，故生物众。”是谓中土平原，气候适宜，物产丰富。

［21］食杂：王冰：“四方辐辏，而万物交归，故人食纷杂而不劳也。”谓其所食食物种类多而繁杂。

［22］导引按跻：摇动肢节筋骨，按摩皮肉。古代保健治病的方法，类似现代的气功、按摩、健身操等。

［23］杂合以治：集合各种疗法，用以治病。

［24］得病之情：能够了解病情。张志聪注：“得病之情者，知病之因于天时，或因于地气，或因于人的嗜欲，得病之因情也。”

［25］知治之大体：指能掌握治疗的大法，如某病的某法，各有所宜，因人而施。

【语译】

黄帝问道：医生治疗疾病，同样的病，而治法不同，结果都痊愈了，这是什么道理？岐伯答道：这是地理条件使它这样的，例如东方地区，类似于春气，气候温和，是出产鱼和盐的地方，由于靠着海、挨着水，当地的居民多吃鱼、盐或咸味一类的东西，他们习惯住在这个地方，以鱼盐为美食。但由于鱼类吃多了，会使热积于中；咸的东西吃多了，因咸能走血，会耗伤阴血，故该地的人们，大多皮肤色黑、肌理松疏，所发生的疾病，多是痈疡一类。在治疗上，大都适合用砭石刺法，因此，砭石疗法，是从东方传来的。

西方地区，多山旷野，盛产金玉，是沙漠地带，具有自然界秋收收敛引急的气象。那地方的人们都是依山而居，多风沙，水土性质又都是刚强的，当地居民的生活，在衣物上不穿丝绵，穿毛布，睡草席，在饮食上讲究吃些鲜美的东西，这会使人肥胖起来，这样虽然外邪不易侵犯他们的身体，但是由于饮食、情绪的问题，他们发病多为内伤类疾病，在治疗上，宜用药物，因此说，药物疗法是从西方传来的。

北方地区，自然界气候如同冬季闭藏的气象，地势较高，人们依山而居，常处寒风席卷冰冻的环境。该地居民，喜游牧生活，四野临时而宿，吃则为牛羊乳汁。这样内脏就会受寒，易发生胀满之病，在治疗上宜用灸焫，所以灸焫疗法，是从北方传来的。

南方地区，类似于自然界万物长养的夏季气候，是阳气最盛的地方。地势低洼，水土卑湿，雾露多。该地的居民，喜欢吃酸类和腐臭的食品，人们的身体，皮肤致密而带赤色，这里经常发生拘挛湿痹等病，在治疗上宜使用微针。故针刺疗法是从南方传来的。

中央地区，地势平坦多湿，是自然界中物产最为丰富的地区。那里的人们食物的种类很多，并不感觉烦劳，所以人们发生的疾患，多是痿厥寒热的疾病。在治疗上，应该使用导引按跻的方法。因此说，导引按跻疗法，是从中央地区传来的。

从上情况可知，高明的医生，是能够汇集各种疗法，针对病情，灵活运用，使之各得其所宜的治疗。所以疗法尽管不同，疾病却都能痊愈，这是由于能够了解病情，并掌握了治病大法的缘故啊！

【提要】

不同的地域，由于其地理环境有异，气候、物候不同，形成了不同的较易影响体质的因素和偏盛的致病因素；而常居该处的人逐渐与外环境适应，形成了不同的地域文化，其饮食习惯、起居习俗、人事风情大有差别，致使不同地域的人们其体质不同，情志有别，抗邪能力有异（表 9）。内外因素的综合影响，使各地域的发病特点不同，故治疗时就必须根据不同的情况，或砭石，或灸焫，或用药，或按跻等，采取与之最相适宜的治法，才能收到最佳的效果，这就是本篇的基本精神。

表 9　地理环境与体质、疾病和治法的关系

五方	四气	地理环境	气候	生活习俗	体质特点	好发疾病	治疗
东方	天地之所始生	鱼盐之地，海滨傍水	温和	食鱼而嗜咸，安其处，美其食	黑色疏理	痈疡	砭石
西方	天地之所收引	金玉之域，沙石之处，水土刚强	多风	陵居，华食，不衣而褐荐	脂肥，腠理致密	病生于内	药物
北方	天地所闭藏之域	地高，风寒冰冽	风寒冰冽	陵居，乐野处而乳食	脏寒	满病	灸焫
南方	天地所长养	阳盛，地下，水土弱，雾露之所聚也	阳盛，气温较高	嗜酸而食胕	致理赤色	挛痹	微针
中央	天地所以生万物也众	地平以湿	多湿	食杂而不劳	气血流行迟滞，不耐寒热	痿厥寒热	导引，按跻

【临床应用】

1. 痈疡　病机十九条有“诸痛痒疮，皆属于心”之论，本文谓热积于中而痈发于外；痈疡在初起时患处皮肤微红而痒，疼痛尚轻，此后迅速加重，则局部皮肤焮红灼热，疼痛日益加重，可见其病机为多食咸，脉凝泣，血行不畅，气血凝滞，瘀阻筋脉，血郁化热而致。延久病重，病重则热炽，热炽则痛，进而热极化火，血受火灼，腐而成脓，此类病证属于阳毒热证，阴疽不在其例。故治疗疔、痈、疮、疖时一般用清心解毒、活血化瘀之品，《验方新编》中四妙勇安汤则为治疗本病的代表方剂之一。

2. 因地制宜　临床上，医生不但要根据患者的症状、体征去诊断疾病，也要了解患者所处的地理气候环境、生活习惯、饮食爱好及体质特点，即“病之情”。对本篇经文的理解和临床运用同时应注意几点：首先，应注意各地域发病特点不同是整体上的比较，其发病特点也就是该地域发病的普遍规律。其次，各地域发病特点体现在两个方面，一是各地域有其地方病、多发病、常见病；二是相同的疾病，不同地域的病人的表现不完全相同。如：北方，眩晕的发病率较高；南方，著痹常见；如北方人的感冒，多见风寒，常用麻黄、桂枝等辛温药物；而南方人的感冒，多见风热，常用银花、连翘等辛凉药物。即使是同样的风寒感冒，北方习用麻黄、桂枝、细辛之类，且用量较大，而南方的麻黄、桂枝用量一般都较小。基于以上两点，临床上对“异法方宜”应该重视，但不能死守。

【讨论】

本篇论“一病而治各不同，皆愈”的道理在于地势不同，从而提出了“因地制宜”的治则和“同病异治”方法，确立了中医临床辨证论治的基本治疗原则。经文强调“杂合以治，各得其所宜”，“得病之情，知治之大体”。这是《内经》辩证法思想、具体问题具体分析在治疗学中的一大体现。另外，因地制宜的原则，不能与因人、因时制宜截然划分，后世的“三因（因地、因时、因人）制宜”的治疗原则，就是前人在此基础上继承发展而总结出来的重要治疗原则。实际上这也是对一个医生诊疗技术提出的基本要求。

这个要求是医生应掌握多种医疗技术，才能在临证时各取所需，应付自如。例如，一个医生只会针灸，而不会用中药，若临床遇到适宜内服中药而针灸疗效欠佳的病例，就会捉襟见肘；同样一个医生只会用中药，而不会按摩推拿，治疗那些需要按摩推拿治疗的病例，又可能治而无功。故圣人杂合以治，各得其所宜。

杂合以治，即根据病情选用一种或数种治疗方法配合使用，达到取得满意疗效的目的。“杂合以治”并非治疗手段在形式上的结合，而是根据病情的需要，根据各种疗法的治疗作用，合理地配合，从而达到更好地治疗疾病的目的。因此，无论古今，想成为高明的医生，必须下苦功尽可能掌握多种医疗技能、多种治疗方法，根据治疗对象灵活运用并发挥应有的作用。

素问·移精变气论篇第十三

【导读】

本篇首先指出上古时期属恬淡之世，邪难以深入，治病主要采用“祝由”的方法来调控精、气、神的合理转化，从而达到祛除疾病的目的；继而说明人的色脉是人体精气盈亏及阴阳协调状态的外在反映，强调问诊及察神在诊治疾病中的重要意义；最后强调“得神者昌，失神者亡”。

【原文】

黄帝问曰：余闻古之治病，惟其移精变气[1]，可祝由[2]而已。今世治病，毒药治其内，针石治其外，或愈或不愈，何也？岐伯对曰：往古人居禽兽之间，动作以避寒，阴居以避暑，内无眷慕之累，外无伸宦之形，此恬憺[3]之世，邪不能深入也。故毒药不能治其内，针石不能治其外，故可移精祝由而已。当今之世不然，忧患缘其内，苦形伤其外，又失四时之从，逆寒暑之宜，贼风数至，虚邪朝夕，内至五藏骨髓，外伤空窍肌肤，所以小病必甚，大病必死，故祝由不能已[4]也。

帝曰：善。余欲临病人，观死生，决嫌疑，欲知其要[5]，如日月光，可得闻乎？岐伯曰：色脉者，上帝[6]之所贵也，先师之所传也。上古使僦贷季[7]，理[8]色脉而通神明[9]，合之金木水火土，四时八风六合[10]，不离其常[11]，变化相移，以观其妙，以知其要，欲知其要，则色脉是矣。色以应日，脉以应月，常求其要，则其要也。夫色之变化，以应四时之脉，此上帝之所贵，以合于神明也，所以远死而近生。生道以长[12]，命曰圣王[13]。中古之治病，至而治之，汤液十日，以去八风五痹之病，十日不已，治以草苏草荄之枝，本末为助，标本已得[14]，邪气乃服。暮世之治病也，则不然，治不本四时，不知日月，不审逆从，病形已成，乃欲微针治其外，汤液治其内，粗工凶凶[15]，以为可攻，故病未已，新病复起。

帝曰：愿闻要道。岐伯曰：治之要极[16]，无失色脉[17]，用之不惑，治之大则。逆从倒行，标本不得，亡神失国。去故就新[18]，乃得真人。帝曰：余闻其要于夫子矣，夫子言不离色脉，此余之所知也。岐伯曰：治之极于一[19]。帝曰：何谓一？岐伯曰：一者因得之。帝曰：奈何？岐伯曰：闭户塞牖[20]，系之病者，数问其情，以从其意，得神者昌，失神者亡。帝曰：善。

【注释】

[1] 移精变气：王冰注：“移，谓移易，变，谓改变。”高士宗注：“导引谓之移，振作谓之变。”张志聪注：“移精变气者，移易其精，传变其气也。”移精变气即指通过一系列调摄精神、导引形体的方法移变精气，使人体精气神达到充沛、和谐，从而增进健康。

[2] 祝由：王冰注：“祝说病由，不劳针石而已。”《新校正》云：“按全元起云：祝由南方神。”张志聪注：“对神之辞曰祝，由，从也。言通祝于神明，病从而可愈也。”综上，祝由大致有二义：一是全元起认为的祝由是“南方神”，亦即远古能进行特殊精神疗法的医生。二是指一种治病的行为方式。

[3] 恬憺：恬静淡泊之意。

[4] 已：治愈。

[5] 要：关键，要领。张志聪注：“要，要道也……色者气之华，脉乃精之液。变化相

移者，移精变气也。观其移精变气，以通神明之妙，欲知其要道，则色脉是矣。盖言理色脉而通神明，则知精气之盛衰矣。日月者，天地阴阳之精也。夫色为阳，脉为阴，常求其色脉之要，总不外乎阴阳。故知色以应日，脉以应月，则其要在是矣。上节言色脉之道，合于五行四时，八风六合，而其要又总归于阴阳。”

[6] 上帝：指上古时的圣人，可理解为上古时高明的医生。

[7] 僦贷季：上古时名医，即上文提到的“先师”。

[8] 理：研究、调理之意。

[9] 神明：生命及自然界深层次的奥秘。

[10] 四时八风六合：四时指四季；八风指八方之风；六合指东南西北上下，泛指整个宇宙。张志聪注：“八风者，天有八风，在人则有五经之风，谓调理五脉之邪也。六合，天地四方也。言上古之师，理色脉而通神明，总不外乎天地阴阳、四时五行之常理也。”

[11] 常：规律。

[12] 生道以长：指生命力旺盛，健康长寿。

[13] 圣王：张志聪注：“圣王者，上古之圣，能修其养生之道，而亦归于真人。”

[14] 治以草苏草荄之枝，本末为助，标本已得：张志聪注：“荄音该。此言病有标本，而草有本末也。苏，茎也。荄，根也。草苏之枝，茎之旁枝也。草荄之枝，根之旁根也。盖以苏荄为本，而旁枝为末也。……是五藏为本，而经俞筋骨为标也。草生五味，以养五藏气，是以五藏有病，则以苏荄治之；如邪在经脉之外合者，则以草苏草荄之枝治之，是以本治本，而以末治标也。心肺居上为阳，而治以草苏，是本乎上者亲上也；肝肾居下为阴，而治以草荄，是本乎下者亲下也。以草之本末为助，而病之标本以得，又何有邪气之不服者，此中古用药之有法也。”

[15] 粗工凶凶：粗工指医术浅薄的医生；凶凶指工作粗枝大叶的样子。

[16] 要极：最关键的地方。

[17] 色脉：色脉者。阴阳之道也。临病人。观色脉。知死生而无嫌疑。治之大法。尽于是矣。

[18] 去故就新：张志聪注：“去其故染之病，就其新变化之精神，乃得真人之道，而亦可归于真人。此言今世之人，能修养其精气，将从上古合同于道，亦可使益寿而有极时。”

[19] 极于一：一指神，察神、治神，是指诊治疾病最关键的地方。张志聪注：“一者，神也，得其神，则色脉精气皆得矣。”

[20] 塞牖：关好窗子。

【语译】

黄帝问道：我听说古时治病，只要对病人移易精气，用“祝由”的方法，病就可以痊愈。现在治病，要用药物治其内，针石治其外，疾病还是有愈、有不愈，这是什么缘故呢？岐伯回答说：古时候的人们，思想淳朴，生活简单，巢穴居处，生存于禽兽之间，寒冬到了，利用活动以除寒冷，暑热来了，就到阴凉的地方躲避暑邪，在内没有眷恋羡慕的情志牵挂，在外没有奔走求官的劳累形役，那时处在一个安静淡薄、不谋势利、精神内守的意境里，邪气就不可能深入侵犯人体。所以那时既不必用药物治其内，也不必用针石治其外。即使有疾病发生，亦只需对病人施行调摄精神、移易精气的方法，即采用古代“祝由”的方法，病就可以痊愈了。现在生活中的人，内则为忧患所牵累，外则为劳苦所形役，又不能顺应四时气候的变化，常常遭受到“虚邪贼风”的侵袭，正气内伤，外邪乘虚而袭之，内犯五脏骨髓，外伤孔窍肌肤，这样轻病必重，重病必死，所以用“祝由”的方法就很难医好疾病了。

黄帝道：很好！我想要临诊病人，能够察其死生，决断疑惑，掌握要领，如同日月之光一样心中明了，这种诊法可以讲给我听听吗？岐伯说：在诊法上，色和脉的诊察方法，是上古圣人所珍重、先师所传授的。上古有位名医叫僦贷季，他研究色和脉的道理，通达神明，能够联系到金、木、水、火、土五行以及四时、八风、六合，从正常的规律和异常的变化，来综合分析，观察它的变化奥妙，从而知道其中的要领。我们如果要掌握这些要领，就只有研究人的色脉。气色像太阳而属阳，脉息像月亮而属阴，从诊察色脉中得其阴阳偏颇之要领，正是诊察疾病关键之所在。而气色的变化，与四时的脉象是相应的，这是上古帝王所十分珍重的，若能明白原理，心领神会，便可运用无穷。所以他能从这些观察中间，掌握情况，知道去回避死亡而达到生命的安全。要能够做到这样就可以长寿，而人们亦将称奉其为“圣王”了。

中古时候的医生治病，多在疾病一发生时就能及时治疗，先用汤液十天，以祛除“八风”邪气和“五痹”的病邪。如果十天不愈，再用草药治疗。医生还能掌握病情，处理得当，所以邪气就能被征服，疾病也就会痊愈。至于后世的医生治病，就不是这样了，治病不能根据四时阴阳的变化，不知道色脉阴阳的关系，也不能够辨别病情的顺逆，等到疾病已经形成了，才想用微针治其外、汤液治其内。医术浅薄、工作粗枝大叶的医生，还认为可以用攻法，不知病已形成，非攻可愈，以至原来的疾病没有痊愈，又因为治疗的错误，产生了新的疾病。

黄帝道：我愿听听有关临证方面的重要道理。岐伯说：诊治疾病极重要的关键在于能够正确诊察色脉，能够运用色脉而没有丝毫疑惑，这是临证诊治的最高原则。假使色脉的诊法不能正确掌握，则对病情的顺逆无从理解，而处理亦将有错误的危险。医生的认识与病情不能取得一致，这样去治病，会损害病人的精神，若用以治国，是要使国家灭亡的！因此病人能去其故染之病，就其新变化之精神，乃得真人之道，是可以达到上古真人的地步的。黄帝道：我已听到你讲的这些重要道理，你说的主要精神是不离色脉，这是我已知道的。岐伯说：诊治疾病的重要关键，还有一个。黄帝道：是什么关键？岐伯说：那就是从与病人接触中问得病情。黄帝道：怎样问法？岐伯说：选择一个安静的环境，关好门窗，与病人取得密切联系，耐心细致地询问病情，务使病人毫无顾虑，尽情倾诉，从而得知其中的真情，并观察病人的神色。有神气的，预后良好；没有神气的，预后不良。黄帝说：讲得好。

【提要】

《素问·上古天真论》曰：“恬惔虚无，真气从之，精神内守，病安从来。”故上古恬淡之世，邪不能深入，临床治病主要采用“祝由”的方法来移易精气，即可达到愈病的目的。现世因非恬淡之世，若因七情内伤、外感六淫而致病，即使针药并用，也难以达到尽愈的效果。强调医生对色脉的望诊，对精气阴阳状况的分析，以及对病人心理的疏导、情志的调摄，在疾病的诊治康复中均有重要的意义。

【讨论】

移精变气的实质

从表面字义来理解，移精变气就是移变精气。唐·王冰及清·吴昆认为精气即是精神。

清·高士宗认为："精气者，人身之主宰，病则精气有亏。"郭霭春等认为精气就是思想精神。从古今医家的认识可知，理解"移精变气"的本质关键在于"精气"的概念。

《难经·八难》说："诸十二经脉者，皆系于生气之原。所谓生气之原者，为十二经之根本也，谓肾间动气也。此五藏六府之本，十二经脉之根，呼吸之门，三焦之原。"其中的"生气"即是"神"、"精气"的具体化，"生气之原"即指命门。在命门，元精化为元气，元气即为生气，元气生生不息，通过十二经脉达于全身，维系人体的生命活动。《难经》把"生气之原"定位于"肾间"。"生气"、"精气"是一种原始的生命能量。移精变气就是移动变化分布于人体的能量，使其趋于合理化，从而阴平阳秘，故能愈病。人身之气分布在人体不同地方有不同的称谓，在经络当中谓经络之气，在肾间谓肾气，在脏腑之中谓脏腑之气。精可化气，气可化神，存神又可炼气，故神为一身精气的主宰，也为生命活动的主宰，正如文中所说"得神者昌，失神者亡。"清·高士宗也说："祝由之移精变气，惟在得神。"

素问·汤液醪醴论篇第十四

【导读】

本篇首论汤液醪醴之制法、意义及应用，故篇名为“汤液醪醴论”。文中针对上古、中古、今世发病与治法的不同，指出由于嗜欲无穷、忧患不已而精坏神去的病变，非针石药物所能治愈。最后论述了水肿病的病机、主症及治则、治法。

【原文】

黄帝问曰：为五穀汤液及醪醴[1]奈何？岐伯对曰：必以稻米，炊之稻薪，稻米者完[2]，稻薪者坚[3]。帝曰：何以然？岐伯曰：此得天地之和，高下之宜[4]，故能至完；伐取得时，故能至坚[5]也。

帝曰：上古圣人作汤液醪醴，为而不用何也？岐伯曰：自古圣人之作汤液醪醴者，以为备耳。夫上古作汤液，故为而弗服也。中古之世，道德稍衰[6]，邪气时至，服之万全。帝曰：今之世不必已，何也？岐伯曰：当今之世，必齐[7]毒药攻其中，镵石针艾治其外也。

【注释】

［1］汤液及醪醴：汤液，用五谷煎煮的液体；醪醴，是指用谷类加工制作的酒类。醪，汁滓酒也（《说文》），即酒酿，又称浊酒；醴，“酿之一宿而成醴，有酒味而已也。”（《释名·释饮食》）

［2］稻米者完：完，完美。指稻米营养丰富，作用纯正。

［3］稻薪者坚：坚，稻薪的性能坚劲。

［4］天地之和，高下之宜：指稻谷上得天阳，下得水阴之和合，秉四时之气，又生长于高下适宜之平地。

［5］伐取得时，故能至坚：指稻薪收割于秋，秋气坚劲，故曰之。

［6］道德稍衰：道，养生之道。德，养生而有得于心。道德稍衰，即人们不注重养生。

［7］齐：齐，通“剂”，配伍之意。

【语译】

黄帝问道：用五谷做汤液和醪醴，方法如何？岐伯说：必须用稻米作原料，稻秸作燃料，因为稻米得气完备，稻秸得气坚劲。黄帝说：为什么这样呢？岐伯说：稻米得天地之和气，生长在高下适宜的土地上，所以得气最为完备；稻米至秋天收割，伐取得时，所以稻秸之质坚劲。

黄帝说：上古时代的“圣人”作汤液和醪醴，制成后不使用，是什么原因呢？岐伯说：古代“圣人”作汤液和醪醴，是为了备不时之需的，因为上古时代的人们，清静无为，患病较少，所以，虽然作成汤液，却是备而不用。到中古时代，养生之风衰落了，人体比较虚弱，但还未至真气败坏的程度，虽然时常因邪气的侵袭而患病，但病势较微，所以用汤液醪醴治疗，病即可痊愈。黄帝说：现在的人们，虽然服了汤液醪醴，但病不一定治好，是什么原因呢？岐伯说：现在的人们，仅服汤液醪醴是治不好病的，必须调制药物以治其中，砭石、针灸治其外，始能治好病。

【提要】

本段经文从古今之人制作汤液醪醴的使用和比较，提示了疾病随着时代变迁而发展，治法也随着时代发展而逐渐完备的观点。

【原文】

帝曰：形弊血尽而功不立[1]者何？岐伯曰：神不使[2]也。帝曰：何谓神不使？岐伯曰：针石，道[3]也。精神不进，志意不治，故病不可愈[4]。今精坏神去，荣卫不可复收。何者？嗜欲无穷，而忧患不止，精气弛坏，荣泣卫除[5]，故神去之而病不愈也。

【注释】

［1］形弊血尽而功不立：弊，衰败之意。言形体败坏，血气竭尽，治疗无效。

［2］神不使：神机衰败，不能使针灸、药物发挥治疗作用。

［3］针石，道：道，法也。指针石是治病的工具，蕴含着深刻的道理和规律。

［4］精神不进，志意不治：意为精神意志散乱。

［5］精气弛坏，荣泣卫除：指脏腑精气衰败，营血枯涩，卫气消散。

【语译】

黄帝说：有的病人，经用药物、针灸等法治疗后，弄得形体弊坏，气血竭尽，但仍不见效，这是什么缘故呢？岐伯说：这是因为病人的神气已经败坏，已不能使那些疗法发挥应有的作用。黄帝说：为什么不能发挥其应有作用呢？岐伯说：针石，是用以治病的方法。但用在精神已经毁坏，志意已经散乱不定的人身上，却不能发挥其应有的作用，所以病不愈。况且现在病人又是精神败坏、神气离去，营卫已到不可恢复的地步了。这是为什么呢？主要是由于他生活上嗜欲无穷，精神上忧患不止，以致精气毁坏，营血涩少，卫气也失去正常的功能，所以神气去而病不愈。

【提要】

本段提出治疗当以察神为要，神为形之主，是人体生命活动的体现，若病人“神不使”，即神气已去，则治疗无功。

【原文】

帝曰：夫病之始生也，极微极精[1]，必先入结于皮肤。今良工皆称曰病成，名曰逆，则针石不能治，良药不能及也。今良工皆得其法，守其数[2]，亲戚兄弟远近音声日闻于耳，五色日见于目，而病不愈者，亦何暇不早乎？岐伯曰：病为本，工为标，标本不得[3]，邪气不服，此之谓也。

【注释】

［1］极微极精：言疾病初期精微难测。

［2］得其法，守其数：法，即法则；数，即技术。指遵守治病的规律法则和技术。

［3］标本不得：指在治疗过程中病人和医生不合作。

【语译】

黄帝说：病初生的时候，虽然精微难测，但必定是先侵袭结聚于皮肤。技术优良的医生一诊察，都说病已形成，而且病势严重，虽用针石、良药也不能治愈。现技术优良的医生也都能掌握治病的方法，遵守治病的法度，而病人又多是亲戚兄弟这样的亲近，他们的声音日闻于耳，五色的变化每天都能看到，然而病却治不好，为什么拖延而不给他早治疗呢？岐伯说：治病的时候，是病人为本，医生为标，若病人与医生不能合作，怎能征服邪气呢？所以病不愈。

【提要】

本段提示治疗要以病人为本，病人的生活环境、生活经历等外在因素会影响到治疗效果，病人的体质、心理特征、嗜欲喜好等主观因素也影响治疗，因此，医生在治疗的时候要耐心诊治，明察疾病的端倪，并积极寻求病人的配合，才能取得较好疗效。

【原文】

帝曰：其有不从毫毛而生[1]，五藏阳以竭[2]也，津液充郭，其魄独居[3]，孤精于内，气耗于外[4]，形不可与衣相保[5]。此四极急而动中[6]，是气拒于内而形施于外[7]，治之奈何？岐伯曰：平治于权衡[8]，去菀陈莝[9]，微动四极[10]，温衣，缪刺其处[11]，以复其形，开鬼门，洁净府[12]，精以时服[13]，五阳已布，疎涤五藏[14]，故精自生，形自盛，骨肉相保，巨气乃平[15]。帝曰：善。

【注释】

［1］不从毫毛而生：指病从内而生，非因外邪所致。

［2］五藏阳以竭：以，同“已”。竭，阻遏之意。五脏阳气被阻，遏抑不布，津液不化，于是聚而为水肿。

［3］津液充郭，其魄独居：津液，这里指水气。郭，同“廓”，指形体胸腹。《灵枢·胀论》：“夫胸腹，藏府之郭也。”津液充郭，言水液充满于胸腹及形体。魄，属阴，这里指阴津水液。张介宾注：“魄者，阴之属，形虽充而气则去，故其魄独居也。”

［4］孤精于内，气耗于外：张介宾注：“精中无气，则孤精于内；阴内无阳，则气耗在外。”

［5］形不可与衣相保：相保，即相称。高世栻注：“形不可与衣相保者，形体浮肿，不可与衣相保和也。”

［6］四极急而动中：四极，即四肢。急，浮肿胀急。动中，指中气喘动。张介宾注：“四肢者，诸阳之本，阳气不行，故四极多阴而胀急也。胀由阴滞，以胃中阳气不能制水，而肺肾俱病，喘咳继之，故动中也。”

［7］气拒于内而形施于外：拒，格拒。施，读易，改变的意思。王冰注：“水气格拒于腹膜之内，浮肿施张于身形之外。”

［8］平治于权衡：吴昆注：“平治之法，当如权衡，阴阳各得其平，勿令有轻重低昂也。”

［9］去菀陈莝：菀，通“郁”，郁积也。陈，陈旧。莝，斩草。即除去菀陈久积之物。《灵枢·小针解》说：“菀陈则除之者，去血脉也。”

［10］微动四极：即四肢做轻度运动。张介宾注：“微动之，欲其流动而气易行也。”

［11］温衣，缪刺其处：温衣，衣服保暖。缪刺，病在左而取右，病在右而取左的刺络法。张介宾注：“温衣，欲助其肌表之阳而阴凝易散也。然后缪刺之，以左取右，以右取左，而去其大络之留滞也。”

［12］开鬼门，洁净府：鬼门，即汗孔。净府，即膀胱。开鬼门，洁净府，就是发汗，利小便。

［13］精以时服：张介宾注：“水气去则真精服。服，行也。”

［14］五阳已布，疎涤五藏：五阳，五脏阳气。布，输布宣达。疎，通“疏”。疏涤，疏通荡涤。张介宾注：“阴邪除，则五阳布。”

[15] 巨气乃平：巨气，指人体正气。平，正常。巨气乃平，即正气恢复正常。

【语译】

黄帝说：有的病不是由皮肤毫毛发生，而是由于五脏的阳气阻遏，水无气以化，致水气充满于皮肤，阴精独居于内，但有阴无阳，是精孤于内，则阳耗于外，水气充溢于皮肤，其形体浮肿，不能穿着原来的衣服，四肢肿急，妨碍中气的升降而咳嗽，对像这种水气格拒于中，形体因浮肿而变易于外的病，进行衡量揆度，加以平治，以驱除其体内水气的郁积，可以先轻微摇动其四肢，以流动阳气，穿暖和的衣服，以助肌表的阳气，使水气易行，然后用左取右、右取左的缪刺法，以去其大络之滞气，使水气去而形体恢复原来状态。亦可用发汗和利小便法，以逐水气，水气去则水精得以正常运行，五脏的阳气得以输布，五脏的郁积也得以疏通涤除，这样，精气自会生产，形体也会充盛，骨肉保持常态，正气也恢复正常了。黄帝说：好。

【提要】

本段从“五藏阳以竭”的角度，阐述了水肿病的病机、主症及治则、治法。

1. 水肿病病机　“五藏阳以竭”。水肿是水液滞留于体内，泛滥肌肤分肉之间，或脏腑之内而产生的以肿胀为临床特征的疾病。引起水肿的原因包括内因与外因。外因如外感邪气，例如风寒或寒湿之邪客于肌表，阻滞气机，使津液停滞而聚为水肿；内因即本段所指“五藏阳以竭”。从下文治则治法看出，水肿治疗以攻为多，故此处的“竭”通“遏”，即五脏阳气被阻滞，不能蒸化水液，使水液内停，四处泛溢为水肿，此为实证。同时，“竭”亦可理解为“尽”，即阳气衰竭，五脏阳气虚损，无力化气行水，亦可致水肿，此为虚证。临床水肿病虚实皆有，无论是阳气被遏还是阳气虚损，都是关乎“阳气”正常与否，水属阴，非阳气无以化，所以，水肿病病机始终以“阳气”二字为核心。

2. 水肿病主症　文中提出主症“形不可与衣相保”，“四极急而动中”，此为高度水肿的典型症状。水肿病主症包括全身肿胀，水气攻冲而喘息胸闷，玄府不开而无汗，二便不通等。

3. 水肿病治则　应当标本兼顾，“平治于权衡”以解五脏阳气阻遏之本，“去菀陈莝”以除“津液充郭”之标。

4. 水肿病治法　其一，“开鬼门，洁净府”，即发汗、利尿法，这是消除水肿最基本的两个方法与途径；其二，“微动四极，温衣”，即轻微活动四肢，以疏通气血，振奋阳气，促进其化气行水之功，同时加衣温覆，以保护阳气，消散寒湿之邪；其三，“缪刺其处”，即用针刺解结法或刺络放血法去除血络中郁阻的气血水湿之邪，恢复血脉运行，疏通经络，以利于水邪消散。

【临床应用】

水肿病治疗方法的临床运用。

水肿病治法，文中提出了内外合治诸法，其中最基本、最主要的两个方法是“开鬼门，洁净府”，具体使用原则，在《金匮要略·水气病脉证并治》中指出：“诸有水者，腰以下肿，当利小便；腰以上肿，当发汗乃愈。”即治水之病，当根据病因病位，表里分消。腰以上肿，水在表在外，用发汗解表法，可选越婢汤、越婢加术汤、青龙汤等；腰以下肿，水在里在下，用利尿法，可选五苓散、猪苓汤等。临证当灵活化裁，水气不去者，可采用发汗、利尿两法结合，并注重调理阳气，根据水肿的虚实，或行气通阳，或温阳益气，以根除水邪。

病案举例：某人之妻，年40岁。面黄而浮青气，今年四月患湿疮，以热汤频溉，足上肿起，至九月头脸肿满，胸膈胀硬，呼吸不利，下体、腰胁肿痛，按之如板，坐卧不能、喘呼欲绝，诸药不效……细察其由，盖因偶饮冷酒，以致斯极……治以先散肺邪以救急，后治脾肾以成功可也。方以麻黄汤合四苓散。制剂重一两，煎成与之徐徐饮下，药未服已，气即稍宽，不及一夜，胀退气平，肿退三分之一，可坐可卧，其势即退。乃用缓治之法，以五苓散加麦冬、车前，以清其化源。五剂肿愈大半，后以济生肾气汤以治其本，又五剂而肿胀全退。(《二续名医类案·内科·水肿》)

本病案较全面地体现了本篇经文对水肿病的症状、治则、治法的论述，患者头面及足浮肿、胸膈胀满，为"津液充郭，其魄独居"之象，又有呼吸不利、喘呼欲绝，乃"四极急而动中"之征，在分析其症状及病因之后，医者得出"治以先散肺邪以救急，后治脾肾"之结论，乃张介宾"必求脾肺肾三藏，随盛衰而治得其平，是为权衡之道"的治则体现。在治法上，先用麻黄汤合四苓散以"开鬼门"，后用五苓散以"洁净府"；急则治标之后，用济生肾气汤以治其本，是针对水肿病机"阳气衰竭"而使用的温补阳气之法。同时，在五苓散中加入麦冬，旨在补益阴精，说明患者在阳虚水泛的基础上，存在着阴精不足的病理变化，从临床角度证实了王冰对"孤精于内，气耗于外"含义的诠释。(《内经学术精粹析要·病证》)

【讨论】

关于"去菀陈莝"的讨论。

后世医家对"去菀陈莝"理解不一。"菀陈"在《内经》其他篇章中多次出现，《灵枢·小针解》曰："菀陈则除之者，去血脉也。"《素问·针解》曰："菀陈则除之者，出恶血也。"以上均指刺络放出血脉之中的瘀血，故"去菀陈"原本是指刺络放血疗法。因气、血、水三者在生理、病理上是紧密联系的，水肿日久，水停气滞，导致血行不畅，因此瘀血为水肿病患者常见的病理产物，刺络放血后，瘀血去，气行畅通，则有利于水液的运行，因此，此法对缓解水肿病症有辅助治疗效果。该法在水肿病中的应用，在《内经》其他篇章中也有记载，如《灵枢·水胀》对肤胀、鼓胀的治疗，提出了"先泻其胀之血络，后调其经，刺去其血络也。"《灵枢·四时气》中说："内痃肤胀，为五十七痏，取皮肤之血者，尽取之。"后世张仲景将其发展为活血化瘀治疗水气病的方法，《金匮要略·水气病》曰："厥而皮水，蒲灰散主之。"蒲灰即蒲黄灰，具有活血化瘀之功。因此，活血化瘀法为后世医家在水肿病治疗中广泛采用。

"菀陈"在本篇中作为蓄积之水，因此，"去菀陈莝"是指攻逐水饮法，此法针对水肿而体质较壮实者适用。但是水液停滞日久，容易阻滞气机，导致瘀血、痰饮交织出现，故"菀陈"并不仅仅限于水邪，还包括瘀血、痰饮。此外，身体里其他诸如宿食、燥屎、尿中沙石等均可视为菀陈之物，现代中医将这个治法发展为药物疗法，扩大了原治疗疾病范围，除了活血化瘀、攻逐水饮外，软坚散结、化痰除湿、下气通便等，均可视为"去菀陈莝"之法。

素问·脉要精微论篇第十七

【导读】

脉要，切脉之大要。精微，精湛微妙的意思。本篇重点讨论了诊脉纲要有六：即诊脉时间、部位、五脏脉、四时脉、脉色互参、脉症互参等，其中精微，至细至深，必须深入钻研，才能掌握。其次对于察色望神、观形闻声、问梦境、审脏腑等亦加以论述阐发，于是四诊精微，要皆在内，故以"脉要精微论"名篇。

【原文】

黄帝问曰：诊法[1]何如？岐伯对曰：诊法常以平旦[2]，阴气未动，阳气未散[3]，饮食未进，经脉未盛，络脉调匀，气血未乱，故乃可诊有过之脉[4]。切脉动静而视精明[5]，察五色，观五藏有余不足，六府强弱，形之盛衰，以此参伍[6]，决死生之分。

【注释】

[1] 诊法：概指四诊，这里指诊脉的方法。张景岳："诊，视也，察也，候脉也。凡切脉望色、审问病因，皆可言诊，而此节以诊脉为言。"

[2] 平旦：卯时。张景岳："平旦者，阴阳之交也。阳主昼，阴主夜，阳主表，阴主里；凡人身营卫之气，一昼一夜五十周于身，昼则行于阳分，夜则行于阴分，迨至平旦，复皆会于寸口。营卫生会篇曰：平旦阴尽而阳受气矣，日中而阳陇，日西而阳衰，日入阳尽而阴受气矣。口问篇曰：阳气尽，阴气盛，则目瞑，阴气尽而阳气盛，则寤矣。故诊法当于平旦初寤之时。"

[3] 阴气未动，阳气未散：滑寿："谓平旦未劳于事，是以阴气未扰动，阳气未耗散。"

[4] 有过之脉：即有病之脉。马莳："盖人之有病，如事之有过误，故曰有过之脉。"

[5] 精明：精明，指眼睛的神气精光。张景岳："视目之精明，诊神气也。"姚止庵："视精明者，谓视目精之明暗，而知人之精气也。"

[6] 参伍：彼此相参，互相印证，反复参合。张景岳："夫参伍之义，以三相较谓之参，以伍相类谓之伍，盖彼此反观，异同互证，而必欲搜其隐微之谓。"姚止庵："参伍谓较其多寡之数，易曰'参伍以变'是也。"

【语译】

黄帝问道：诊脉的方法是怎样的呢？岐伯回答说：诊脉通常是在平旦之时，此时人还没有劳于事，阴气未被扰动，阳气尚未耗散，饮食也未曾进过，经脉之气尚未充盛，络脉之气也很匀静，气血未受到扰乱，因而可以诊察出有病的脉象。在诊察脉搏动静变化的同时，还应观察目之精明，以候神气，诊察五色的变化，以审脏腑之强弱虚实及形体的盛衰，相互参合比较，以判断疾病的吉凶转归。

【提要】

1. 提出了诊脉的最佳时间在平旦。

2. 诊病要四诊合参。

【讨论】

平旦诊脉的意义。

滑伯仁说："平旦未劳于事，是以阴气未扰动，阳气未耗散。"张隐庵说："夫饮食于胃，淫精于脉，脉气流经，经脉盛则络脉虚，是以饮食未进，则经络调匀，血气未乱。”因为人是一个有机体，在不同的环境中可以引起各种不同的反应。不管平常人或病人，遇到了某种因素的刺激，整个机体就会产生异常的反应，于是也影响到脉象的变异，古人深刻体会到机体与环境的密切关系，因此指出诊法要在比较清静的平旦。盖平旦诊脉，“阴气未动，阳气未散”，人体气血正处于相对平定的状态，此时脉搏，正可以反映人体气血盛衰和疾病的真实情况。同时“饮食未进，经脉未盛，络脉调匀，气血未乱”，脉象没有受到进食的影响，加以平旦环境安静，人体不易受到任何内外因素的刺激，诊脉结果易于准确，所以古人强调平旦诊脉是有其科学性的。在今天，我们诊脉虽然不机械地定在平旦，但是仍应本着平旦诊脉的精神，重视切脉环境，对于行路之后及饮食之后的患者，则必须休息一会儿，再给予诊察，对于情绪波动的患者，应当使其情绪平静之后，才进行诊脉，这对于提高诊疗水平，无疑有重要作用，应当予以重视。总之我们掌握了这一精神，医生除了自己注意调息外，更须注意患者环境的安静，使其尽量减少内外刺激因素，气血不乱，来达到准确切脉、正确辨证的目的。

【原文】

夫脉者，血之府也[1]。长则气治[2]，短则气病[3]，数则烦心[4]，大则病进[5]，上盛则气高，下盛则气胀[6]，代则气衰[7]，细则气少[8]，濇则心痛[9]，浑浑革至如涌泉[10]，病进而色弊[11]，緜緜其去如弦绝[12]，死。

夫精明五色[13]者，气之华[14]也。赤欲如白裹朱[15]，不欲如赭[16]；白欲如鹅羽，不欲如盐；青欲如苍璧[17]之泽，不欲如蓝；黄欲如罗裹雄黄[18]，不欲如黄土；黑欲如重漆[19]色，不欲如地苍[20]。五色精微象见矣[21]，其寿不久也。夫精明者，所以视万物，别白黑，审短长。以长为短，以白为黑，如是则精衰矣[22]。

五藏者，中之守[23]也。中盛藏满[24]，气胜伤恐者[25]，声如从室中言，是中气之湿也[26]；言而微，终日乃复言者，此夺气也[27]；衣被不敛，言语善恶，不避亲踈者，此神明之乱[28]也；仓廪不藏者，是门户不要[29]也；水泉不止[30]者，是膀胱不藏也。得守者生，失守者死。

夫五藏者，身之强也[31]。头者，精明之府[32]，头倾视深[33]，精神将夺矣；背者，胸中之府[34]，背曲肩随，府将坏矣；腰者，肾之府[35]，转摇不能，肾将惫[36]矣；膝者，筋之府[37]，屈伸不能，行则偻附[38]，筋将惫矣；骨者，髓之府[39]，不能久立，行则振掉[40]，骨将惫矣。得强则生，失强则死[41]。

【注释】

［1］血之府也：府，藏聚之处。血聚于经脉之中，脉管是血液运行的经络，所以说脉者血之府。王冰：“府，聚也，言血之多少，皆聚见于经脉之中也。”李中梓：“营行脉中，故为血府；然行是血者，实气为之司也。逆顺篇云：脉之盛衰者，所以候血气之虚实。则知此举一血，而气在其中，即下文气治、气病，义益见矣。”

［2］长则气治：长，指长脉，长如长竿，过于本位，而不搏指。气治，气血正常，代表健康之象。张景岳：“气充和也。”

［3］短则气病：短，指短脉，与长脉相反，短而不及本位。气病，就是气血不足。

［4］数则烦心：数，指数脉，一呼一吸脉跳六次以上为数脉。数脉一般主热证，数而有力为实热，数而无力为虚热，无论虚实，皆可出现心烦症。烦心，是热性病的烦躁症状。所

以说数则烦心。

［5］大则病进：大，指大脉，脉象充盈满指为大脉，表示邪气方张，病势正在进展。

［6］上盛则气高，下盛则气胀：上下指脉，上盛寸脉盛，下盛尺脉盛，寸脉盛则邪气在上而气高，尺脉盛则邪气在下而气胀。张景岳："上盛者邪壅于上也，气高者喘满之谓。下盛者邪滞于下，故腹为胀满。"高士宗："上盛，寸口脉盛也，下盛，尺中脉盛也。"

［7］代则气衰：代，指代脉，来数中止，不能自还，为一种有规律的间歇脉，是元气衰弱之象，所以说代则气衰。张景岳："脉多变更不常者曰代，气虚无主也。"

［8］细则气少：细，指细脉，应指脉细如丝，主正气虚少。张景岳："脉来微细，正气不足也。"张隐庵："辨脉篇曰：脉萦萦如蜘蛛丝者，阳气衰也，言脉中之荣气宗气不足，是以脉细如丝。"

［9］濇则心痛：濇，同"涩"，指涩脉，脉搏动涩滞而不滑利，主气血瘀滞，所以出现心痛症状。

［10］浑浑革至如涌泉：浑浑，滚滚之意。革，急也。浑浑革至如涌泉，即釜沸脉。

［11］色弊：弊，败也，坏也。即气色败坏现象。

［12］緜緜其去如弦绝：緜，通"绵"。王冰："緜緜，言微微似有而不甚应手也。如弦绝者，言脉卒断如弦之绝去也。"緜緜其去如弦绝，即脉微欲绝。

［13］精明五色：精明指眼睛的神色。五色，即赤、白、青、黄、黑五种颜色现于面部的色泽。吴昆："精明见于目，五色显于面。"

［14］气之华：指精气之荣华。姚止庵："精明以目言，五色以面言，言目之光采精明，面之五色各正，乃元气充足，故精华发见于外也。"

［15］白裹朱：马莳："白，当作帛。"帛，白色的丝织品。朱即朱砂。即正常的红色如同用白色的丝织品包裹朱砂那样，隐然红润而不露，白里透红。

［16］赭：赭石的红褐色。

［17］苍璧：苍，青绿色；璧，玉石。苍璧之泽，意即色泽青而明润。

［18］罗裹雄黄：罗，丝织品，轻软而有疏孔，其色有白的和其他颜色的，此处是指白色的罗。雄黄，药名，色黄。这是形容黄色要像白罗裹着雄黄那样黄而明润。

［19］重漆：重是重复，漆而又漆谓之重漆，形容色黑而有光泽。

［20］地苍：张景岳："地之苍黑，枯暗如尘。"形容黑而枯槁。

［21］五色精微象见矣：精微，细微。见，现。即五色毕露，毫无含蓄。吴昆："真元精微之气，化作色相，毕现于外，更无藏蓄，是真气脱也，故寿不久。"

［22］精衰矣：精气衰竭了。姚止庵："精衰则目不精明。"

［23］五藏者，中之守：中，即内、里。守，藏守。张景岳："五藏者，各有所藏，藏而勿失则精神完固，故为中之守也。"

［24］中盛藏满：胸腹胀满。张景岳："中，胸腹也。藏，藏府也。盛满，胀急也。"

［25］气胜伤恐者：属衍文。

［26］声如从室中言，是中气之湿也：说话的声音好像是从室内发出那样低而重浊，这是中焦的湿气太盛所致。姚止庵："声如从室中言者，谓气闭而声不外达也。"王冰："如在室中者，皆腹中有湿气乃尔也。"

［27］言而微，终日乃复言者，此夺气也：语声低微，气难接续，是正气衰夺的表现。

［28］神明之乱：神智错乱。张景岳："神明将脱，故昏乱若此，心藏之失守也。"

［29］仓廪不藏者，是门户不要：大便失禁，脾气失守。张景岳："要，约束也。幽门、阑门、魄门，皆仓廪之门户，门户不能固，则肠胃不能藏，所以泄利不禁，脾藏之失守也。"

［30］水泉不止：即小便不禁。王冰："水泉谓前阴之流注也。"

［31］五藏者，身之强也：五脏之精气充足，身体才能强壮。张景岳："藏气充则形体强，故五藏为身之强。"又《内经》言"藏实亦概府"，所以"五藏"，吴昆作"五府"，注云："下文所言五府者，乃人身恃之以强健。"

［32］头者，精明之府：头部是精髓神气所聚集的处所。张景岳："五藏六府之精气，皆上升于头，以成七窍之用，故头为精明之府。"

［33］头倾视深：头倾是头歪斜不正，视深是目珠凹陷无光。张景岳："头倾者，低垂不能举也。视深者，目陷无光也。藏气失强，故精神之夺如此。"

［34］背者，胸中之府：心肺之系，系于肩背，故背为胸中之府。张隐庵："心肺居于胸中，而俞在肩背，故背为胸之府。"

［35］腰者，肾之府：张隐庵："两肾在于腰内，故腰为肾之外府。"

［36］惫：困惫，衰惫。又困病也，病极日惫。吴昆："惫与'败'同，坏也。"

［37］膝者，筋之府：诸筋汇聚于膝，所以称膝为筋之府。张隐庵："筋会阳陵泉，膝乃筋之会府也。"

［38］行则偻附：筋患病后，偻，佝偻，弯腰驼背。附，附于物而行。吴昆："偻，曲其身也。附，不能自步，附物而行也。"姚止庵："附，别本作俯，太素作跗，俱非，盖身伛偻，不能独行，必倚附于物而行也。"

［39］骨者，髓之府：张隐庵："髓藏于骨，故骨为髓之府。"

［40］行则振掉：振，动也，掉，摇也。行走时身体震颤摇晃不稳。

［41］得强则生，失强则死：疾病中形体强者，说明五脏精气未衰，预后良；若形体败坏，说明五脏精气已衰，预后不良。张景岳："藏强则气强故生，失强则气竭故死。"

【语译】

脉是血液汇聚的所在。长脉为气血流畅和平，故为气治；短脉为气不足，故为气病；数脉为热，热则心烦；大脉为邪气方张，病势正在向前发展；上部脉盛，为邪壅于上，可见呼吸急促、喘满之症；下部脉盛，是邪滞于下，可见胀满之病；代脉为元气衰弱；细脉，为正气衰少；涩脉为血少气滞，主心痛之症。脉来大而急速如泉水上涌者，为病势正在进展，且有危险；脉来隐约不现，微细无力，或如弓弦猝然断绝而去，为气血已绝，生机已断，故主死。

精明见于目，五色现于面，这都是内脏的精气所表现出来的光华。赤色应该像帛裹朱砂一样，红润而不显露，不应该像赭石那样，色赤带紫；白色应该像鹅的羽毛，不应该像盐那样白而带灰暗色；青色应该青而明润如碧玉，不应该像蓝色那样青而带沉暗色；黄色应该像丝包着雄黄一样，黄而明润，不应该像黄土那样，枯暗无华；黑色应该像重漆之色，光彩而润，不应该像地苍那样，枯暗如尘。假如五脏真色暴露于外，这是真气外脱的现象，人的寿命也就不长了。目之精明是观察万物、分别黑白、审察长短的，若长短不明，黑白不清，这是精气衰竭的现象。

五脏主藏精神在内，在体内各有其职守。如果邪盛于胸腹而胀满，语声重浊不清，如在室中说话一样，这是中气失权而有湿邪所致。语音低微而气不接续，语言不能相继者，这是正气被劫夺所致。衣服不知敛盖，言语不知善恶，不辨亲疏远近的，这是神明错乱的现象。脾胃不能藏纳水谷精气而泄利不禁的，是中气失守、肛门不能约束的缘故。小便不禁的，是膀胱不能闭藏的缘故。若五脏精气守者，预后良；若五脏精气失守，预后不良。

五脏精气充足，为身体强健之本。头为精明之府，若见到头部低垂、目陷无光的，是精神将要衰败。背悬五脏，为胸中之府，若见到背弯曲而肩下垂的，是胸中脏气将要变坏。腰为肾之府，若见到不能转侧摇动，是肾气将要衰惫。膝是筋汇聚的地方，所以膝为筋之府，若屈伸不能，行路要屈身附物，这是筋的功能将要衰惫。骨为髓之府，不能久立，行则震颤摇摆，这是髓虚，骨的功能将要衰惫。精气未衰，形体强健的，预后良；精气已衰，形体败坏的，预后不良。

【提要】

1. 论述了部分脉象主病。

2. 论述五色明润、光泽、含蓄为望色之要点；目的视物功能是诊察目神的要点。

3. 阐述了望形、闻声、问二便在诊断中的应用，突出诊察五脏精气盛衰在判断疾病预后中的重要意义。

【讨论】

“精明”的含义和视觉变化在诊断上的意义。

对于“精明”的解释，历代注家不一。王冰注：“精明，穴名也，在明堂左右两目内眦也，以近于目，故曰精明。”此以精明为睛明穴，不妥。另外一种意见认为精明是目，包括眼睑和眼球，因为古人认为眼睑属脾，内外眦属心，白珠属肺，睛（黑眼）属肝，瞳孔属肾，这种说法，有一定参考价值。还有一种意见，如王一仁说：“五藏六府之精，皆上注于目，目之精为瞳子，目视贵明，则辨五色能清晰。”此说近是。我们认为精明为目之精光，两目的视力精明时能精细明晰地辨别五色、万物。

眼睛视觉的精明，是靠五脏精气的灌溉营养，所以从观察两眼视觉的变化，便可以测定内脏精气的盛衰。本篇经文说：“夫精明者，所以视万物，别白黑，审短长。以长为短，以白为黑，如是则精衰矣。”说明从视觉的正常异常可以测定内脏精气盛衰的情况，这在诊断学上有很重要的意义。

1. 视觉与内脏精气的关系　《灵枢·大惑论》：“五藏六府之精气，皆上注于目。”《素问·五藏生成篇》：“肝受血而能视。”本论：“夫精明五色者，气之华也。”这些都说明了精明视觉是内脏精华气血的外候，与五脏六腑的精气和血液有着密切关系。人体在正常情况下，依靠内脏精气的灌养，精气充足，心神灌注，精明视物。反之，神去精衰，则目不精明。

2. 视觉的变化在诊断上的运用　这可以从两个方面来认识。从生理方面来看，《素问·阴阳应象大论》：“年五十，体重，耳目不聪明矣。”《灵枢·天年》：“五十岁，肝气始衰，……目始不明。”从病理方面来看，《灵枢·大惑论》：“精散则视歧，视歧见两物。”《灵枢·决气》：“气脱者，目不明。”《素问·藏气法时论》：“肝病者……虚则目䀮䀮无所见。”由此可知，以长为短，以白为黑，是视觉错乱之症，是由于内脏精气的衰退和肝血不足所致，所以说：“如是则精衰矣。”这些都原则性地说明了视觉变化在诊断上的运用。

临床上，常见病人两目炯炯有神者，虽病不危，反之眶陷视深两目无光的病人，精神已夺，常多凶证。《医宗金鉴·四诊心法要诀》说："神藏于心，虽不可得而识，然外候在目，视其目光晦暗，此为神短病死之候也。若目睛清莹，了了分明，此为神足不病之候也。目上直视，谓之戴眼，则为阳绝之候，视不见物，谓之目盲，则为阴脱之候也。目眶忽陷，则为气脱之候也。睛定不转，则为神亡之候也。"《伤寒论·辨阳明病脉证并治》中第254条说："伤寒六七日，目中不了了，睛不和，无表里证，大便难，身微热者，此为实也，急下之，宜大承气汤。"总之，无论从理论上，还是从临床实际上，都说明了视觉变化在诊断上有着重要的意义。

【原文】

岐伯曰：反四时者[1]，有余为精[2]，不足为消[3]。应太过，不足为精[4]；应不足，有余为消[5]。阴阳不相应，病名曰关格[6]。

帝曰：脉其四时动，奈何[7]？知病之所在奈何？知病之所变奈何？知病乍在内奈何？知病乍在外奈何？请问此五者，可得闻乎？岐伯曰：请言其与天运转大[8]也。万物之外，六合之内，天地之变，阴阳之应，彼春之暖，为夏之暑，彼秋之忿[9]，为冬之怒[10]。四变之动[11]，脉与之上下[12]，以春应中规[13]，夏应中矩[14]，秋应中衡[15]，冬应中权[16]。是故冬至四十五日，阳气微上，阴气微下；夏至四十五日，阴气微上，阳气微下。阴阳有时，与脉为期，期而相失，知脉所分，分之有期，故知死时[17]。微妙在脉，不可不察，察之有纪[18]，从阴阳始，始之有经[19]，从五行生，生之有度[20]，四时为宜[21]。补写勿失，与天地如一，得一之情，以知死生。是故声合五音[22]，色合五行[23]，脉合阴阳[24]。

是知阴盛，则梦涉大水恐惧[25]，阳盛则梦大火燔灼[26]，阴阳俱盛，则梦相杀毁伤[27]。上盛则梦飞，下盛则梦堕，甚饱则梦予，甚饥则梦取，肝气盛则梦怒，肺气盛则梦哭[28]，短虫[29]多则梦聚众，长虫[30]多则梦相击毁伤。

是故持脉有道，虚静为保[31]。春日浮，如鱼之游在波[32]；夏日在肤[33]，泛泛乎万物有余[34]；秋日下肤[35]，蛰虫将去[36]；冬日在骨[37]，蛰虫周密[38]，君子居室。故曰：知内者，按而纪之[39]，知外者，终而始之[40]。此六者[41]，持脉之大法。

【注释】

[1] 反四时者：指脉与四时阴阳相反者。

[2] 有余为精：有余指脉大，精谓邪甚。有余，为邪气之有余。

[3] 不足为消：不足指脉小，消谓消弱，即正气虚。不足，为正气不足。

[4] 应太过，不足为精：应太过反不足，则不足为主，以正虚为主但也有邪甚，所以不足为精。此精为精之不足，强调正虚为主，同时也说明此不足有由邪甚引起的一面。

[5] 应不足，有余为消：应不足，反见有余的脉象，则有余之邪气将日日消耗正气，是邪为主，正气亦虚，所以有余为消。

[6] 阴阳不相应，病名曰关格：王冰："夫反四时者，诸不足皆为血气消损，诸有余皆为邪气胜精也。阴阳之气不相应合，不得相营，故曰关格也。"意即阴阳之气不能互相应接为用，故病名关格。

[7] 脉其四时动，奈何：《甲乙经》"其"作"有"字，可从。

[8] 天运转大：高士宗："人之阴阳升降，如天运之环转广大，故曰请言其与天运转大也。"姚止庵："天之转运无穷，五者之变化亦若是也。"

[9] 忿：《说文》："忿，悁也。"段注："忿以狷急为义。"王冰："忿一为急，言秋气劲

急也。”

［10］怒：气势充盈，不可遏抑曰怒。金·成无已《注解伤寒论》云：“秋忿为冬怒，从肃而至杀也。”王冰：“秋忿而冬怒，言阴少而之壮也。”姚止庵：“秋气劲急，有似于忿，冬气肃杀，则似于怒矣。”

［11］四变之动：张景岳：“春生夏长，秋收冬藏，是即阴阳四变之动。”

［12］脉与之上下：脉象随着四时气候的变动而升降浮沉。马莳：“上下者，浮沉也。”杨上善：“春夏之脉，人迎大于寸口，故为上也；寸口小于人迎，故为下也。秋冬之脉，寸口大于人迎，故为上也；人迎小于寸口，故为下也。此乃盛衰为上下也。”

［13］春应中规：中，合乎的意思。规，为圆之器。形容春脉圆滑流利。马莳：“春时之脉，其应如中乎规。规者，所以为圆之器也。春脉软弱轻虚而滑，如规之象，圆圆而动，故曰春应中规也。”

［14］夏应中矩：矩，为方之器。形容夏脉洪大方正。马莳：“夏时之脉，其应中乎矩。矩者，所以为方之器也。夏脉洪大滑数，如矩之象，方正而盛，故曰夏应中矩也。”

［15］秋应中衡：衡，求平之器，如天平、秤之类衡器。形容秋脉轻平虚浮。马莳：“秋时之脉，其应如中乎衡。秋脉浮毛，轻涩而散，如衡之象，其取在平，故曰秋应中衡也。”

［16］冬应中权：权，计重之器，如砝码、秤铊之类权器。形容冬脉沉伏。马莳：“如权之象，其势下垂。”张景岳：“冬气闭藏，故应中权，而人脉应之，所以沉石而优于内也。凡兹规矩权衡者，皆发明阴阳升降之理，以合乎四时脉气之变象也。”

［17］期而相失，知脉所分，分之有期，故知死时：期，时间规律。失，脉不应四时。张景岳：“期而相失者，谓春规夏矩秋衡冬权不合于度也。如脉所分者，谓五藏之脉，各有所属也。分之有期者，谓衰亡各有其时也。知此者则知死生之时矣。”

［18］察之有纪：纪，纲纪。即是有一定规律可以认识的。

［19］始之有经：经，经常。吴昆：“始之有经常之道。”

［20］从五行生，生之有度：张隐庵：“从五行而生，如春木生夏火，火生长夏土，土生秋金，金生冬水，水生春木。生之有度，而四时为五行相生之宜。”

［21］四时为宜：《太素》：“宜”作“数”。坚绍云：“盖四时为数者，言从五行衰亡而为准度者，必就四时为计数。”

［22］声合五音：即呼、笑、歌、哭、呻五声合于角、徵、宫、商、羽五音。

［23］色合五行：即青合木，黄合土，赤合火，白合金，黑合水。

［24］脉合阴阳：诊脉要结合四时阴阳。王冰：“脉彰寒暑之休亡，故合阴阳之气也。”

［25］阴盛，则梦涉大水恐惧：阴为水，所以阴盛则梦渡大水而恐惧。张景岳：“以阴胜阳，故梦多阴象。”

［26］阳盛则梦大火燔灼：阳为火，所以阳气盛则梦见大火烧灼。张景岳：“以阳胜阴，故梦多阳象。”

［27］阴阳俱盛，则梦相杀毁伤：阴阳俱盛，交争于内，所以梦见相互残杀毁伤。王冰：“亦类交争之气象也。”

［28］梦哭：肺志悲，所以肺气盛则梦哭。

［29］短虫：《说文》：“蛲，腹中短虫也。”短虫，即蛲虫。

［30］长虫：《说文》：“蛕，腹中长虫也。”蛕即蚘，或作蛔。长虫，即蛔虫。

[31] 虚静为保：《新校正》云："按《甲乙经》保作宝。"姚止庵："王本作保，颇觉辞费。《甲乙经》作宝，于义较通，从之，宝犹贵也。"

[32] 如鱼之游在波：形容春脉浮而和缓。王冰："虽出，犹未全浮。"姚止庵："亦有和缓之象。"

[33] 夏日在肤：形容脉搏已经上透到皮肤，较之在波更为显露。

[34] 泛泛乎：众盛貌，形容脉来满而盈指。张志聪："泛泛，充满之象。"

[35] 下肤：形容脉搏由浮渐沉，已不是轻举所能触知。

[36] 蛰虫将去：蛰，虫藏也。蛰虫，指藏伏土中越冬之虫。去义与藏同，《经典释文》引裴松之云："古人谓藏为去。"形容脉渐沉，犹如秋虫之欲去蛰藏一样。吴昆："秋日阳气下降，故脉来下于肌肤，象蛰虫将去之象也。"

[37] 在骨：形容脉沉状，重按至骨乃得。

[38] 蛰虫周密：《太素》："周"作"固"。形容脉沉如蛰伏的冬虫一样伏而不见，闭藏不出。

[39] 知内者，按而纪之：内，指内脏。按，指诊脉。概言在内五脏之虚实，可按脉诊尺而得其真。李念莪："藏象有位，故可按而纪也。"

[40] 知外者，终而始之：外，指经脉。经脉有终有始，三阴三阳有交有结，从各经之终始交结，可以诊知病在何经何脉，是为"知外者，终而始之。"

[41] 六者：指春、夏、秋、冬、内、外而言。

【语译】

岐伯说：脉气与四时阴阳之气相反的，如相反的形象为有余，皆为邪气盛于正气，相反的形象为不足，为血气先已消损。根据时令变化，脏气当旺，脉气应有余，却反见不足的，这是邪气盛于正气；脉气应不足，却反见有余的，这是正不胜邪，邪气盛，而血气消损。这种阴阳不相顺从、气血不相营运、邪正不相适应而发生的疾病名叫关格。

黄帝问道：脉象是怎样应四时的变化而变动的呢？怎样从脉诊上知道病变的所在呢？怎样从脉诊上知道疾病的变化呢？怎样从脉诊上知道病忽然发生在内部呢？怎样从脉诊上知道病忽然发生在外部呢？请问这五个问题，可以讲给我听吗？岐伯说：让我讲一讲人体的阴阳升降与天运之运转相适应的情况。万物之外，六合之内，天地间的变化，阴阳四时与之相应。如春天的气候温暖，发展为夏天的气候暑热，秋天得劲急之气，发展为冬天的寒杀之气，这种四时气候的变化，人体的脉象也随着变化而升降浮沉。春脉如规之象而圆滑流利；夏脉如矩之象而洪大；秋脉如秤衡之象轻浮；冬脉如秤权之象而深沉。四时阴阳的情况也是这样，冬至到立春的四十五天，阳气微升，阴气微降；夏至到立秋的四十五天，阴气微升，阳气微降。四时阴阳的升降是有一定的时间和规律的，人体脉象的变化，亦与之相应，脉象变化与四时阴阳不相适应，即是病态，根据脉象的异常变化就可以知道病属何脏，再根据脏气的盛衰和四时衰旺的时期，就可以判断出疾病和死亡的时间。四时阴阳变化之微妙，都是从辨别阴阳开始，结合人体十二经脉进行分析研究，而十二经脉应五行而有生机；观测生机的尺度，则是以四时阴阳为准则；遵循四时阴阳的变化规律，不使有失，则人体就能保持相对平衡，并与天地之阴阳相互统一；知道了天人统一的道理，就可以预决死生。所以五声是和五音相应合的；五色是和五行相应合的；脉象是和阴阳相应合的。

阴气盛则梦见渡大水而恐惧；阳气盛则梦见大火烧灼；阴阳俱盛则梦见相互残杀毁伤；

上部盛则梦飞腾；下部盛则梦下坠；吃得过饱的时候，就会梦见送食物给人；饥饿时就会梦见去取食物；肝气盛，则做梦好发怒气；肺气盛则做梦悲哀啼哭；腹内短虫多，则梦众人集聚；腹内长虫多则梦打架损伤。

所以诊脉是有一定方法和要求的，必须虚心静气，才能保证诊断的正确。春天的脉应该浮而在外，好像鱼浮游于水波之中；夏天的脉在肤，洪大而浮，泛泛然充满于指下，就像夏天万物生长的茂盛状态；秋天的脉处于皮肤之下，就像蛰虫将要伏藏；冬天的脉沉在骨，就像冬眠之虫闭藏不出，人们也都深居简出一样。因此说：要知道内脏的情况，可以从脉象上区别出来；要知道外部经气的情况，可从经脉循行的经络上诊察而知其终始。春、夏、秋、冬、内、外这六个方面，乃是诊脉的大法。

【提要】

本段重点阐述了脉与四时的关系、脉合阴阳的道理。脉合四时者，春规、夏矩、秋衡、冬权是为四时常脉；反四时者，为精为消是为病脉。强调指出诊病环境安静，诊四时脉，审在脏腑、在经脉，乃持脉之大法，亦诊脉之纲要。其次还叙述了问梦诊病。

【讨论】

关于各脉主病。

脉象的形成与心脏有极密切的关系，脉象是依五脏的精气是否充沛、气血的运行是否通畅和邪气的性质，而发生种种不同的变化，所以脉象的变化，既可以反映脏腑的生理、病理变化，又可以反映疾病的性质，因而切脉可以诊病。但是脉有常变，一病多脉，一脉亦可主多病，本篇所述各脉与生理、病理关系，亦是言其常而已，因此我们还需结合后世脉法和临床实际，才能帮助理解经文含义。现就认识所及，略述如下：

(1) 长脉：长为有余，有两个方面含义。一是邪气有余，必兼见长而洪、长而大、长而实等现象，这表示邪实正实，这是病理现象。二是气血充盛、长而缓和，不兼见其他病脉，这是健康现象。

(2) 短脉：短脉主病，虽然多为气不足，但也有虚实之分。虚证如脱血的气虚血少，实证如痰厥、癫狂，由痰食壅滞气道受阻引起。因此一见短脉，亦不可轻言议补。

(3) 数脉：数脉多属于热性病，但其中也有由阴虚生内热而脉有细数者。而烦心仅热病的一个症状。数则烦心，是指数脉多见烦心，而非数脉必见烦心。例如久病之脉，多见虚数(虚劳病)，如《金匮要略》中还有数实、数虚之分，脉数实，此为肺痈，脉数虚，此为肺痿。因此一见数脉，不可全断为烦心。

(4) 大脉：大脉虽主病进，但也有正常异常之分。大而虚，主虚劳病或久病、新产、大出血之证。大而实，可主阳明胃家实之证。然大而缓和，又是气血充盛身体健康的表现。因此一见大脉，亦不可骤断其病重。

(5) 细脉：细脉主气少，临床上细脉亦主血少，因血少实由气虚不能生血所致，所以一投益气生血之剂，则可奏效。但是也有生理性的细脉，虽终身脉细亦不为病。因此一见细脉，还需辨其在气在血、正常异常，不可就云气少。

(6) 涩脉：涩脉虽为血少气滞，但亦有实的一面。虚证涩而无力，多在大病之后，津液大伤，血少气滞。实证涩而有力，为心痛、噎膈等，或由痰食、郁结、气血凝滞。因此一见涩脉，不可即断为心痛，尚须细审属实属虚。

当然还有许多脉象可资讨论，就上面所举，已可明了本篇所举各脉主病，亦不过是举例而已，总在言其常的一面，我们学习经文，不可泥定。临证者必守其常而知其变，始得脉要之精微。

【原文】

心脉搏坚而长[1]，当病舌卷不能言；其耎而散[2]者，当消环自已[3]。肺脉搏坚而长，当病唾血；其耎而散者，当病灌汗[4]，至今不复散发也[5]。肝脉搏坚而长，色不青，当病坠若搏[6]，因血在胁下，令人喘逆；其耎而散，色泽[7]者，当病溢饮[8]。溢饮者，渴暴多饮，而易入肌皮肠胃之外也[9]。胃脉搏坚而长，其色赤，当病折髀[10]；其耎而散者，当病食痹[11]。脾脉搏坚而长，其色黄，当病少气；其耎而散，色不泽者，当病足骱肿[12]，若水状也[13]。肾脉搏坚而长，其色黄而赤者，当病折腰[14]；其耎而散者，当病少血，至今不复也[15]。

帝曰：诊得心脉而急，此为何病？病形何如？岐伯曰：病名心疝[16]，少腹当有形也。帝曰：何以言之？岐伯曰：心为牡藏[17]，小肠为之使[18]，故曰少腹当有形也[19]。帝曰：诊得胃脉，病形何如？岐伯曰：胃脉实则胀，虚则泄。

帝曰：病成而变[20]何谓？岐伯曰：风成为寒热[21]，瘅成为消中[22]，厥成为巅疾[23]，久风为飧泄[24]，脉风成为疠[25]。病之变化，不可胜数。

帝曰：诸痈肿筋挛骨痛[26]，此皆安生？岐伯曰：此寒气之肿，八风之变也[27]。帝曰：治之奈何？岐伯曰：此四时之病，以其胜治之愈也[28]。

帝曰：有故病，五藏发动[29]，因伤脉色，各何以知其久暴至之病乎？岐伯曰：悉乎哉问也！徵[30]其脉小，色不夺[31]者，新病也，徵其脉不夺，而色夺者，此久病也；徵其脉与五色俱夺者，此久病也；徵其脉与五色俱不夺者，新病也。肝与肾脉并至，其色苍赤，当病毁伤，不见血，已见血，湿若中水也[32]。

【注释】

[1] 搏坚而长：搏坚，是脉来应指搏击而坚挺；长，指脉体而言，形容脉势弦。凡见搏坚而长之脉，皆主邪盛正虚。

[2] 耎而散：耎，同“软”。脉不弦而耎，不强而散。凡耎而散之脉，皆为不及。

[3] 消环自已：消，稍也。环，还也，旋也。意为稍过一会儿即自愈矣。总在形容耎而散者，虽为正虚，病尚轻浅，一补即愈，非如搏坚而长邪实正虚者之难疗也。

[4] 灌汗：《脉经》作“漏汗”，因肺脉软而散是肺虚，肺合皮毛，肺虚则皮毛不固，故自汗或盗汗。证之临床肺虚病人多为漏汗，而如王冰所说“灌洗”者确不多见。姚止庵：“汗出于玄府，玄府者肺之合，今肺脉耎散，是肺虚而邪从其合也，故当灌汗。灌汗者，汗出浸淫，有如浇灌。”

[5] 至今不复散发也：张景岳：“汗多亡阳，故不可更为发散也。”《脉经》无“也”字，注云：“六字疑衍。”

[6] 病坠若搏：病坠，当病坠伤。若搏，若由搏击而伤。若，或也，和也。

[7] 色泽：张隐庵：“金匮要略云：夫病水入，面目鲜泽。盖水溢于皮肤，故其色润泽也。”

[8] 溢饮：病名，水气外溢于皮肤四肢。

[9] 而易入肌皮肠胃之外也：《新校正》云：“按《甲乙经》易作溢。”当从。这段话的意思是：肝脉搏坚而长，面部不见青色的，当为跌伤或击伤等病，这是因为肝脉太过，其色当青而不青，故知其病非由内生而由外伤。瘀血积在胁下，阻碍肺气，使人喘逆。如果肝脉

软而散面色鲜泽者当病溢饮，溢饮者因口渴暴饮，肝虚脾湿又盛，肝不疏泄，以致水气溢渗于肌肉皮肤之间肠胃之外。

[10] 折髀：髀，股部。折髀是股部疼痛如折。

[11] 食痹：病名，即胸膈闭阻闷痛，饮食不下之证。张景岳："食痹者，食入不化，入则闷痛呕汁，必吐出乃已也。"姚止庵："痹注以为痛，误矣。胃主受纳，胃脉耎散，则虚而水谷为之壅闭矣，故云食痹。"

[12] 足骺肿：骺，即胫骨，位于小腿部的内侧。足骺肿是小腿连及足部浮肿。

[13] 其耎而散，色泽者，当病溢饮……其耎而散，色不泽者，当病足骺肿，若水状也：前一"泽"乃水泽之泽，水泽之气见，故为溢饮。后一"泽"为皮肤不润泽之泽，为脾虚肿，故若水状也，营养不良性水肿多见于此。前为水肿之实证，可用越婢加术汤，后为水肿之虚证，可用实脾饮，是当细辨。

[14] 其色黄而赤者，当病折腰：肾脉搏坚而长是为太过，邪盛于肾，面部黄而赤是心脾颜色，因肾受病而心脾乘而侮之所致，肾受其伤，故当病腰痛如折。

[15] 当病少血，至今不复也：少血指精血虚少。姚止庵："肾脉宜沉实，今反耎散，是精血内亏，真元何由得复。"

[16] 心疝：病名。是因寒邪侵犯心经而致的一种急性痛证，症见下腹有形块突起，气上冲胸，心暴痛，脉弦急。《圣济总录》："夫藏病必传于府。今心不受邪，病传于府，故小肠受之，为疝而痛，少腹当有形也。"

[17] 心为牡藏：牡，五脏中属于阳者为牡脏。张景岳："牡，阳也，心属火，而居于膈上，故曰牡藏。"

[18] 小肠为之使：心与小肠相表里，所以称小肠为心之使。

[19] 少腹当有形也：形，形征。张景岳："小肠居于少腹，故少腹当有形也。"姚止庵："少腹，脐下，下半腹是也。寒气聚于中，故有形。"

[20] 病成而变：谓病的成因及其变化。张景岳："成言病之本，变言病之标。标本不同，是谓之变。"

[21] 风成为寒热：风邪致病，多为恶寒发热的寒热病。张景岳："风，阳邪也，善行而数变。或并于里则阳虚，阳虚则外寒；或并于表则阳实，阳实生外热。故生气通天论曰：因于露风，乃生寒热。是风成而变为寒热也。"

[22] 瘅成为消中：瘅，热症。因为热邪蕴积于中，则变为善食易饥而瘦的消中病。消中，一指消渴病中的中消症。张景岳："瘅，热邪也。热积于内，当病为消中，善食易饥也。"

[23] 厥成为巅疾：厥，气逆也。巅疾含义有二，一为顶巅之疾病在上部，一为癫病。吴昆："巅癫同，古通用。气逆上而不已，则上实而下虚，故令忽然癫仆，今世所谓五痫是也。"张景岳："厥，逆气也。气逆于上，则或为疼痛或为眩仆，而成顶巅之疾也。一曰气逆则神乱，而病为癫狂者亦通。"

[24] 久风为飧泄：因为风邪入中久留，而变为飧泄。张景岳："风从木化，久风不已，则脾土受伤，病为飧泄而下利清谷也。"

[25] 脉风成为疠：疠，疠风即麻风病。此因风寒客于血脉之中，久而不去，肤肉败坏，变而成疠风。《素问·风论》："风寒客于脉而不去，名曰疠风，或名曰寒热。"

［26］诸痈肿筋挛骨痛：先病痈肿同时又出现筋挛骨痛。痈肿与筋挛骨痛都是由于经脉涩滞不通所致，彼此连系一起，因此这是一个病而非三个病。张景岳："此言诸病痈肿而有兼筋挛骨痛者也。诸家以痈肿、筋挛、骨痛释为三证，殊失经意。观下文曰，此寒气之肿，则其所问在肿，义可知矣。"

［27］此寒气之肿，八风之变也：这是由于风寒邪气在经脉和流行时疫八风邪气造成的。八风，相当于流行邪气。张景岳："惟风寒之变在经，所以兼筋骨之痛。今有病大项风、虾蟆瘟之属，或为头项咽喉之痈，或为肢节肌肉之肿，正此类也。"

［28］此四时之病，以其胜治之愈也：这是四时之邪所引起的疾病，用五行相胜的法则来治疗，可以痊愈。张志聪："以胜治之者，以五行气味之胜，治之而愈也。如寒淫于内，治以甘热。如东方生风，风生木，木生酸，辛胜酸之类。"

［29］有故病，五藏发动：故病，旧有宿病。意为有旧病从五脏发动。张隐庵："有故病而因伤五藏之色脉。"

［30］徵：吴昆："验也。"即验看，检查的意思。

［31］夺：训失，谓失于正常状态。又张宛邻："色发于五藏，故久病色必夺；脉兼经络，故新病脉即夺。"

［32］肝与肾脉并至，其色苍赤，当病毁伤，不见血，已见血，湿若中水也：肝与肾脉并至乃沉而弦之脉，其色苍赤即瘀血斑色，此因毁伤者则损伤筋骨伤及肝肾也。或不见血已见血者，是说无论内出血、外出血，皆血气凝滞而肿，若水肿非水肿也。张景岳："凡毁伤筋骨者，无论不见血已见血，其血必凝，其经必滞，气血凝滞，形必肿满，故如湿气在经而同于中水之状。"

【语译】

心脉坚而长，搏击指下，为心经邪盛，火盛气浮，当病舌卷而不能言语；其脉软而散的，当病消渴，待其胃气来复，病自痊愈。肺脉坚而长，搏击指下，为火邪犯肺，当病痰中带血；其脉软而散的，为肺脉不足，当病汗出不止，在这种情况下，不可在用发散的方法治疗。肝脉坚而长，搏击指下，其面色当青，今反不青，知其病非由内生，当为跌坠或搏击所伤，因瘀血积于胁下，阻碍肺气升降，所以使人喘逆；如其脉软而散，加之面目颜色鲜泽的，当发溢饮病，溢饮病口渴暴饮，因水不化气，而水气容易流入肌肉皮肤之间、肠胃之外所引起。胃脉坚而长，搏击指下，面色赤，当病髀痛如折；如其脉软而散的，则胃气不足，当病食痹。脾脉坚而长，搏击指下，面部色黄，乃脾气不运，当病少气；如其脉软而散，面色不泽，为脾虚，不能运化水湿，当病足胫浮肿如水状。肾脉坚长，搏击指下，面部黄而带赤，是心脾之邪盛侵犯于肾，肾受邪伤，当病腰痛如折；如其脉软而散者，当病精血虚少，使身体不能恢复健康。

黄帝说：诊脉时，其心脉劲急，这是什么病？病的症状是怎样的呢？岐伯说：这种病名叫心疝，少腹部位一定有形征出现。黄帝说：这是什么道理呢？岐伯说：心为阳脏，心与小肠为表里，心病传于小肠，（小肠居于少腹）所以少腹会有病形。黄帝说：诊察到胃脉有病，会出现什么病变呢？岐伯说：胃脉实则邪气有余，将出现腹胀满病；胃脉虚则胃气不足，将出现泄泻病。

黄帝说：疾病的形成及其发展变化又是怎样的呢？岐伯说：因于风邪，可变为寒热病；瘅热既久，可成为消中病；气逆上而不已，可成为癫病；风气通于肝，风邪经久不愈，木邪侮土，可成为飧泄病；风邪客于脉，留而不去则成为疠风病；疾病的发展变化是不能够数清的。

黄帝说：各种痈肿、筋挛、骨痛的病变，是怎样产生的呢？岐伯说：这都是因为寒气聚集和八风邪气侵犯人体后而发生的变化。黄帝说：怎样进行治疗呢？岐伯说：由四时偏胜之邪气所引起的病变，根据五行相胜的规律确定治则去治疗就会痊愈。

黄帝说：有旧病从五脏发动，都会影响到脉色而发生变化，怎样区别它是久病还是新病呢？岐伯说：你问得很详细啊！只要验看脉色就可以区别开来：如脉虽小而气色不失于正常的，是为新病；如脉象不失于正常而气色已失于正常的，乃是久病；如脉象与气色均失于正常状态的，也是久病；如脉象与面色都不失于正常的，乃是新病。脉见沉弦，是肝脉与肾脉并致，而外部没有见血，或外部已见血，其经脉必滞，血气必凝，血凝经滞，形体必肿，有似乎因湿邪或水气中伤的现象，成为一种瘀血肿胀。

【提要】

本段论述五脏之脉各因太过或不及所出现的病证和脏病传腑、腑病传脏的脉证规律，用以说明诊五脏脉对辨证的重要。列举由于病因不同，病成而变所出现的杂病色脉问题，说明病之变化不可胜数，以及阐述了色脉合参的诊断意义。

【讨论】

关于五色。

五色合五行，内合五脏，诊察五色的关键在于看色的荣枯泽夭和色的含露。五色以润泽含蓄为吉，以晦涩枯槁、精微象见为凶。从五色的善恶，可以诊断疾病的变化，是望诊中的一个重点。

本篇在脉色合参中指出，脉小色不夺者为新病，脉不夺其色夺者为久病，脉与五色俱不夺者为新病，脉与五色俱夺者为久病。这是因为色为五脏之外华，故脏有病始可见于色，脉是气血之经隧，故人一病即可见于脉。所以病变轻浅脉有反映而色少反映，病变深重脉色均有反映，因此依色决病新久在临床上具有一定意义。总之，有诸内必形诸外，色之外候确可反映内脏情况，我们应当更加重视对色诊的研究。

【原文】

尺内两傍[1]，则季胁也，尺外[2]以候肾，尺里[2]以候腹。中附上[3]，左[4]外以候肝，内以候鬲；右[4]外以候胃，内以候脾。上附上[3]，右外以候肺，内以候胸中；左外以候心，内以候膻中。前以候前，后以候后。上竟上[5]者，胸喉中事也；下竟下[6]者，少腹腰股膝胫足中事也。

粗大者，阴不足，阳有余，为热中也[7]。来疾去徐[8]，上实下虚为厥，巅疾。来徐去疾，上虚下实，为恶风也[9]。故中恶风者，阳气受也[10]。有脉俱沉细数者，少阴厥也[11]。沉细数散者，寒热也[12]。浮而散者，为眴仆[13]。诸浮不躁者，皆在阳，则为热；其有躁者在手[14]。诸细而沉者，皆在阴，则为骨痛；其有静者在足[15]。数动一代者，病在阳之脉也，泄及便脓血[16]。诸过者切之[17]，涩者，阳气有余也；滑者，阴气有余也[18]。阳气有余，为身热无汗[19]，阴气有余，为多汗身寒[20]。阴阳有余，则无汗而寒[21]。推而外之，内而不外，有心腹积也[22]；推而内之，外而不内，身有热也[23]；推而上之，上而不下，腰足清也[24]；推而下之，下而不上，头项痛也[25]。按之至骨，脉气少者，腰脊痛而身有痹也[26]。

【注释】

[1] 尺内两傍：尺内，指尺泽之内。两傍，指尺之两侧。此以下指诊尺肤部位法。

［2］尺外、尺里：尺部内侧（阴侧）前缘为尺外，后缘为尺里，即小指侧为尺内，拇指侧为尺外。下文凡言内外者仿此。

［3］中附上、上附上：从尺泽至鱼际，分为三段：中即中段，上即上段，上文尺外、尺里为下段。中附上，中部附于尺之上。上附上，上部附于中部之上。

［4］左、右：指左右手，下文仿此。

［5］上竟上：竟，尽也。上竟上，指上附上之上，上段之尽端，即鱼际部。

［6］下竟下：下竟下，下部尽头再下之处，下段之尽端，即尺泽之下。

［7］粗大者，阴不足，阳有余，为热中也：脉象粗大为阴虚阳盛，阳盛则热，不但热浮于外，而且热在于内，故为热中。张景岳："阳实阴虚，故为内热。"

［8］来疾去徐：来，是脉搏起应于指。去，是脉如波浪下落。疾，是快。徐，是慢。来疾去徐，就是脉来快而去慢。张景岳："来疾者，其来急也。去徐者，其去缓也。"

［9］来徐去疾，上虚下实，为恶风也：脉来慢去快，为上虚下实之象，为恶风之病。张景岳："来之徐，上之虚者，皆阳不足也。阳受风气，故阳虚者必恶风。"姚止庵："疾，急数也。徐，缓弱也。脉之至曰来，回曰去，来主上，去主下。实者邪气实也，虚者正气虚也。气虚于上，故风邪易入而为恶风之病。然风之得以中人者，非真风之恶也，阳虚不能捍邪故也。"

［10］故中恶风者，阳气受也：风为阳邪，故中恶风者，阳气受之，以风为阳邪的缘故。张隐庵："此复申明外淫之邪，从阳而阴，自表而里也。"

［11］有脉俱沉细数者，少阴厥也：沉细是肾脉，沉细而数则是少阴厥逆现象。姚止庵："沉细而缓，肾之平脉也，数则为火。今沉细兼数，是阴虚水亏而火上逆，名曰少阴厥。厥，逆而上也，所谓阴虚火动是矣。"

［12］沉细数散者，寒热也：姚止庵："沉细为阴，数散为阳，阴阳相杂，故其为病或寒或热也。"

［13］浮而散者，为眴仆：眴，与"眩"通。眴仆，因眩晕而仆倒的症状。张景岳："浮者阴不足，散者神不守，浮而散者阴气脱，故为眴仆也。"

［14］诸浮不躁者，皆在阳，则为热；其有躁者在手：躁，躁疾之象，为静之反面。阳，指足三阳经。手，指手三阳经。意为，凡是浮脉而不躁急的其病在表，则为发热，病在足三阳经。如浮而躁的，则病在手三阳经了。张景岳："脉浮为阳，而躁则阳中之阳，故但浮不躁者，皆属阳脉，未免为热。若浮而兼躁，乃为阳极，故当在手，在手者，阳中之阳，谓手三阳经也。"

［15］诸细而沉者，皆在阴，则为骨痛；其有静者在足：阴，指手三阴经。足，指足三阴经。凡是细脉而沉的，其病在里，发为骨节疼痛，病在手三阴经。如果细沉而静的则病在足三阴经。马莳："诸脉皆沉细，而沉细中不静，其病当在手三阴经。盖沉细为阴，故属阴经。而不静者为阴中之阳，乃知其在手也。惟沉细为阴脉，病当在里骨痛。若沉细带静，则为阴中之阴，而寒入于下，其病不在手经，而在足经矣。"

［16］数动一代者，病在阳之脉也，泄及便脓血：数脉而有歇止的，其病在阳，见泄泻及大便带脓血。张景岳："数动者阳脉也，数动一代者，阳邪伤其血气也，故为泄及便脓血。"

［17］诸过者切之：过，是有过之脉即病脉。切，是切脉。

［18］涩者，阳气有余也；滑者，阴气有余也：有余者邪气有余。阳邪有余则耗阴血，

血少则脉涩。阴气有余则阳不足，阴寒之气盛，阴血有余故脉滑。

[19] 阳气有余，为身热无汗：阳有余则阴不足，阳邪耗阴，汗源缺乏，所以为身热无汗。

[20] 阴气有余，为多汗身寒：阴有余则阳不足，阳虚则寒，阴盛则汗，所以为多汗身寒。张景岳："阳有余者阴不足也，故身热无汗。阴有余者阳不足也，故多汗身寒，以汗本属阴也。"

[21] 阴阳有余，则无汗而寒：阴有余则身寒，阳有余则无汗，所以阴阳有余则无汗而寒。姚止庵："阳盛无汗，阴盛身寒，治宜温散，仲景之用附子细辛汤是也。"

[22] 推而外之，内而不外，有心腹积也：推，推求，总言在疑似病症中，当细细分析，以求病源，是分析病情、判断病证的方法。"推而外之"，看某些症状似乎像是外感病，但有些症状又在内不在外，细细推求确是"内而不外"，这是心腹有积的内伤病。张景岳："凡病若在表而欲求之于外矣。然脉则沉迟不浮，是在内而非外，故知其心腹之有积也。"

[23] 推而内之，外而不内，身有热也："推而内之"，看某些症状似乎像是内伤病，但有些症状又在外不在内，细细推求确是"外而不内"，这是身发热的外感病。张景岳："凡病若在里而欲推求于内矣，然脉则浮数不沉，是在外而非内，故知其身之有热也。"

[24] 推而上之；上而不下，腰足清也：《新校正》云："按《甲乙经》上而不下，作下而不上。"甚是当从。"推而上之"，看某些症状似乎像是在上部，但有些症状又在下部，从脉的上部推求上部并没有什么变化，变化却在下部，细细推求确实在下而不在上，这是阳虚于下腰足清冷的下虚症。

[25] 推而下之，下而不上，头项痛也：《新校正》云："按《甲乙经》下而不上，作上而不下。"甚是当从。"推而下之"，看某些症状似乎像是在下部，但有些症状又在上部，从脉的下部推求下部并没有什么变化，变化却在上部，细细推求确实在上而不在下，这是头项痛的上部病。

[26] 按之至骨，脉气少者，腰脊痛而身有痹也：张景岳："按之至骨沉阴胜也，脉气少者，血气衰也，正气衰而阴气盛，故为是病。"

【语译】

尺脉两旁的内侧候于季胁部，外侧候于肾脏，中间候于腹部。尺肤部的中段、左臂的外侧候于肝脏，内侧候于膈部；右臂的外侧候于胃腑，内侧候于脾脏。尺肤部的上段，右臂外侧候于肺脏，内侧候于胸中；左臂外侧候于心脏，内侧候于膻中。尺肤部的前面，候身前即胸腹部；后面，候身后即背部。从尺肤上段直达鱼际处，主胸部与喉中的疾病；从尺肤部的下段直达肘横纹处，主少腹、腰、股、膝、胫、足等处的疾病。

脉象洪大的，是由于阴精不足而阳有余，故发为热中之病。脉象来时急疾而去时徐缓，这是由于上部实而下部虚，气逆于上，多好发为癫仆一类的疾病。脉象来时徐缓而去时急疾，这是由于上部虚而下部实，多好发为疠风之病。患这种病的原因，是因为阳气虚而失去捍卫的功能，所以才感受邪气而发病。有两手脉均见沉细数的，沉细为肾之脉体，数为热，故发为少阴之阳厥；如见脉沉细数散，为阴血亏损，多发为阴虚阳亢之虚劳寒热病。脉浮而散，好发为眩晕仆倒之病。凡见浮脉而不躁急，其病在阳分，则出现发热的症状，病在足三阴经；如浮而躁急的，则病在手三阳经。凡见细脉而沉，其病在阴分，发为骨节疼痛，病在手三阴经；如果脉细沉而静，其病在足三阴经。发现数动，而见一次歇止的脉象，是病在阳分，为阳热郁滞的脉象，可出现泄利或大便带脓血的疾病。诊察到各种有病的脉象而切按时，如见涩脉是阳气有余则多汗而身寒，阴气阳气均有余，则无汗而身寒。按脉浮取不见，沉取则脉沉迟不浮，是病在内而非在外，故知其心腹有积聚病。按脉沉取不显，浮取则脉浮数不沉，是病在外而不在内，当有深发热之症。凡诊脉推求于上部，只见于上部，下部脉弱的，这是上实下虚，故出现腰足清冷之症。凡诊脉推求于下部，只见于下部，而上部脉弱的，这是上虚下实，故出现头项疼痛之症。若重按至骨，而脉气少的，是生阳之气不足，故可以出现腰脊疼痛及身体痹证。

【提要】

本段首先阐述诊脉部位问题，强调了上以候上、下以候下、前以候前、后以候后的诊脉原则，以诊尺肤而分属脏腑是诊法中宝贵资料。这种按部位分属脏腑，以测知正常脏气和异常变化的方法，后人虽有变更，但其精神乃渊薮于此。另外通过各种脉症关系探讨，说明了掌握分析的方法、脉症互参才能辨证无误是诊脉的又一纲要；其中举例引述的各种脉见于各种病，是脉学中的重要资料。

【讨论】

关于尺内候脉有三种意见：

（1）马莳与张景岳等认为这是气口寸关尺诊脉法。马莳说："此言藏府之脉，见之于各部者如此。尺内者，左右尺部也，尺内与季胁相近，季胁者，肋骨尽处也，其穴名章门。尺之外侧，所以候肾，尺之内侧，所以候腹中，腹中者，小腹中也。附而上之，乃关脉也，左关之外，所以候肝，左关之内，所以候鬲，右关之外，所以候胃，右关之内，所以候脾。又附而上之，即寸部也，右寸之外，所以候肺，右寸之内，所以候胸中，左寸之外，所以候心，左寸之内，所以候膻中。大抵人身之脉，左手为春为夏、为东为南、为前为外；右手为秋为冬、为西为北、为后为内。左寸之口，即人迎也，名曰前，前之所候，皆胸之前膺，及膻中之事；右之寸口即气口也，名曰后，后之所候，皆胸之后背，及气管之事，凡脉推而升之，谓自尺而寸，乃上竟上也，所以候胸与喉中之事，凡脉推而下之，谓自寸而尺，乃下竟下也，所以候少腹腰股胫足中之事，其左右上下之脉，各有所属者如此，后世王叔和之脉，其分部与此大同也欤。"张景岳说："按本篇首言尺内，次言中附上而为关，又次言上附上而为寸。皆自内以及外者，盖以太阴之脉，从胸走手，以尺为根本寸为枝叶也。故凡人之脉，宁可有根而无叶，不可有叶而无根。"

（2）另一种意见，认为是全身诊察法。如时逸人说："内经原意，系全身诊察法，所谓尺内两旁则季胁也，臂肘弯为尺泽穴部位，身躯两旁当臂肘弯处，即为季胁，其余则以尺肘部为基准，说明诸脏器邻近之部位，词意非常明显，毋庸怀疑，后人误会，硬将全身诊察方法，分配于手腕寸关尺三部。"

（3）第三种意见，如王冰、丹波元简等皆认为是尺肤诊察法。丹波元简说："按王注：尺内，谓尺泽之内也，此即诊尺肤之部位。"

以上三说，我们认为似以王说为是。内经论尺，指尺肤而言，如《灵枢》尚有《论疾诊尺》专篇讨论尺肤。内经无寸关尺之名，寸口分寸关尺三部始于《难经》，马、张诸家以寸关尺释之与内经原意不合，是后世脉法。若依全身诊察法立论，则内脏与躯体部位的配属不好理解，而且内经也没有这种诊法。因此当以尺肤诊察法加以论定。

素问·平人气象论篇第十八

【导读】

“平人”，谓气血平和协调无病之人；“气象”，就是脉气和脉象。本文为论脉和阐述“胃气”的专篇，主要讨论无病之人的脉气动象，并在此基础上，以胃气的多少存亡为依据，具体论述了四时五脏的平脉、病脉、死脉的脉象，故称为“平人气象论”。

【原文】

黄帝问曰：平人何如？岐伯对曰：人一呼脉再动[1]，一吸脉亦再动，呼吸定息，脉五动，闰以太息[2]，命曰平人。平人者，不病也。常以不病调病人，医不病，故为病人平息以调之为法[3]。

人一呼脉一动，一吸脉一动，曰少气。人一呼脉三动，一吸脉三动而躁，尺热[4]曰病温，尺不热脉滑曰病风，脉濇曰痹。人一呼脉四动以上曰死，脉绝不至曰死，乍疏乍数曰死[5]。

【注释】

［1］动：至也。

［2］呼吸定息，脉五动，闰以太息：一呼一吸为一息，正常人一息脉搏四至。“定息”是指呼吸之间的空隙，“呼吸定息，脉五动”，是说一息脉来五至。“闰”，即盈余，“太息”指深呼吸。

［3］平息以调之为法：“平息”，指医者调匀自己的呼吸。“平息以调之为法”，就是说医生调匀呼吸借以计算病人的脉搏至数，作为脉诊的一个法则。

［4］尺热：“尺”系指尺肤，即前臂内侧皮肤。“尺热”，张景岳：“言尺中近臂之处有热者，必其通身皆热也。”

［5］乍踈乍数曰死：高士宗：“一呼脉四动以上，则太过之极；脉绝不至则不及之极，乍踈乍数，则错乱之极，故皆曰死。”

【语译】

黄帝问道：正常人的脉象是怎样的呢？岐伯回答说：人一呼脉搏动两次，一吸脉也搏动两次，呼吸之余，是为定息，一息搏动五次，是因为深呼吸的缘故，这是平人的脉象。平人就是无病之人，通常以无病之人的呼吸为标准，来测量病人的呼吸至数及脉搏次数，医生无病，就可以用自己的呼吸来计算病人脉搏的至数，这是诊脉的法则。

如果一呼与一吸脉各搏动三次而且急疾，尺之皮肤发热，乃是温病的表现；如尺肤不热，脉象滑，乃为感受风邪而发生的病变；如脉象涩，是为痹证。人一呼一吸脉搏动八次以上是精气衰夺的死脉；脉气断绝不至，亦是死脉；脉来忽迟忽数，为气血已乱，亦是死脉。

【提要】

本节经文指明人的脉搏与呼吸的密切关系，叙述了利用呼吸来测量脉搏至数的方法。并举例说明了据此诊断疾病推测疾病预后的一般情况。指出一息四至是正常的脉，一息不及四至或五至以上就是异常的脉，这是辨别迟数二脉的根据，同时在脉的形象主病方面，本节还提出脉滑主风、脉涩主痹的理论。

【讨论】

古人计算脉搏至数的方法。

本篇经文对如何计算脉搏至数的问题，有比较详细的论述，并把计算脉搏至数作为脉诊的重要环节。

古人囿于历史条件，缺少方便的计时工具，但却已经发现了正常人的呼吸与脉搏至数有着固定的比例关系，便付诸临床诊断之用，发明了以正常人的呼吸次数作标准来计算脉搏至数的方法，这是有重要意义的。文中指出："常以不病调病人，医不病，故为病人平息以调之为法。"要求医者调匀自己的呼吸以测量病人的脉搏至数，以便确定脉搏的属迟、属数，在正常还是异常的范围，从而对疾病的性质作出诊断。这种以常衡变的诊脉方法，不但在当时是行之有效的，直至现在，仍不乏应用。对于文中所叙呼吸与脉次的比例的准确性来讲，也是毋庸置疑的。所述一息四至为平人常脉，就成人而论，按每分钟十八息计算，脉应七十二至，恰与现代公认的脉率基本一致，故后世凡论迟数二脉，无不以此为准。这足以说明古人在脉诊方面确实有丰富的内容和宝贵的经验。

【原文】

平人之常气禀于胃，胃者，平人之常气也。人无胃气曰逆，逆者死。

春胃微弦曰平，弦多胃少曰肝病，但弦无胃曰死[1]。胃而有毛曰秋病，毛甚曰今病[2]。藏真散于肝[3]，肝藏筋膜之气也。夏胃微钩[4]曰平，钩多胃少曰心病，但钩无胃曰死，胃而有石曰冬病，石甚曰今病。藏真通于心，心藏血脉之气也。长夏胃微耎弱[5]曰平，弱多胃少曰脾病，但代无胃曰死[6]，耎弱有石曰冬病，弱甚曰今病。藏真濡于脾[3]，脾藏肌肉之气也。秋胃微毛[7]曰平，毛多胃少曰肺病，但毛无胃曰死，毛而有弦曰春病，弦甚曰今病。藏真高于肺，以行荣卫阴阳也。冬胃微石[8]曰平，石多胃少曰肾病，但石无胃曰死，石而有钩曰夏病，钩甚曰今病。藏真下于肾，肾藏骨髓之气也。

胃之大络，名曰虚里[9]，贯鬲络肺，出于左乳下，其动应衣，脉宗气也[10]。盛喘数绝[11]者，则病在中；结而横，有积矣[12]，绝不至曰死[13]。乳之下其动应衣，宗气泄也[14]。

【注释】

[1] 春胃微弦曰平，弦多胃少曰肝病，但弦无胃曰死："春胃"指春季有胃气的脉。"春胃微弦曰平"，是说春季有胃气的脉的形象微似弦，为正常脉象；若是弦象多而冲和的胃气少，就称"弦多胃少"，主肝病；但见弦劲而失去冲和的胃气的脉象称为"但弦无胃"，便是死症。下文类句仿此。

[2] 胃而有毛曰秋病，毛甚曰今病：张景岳："毛为秋脉属金，春时得之，是为贼邪，以胃气尚存，故至秋而后病。春脉毛甚，则木被金伤，故不必至秋，今即病矣。"按下文与此相类的几句，皆谈今病与后病，有以五行所胜为说，有以五行所不胜为说，文例不一，正所以示五时脉象变化之复杂，总不外乎五行乘侮的关系。

[3] 藏真散于肝、藏真濡于脾：吴昆："肝气喜散，春时肝木用事，故五藏天真之气，皆散于肝；濡，泽也，脾气喜濡泽，长夏之时，脾土用事，故五藏真气，皆濡泽于脾。"

[4] 钩：王冰："谓前曲后居，如操带钩也。"即脉来洪大，有来盛去衰如钩端微曲之象。

[5] 耎弱：耎，同"软"。

[6] 但代无胃曰死：张景岳："长夏属土，虽主建未之六月，然实兼辰戌丑未四季之月

为言也。代，更代也。脾主四季，脉随时而更，然必欲皆兼和软，方得脾脉之平；若四季相代，而但弦、但钩、但毛、但石，是但代无胃，见真藏也，故曰死。”但是本经却自有解说，如本篇后文有“死脾脉来，锐坚如乌之喙，如鸟之距，如屋之漏，如水之流，曰脾死”一句，《玉机真藏论》中更有“真脾脉至，弱而乍数乍踈”。而且根据本节上下文文例来看，“但代无胃”的“代”是说形象上弱而无神、节律上紊乱无绪的脉象，而不是弦、钩、毛、石的脉象，张说欠妥。

［7］毛：王冰：秋脉也，“谓如物之浮，如风吹毛也”。即形容脉来轻虚以浮有如按在毛上之感。

［8］石：王冰：“谓如夺索，辟辟如弹石也。”即形容坚而沉的脉象。

［9］虚里：位于左乳下，心尖搏动之处。

［10］其动应衣，脉宗气也：《甲乙经》作“其动应手，脉之宗气也”，当从之。意思是说可以用手触到虚里处的搏动，这是宗气推动血脉的现象，因胃为水谷之海，脏腑经络皆赖以养，所以胃气为脉之宗气。

［11］盛喘数绝：张景岳：“若虚里动甚而如喘，或数急而兼断绝者，由中气不守而然，故曰病在中。”

［12］结而横，有积矣：吴昆：“脉来迟，时一止，曰结，横，横格于指下也。”言虚里之脉结而横，是胃中有积。丹波元简：“横，盖谓其动横及于右边。”

［13］绝不至曰死：张隐庵：“胃府之生气绝于内也。”

［14］宗气泄也：吴昆：“宗气宜藏不宜泄，乳下虚里之脉，其动应衣，是宗气失藏，而外泄也。”

【语译】

健康人的正气来源于胃，胃为水谷之海，乃人体气血生化之源，所以胃气为健康人之常气，人若没有胃气，就是危险的现象，甚者可造成死亡。

春天有胃气的脉应该是弦而柔和的微弦脉，乃是无病之平脉；如果弦象很明显而缺少柔和之胃气，为肝脏有病；脉见纯弦而无柔和之象的真脏脉，主死；若虽有胃气而兼见轻虚以浮的毛脉，是春见秋脉，故预测其到了秋天就要生病，如毛脉太甚，则木被金伤，现时就会发病。肝旺于春，春天脏真之气散于肝，故肝藏筋膜之气。夏天有胃气的脉应该是钩而柔和的微钩脉，乃是无病之平脉，如果钩象很明显而缺少柔和之胃气为心脏有病；脉见纯钩而无柔和之象的真脏脉，主死；若虽有胃气而兼见沉象的石脉，是夏见冬脉，故预测其到了冬天就要生病；如石脉太甚，则火被水伤，现时就会发病。心旺于夏，故夏天脏真之气通于心，心主血脉，而心之所藏则是血脉之气。长夏有胃气的脉应该是微软弱的脉，乃是无病之平脉，如果弱甚无力而缺少柔和之胃气，为脾脏有病；如果见无胃气的代脉，主死；若软弱脉中兼见沉石，是长夏见冬脉，这是火土气衰而水反侮的现象，故预测其到了冬天就要生病；如弱火甚，现时就会发病。脾旺于长夏，故长夏脏真之气濡养于脾，脾主肌肉，故脾藏肌肉之气。秋天有胃气的脉应该是轻虚以浮而柔和的微毛脉，乃是无病之平脉；如果是脉见轻虚以浮而缺少柔和之胃气，为肺脏有病；如见纯毛脉而无胃气的真脏脉，就要死亡；若毛脉中兼见弦象，这是金气衰而木反侮的现象，故预测其到了春天就要生病；如弦脉太甚，现时就会发病。肺旺于秋而居上焦，故秋季脏真之气上藏于肺，肺主气而朝百脉，故肺主运行营卫阴阳之气。冬天有胃气的脉应是沉石而柔和的微石脉，乃是无病之平脉；如果脉见沉石而缺少柔和的胃气，为肾脏有病；如脉见沉石而不柔和的真脏脉，主死；若沉石脉中兼见钩脉，是水气衰而火反侮的现象，故预测其到了夏天就要生病；如钩脉太甚，现时就会发病。肾旺于冬而居人体的下焦，冬天脏真之气下藏与肾，肾主骨，故肾藏骨髓之气。

胃经的大络，名叫虚里，其络从胃贯膈而上络于肺，其脉出现于左乳下，搏动时手可以感觉得到，这是积于胸中的宗气鼓舞其脉搏动的结果。如果虚里脉搏动急数而兼有短时中断之象，这是中气不守的现象，是病在膻中的征候；如脉来迟而有歇止兼见长而坚位置横移的，主有积滞，如脉断绝而不至，主死。如果虚里搏动甚剧而外见于衣，这是宗气失藏而外泄的现象。

【提要】

本段首先说明胃气是人体生命活动之本，胃气的多少有无是区分平脉、病脉和死脉的关键。叙述了春、夏、长夏、秋、冬五时之中何谓五脏的平脉、病脉、死脉以及今病、后病的问题，总是以有胃气的脉为平脉，胃气少的脉为病脉，绝无胃气的脉为死脉。并且还叙述了可以通过胃之大络虚里处的搏动以候察胃气诊测疾病的情况。

【临床应用】

关于脉的胃气。

本篇经文阐述脉的胃气，颇详。文中指出："平人之常气禀于胃，胃者，平人之常气也。人无胃气曰逆，逆者死。"胃气是人体生命的根本，生死攸关，人无胃气，就断绝了生机。由于脉是人体的重要组成部分，为营卫气血出入之场所，自然，胃气的变化势必要反映到脉象上来，所以下文中又说："人绝水谷则死，脉无胃气亦死。"

所谓有胃气的脉，并非一种孤立的可以单独出现的脉象，而是从各种具体脉象中抽象出来的共性特征。《素问·玉机真藏论》中说："脉弱以滑，是有胃气。"又《灵枢·终始》中说："邪气来也紧而疾，谷气来也徐而和。"张景岳则说："大都脉来时，宜无太过、无不及，自有一种雍容和缓之状，便是有胃气之脉。"据此，可知，凡脉来至数均匀分明、节律规整，搏动之中带有从容和缓、冲和流畅气象的，就是有胃气的脉了。一般说来，正常人胃气充盈，就都有冲和流畅的脉象，即脉有胃气。有病之人，胃气受伤，这种冲和流畅的气象不够，就是脉少胃气。病情危重，胃气竭绝，脉搏全然失却和缓从容之象，就是无胃气的脉了。

叙述五时五脏的平脉、病脉、死脉的定义及脉象，这些也皆以胃气多少有无作为根据。如对肝脉的叙述："春胃微弦曰平，弦多胃少曰肝病，但弦无胃曰死。""病肝脉来，盈实而滑，如循长竿，曰肝病。死肝脉来，急益劲如新张弓弦，曰肝死。"这是说肝的平脉是有胃气的脉，其形象是微弦；肝的病脉是胃气少的脉，其形象是弦而欠软，如循长竿一样的盈实挺劲，冲和气象已少；肝的死脉是无胃气的脉，其形象是但弦，如新张弓弦，全无冲和气象。

综上所述，脉的胃气能正确反映人体总的胃气的盛衰和人的平、病、死情况，因而诊察脉的胃气多少存亡就成为脉诊的首要内容。

后世论脉，有"有神"、"有根"、"有胃"的说法。"有神"言其脉来轻灵活泼有力；"有根"言其脉之生气源源不竭；"有胃"即指有胃气。其实，三者名异义同，皆指脉从容和缓的气象而言，只是描述的角度不同罢了。但我们却可从"神"、"根"的含义中得到启发，加深对脉的胃气的理解。

【讨论】

自然界四时阴阳的变化，对人体有重要的影响，反映到脉象上，就有春弦、夏钩、秋毛、冬石等不同变化。四时之脉虽然不同，但又都以胃气为根本，即脉象当有柔软和缓之象。如若脉象中胃气少，则病；胃气绝则死。本段所论这种脉以胃气为本的观点，对于后世脉学的发展有十分深远的影响，至今仍有其现实意义。文中关于今病与后病的论述，是以五行乘侮学说为依据的，其实用价值，有待研究。本节所论的虚里诊法，是中医触诊的一个重要方面，它对诊断某些疾病的轻重安危，有一定价值。

【原文】

欲知寸口太过与不及，寸口之脉中手[1]短者，曰头痛。寸口脉中手长者，曰足胫痛。寸口脉中手促上击者[2]，曰肩背痛。寸口脉沉而坚者，曰病在中。寸口脉浮而盛者，曰病在外。寸口脉沉而弱，曰寒热，及疝瘕少腹痛。寸口脉沉而横，曰胁下有积，腹中有横积痛[3]。寸口脉沉而喘[4]，曰寒热。脉盛滑坚者，曰病在外。脉小实而坚者，病在内。脉小弱以濇，谓之久病。脉滑浮而疾者，谓之新病。脉急者，曰疝瘕少腹痛。脉滑曰风。脉濇曰痹，缓而滑曰热中[5]，盛而紧曰胀[6]。

脉从阴阳，病易已；脉逆阴阳，病难已[7]。脉得四时之顺，曰病无他[8]；脉反四时[9]及不间藏[10]，曰难已。

臂多青脉，曰脱血[11]。尺脉缓濇，谓之解㑊[12]。安卧脉盛，谓之脱血[13]。尺濇脉滑，谓之多汗[14]。尺寒脉细，谓之后泄[15]。脉尺粗常热者，谓之热中[16]。

肝见庚辛死[17]，心见壬癸死，脾见甲乙死，肺见丙丁死，肾见戊已死，是谓真藏见皆死。

颈脉动喘疾咳，曰水[18]。目裹微肿如卧蚕起之状，曰水[19]；溺黄赤安卧者，黄疸[20]。已食如饥者，胃疸[21]；面肿曰风[22]；足胫肿曰水[23]；目黄者曰黄疸。

妇人手少阴脉动甚者，妊子也[24]。

脉有逆从四时，未有藏形[25]，春夏而脉瘦[26]，秋冬而脉浮大，命曰逆四时也。风热而脉静，泄而脱血脉实，病在中脉虚，病在外脉濇坚者，皆难治，命曰反四时也[27]。

【注释】

[1] 中手：即著手、应手之意。

[2] 促上击者：高阳生《脉诀》："促者，阳也。指下寻之极数，并居寸口曰促。"杨上善："脉从下向上击人手，如从下有物上击人手。"高士宗："促则内虚，上击则外实，太过于外故肩背痛，内虚外实也。"总之，促上击是形容寸口脉短促浮数，为内虚外实的病理反应。

[3] 寸口脉沉而横，曰胁下有积，腹中有横积痛：张隐庵："横，横逆，言脉之形象。"张景岳："沉主在内，横主有积，故胁腹有横积而痛。"

[4] 寸口脉沉而喘：形容寸口脉象沉而数急。

[5] 缓而滑曰热中：脉象缓主脾病，滑主有热，故曰热中。

[6] 盛而紧曰胀：王冰："寒气否满，故脉盛紧也。"

[7] 脉从阴阳，病易已；脉逆阴阳，病难已：病与脉相从，阴病见阴脉，阳病见阳脉，为脉从阴阳，病就易愈；反之，病脉相反，阴病而见阳脉，阳病而见阴脉，就是脉逆阴阳，病必难愈。

［8］脉得四时之顺，曰病无他：脉得四时之顺，是说脉象顺应四时的变化而变化，即春脉如弦、夏脉如钩、秋脉如浮、冬脉如营。曰病无他，张景岳："虽有病，无他虞也。"

［9］脉反四时：即脉逆四时。下文有："春夏而脉瘦，秋冬而脉浮大，命曰逆四时也。"又《素问·玉机真藏论》有："所谓逆四时者，春得肺脉，夏得肾脉，秋得心脉，冬得脾脉；其至皆悬绝沉濇者，命曰逆四时。"当为此句解释。

［10］不间藏：《难经·五十三难》："间藏者，传其所生也。"木火土金水五行顺次则相生，隔一则相克，间脏为传其所生，故不间脏为传其所克。

［11］臂多青脉，曰脱血：张隐庵："论诊尺必先视臂之脉色。"王冰："血少脉空，客寒因入，寒凝血汁，故脉色青也。"脱血，是血少的意思。

［12］尺脉缓濇，谓之解㑊：尺，指尺肤；脉，指寸口脉。濇，同"涩"。解㑊，四肢怠惰懒于行动之状。全句是说尺肤干涩、寸口脉缓弱，是气虚血少的疾病，解，通"懈"。称为解㑊。

［13］安卧脉盛，谓之脱血：王冰："卧久伤气，气伤则脉诊应微，今脉盛而不微，则血去而气无所主乃尔。盛，谓数急而大鼓也。"

［14］尺濇脉滑，谓之多汗：吴昆："尺部肌肤涩，是皮毛失其津液也，脉来滑，阴火盛也，阳盛阴虚，故为多汗。"

［15］尺寒脉细，谓之后泄：谓尺肤寒凉、脉来纤细，必为泻痢之病伤气耗血使然。后泄，即大便泻泄。

［16］脉尺粗常热者，谓之热中：脉尺粗常热，即脉来粗大而尺肤常发热，这是阴不足，阳有余，故热盛于中。

［17］肝见庚辛死：肝见，谓肝之真脏脉见。肝属木，庚辛属金，金为木之所不胜，故肝之真脏脉见，至庚辛日当死。下仿此。张景岳："肝见庚辛死……是谓真胜见皆死"一节当在篇末"辟辟如弹石，曰肾死"之下，系误脱在此，观上下文义，张说可从。

［18］颈脉动喘疾咳，曰水：王冰："水气上溢，则肺被热熏，阳气上逆，故颈脉盛鼓而咳喘也。颈脉谓耳下及结喉傍人迎脉者也。"

［19］目裹微肿如卧蚕起之状，曰水：目裹，张景岳认为是目下胞。全句意思是说目下胞微肿像卧蚕之状，这是脾土受水邪浸淫的现象。

［20］溺黄赤安卧者，黄疸：谓小便黄赤，身倦怠嗜卧，是黄疸病的症状。

［21］已食如饥者，胃疸：谓进食后仍感饥饿，乃是胃腑热盛消谷善饥的胃疸病。

［22］面肿曰风：马莳："水证有兼风者，其面发肿，盖面为诸阳之会，风属阳，上先受之，故感予风者，面必先肿，不可误以为止于水也。"

［23］足胫肿曰水：吴昆："脾胃主湿，肾与膀胱主水，其脉皆行足胫，故足胫肿者为水。"

［24］妇人手少阴脉动甚者，妊子也：王冰："手少阴脉，谓掌后陷者中，当小指动而应手者也。"张景岳："心脉动甚者，血王而然，王启玄云，盖指心经之脉，即神门穴也，其说甚善。"按《内经》中三处讲到妊娠脉诊，此其中之一。

［25］未有藏形：马莳："未有正胜之脉相形，而他之胜反见，春夏脉宜浮大，今反沉细而瘦，秋冬脉宜沉细，今反浮大而肥，此即所谓逆四时也。"张隐庵："未有春弦夏钩秋毛冬石之藏形。"

[26] 瘦：指脉沉细而小。

[27] 命曰反四时也：据《新校正》谓此六字为错简，当删去。

【语译】

切脉要知道寸口脉的太过和不及。寸口脉象应指而短，主头痛。寸口脉应指而长，主足胫痛。寸口脉应指急促而有力，向上冲击手指，主肩背痛。寸口脉沉而坚硬，主病在内。寸口脉浮而盛大，主病在外。寸口脉沉而弱，主寒热、疝、少腹疼痛。寸口脉沉而横居，主胁下有积病，或腹中有横积而疼痛。寸口脉沉而急促，主病寒热。脉盛大滑而坚，主病在外。脉小实而坚，主病在内。脉小弱而涩，是为久病。脉来滑利浮而疾数，是为新病。脉来紧急，主疝瘕、少腹疼痛。脉来滑利，主风证。脉来涩滞，主痹证。脉来缓而滑利，为脾胃有热，主病热中。脉来盛紧，为寒气痞满，主胀病。

脉与病之阴阳相一致，如阳病见阳脉，阴病见阴脉，病就易愈；脉与病之阴阳相反，如阴病见阳脉，阳病见阴脉，病难愈。脉与四时相应为顺（如春弦、夏钩、秋毛、冬石），即使患病，亦无什么危险；如脉与四时相反，及不间脏而传变的，则病难愈。

臂多青脉，乃血少脉空，乃由于失血。尺肤缓而脉来涩，主气血不足，多为倦怠懈惰，但欲安卧。尺肤发热而脉象盛大，是火盛于内，主脱血。尺肤涩而脉象滑，阳气有余于内，故为多汗。尺肤寒而脉象细，阴寒之气盛于内，故为泄泻。脉见粗大而尺肤常热的，阳盛于内，为热中。

肝的真脏脉出现，至庚辛日死；心的真脏脉出现，至壬癸日死；脾的真脏脉出现，至甲乙日死；肺的真脏脉出现，至丙丁日死；肾的真脏脉出现，至戊己日死。这是说的真脏脉现，均主死亡。

颈部之脉搏动甚，且气喘咳嗽，主水病。眼睑浮肿如卧蚕之状，也是水病。小便颜色黄赤，而且嗜卧，是黄疸病。进食后很快又觉得饿，是胃疸病。风为阴邪，面部浮肿，为风邪引起的风水病。水湿为阴邪，足胫肿，是水湿引起的水肿病。眼睛发黄，是黄疸病。

妇人手少阴心脉搏动明显，是怀孕的征象。

脉与四时有相适应，也有不相适应的，如果脉搏不见本脏脉的正常脉象，春、夏不见弦、洪，而反见沉、涩；秋、冬不见毛、石，而反见浮、大，这都是与四时相反的脉象。风热为阳邪，脉应浮大，今反沉静；泄利脱血，津血受伤，脉应虚细，今反实大；病在内，脉应有力，乃正气尚盛足以抗邪，今反脉虚；病在外，脉应浮滑，乃邪气仍在于表，今反见脉涩而坚，脉证相反，都是难治之病，这就叫做“反四时”。

【提要】

本节经文结合临床病症阐述脉象，内容丰富。

叙述了寸口脉的数种脉象及其主病。其中的长、促上击、浮而盛、盛滑坚、滑浮而疾、滑等脉为太过之脉，属阳脉，其主病则或在上，或在外，或为新病，或为风病、热病，皆为阳证；而短、沉而坚、沉而弱、小实坚、小弱以涩、急、涩等脉为不及之脉，属阴脉，其主病则或在下，或在内，或为久病，或为寒疝痛痹，皆为阴证；另有沉而横、沉而喘、缓而滑、盛而紧等脉，则太过与不及兼而有之，故其主病便为阴阳错杂之证。论脉辨证，十分详细，实为后世脉学发展的基石。

文中还说明了脉与四时阴阳有逆从关系，具体叙述何谓脉逆四时反阴阳。若脉从阴阳顺四时，那么病就易治；反之，若脉逆四时反阴阳，则病必难治。并以脱血、解㑊、安卧、多汗、后泄、热中等病症的诊断为例，介绍了切脉与候尺肤相配合的诊断方法。在杂病方面，还叙述了风水、黄疸、胃疸等病的症状以及妇人妊娠的脉诊。此外还对五脏真脏脉出现时的预后作了估计，指出“真藏见皆死”，一般死于其所不胜之日。

【讨论】

本段阐述寸口脉的变化及主病、切脉配合触按尺肤诊察疾病的方法和妊娠脉象的特点，并列举了水肿、黄疸、胃疸等病的诊察要点，这些记载至今都有较大的参考价值。尤其是对水肿病“目裹微肿如卧蚕起之状”以及黄疸病溺黄、安卧、目黄等症状的描述，对于指导临床仍有重要意义。至于预测真脏脉出现后的死期，是以五行相克的理论进行的推论，其实用价值有待进一步的研究。

【原文】

人以水谷为本，故人绝水谷则死，脉无胃气亦死。所谓无胃气者，但得真藏脉，不得胃气也，所谓脉不得胃气者，肝不弦，肾不石也[1]。

太阳脉至，洪大以长[2]；少阳脉至，乍数乍踈，乍短乍长[3]；阳明脉至，浮大而短[4]。

夫平心脉来，累累如连珠，如循琅玕[5]，曰心平，夏以胃气为本。病心脉来，喘喘连属[6]，其中微曲[7]，曰心病。死心脉来，前曲后居[8]，如操带钩，曰心死。

平肺脉来，厌厌聂聂[9]，如落榆荚[10]，曰肺平，秋以胃气为本。病肺脉来，不上不下，如循鸡羽[11]，曰肺病。死肺脉来，如物之浮，如风吹毛[12]，曰肺死。

平肝脉来，耎弱招招，如揭长竿末梢[13]，曰肝平，春以胃气为本。病肝脉来，盈实而滑，如循长竿[14]，曰肝病。死肝脉来，急益劲，如新张弓弦[15]，曰肝死。

平脾脉来，和柔相离，如鸡践地[16]，曰脾平，长夏以胃气为本。病脾脉来，实而盈数，如鸡举足[17]，曰脾病。死脾脉来，锐坚如乌之喙[18]，如鸟之距[19]，如屋之漏[20]，如水之流[21]，曰脾死。

平肾脉来，喘喘累累如钩[22]，按之而坚，曰肾平，冬以胃气为本。病肾脉来，如引葛[23]，按之益坚[24]，曰肾病。死肾脉来，发如夺索[25]，辟辟如弹石[26]，曰肾死。

【注释】

[1] 肝不弦，肾不石也：高士宗：“至春而肝不微弦，至冬而肾不微石也。”

[2] 太阳脉至，洪大以长：张景岳：“此言人之脉气，必随天地阴阳之化，而为之卷舒也。太阳之气，王于谷雨后六十日，是时阳气太盛，故其脉洪大而长也。”

[3] 少阳脉至，乍数乍踈，乍短乍长：踈，同“疏”。张景岳：“少阳之气旺于冬至后六十日，是时阳气尚微，阴气未退，故长数为阳，疏短为阴，而进退未定也。”

[4] 阳明脉至，浮大而短：张景岳：“阳明之气，王于雨水后六十日，是时阳气未盛，阴气尚存，故脉虽浮大，而仍兼短也。此论但言三阳，而不及三阴，诸家疑为古文脱简者，是也。”

[5] 累累如连珠，如循琅玕：脉来盈盛，像连珠一样均匀。琅玕，形容脉象滑利。

[6] 喘喘连属：张景岳：“急促相仍也。形容脉来如喘之急而相连属。”

[7] 微曲：张景岳：“其中微曲，即钩多胃少之义。”

[8] 前曲后居：张景岳：“前曲者，谓轻取则坚强而不柔；后居者，谓重取则牢实而不动，如持革带之钩，而全失冲和之气，是但钩无胃也。”

[9] 厌厌聂聂：吴昆：“翩翻之状，浮薄而流利也。”

[10] 如落榆荚：张景岳："轻浮和缓貌，即微毛之义也。"

[11] 不上不下，如循鸡羽：不上不下言脉之涩滞不畅，如循鸡毛言脉之轻浮，总之是形容轻虚兼涩的脉象。

[12] 如风吹毛：是形容脉来飘浮不定、散乱无序的样子。

[13] 耎弱招招，如揭长竿末梢：杨上善："揭，高举也，如人高举竹竿之梢；招招，劲而且软，此为平也。"是形容长而劲、韧而和的脉象。

[14] 盈实而滑，如循长竿：张景岳："盈实而滑，弦之甚过也；如循长竿，无末梢之和软也，亦弦多胃少之义。"

[15] 急益劲，如新张弓弦：《甲乙经》、《脉经》："急"下有"而"字。张景岳云："劲，强急也。如新张弓弦，弦之甚也，亦但弦无胃之义。"

[16] 和柔相离，如鸡践地：张景岳："和柔，雍容不迫也。相离，匀净分明也。如鸡践地，从容轻缓也。"

[17] 实而盈数，如鸡举足：张景岳："实而盈数，强急不和也。如鸡举足，轻疾不缓也。"

[18] 如乌之喙：形容脉象坚薄尖锐。喙，鸟嘴。

[19] 如鸟之距：形容脉象坚锐失神。距，本义为雄鸡爪后突出像脚趾的部分，此处即指鸟爪。

[20] 如屋之漏：张景岳："如屋之漏，点滴无伦次也。"

[21] 如水之流：张景岳："如水之流，去而不反也。"

[22] 喘喘累累如钩：是形容脉来沉疾而滑利的样子。

[23] 引葛：葛，即葛藤。张景岳："脉如引葛，坚搏牵连也。"

[24] 按之益坚：较前"按之而坚"更为坚硬，即石多胃少之义。

[25] 夺索：是形容坚劲而长的脉象。

[26] 辟辟如弹石：高士宗："辟辟，来去不伦也；如弹石，圆硬不软也。"

【语译】

人依靠水谷的营养而生存，所以人断绝水谷后，就要死亡；胃气化生于水谷，如脉无胃气也要死亡。所谓无胃气的脉，就是只见真脏脉，而不见柔和的胃气脉。所谓不得胃气的脉，就是肝脉见不到微弦脉、肾脉见不到微石脉等。

太阳主时，脉来洪大而长；少阳主时，脉来不定，忽快忽慢，忽长忽短；阳明主时，脉来浮大而短。

正常的心脉来时，圆润像珠子一样，相贯而至，又像安抚琅玕美玉一样的柔滑，这是心脏的平脉。夏天以胃气为本，脉当柔和而微钩。如果脉来时，喘急促，连串急数之中，带有微曲之象，这是心的病脉。将死的心脉来时，脉前曲回，后则端直，如摸到革带之钩一样的坚硬，全无和缓之意，这是心的死脉。

正常的肺脉来时，轻虚而浮，像榆荚下落一样的轻浮和缓，这是肺的平脉。秋天以胃气为本，脉当柔和而微毛。有病的肺脉来时，不上不下，如抚摩鸡毛一样，这是肺的病脉。将死的肺脉来时，轻浮而无根，如物之漂浮，如风吹毛一样，飘忽不定，散动无根，这是肺的死脉。

正常的肝脉来时，柔软而弦长，如长竿之末梢一样的柔软摆动，这是肝的平脉。春天以胃气为本，脉当柔和而微弦。有病的肝脉来时，弦长硬满而滑利，如以手摸长竿一样的长而不软，这是肝的病脉。将死的肝脉来时，弦急而坚劲，如新张弓弦一样紧绷而强劲，这是肝的死脉。

正常的脾脉来时，从容和缓，至数匀净分明，好像鸡足缓缓落地一样的轻缓而从容不迫，这是脾的平脉。长夏以胃气为本，脉当和缓。有病的脾脉来时，充实硬满而急数，如鸡举足一样急疾，这是脾的病脉。将死的脾脉来时，或锐坚而无柔和之气，如乌鸦之嘴、鸟之爪那样坚硬而锐，或时动复止而无规律，或脉去而无不至，如屋之漏水点滴无伦，或如水之流逝，去而不返，这是脾的死脉。

正常的肾脉来时，沉石滑利连续不断而又有曲回之象，按之坚实，有如心之钩脉，这是肾的平脉。冬天以胃气为本，脉当柔软而微石。有病的肾脉来时，坚搏牵连如牵引葛藤一样，愈按愈坚硬，这是肾的病脉。将死的肾脉来时，像夺索一般，长而坚硬劲急，或坚实如以指弹石，这是肾的死脉。

【提要】

本段首先阐述了胃气的重要性以及胃气与真脏脉的关系，指明脉无胃气即为真脏脉，此脉出现便为死症。其次则用生动形象的比喻着力描述了五时五脏的平脉、病脉、死脉的脉象，鲜明地显示出其间的区别，并反复强调了脉以胃气为本的问题。同时文中还叙述太阳脉、少阳脉、阳明脉的形象特征。

【讨论】

学习脉诊的方法和态度

脉诊其意精深，初学者临床常感“心中了了，指下难明”。要熟练准确地掌握脉诊，除了刻苦勤奋之外，学习的方法十分重要。本篇经文论脉，从正常的脉象，举出异常的脉象作为对比，并将五脏的平脉、病脉、死脉放在一起讨论，这是《内经》中的一贯思想方法。我们在学习脉诊的过程中，也要采取这种以常测变、参照对比的方法。首先，要认真仔细地候察病人的脉象，次则要经常注意候察正常人的脉象，以便于对比分析。另外，先以出现的病症揣度该见何脉，然后循切体验，对初学诊脉者亦有帮助。

古人对于脉诊的态度是辨证的。本篇不单讲寸口脉，还注意到虚里处的搏动可以测候宗气，以及切摸尺肤温度和形态再结合寸口脉象来诊断疾病等问题。本篇对切诊的描述，既充分肯定寸口脉诊在诊断中的重要性，又不绝对依靠寸口脉，而是与其他脉部和诊法相结合，在《内经》中这方面的内容甚多，十分重视形、气、色、脉合参的问题。这就启示我们，对切脉要有正确的认识，孤立地强调或夸大切脉的神妙，或者贸然加以驳斥的态度都是片面的。只有既充分认识切脉在诊断中的重要作用，又坚持四诊合参，才是我们学习脉诊应有的正确态度。

素问·玉机真藏论篇第十九

【导读】

“玉机”，含有珍重之意；“真藏”，指脉来无胃气。本篇主要讨论四时五脏的平脉、太过、不及的病脉，以及真脏脉的脉象；并阐述了五脏发病的传变规律、五脏虚实与死生的机转，还说明了五脏之脉必须借胃气始能到达气口的道理。篇中尚有“著之玉版，藏之藏府，每旦读之，名曰玉机”的语句，表示当时珍视这篇文章，故以“玉机真藏论”名篇。

【原文】

黄帝问曰：春脉如弦，何如而弦？岐伯对曰：春脉者肝也，东方木也，万物之所以始生也，故其气来耎弱，轻虚而滑，端直以长，故曰弦。反此者病。帝曰：何如而反？岐伯曰：其气来实而强，此谓太过，病在外；其气来不实而微，此谓不及，病在中。帝曰：春脉太过与不及，其病皆何如？岐伯曰：太过则令人善忘，忽忽眩冒而巅疾[1]；其不及，则令人胸痛引背，下则两胁胠[2]满。

帝曰：善。夏脉如钩，何如而钩？岐伯曰：夏脉者心也，南方火也，万物之所以盛长也，故其气来盛去衰，故曰钩。反此者病。帝曰：何如而反？岐伯曰：其气来盛去亦盛，此谓太过，病在外；其气来不盛去反盛，此谓不及，病在中。帝曰：夏脉太过与不及，其病皆何如？岐伯曰：太过则令人身热而肤痛，为浸淫[3]；其不及，则令人烦心，上见咳唾，下为气泄[4]。

帝曰：善。秋脉如浮，何如而浮？岐伯曰：秋脉者肺也，西方金也，万物之所以收成也，故其气来，轻虚以浮，来急去散，故曰浮。反此者病。帝曰：何如而反？岐伯曰：其气来毛而中央坚，两傍虚，此谓太过，病在外；其气来毛而微[5]，此谓不及，病在中。帝曰：秋脉太过与不及，其病皆何如？岐伯曰：太过则令人逆气而背痛，愠愠然[6]；其不及，则令人喘，呼吸少气而咳，上气见血，下闻病音[7]。

帝曰：善。冬脉如营[8]，何如而营？岐伯曰：冬脉者肾也，北方水也，万物之所以合藏也，故其气来沉以搏，故曰营。反此者病。帝曰：何如而反？岐伯曰：其气来如弹石者，此谓太过，病在外；其去如数[9]者，此谓不及，病在中。帝曰：冬脉太过与不及，其病皆何如？岐伯曰：太过则令人解㑊[10]，脊脉痛而少气不欲言[11]；其不及，则令人心悬如病饥[12]，䏚中清[13]，脊中痛，少腹满，小便变[14]。帝曰：善。

帝曰：四时之序，逆从之变异也[15]，然脾脉独何主？岐伯曰：脾脉者土也，孤藏以灌四傍[16]者也。帝曰：然则脾善恶可得见之乎？岐伯曰：善者不可得见，恶者可见[17]。帝曰：恶者何如可见？岐伯曰：其来如水之流者，此谓太过，病在外；如鸟之喙者，此谓不及，病在中。帝曰：夫子言脾为孤藏，中央土以灌四傍，其太过与不及，其病皆何如？岐伯曰：太过则令人四支不举，其不及则令人九窍不通，名曰重强[18]。

帝瞿然而起，再拜而稽首曰：善。吾得脉之大要，天下至数，五色脉变，揆度奇恒，道在于一，神转不回，回则不转，乃失其机，至数之要，迫近以微，著之玉版，藏之藏府，每旦读之，名曰玉机。

【注释】

[1] 善忘，忽忽眩冒而巅疾：忘，王冰：“当为怒，字之误也。”眩冒，头目眩晕冒闷之

谓。巅，即巅顶，肝经循行所过处。忽忽眩冒而巅疾，是形容恍恍惚惚，头目眩晕，巅顶疼痛。

［2］胠：腋下的胁部。

［3］浸淫：皮肤的浸淫疮。高士宗："心脉太过，则火气外浮，故令人身热而肤痛；热伤肤表，故为浸淫而成疮。"

［4］烦心，上见咳唾，下为气泄：吴昆曰："夏脉不足，则心气虚，虚则不能自安，故令人心烦，虚阳乘于肺则咳，乘于脾则唾；阳虚下陷，则为气泄。"高士宗："气泄，后气下泄也。"

［5］毛而微：张景岳曰："毛而微，是中央两旁皆虚。"

［6］逆气而背痛，愠愠然：指肺气逆而背痛满闷。愠愠：郁闷不舒之貌。

［7］上气见血，下闻病音：张景岳曰："气不归原，所以上气；阴虚内损，所以见血。"杨上善亦曰："下闻胸中喘呼气声也。"

［8］营：吴昆曰："营，营垒之营，兵之守者也。冬至闭藏，脉来沉石，如营兵之守也。"

［9］其去如数：张景岳云："动止疾促，营之不及也。盖数本属热，而此真阴亏损之脉，亦必紧数，然愈虚则愈数，原非阳强实热之数，故云如数，则辨析之意深矣。"

［10］令人解㑊：㑊，同"亦"。张景岳："冬脉太过阴邪胜也，阴邪盛则肾气伤，真阳虚，故令人四肢懈怠，举动不精，是谓解亦。"

［11］脊脉痛而少气不欲言：张景岳："脊痛者，肾脉之所至也；肾藏精，精伤则无气，故少气不欲言，皆病之在外也。"

［12］心悬如病饥：张景岳："其不及则真阴虚，虚则心肾不交，故令人悬心而怯如病饥也。"

［13］眇中清：是季肋下夹脊两旁的空软处。眇中清，指此处有清冷的感觉。

［14］脊中痛，少腹满，小便变：张景岳："肾脉贯脊属肾络膀胱，故为脊痛腹满，小便变等证。变者谓或黄或赤，或遗淋或为癃闭之类，由肾水不足而然。是皆病之在中也。"

［15］逆从之变异也：马莳："循四时之序，谓之曰从，其有过与不及，而为诸病者，谓之曰逆。"吴昆："脉逆其顺，则变异为病。"

［16］孤藏以灌四傍：指脾主运化水谷精微，外而营养四肢百骸，内而营养脏腑，故称之为"孤藏以灌四傍。"

［17］善者不可得见，恶者可见：杨上善："善为和平不病之脉也。弦钩浮营匿脉见时，皆为脾胃之气，滋灌俱见，故四藏脉常得和平。然脾脉以他为善，自更无善也，故曰善者不可见也。恶者，病脉也。脾受邪气，脉见关中，诊之得知，故曰可见也。"

［18］重强：吴昆："其不及则无冲和土气，五藏气争，而九窍不通，名曰重强。"

【语译】

黄帝问道：春时的脉象如弦，怎样才算弦？岐伯回答说：春脉主应肝脏，属东方之木。在这个季节里，万物开始生长，因此脉气来时，软弱轻虚而滑，端直而长，所以叫做弦，假如违反了这种现象，就是病脉。黄帝道：怎样才称得上违反呢？岐伯说：其脉气来，应指实而有力，这叫做太过，主病在外；如脉来不实而微弱，这叫做不及，主病在里。黄帝道：春脉太过与不及，发生的病变怎样？岐伯说：太过会使人记忆力衰退，精神恍惚，头昏而两目视物旋转，而发生巅顶疾病；其不及会使人胸部作痛，牵连背部，往下则两侧胁肋部位胀满。

黄帝道：讲得对！夏时的脉象如钩，怎样才算钩？岐伯说：夏脉主应心脏，属南方之火，在这个季节里，万物生长茂盛，因此脉气来时充盛，去时轻微，犹如钩之形象，所以叫做钩脉，假如违反了这种现象，就是病脉。黄帝道：怎样才称得上违反呢？岐伯说：其脉气来盛去亦盛，这叫做太过，主病在外；如脉气来时不盛，去时反充盛有余，这叫做不及，主病在里。黄帝道：夏脉太过与不及，发生的病变怎样？岐伯说：太过会使人身体发热，皮肤痛，热邪侵淫成疮；不及会使人心虚作烦，上部出现咳嗽涎沫，下部出现失气下泄。

黄帝道：讲得对！秋天的脉象如浮，怎样才算浮？岐伯说：秋脉主应肺脏，属西方之金，在这个季节里，万物收成，因此脉气来时轻虚以浮，来急去散，所以叫做浮。假如违反了这种现象，就是病脉。黄帝道：怎样才称得上违反呢？岐伯说：其脉气来浮软而中央坚，两旁虚，这叫做太过，主病在外；其脉气来浮软而微，这叫做不及，主病在里。黄帝道：秋脉太过与不及，发生的病变怎样？岐伯说：太过会使人气逆，背部作痛，愠愠然郁闷而不舒畅；其不及会使人呼吸短促，咳嗽气喘，其上逆而出血，喉间有喘息声音。

黄帝道：讲得对！冬时的脉象如营，怎样才算营？岐伯说：冬脉主应肾脏，属北方之水，在这个季节里，万物闭藏，因此脉气来时沉而搏手，所以叫做营。假如违反了这种现象，就是病脉。黄帝道：怎样才称得上违反呢？岐伯说：其脉来如弹石一般坚硬，这叫做太过，主病在外；如脉去虚数，这叫做不及，主病在里。黄帝道：冬脉太过与不及，发生的病变怎样？岐伯说：太过会使人精神不振，身体懈怠，脊骨疼痛，气短，懒于说话；不及则使人心如悬，如同腹中饥饿之状，季胁下空软部位清冷，脊骨作痛，少腹胀满，小便失常。黄帝道：讲得对！

黄帝道：春夏秋冬四时的脉象，有逆有从，其变化各异，但独未论及脾脉，究竟脾脉主何时令？岐伯说：脾脉属土，位居中央为孤脏，以灌溉四旁。黄帝道：脾脉的正常与异常可以得见吗？岐伯说：正常的脾脉不可能见到，有病的脾脉是可以见到的。黄帝道：有病的脾脉怎样？岐伯说：其来如水之流散，这叫做太过，主病在外；其来尖锐如鸟之喙，这叫做不及，主病在中。黄帝道：先生说脾为孤脏，位居中央属土，以灌溉四旁，它的太过和不及各发生什么病变？岐伯说：太过会使人四肢不能举动，不及则使人九窍不通，名叫重强。

黄帝惊悟肃然起立，再次跪下，拱手拜道：很好！我懂得诊脉的要领了，这是天下极其重要的道理。《五色》、《脉变》、《揆度》、《奇恒》等书，阐述的道理都是一致的，总的精神在于一个“神”字。神的功用运转不息，向前而不能回却，倘若回而不转，就失掉它的生机了。极其重要的道理，往往迹象不显而尽于微妙，把它著录在玉版上面，藏于枢要内府，每天早上诵读，称它为《玉机》。

【提要】

本节经文系统地阐述了五脏之脉在顺应四时的情况下所出现的平脉，以及太过和不及的病脉的脉象，并逐一分析说明了病脉出现时所发生的病变。提出“春脉如弦”、“夏脉如钩”、“秋脉如浮”、“冬脉如营”四季常脉的理论，并阐明脾脉的特殊性。然后则从色脉的变化规律领悟人体五脏的生机神气运转的道理，所谓“神转不回，回则不转，乃失其机”的规律，是用以测度人的正常和异常现象的依据。

【原文】

五藏受气于其所生[1]，传之于其所胜[2]，气舍于其所生[3]，死于其所不胜[4]。病之且死，必先传行，至其所不胜，病乃死。此言气之逆行也，故死。肝受气于心，传之于脾，气舍于肾，至肺而死。心受气于脾，传之于肺，气舍于肝，至肾而死。脾受气于肺，传之于肾，气舍于心，至肝而死。肺受气于肾，传之于肝，气舍于脾，至心而死。肾受气于肝，传之于心，气舍于肺，至脾而死。此皆逆死也[5]。一日一夜五分之，此所以占死生之早暮也[6]。

黄帝曰：五藏相通，移皆有次。五藏有病，则各传其所胜。不治[7]，法三月，若六月，若三日，若六日[8]，传五藏而当死。是顺传所胜之次[9]。故曰：别于阳者，知病从来；别于阴者，知死生之期[10]，言知至其所困而死[11]。

是故风者百病之长也。今风寒客于人，使人毫毛毕直，皮肤闭而为热，当是之时，可汗而发也。或痹不仁肿痛，当是之时，可汤熨及火灸刺而去之。弗治，病入舍于肺，名曰肺痹[12]，发咳上气。弗治，肺即传而行之肝，病名曰肝痹[13]，一名曰厥，胁痛，出食[14]，当是之时，可按若刺耳[15]。弗治，肝传之脾，病名曰脾风，发瘅[16]，腹中热，烦心，出黄[17]，当此之时，可按、可药、可浴。弗治，脾传之肾，病名曰疝瘕，少腹冤热[18]而痛，出白[19]，一名曰蛊[20]，当此之时，可按、可药。弗治，肾传之心，病筋脉相引而急，病名曰瘛[21]，当此之时，可灸、可药。弗治，满十日，法当死[22]。肾因传之心，心即复反传而行之肺，发寒热，法当三岁死[23]，此病之次也。

然其卒发者，不必治于传，或其传化有不以次。不以次入者，忧恐悲喜怒，令不得以其次，故令人有大病矣。因而喜，大虚则肾气乘矣，怒则肝气乘矣，悲则肺气乘矣[24]，恐则脾气乘矣，忧则心气乘矣，此其道也。故病有五，五五二十五变，及其传化[25]。传，乘之名也。

【注释】

[1] 五藏受气于其所生：气，指病气而言。“五藏受气于其所生”，即五脏从它所生的一脏（即其子）感受病气。如下文“肝受气于心”。

[2] 传之于其所胜：即五脏将病气传递给它所克制的一脏。如下文肝“传之于脾”。

[3] 气舍于其所生：舍，留止之意，所生，指生己者而言，与上文“所生”不同。气舍于其所生，即五脏将病气留舍给生己之脏。如下文肝“气舍于肾”。

[4] 死于其所不胜：所不胜，指克己者而言。死于其所不胜，就是五脏将病气最后传至克己之脏而病人就要死亡。

[5] 此皆逆死也：是说以上所讲的死，都是病气逆传而造成的死亡。

[6] 一日一夜五分之，此所以占死生之早暮也：五分之，是将一昼夜按五行关系配以天干地支和五脏，以天干配，则朝配甲乙属肝木，昼主丙丁属心火，四季（指丑、辰、未、戌四个时辰）土主戊己属脾，晡主庚辛属肺金，夜主壬癸属肾水；以地支配，则寅卯主平旦属肝木，巳午主日中属心火，申酉主薄暮属肺金，亥子主夜半属肾水，辰、戌、丑、未主平旦、日中、薄暮、夜半之交属脾土。“占”，预测之意。全句是讲，将一昼夜五分配以五脏之后，就可以预计五脏病气逆传至其所不胜而死的相应时间是早晨还是晚上。

[7] 不治：谓失于治疗。

[8] 法三月，若六月，若三日，若六日：张景岳：“病不早治，必至相传，远则三月六

月，近则三日六日，五藏传遍，于法当死。”

[9] 是顺传所胜之次：此七字据《新校正》云，乃王冰之注文，误在此经文之下，《甲乙经》无此七字。

[10] 别于阳者，知病从来，别于阴者，知死生之期：此句又见于《素问·阴阳别论》篇：“所谓阴者，真藏也，见则为败，败必死也；所谓阳者，胃脘之阳也。别于阳者，知病处也；别于阴者，知死生之期。……别于阳者，知病忌时；别于阴者，知生死之期。”据此则阴阳二字，应作胃气与真脏脉解释，谓能分别脉的胃气，则知病所从来；能分辨真脏脉，便知死生日期。

[11] 至其所困而死：谓传至其被克之日而死。所困，是所不胜、所被克制之意。

[12] 肺痹：谓风寒入肺、肺气闭塞的病变。

[13] 肝痹：肝受肺克，失于疏泄，而出现两胁疼痛、气逆作呕的病症，称为肝痹。

[14] 出食：张隐庵：“食气入胃，散精于肝，肝气逆，故食反出也。”张景岳：“出食，食入即出，呕吐也。”

[15] 可按若刺耳：谓可采用按摩或针刺疗法。

[16] 脾风，发瘅：王冰：“肝气应风，木胜脾土，土受风气，故曰脾风，盖为风气通肝而为名也。脾之为病，善发黄瘅，故发瘅也。”

[17] 出黄：张隐庵：“火热下淫则溺黄。”

[18] 冤热：马莳云：“烦冤作热。”即郁闷烦热。

[19] 出白：王冰：“溲出白液也。”指小便白浊。

[20] 蛊：张景岳：“热结不散，亏蚀真阴，如虫之吸血，故亦名曰蛊。”

[21] 瘛：为筋脉抽搐痉挛之证。吴昆：“心主血脉，心病则血燥，血燥则筋脉相引而急，手足拘挛，病名曰瘛。”

[22] 满十日，法当死：吴昆：“天干一周，五藏生意皆息，故死。”

[23] 法当三岁死：滑伯仁：“三岁当作三日，夫以肺病而来，各传所胜，至肾传心，法当十日死，及肾传之心，心复传肺，正所谓一岁不复受再伤也，又可延至三岁乎？”

[24] 怒则肝气乘矣，悲则肺气乘矣：张隐庵：“肝，当作肺；肺，当作肝，悲，当作思。”这样改动之后始合于上下文例。

[25] 故病有五，五五二十五变，及其传化：谓病有五种，脏有五脏，在病变相传时，就有五五二十五种变化。

【语译】

五脏疾病的传变，是受病气于其所生之脏，传于其所胜之脏，病气留舍于生我之脏，死于我所不胜之脏。当病到将要死的时候，必先传行于相克之脏，病者乃死。这是病气的逆传，所以会死亡。例如，肝受病气于心脏，而又传行于脾脏，其病气留舍于肾脏，传到肺脏而死。心受病气于脾脏，传行于肺脏，其病气留舍于肝脏，传到肾脏而死，脾受气于肺脏，传行于肾脏，病气留舍于心脏，传到肝脏而死。肺受病气于肾脏，传行于肝脏，病气留舍于脾脏，传到心脏而死。肾受病气于肝脏，传行于心脏，病气留舍于肺脏，传至脾脏而死。凡此都是病气逆传所导致的死亡。以一日一夜划分为五个阶段，分属五脏，就可以推测死亡的早晚时间。

黄帝道：五脏是相通连的，病气的转移，都有一定的次序。假如五脏有病，则各传其所胜；若不能掌握治病的时机，那么或三个月，或六个月，或三天，或六天，传遍五脏就当死了，这是相克的顺传次序。所以说：能辨别三阳的，可以知道病从何经而来；能辨别三阴的，可以知道病的死生日期，这就是说，知道至其所不胜而死。

风为六淫之首，所以说它是百病之长。风寒中人，使人毫毛直竖，皮肤闭而发热，在这个时候，可用发汗的方法治疗；至风寒入于经络，发生麻痹不仁或肿痛等症状，此时可用汤熨（热敷）及火罐、艾灸、针刺等方法来祛散。如果不及时治疗，病气内传于肺，叫做肺痹，发生咳嗽上气的症状；如不及时治疗，就会传行于肝，叫做肝痹，又叫做肝厥，发生胁痛、呕吐的症状，在这个时候，可用按摩或针刺的方法；如不及时治疗，就会传行于脾，叫做脾风，发生黄疸、腹中热、烦心、小便黄等症状，在这个时候，可用按摩、药物或热汤沐浴等方法；如再不治，就会传行于肾，叫做疝瘕，少腹烦热疼痛，小便色白而混浊，又叫做蛊病，在这个时候，可用按摩或用药物；如再不治，病就由肾传于心，发生筋脉抽搐痉挛，叫做瘛病，在这个时候，可用灸法或用药物；如再不治，十日之后，当要死亡。倘若病邪由肾传入心，心又复反传于肺，发为寒热，当三日即死，这是疾病传行的一般次序。

假如是骤然爆发的病，就不必根据这个相传的次序而治。有些病是不依这个次序传变的，如忧、恐、悲、喜、怒情志之病，病邪就不依照这个次序相传，因而使人生大病了。如因喜极伤心，心虚则肾气相乘；或因大怒，则肝气乘脾；或因悲伤，则肺气乘肝；或因惊恐，则肾气虚，脾气乘肾；或因大忧，则肺气内虚，心气乘肺。这是五志太过，使病邪不依次序传变的道理。所以病虽有五，及其传化，就有五五二十五变。所谓传化，就是相乘的意思。

【提要】

本节经文主要是介绍五脏疾病的传变问题。将五脏疾病相互传变的一般情况，用五行生克乘侮的关系加以归纳说明，概括为一个系统的规律，即“五藏受气于其所生，传之于其所胜，气舍于其所生，死于其所不胜”。同时，还以风邪致病为例，具体叙述其侵入途径、传变次序、所出现的症状，以及在传变过程中的不同阶段所应当采取的各种治疗方法等情况，并且还对疾病的预后作出估计。文中尤其强调，不予及时治疗，病邪就要传变，据病情予以适时、恰当的治疗。只掌握了疾病传变的一般规律是不够的，经文随即又举例说明了诸如外伤病、情志失调等病证就不一定按一般规律传变，还要联系临床实际作具体分析。

【讨论】

关于疾病的传变规律。

“五藏受气于其所生，传之于其所胜，气舍于其所生，死于其所不胜。病之且死，必先传行，至其所不胜，病乃死。”这是古人用五行生克乘侮关系为指导，总结了大量实践经验而得出的五脏疾病的传变规律。它对分析疾病的发生、病机、症状及预后等，有重要意义。例如，肺病的咳嗽、咯血、潮热、盗汗等症，继见两颧发赤、舌红无苔，这些症状便是火乘金的现象，病必危重，预后亦多不良。当然这只是五脏疾病的一般传变情况，因为各脏器的本身有盛衰的不同，致病因素又错综复杂，所以发病的机转、病变的传次也决非一端。在临床诊治疾病的过程中，分析病情与病理机转，就必须灵活地以具体情况为主，决不能以这一传变次序作为一成不变的推理工具。对于这一点，本篇已经提出：“然其卒发者，不必治于传。”认为急性病就多不按这一规律传变。就是慢性病，也要根据经络、气血、五脏虚实等各方面因素进行综合分析，特别是因情志失调而引起的疾病，往往变化复杂，不是一般规律所能概括的，本篇明确指出："或其传化有不以次，不以次入者，忧恐悲喜怒，令不得以其次，故令人有大病矣。"说明了疾病传变有常有变，必须避免刻舟求剑，将一般规律视为死的教条，而是要具体掌握，灵活运用。

【原文】

大骨枯槁，大肉陷下[1]，胸中气满，喘息不便，其气动形[2]，期六月死；真藏脉见，乃予之期日[3]。大骨枯槁，大肉陷下，胸中气满，喘息不便，内痛引肩项[4]，期一月死；真藏见，乃予之期日。大骨枯槁，大肉陷下，胸中气满，喘息不便，内痛引肩项，身热，脱肉破䐃[5]；真藏见，十月之内死[6]。大骨枯槁，大肉陷下，肩髓内消，动作益衰[7]；真藏来见，期一岁死[8]；见其真藏，乃予之期日。大骨枯槁，大肉陷下，胸中气满，腹内痛，心中不便，肩项身热，破䐃脱肉，目眶陷；真藏见，目不见人，立死；其见人者，至其所不胜之时则死。

急虚身中卒至[9]，五藏绝闭，脉道不通，气不往来，譬于堕溺，不可为期。其脉绝不来，若人一息五六至[10]，其形肉不脱，真藏虽不见，犹死也。

【注释】

[1] 大骨枯槁，大肉陷下：张景岳："大骨大肉，皆以通身而言，如肩脊腰膝，皆大骨也，尺肤臀肉，皆大肉也。肩垂项倾，腰重膝败者，大藏之枯槁也，尺肤既削，臀肉必枯，大肉之陷下也。"

[2] 其气动形：谓呼吸喘息牵及肩背胸胁煽动。

[3] 真藏脉见，乃予之期日：此指肺之真脏脉见，乃可按相胜的规律预测死期的具体时日。即如《素问·平人气象论》所云："脾见甲乙死，肺见丙丁死，肾见戊己死"之类。

[4] 内痛引肩项：杨上善："内痛谓是心内痛也。心腹手太阳之脉从肩络心，故内痛引肩项也。"

[5] 身热，脱肉破䐃：王冰："阴气微弱，阳气内燔，故身热也。䐃者，肉之标，脾主肉，故肉如脱尽，䐃如破败也。"䐃，筋肉结聚之处。

[6] 十月之内死：马莳、吴昆诸家皆云"十月"当作"十日"。滑伯仁："真藏见，恐当作未见，若见则十月之内当作十日之内。"

[7] 肩髓内消，动作益衰：张琦："肩髓当作骨髓。"张隐庵："肩髓者，大椎之骨髓，上会于脑。"二说皆可，总谓骨髓内消耗竭，动作日益衰废，是肾气亏败的表现。

[8] 真藏来见，期一岁死：《新校正》："来，当作未字之误也。"见，焉有一岁之存活！故诸家皆从《新校正》之说，改"来"为"未"甚是。

[9] 急虚身中卒至：高士宗："急虚，正气一时暴虚也；身中，外邪陡中于身也；卒至，客邪卒至于藏也。"

[10] 若人一息五六至：《新校正》："按人一息脉五六至，何得为死？必息字误。息，当作'呼'乃是。"

【语译】

大骨软弱，大肉瘦削，胸中气满，呼吸困难，呼吸时身体振动，为期六个月就要死亡。见了真脏脉，就可以预知死日。大骨软弱，大肉瘦削，胸中气满，呼吸困难，胸中疼痛，牵引肩项，为期一个月就要死亡，见了真脏脉，就可以预知死日。大骨软弱，大肉瘦削，胸中气满，呼吸困难，胸中疼痛，上引肩项，全身发热，脱肉破䐃，真脏脉现，十个月之内就要死亡。大骨软弱，大肉瘦削，两肩下垂，骨髓内消，动作衰颓，真脏脉未出现，为期一年死亡，若见到真脏脉，就可以预知死日。大骨软弱，大肉瘦削，胸中气满，腹中痛，心中气郁不舒，肩项身上俱热，破䐃脱肉，目眶下陷，真脏脉出现，精脱目不见人，立即死亡；如尚能见人，是精未全脱，到了它所不胜之时，便死亡了。

如果正气暴虚，外邪陡然中人，仓猝获病，五脏气机闭塞，周身脉道不通，气不往来，譬如从高处坠下，或落水淹溺一样，猝然的病变就无法预测死期了。其脉息绝而不至，或搏动异常疾数，一呼脉来五六至，虽然形肉不脱，真脏不见，仍然要死亡的。

【提要】

本节经文专讲对疾病的预后判断。叙述了久病、重病、五脏受伤所引起的病变情况，由于肾为先天之本而主骨，脾为后天之本而主肉，故每叙一病总冠以“大骨枯槁，大肉陷下”一句，作为久病、重病的必有之证。凡见到所叙诸证皆为死证，但死的时期各不相同，文中预测了各证距离死亡的时间。随后则叙述了像“堕溺”这样的猝然突发之病是“不可为期”，不好判断其预后的。另外还指出，如果见到“脉绝不来，若人一息（应作呼）五六至”这样的奇脉时，即便“形肉不脱，真藏虽不见”，也难免死亡。

【原文】

真肝脉至，中外急，如循刀刃，责责然[1]，如按琴瑟弦，色青白不泽[2]，毛折[3]乃死。真心脉至，坚而搏，如循薏苡子[4]，累累然，色赤黑不泽[5]，毛折乃死。真肺脉至，大而虚，如以毛羽中人肤，色白赤不泽[6]，毛折乃死。真肾脉至，搏而绝，如指弹石，辟辟然[7]，色黑黄不泽[8]，毛折乃死。真脾脉至，弱而乍数乍疏[9]，色黄青不泽[10]，毛折乃死。诸真藏脉见者皆死，不治也。

黄帝曰：见真藏曰死，何也？岐伯曰：五藏者，皆禀气于胃，胃者五藏之本也；藏气者，不能自致于手太阴[11]，必因于胃气，乃至于手太阴也。故五藏各以其时，自为而至于手太阴也[12]。故邪气胜者，精气衰也。故病甚者，胃气不能与之俱至于手太阴，故真藏之气独见，独见者，病胜藏也，故曰死。帝曰：善。

【注释】

[1] 责责然：即弦细硬锐之意。

[2] 色青白不泽：张景岳：“青本木色，而兼白不泽者，金克木也。”

[3] 毛折：吴昆：“率以毛折死者，皮毛得卫气而充，毛折则卫气败绝，是为阴阳衰极，故死。”张隐庵：“藏府之气欲绝而毛必折也。”毛为肺所主，肺主一身之气，故毛折为气败之征。毛乃形体之部分，见真脏脉与不泽之色，又见毛折，是必脉色形气合参方知为阴阳气血俱衰的死证。

[4] 如循薏苡子：张景岳：“短实坚强，而非微钩之本体。”

[5] 色赤黑不泽：张景岳：“赤本火色，而兼黑不泽者，水克火也。”

[6] 色白赤不泽：张景岳：“白本金色，而兼赤不泽者，火克金也。”

[7] 辟辟然：硬实之意。

[8] 色黑黄不泽：张景岳：“黑本水色，而兼黄不泽者，土克水也。”

[9] 弱而乍数乍疏：张景岳：“弱而乍数乍疏，则和缓全无，而非微软弱之本体，脾脉之藏也。”

[10] 色黄青不泽：木克土之色。

[11] 手太阴：谓寸口脉。胃气至于手太阴，则变见于寸口。吴昆："诸藏不得胃气，不能自致其气于寸口，得胃气始为冲和之脉，见于寸口。"

[12] 五藏各以其时，自为而至于手太阴也：高士宗："肝、心、脾、肺、肾五藏，各以其时，自为弦、钩、毛、石之脉，而至于手太阴也。"

【语译】

肝脏之真脏脉至，中外劲急，如按在刀口上一样地锋利，或如按在琴弦上一样硬直，面部显青白颜色而不润泽，毫毛枯焦，将要死亡。心脏的真脉至，坚硬而搏手，如循薏苡子那样短而圆实，面部显赤黑颜色而不润泽，毫毛枯焦，将要死亡。肺脏的真脏脉至，大而空虚，好像羽毛触人皮肤一般地轻柔，面部显白赤颜色而不润泽，毫毛枯焦，将要死亡。肾脏的真脏脉至，搏手若索欲断，或如以指弹石一样坚实，面部显黑黄颜色而不润泽，毫毛枯焦，将要死亡。脾脏的真脏脉至，软弱无力，快慢不匀，面部显黄青颜色而不润泽，毫毛枯焦，将要死亡。凡是见到五脏真脏脉，皆为不治的死候。

黄帝道：见到真脏脉象，就要死亡，是什么道理？岐伯说：五脏的营养，都赖于胃腑水谷之精微，因此胃是五脏的根本。故五脏之脉气，不能自行到达于手太阴寸口，须赖胃气的敷布，才能达于手太阴。所以五脏之气能够在其所主之时，出现于手太阴寸口，就是有了胃气。如果邪气胜，必定使精气衰。所以病气严重时，胃气就不能与五脏之气一起到达手太阴，而为某一脏真脏脉象单独出现，真脏独见，是邪气胜而脏气伤，所以说是要死亡的。黄帝道：讲得对！

【提要】

本节经文以生动的比喻描述了五脏的真脏脉的形象，并叙述了与真脏脉同时出现的形色方面的特征，说明真脏脉是死证的脉象。继而又以胃气的重要性以及胃气与真脏脉的关系为根据，讨论了"见真藏曰死"的原因。正常脉和轻病时的脉是脏真之气与胃气结合至于手太阴寸口而形成的；只有病情危重、邪盛精衰，"胃气不能与之俱至于手太阴"的情况下，脏真之气才独自暴露而为真脏脉，故以真脏脉的出现为死候。

【讨论】

真脏脉，是五脏真气败露的脉象。通过本篇的学习，我们应当对真脏脉的形象、形成机理、临床意义等问题有比较清楚的认识。

真脏脉的形象和动态，本篇中描述得生动而真切。如"真肝脉至，中外急，如循刀刃，责责然，如按琴瑟弦。"肝的真脏脉的形象是像摸刀刃一样坚硬而锋利可畏，又像按琴瑟之弦，强直绷急而细。"真心脉至，坚而搏，如循薏苡子，累累然。"心的真脏脉的形象是如按薏苡子一般坚硬短拙而搏手。"真肺脉至，大而虚，如以毛羽中人肤。"肺的真脏脉的形象是大而空、浮散虚渺，一如毛羽触人。"真肾脉至，搏而绝，如指弹石，辟辟然。"肾的真脏脉的形象是搏手，若转索欲断或如以指弹石般坚硬死实。"真脾脉至，弱而乍数乍疏。"脾的真脏脉的形象是软弱无力，快慢不匀。与上篇《平人气象论》的描述相参看，便知真脏脉的脉象不是微弦、微钩、微毛、微石的有胃气的脉，也不是少胃气的脉象，而是但弦、但钩、但毛、但石的绝无胃气的脉象。

只要弄清楚真脏脉与胃气的相互关系，就自然会明了真脏脉产生的机理。上篇《平人气象论》有云："所谓无胃气者，但得真藏脉不得胃气也。"这是说无胃气的脉就是真脏脉了。本篇又说："五藏者，皆禀气于胃，胃者五藏之本也，藏气者，不能自致于手太阴，必因于胃气。”这是以胃与五脏在生理上的关系，印证和说明胃气与五脏脉形成的关系，凡有胃气的脉象，是五脏的脏真之气偕同胃气一起到达手太阴寸口形成的，是正常的或病轻时的脉象。“故病甚者，胃气不能与之俱至于手太阴，故真藏之气独见，独见者，病胜藏也，故曰死。”这里则从病理上说明真脏脉的形成是因为胃气消亡、脏真独露，乃是病邪甚盛、正气大虚的表现，所以是死候。

既然胃气与五脏之气合为一体，经于手太阴气口，就表现为应时的柔和流畅的五脏平脉；病重之人，胃气竭绝，不能伴随五脏真气到达气口，就会出现脏真之气败露的真脏脉，那么，我们就可以说辨别真脏脉与辨别胃气有无是密切联系的，对于辨识真脏脉的临床意义也就不难理解了。

本篇指出：“别于阳者，知病从来，别于阴者，知死生之期。”又《素问·阴阳别论》中说：“所谓阴者，真藏也，见则为败，败必死也。”可见，临床辨识真脏脉，主要是诊察死证和预测死生之期，这对于判断许多慢性病的预后具有一定的临床意义。“死”字应作病情危重、预后不良解，要知真脏脉的出现是病情危重的象征，应当将它作为我们采取积极抢救措施的一个指征。因此辨识真脏脉的问题值得我们加以重视。

【原文】

黄帝曰：凡治病，察其形气色泽，脉之盛衰，病之新故，乃治之，无后其时。形气相得[1]，谓之可治；色泽以浮[2]，谓之易已；脉从四时[3]，谓之可治；脉弱以滑，是有胃气，命曰易治，取之以时[4]。形气相失[5]，谓之难治；色夭不泽，谓之难已；脉实以坚，谓之益甚；脉逆四时，为不可治。必察四难，而明告之[6]。

所谓逆四时者，春得肺脉，夏得肾脉，秋得心脉，冬得脾脉，其至皆悬绝沉濇[7]者，命曰逆四时。未有藏形[8]，于春夏而脉沉濇，秋冬而脉浮大，名曰逆四时也。

病热脉静；泄而脉大；脱血而脉实；病在中，脉实坚；病在外，脉不实坚者，皆难治。

【注释】

[1] 形气相得：王冰：“气盛形盛，气虚形虚，是相得也。”

[2] 色泽以浮：张景岳：“泽，润也。浮，明也。颜色明润者，病必易已也。”

[3] 脉从四时：王冰：“脉春弦、夏钩、秋浮、冬营，谓顺四时。从，顺也。”

[4] 取之以时：谓对形气相得即易治的病治疗时可根据不同时令选用不同治法。

[5] 形气相失：王冰：“形盛气虚，气盛形虚，皆相失也。”

[6] 必察四难，而明告之：四难，即上文的“形气相失”、“色夭不泽”、“脉实以坚”、“脉逆四时”，必须仔细诊察。明告之，张景岳：“明告病家，欲其预知吉凶，庶无后怨。”

[7] 悬绝沉濇：濇，通“涩”。高士宗：“悬绝无根或沉涩不起者，是无胃气，名曰逆四时也。”

[8] 未有藏形：藏形，指五脏的脉形，此处系指上文的“春得肺脉，夏得肾脉，秋得心脉，冬得脾脉”的脉形。言“未有藏形”者，因上文既讲这些有藏形之脉为逆四时之脉，而下文的“春夏而脉沉濇，秋冬而脉浮大”也为逆四时之脉，但却是无脏形之脉，以示区别故耳。

【语译】

黄帝道：大凡治病，必先诊察形体盛衰，气之强弱，色之润枯，脉之虚实，病之新久，然后及时治疗，不能错过时机。病人形气相称，是可治之症；面色光润鲜明，病亦易愈；脉搏与四时相适应，亦为可治；脉来弱而流利，是有胃气的现象，病亦易治，必须抓紧时间，进行治疗。形气不相称，此谓难治；面色枯槁，没有光泽，病亦难愈；脉实而坚，病必加重；脉与四时相逆，为不可治。必须审察这四种难治之证，清楚地告诉病家。

所谓脉与四时相逆，是春见到肺脉，夏见到肾脉，秋见到心脉，冬见到脾脉，其脉皆悬绝无根，或沉涩不起，这就叫做逆四时。如五脏脉气不能随着时令表现于外，在春夏的时令，反见沉涩的脉象，秋冬的时令，反见浮大的脉象，这也叫做逆四时。

热病脉应洪大而反静；泄泻脉应小而反大；脱血脉应虚而反实；病在中而脉不实坚；病在外而脉反坚实。这些都是症脉相反，皆为难治。

【提要】

本节经文的主要精神是阐述在诊疗疾病时，必须全面地观察和检查病人的形体、神气、色泽、脉象等各种征象，进行综合分析、对照衡量，才能保证诊断和治疗的准确无误，并强调要早期治疗。

文中具体举出治疗中的“四易”（形气相得、色泽以浮、脉从四时、脉弱以滑）和“四难”（形气相失、色夭不泽、脉实以坚、脉逆四时）加以说明。同时还告诫医者，对于“四难”病例，要谨慎诊察，还要将病情明确地告诉患者的家属，做好思想工作。

对于逆四时之脉，文中也作了确切的解答，还列举“病热脉静；泄而脉大；脱血而脉实；病在中，脉实坚；病在外，脉不实坚”等几种难治的病证，以阐明脉证合参在诊断中的重要性。

【原文】

黄帝曰：余闻虚实以决死生，愿闻其情。岐伯曰：五实死，五虚死。帝曰：愿闻五实五虚。岐伯曰：脉盛，皮热，腹胀，前后不通，闷瞀，此谓五实[1]；脉细，皮寒，气少，泄利前后，饮食不入，此谓五虚[2]。帝曰：其时有生者何也？岐伯曰：浆粥入胃，泄注止，则虚者活[3]；身汗得后利，则实者活[4]。此其候也。

【注释】

［1］脉盛，皮热，腹胀，前后不通，闷瞀，此谓五实：张隐庵：“心主脉，脉盛，心气实也。肺主皮毛，皮热，肺气实也。脾主腹，腹胀，脾气实也。肾开窍于二阴，前后不通，肾气实也。肝开窍于目，闷瞀，肝气实也。”瞀，目不明之谓。闷瞀，即胸中窒闷，眼目昏花。

［2］脉细，皮寒，气少，泄利前后，饮食不入，此谓五虚：张隐庵：“脉细，心气虚也。皮寒，肺气虚也。肝主春生之气，气少，肝气虚也。泄利前后，肾气虚也。饮食不入，脾气虚也。”

［3］浆粥入胃，泄注止，则虚者活：张隐庵：“五藏之气，皆由胃气之所资生；浆粥入胃，泄注止，胃气复也。”

［4］身汗得后利，则实者活：张景岳：“得身汗则表邪解，得后利则里邪除，内外通和，故实者活也。”

【语译】

黄帝道：我听说根据虚实的病情可以预测死生，希望告诉我其中的道理！岐伯说：五实死，五虚亦死。黄帝道：请问什么叫做五实、五虚？岐伯说：脉盛是心受邪盛，皮热是肺受邪盛，腹胀是脾受邪盛，二便不通是肾受邪盛，闷瞀是肝受邪盛，这叫做五实。脉细是心气不足，皮寒是肺气不足，气少是肝气不足，泄利前后是肾气不足，饮食不入是脾气不足，这叫做五虚。黄帝道：五实、五虚，有时亦有痊愈的，又是什么道理？岐伯说：能够吃些粥浆，慢慢地胃气恢复，大便泄泻停止，则虚者也可以痊愈。如若原来身热无汗的，而现在得汗，原来二便不通的，而现在大小便通利了，则实者也可以痊愈。这就是五虚、五实能够痊愈的转机。

【提要】

本节经文以五实、五虚为例，阐述了实证和虚证的转机问题，从而为虚实两证的治疗奠定了立法基础，治疗实证重在予邪出路，治疗虚证重在恢复胃气。

【临床应用】

虚证与实证的转机问题。

关于虚证与实证的问题，本篇有重要的论述。文章举出五实、五虚为例加以阐述，义理非常明晰。“浆粥入胃，泄注止，则虚者活；身汗得后利，则实者活。”这就是虚实两证的转机。精气夺则虚，虚证的本质是正气不足，故贵在胃气恢复，“浆粥入胃，泄注止”是脾胃复振的表现，所以五虚死证得见“浆粥入胃，泄注止”则反死为活；邪气盛则实，实证的本质是邪气盛实，故喜见邪有去路，“身汗得后利”是邪气自汗而解，从下而泻，所以五实死证得见“身汗得后利”就活而不死。从中也向我们提示了治疗虚证和实证的基本原则和途径，即治虚证莫忘培护胃气，治实证常设汗下之法。

【讨论】

临床上五实，反映邪气深入而弥漫，五虚，反映五脏之正气皆衰，故都为死证。其转生之机则在于：实者邪有去路，虚者正气渐复。其中大便正常与否，是区别转机的主要根据，从而说明了“魄门亦为五藏使”的重要意义。学习时还可以参阅《素问·五藏别论》加深理解。

素问·经脉别论篇第二十一

【导读】

本篇首先讨论了情志过极、劳逸失度等原因，导致经脉气血失常、五脏功能紊乱而致的喘、汗等病变；继而又通过对饮食入胃后，在人体输布过程的论述，阐明经脉的作用及诊寸口的重要性；又论三阴、三阳脉气独至的病变、脉象和治法。因为本篇所论经脉与《内经》中其他篇章的内容有较大区别，所论内容非一般泛论经脉者可比，故篇名曰“经脉别论”。

【原文】

黄帝问曰：人之居处动静勇怯[1]，脉[2]亦为之变乎？岐伯对曰：凡人之惊恐恚劳[3]动静，皆为变也。是以夜行则喘出于肾[4]，淫气病肺[5]。有所堕恐，喘出于肝，淫气害脾[6]。有所惊恐，喘出于肺，淫气伤心[7]。度水跌仆，喘出于肾与骨[8]，当是之时，勇者气行则已，怯者则着而为病也。故曰：诊病之道，观人勇怯、骨肉皮肤，能知其情，以为诊法也。

故饮食饱甚，汗出于胃[9]。惊而夺精，汗出于心[10]。持重远行，汗出于肾[11]。疾走恐惧，汗出于肝[12]。摇体劳苦，汗出于脾[13]。故春秋冬夏，四时阴阳，生病起于过用[14]，此为常也。

【注释】

[1] 勇怯：此指体质的强弱及心理素质的勇敢与怯弱；吴昆注：“壮者谓之勇，弱者谓之怯。”

[2] 脉：泛指经脉气血。如张介宾注：“脉以经脉血气统言之也。”又高世栻注：“脉，经脉也。人之经脉，行有常度，如居处之动静，用力之勇怯，经脉亦为之变乎？帝问脉变，所以为经脉之别也。”

[3] 恚劳：恚，小怒；劳，包括劳心、劳力。

[4] 夜行则喘出于肾：张琦注云：“凡喘皆肺病，所因不同，故五藏气乘之，皆能为喘，然其因于肺气不降一也。卫气夜行于阴，自足少阴始，肾间动气，呼吸之门，夜行则卫不得藏，而肾气复动，故喘。”肾属阴主闭藏，应时于夜半，故夜行则扰肾，肾气失于闭藏，不能行其摄纳之职，致使肺气失于肃降而上逆为喘。所以称喘出于肾，因其标在肺而本在肾。

[5] 淫气病肺：淫气，指逆乱之气。张志聪《素问集注》云：“肾为本，肺为末，肾气上逆，故淫伤于肺气。”

[6] 有所堕恐，喘出于肝，淫气害脾：堕恐，丹波元简云：“堕恐二字义似不属，且下有惊恐，此恐字疑讹。”据《灵枢·邪气藏府病形》“有所堕坠……则伤肝”句，此“恐”疑“坠”字之误。肝主筋，堕坠损伤于筋，故云“喘出于肝”。根据五行关系，肝木可乘脾土，故云“淫气害脾”。如王冰注云：“堕损筋血，因而奔喘，故出于肝也。肝木妄淫，害脾土也。”

[7] 有所惊恐，喘出于肺，淫气伤心：张介宾注：“惊恐则神气散乱，肺藏气，故喘出于肺。”姚止庵注：“心主神明，惊恐则气上奔肺，神明乱而心反为之伤矣。”吴昆注：“惊则神越，气乱于胸中，故喘出于肺。心藏神，神乱则邪入，故淫气伤心。”

[8] 度水跌仆，喘出于肾与骨：王冰注：“湿气通肾，骨，肾主之，故度水跌仆，喘出肾骨矣。”

［9］饮食饱甚，汗出于胃：马莳注："饮食入胃，太过于饱，食气蒸迫，故汗出于胃。"汗乃由体内津液经阳气之蒸腾出于体表所形成，由于饮食等原因引起脏腑之气升腾发散，均可导致汗出，故名。

［10］惊而夺精，汗出于心：王冰注："惊夺心精，神气浮越，阳内薄之，故汗出于心也。"指大惊则神气散乱浮越于外，汗随之外出。

［11］持重远行，汗出于肾：肾主骨，持重远行不仅伤骨及肾，且易引起阳气内动而汗出，故名。

［12］疾走恐惧，汗出于肝：肝主筋而藏魂，疾走伤筋，恐惧伤魂，疾走恐惧皆可伤肝，故汗出于肝。

［13］摇体劳苦，汗出于脾：吴昆注："摇体劳苦，用力勤作也。脾主四肢，故汗出于脾。"

［14］过用：指以上七情、劳力、饮食等过度，皆可成为致病的原因。

【语译】

黄帝问道：人们的居住环境、活动、安静、勇敢、怯懦有所不同，其经脉血气也随着变化吗？岐伯回答说：人在惊恐、愤怒、劳累、活动或安静的情况下，经脉血气都要受到影响而发生变化。所以夜间远行劳累，就会扰动肾气，使肾气不能应时闭藏而外泄，则气喘出于肾脏，其偏胜之气，还会侵犯肺脏。若因坠堕而伤筋恐惧，就会扰动肝气，而喘出于肝，其偏胜之气就会侵犯脾脏。若有所惊恐，惊则神越气乱，扰动肺气，喘出于肺，其偏胜之气就会侵犯心脏。若渡水而跌仆，跌仆易伤骨，因肾主骨，水湿之气又通于肾，致肾气和骨气均受到扰动，故喘出于肾与骨。在这种情况下，身体强健之人，气血畅行，不会出现什么病变；而怯弱之人，气血留滞，就会发生病变。所以说：诊察疾病，观察病人的勇敢或怯弱及骨骼、肌肉、皮肤的变化，便能了解病情，并以此作为诊病的方法。

因此，在饮食过饱的时候，则食气蒸发而汗出于胃。惊则神气浮越，则心气受伤散乱而汗出于心。负重而远行的时候，则骨劳气越，肾气受伤而汗出于肾。疾走而恐惧的时候，由于疾走伤筋，恐惧伤魂，则肝气受伤而汗出于肝。当劳力过度的时候，由于脾主肌肉四肢，则脾气受伤而汗出于脾。一年春、夏、秋、冬四时阴阳的变化都有其常度，人在这些变化中发生疾病，就是因为对身体的劳用过度所致，这是通常的道理。

【提要】

本段指出惊恐、恚劳、动静等过度，皆可使人体经脉、五脏功能紊乱而致喘、汗，最后得出"生病起于过用"的著名论断。

【讨论】

1. 喘、汗之证与脏腑经脉气血的关系　喘、汗的产生是由人体的经脉气血活动受内外环境的影响而产生的相应变化所致。从直接因素来说，喘为肺气上逆所致，但若在"夜行"、"堕恐"、"惊恐"、"度水跌仆"等因素的影响下，可分别使肾、肝、心等脏气机逆乱、经脉失常，经五脏乘侮传变，影响及肺而致喘。汗乃津液所化，本为心所主，若因"饮食饱甚"、"摇体劳苦"、"持重远行"、"疾走恐惧"、"惊而夺精"等不同原因引起相关内脏的气机逆乱，也可迫津外出而为汗。

2. 体质与发病　体质与发病关系密切。人发病与否，一是与人体的正气状况有关，二是与邪气的性质和强弱有关，其中人体正气是主要方面。体质强者，正气盛，故不易受邪；

体质弱者，正气虚，则易为邪气所乘。故曰："当是之时，勇者气行则已，怯者则着而为病也。"

3. "生病起于过用" "过用"即指超越常度，其本意指五脏过劳致病，但在发病学上有普遍意义，因而应将"过用"视为人体致病的普遍规律。无论气候变化太过或不及，或是其他原因引起人体功能异常，对于人体来说都属"过用"，导致其成为致病因素。(1) 从四时的气候变化而言，风、寒、暑、湿、燥、火发生太过或不及，可成为致人生病的六淫邪气。(2) 喜怒哀乐的情志变化，若超过常度，也为"过用"，易造成七情内伤。(3) 饮食不当，诸如过饥过饱，饮食不洁，五味偏嗜，寒热偏嗜，也属"过用"，均可致病。如《素问·痹论》云："饮食自倍，肠胃乃伤"；《素问·生气通天论》云："阴之五宫，伤在五味。"(4) 房事太过，持重远行等，皆属"过用"，可伤及脏腑筋骨皮肉，引起疾病。(5) 在临床治疗中，不论是用针、用药、推拿按摩等，也应适度，否则也会引起疾病。

【临床应用】

五脏与喘、汗证治：从五脏与喘、汗发病关系来说，肺主气司呼吸，主宣发肃降，若肺气宣降不利，即发喘证，又因汗为心之液，故称喘发于肺，汗出于心。由于人体是一个有机联系的统一整体，五脏功能紧密联系，一旦五脏有病并影响至心肺时，临床上即可发生汗证和喘证。因此，临床上应根据具体病因、病机及疾病发生标本先后之不同，确定相应的治疗原则和治法。

1. 五脏汗 《素问·阴阳别论》认为"阳加于阴谓之汗"；《素问·宣明五气论》说"五藏化液，心为汗"。汗为体内津液受阳气蒸迫而成，血汗同源，故汗为心之液。若饮食过饱，阳气蒸腾，胃津外泄，则为胃汗。对胃汗太过，胃满腑热而为病，治宜化食和胃，清泄胃热，方用保和丸、清胃散等。由于脾胃关系密切，脾胃共为后天之本，故文中把胃汗列入五脏汗一起讨论。如若持重夜行，劳体伤骨，阳气蒸迫，则为肾汗，治宜滋阴补肾，益气止汗，方用六味地黄丸、八味肾气丸等。如若疾走伤筋，惊恐伤魂，肝伤液泄，则为肝汗，治宜柔肝养心，滋阴敛液，方用一贯煎、天王补心丹等。如若劳力过度，伤肉损脾，脾虚液泄，则为脾汗，治宜补益脾气，养心敛阴，方用补中益气汤、四君子汤、归脾丸等。

2. 五脏喘 夜间肾宜闭藏，但若夜间远行，肾气闭藏失司，引起肾气上逆，肾属水，肺属金，子病及母，气乱于肺，则为肾喘。治宜固摄肾气，潜降纳气，方用八味肾气丸等。若因堕坠伤筋损血，引起肝气上逆，肺失清肃，则为肝喘，治宜疏肝活血，降气平喘，方用五磨饮子、逍遥散之类。如若惊恐伤神，心神浮越，以致气扰于肺，肺失宣降，发为喘喝，则为心喘。治宜重镇安神，降气平喘，方用桂枝龙骨牡蛎汤、磁朱丸等。如若渡水跌仆，水寒袭肾，肾气上逆犯肺，导致咳喘，亦为肾喘，治宜温肾散寒，活血降逆，方用真武汤、桃红四物汤等。

【原文】

食气入胃，散精于肝，淫气于筋[1]。食气入胃，浊气[2]归心，淫精于脉[3]。脉气流经，经气归于肺，肺朝百脉[4]，输精于皮毛[5]。毛脉合精[6]，行气于府[7]。府精神明，留于四藏[8]，气归于权衡[9]。权衡以平[10]，气口成寸，以决死生[11]。

饮入于胃，遊溢精气[12]，上输于脾，脾气散精，上归于肺[13]，通调水道，下输膀胱[14]。水精四布，五经并行[15]，合于四时五藏阴阳，揆度以为常也[16]。

【注释】

[1] 散精于肝，淫气于筋：散，布散；精，食物的精华物质；淫，浸淫满溢，此处为滋养濡润之意。肝主筋，谷食之气散于肝而濡养于筋。姚止庵注："食既入胃，脾为之运，糟粕下行，而其精华则先散布于肝经，以肝为春木，主生发之令故也。"

[2] 浊气：指饮食水谷之气中的浓稠部分。

[3] 淫精于脉：精，指由谷食精气所化生的营血。营血行于脉中，营养于全身，故曰"淫精于脉"。

[4] 肺朝百脉：张介宾注："精淫于脉，脉流于经，经脉流通，必由于气，气主于肺，故为百脉之朝会。"

[5] 输精于皮毛：张介宾注："皮毛为肺之合，故肺精输焉。"

[6] 毛脉合精：张志聪注："夫皮肤主气，经脉主血，毛脉合精者，血气相合也。"因肺主皮毛，心主血脉，肺主气，心主血。毛脉合精，即气血相合。

[7] 行气于府：即气血行于经脉之中。府，即"腑"，指经脉而言。如《素问·脉要精微论》云："夫脉者，血之府也。"

[8] 府精神明，留于四藏：神明，即脉中气血的运行正常而不紊乱。留，通"流"。"四藏"，指心、肝、脾、肾。

[9] 权衡：即平衡。

[10] 权衡以平：脏腑之气血平衡协调，则十二经脉之气血亦趋于平和。

[11] 气口成寸，以决死生：气口，指手腕桡动脉手太阴肺经所过之处，又称寸口。因肺朝百脉，脏腑之气机皆显见于气口，故气口可诊脏腑之气血盛衰及病变。

[12] 遊溢精气：遊，通"游"，流动之意。溢，渗溢。游溢，指饮食化生之精气从胃中渗溢流出。

[13] 上输于脾，脾气散精，上归于肺：指饮食水谷入于胃中，经胃的腐熟和脾的运化，化为水谷精微之气，再经过脾的升清作用上达于肺，经肺宣散布达于全身。

[14] 通调水道，下输膀胱：肺主宣发肃降，既可将脾运化上输之水液宣发布散全身，又可将浊液下输肾与膀胱，故张志聪注："肺应天而主气，故能通调水道而下输膀胱，所谓地气升而为云，天气降而为雨也。"

[15] 水精四布，五经并行：张志聪注："水精四布者，气化则水行，故四布于皮毛；五经并行者，通灌于五藏之经脉也。"

[16] 合于四时五藏阴阳，揆度以为常也：四时，四季；揆度，测度也。言饮食水谷精微的生成输布，气血津液的生化运行，皆可从测度脉象变化得知，同时还要结合四季阴阳和人体五脏阴阳变化综合分析，判断人的生理与病理状况。

【语译】

饮食入胃，其所化生的一部分精微之气输散到肝脏，再由肝将此精微之气滋养于筋。饮食入胃，其所化生的精微之气，注入于心，再由心将此精气滋养于血脉。血气流行在经脉之中，到达肺，肺又将血气输送到全身百脉中去，最后把精气输送到皮毛。皮毛和经脉的精气汇合，又还流归入于脉，脉中精微之气，通过不断变化，周流于四脏。这些正常的生理活动，都要取决于气血阴阳的平衡。气血阴阳平衡，则表现在气口的脉象变化上，气口的脉象，可以判断病人的死生。

饮食入胃以后，游溢布散其精气，上行输送与脾，经脾对精微的运化布散，上归于肺，肺主宣发、肃降而能通调水道，下输于膀胱。如此则水精向周身输布，外而布散于皮毛，内而灌输于五脏经脉，并随着四时寒暑的变迁和五脏阴阳的规律，作出适当的调节，这就是经脉的正常生理现象。

【提要】

本段主要论述了饮食入胃后，其精气经胃、脾、肺等向全身输布运行的过程，说明了诊寸口脉“以决死生”的原理。

【讨论】

1. 饮食入胃后精气的输布

(1) 谷食精气的输布：一是“散精于肝”，经肝气的疏泄，滋养全身筋脉，强调“肝主筋”；二是“浊气归心”，水谷精气中的浓稠部分注之于经脉，再通过“肺朝百脉”，宣发与肃降相互配合作用，把水谷精微输送到全身，经气血相合，交汇后再回归于经脉中流于四脏。此输布过程，可看出胃、脾、肝、心、肺在输布过程中的相互作用。尤其是“肺朝百脉”的理论，指出精微物质必须通过肺气化合，才能为人体利用，起到营养周身的作用，从而突出了肺在精微物质输布中的重要作用，说明“肺朝百脉主治节”。

(2) 水液代谢的过程：本节所言之“饮入于胃，遊溢精气……水精四布，五经并行”是对津液的生成、输布和排泄过程的简明概括，也是后世论述有关津液代谢问题的理论依据。文中说明胃、脾、肺、膀胱都参与了水液代谢，而其中肺的宣发通调水道的作用尤为重要，故后世称“肺为水之上源”。“五经”，即五脏之经脉。说明水液代谢与肝、心、脾、肺、肾五脏皆相关，但其中尤以肺、脾、肾三脏最为重要，后世对痰饮水湿之病的治疗多以肺、脾、肾三脏为主，而亦顾及心、肝两脏。

2. “四时五藏阴阳”观　本节指出，水谷精气的输布、运行，五脏的功能状态，与自然界四时阴阳变化是密切相关的。提示四时、五脏、阴阳之间是一个统一的整体。这一观点进一步反映了中医学“天人相应”的思想。

3. 寸口诊脉　“寸口”虽为人体中的一个局部，但其脉象的变化能够反映全身气血盛衰，是整体观在诊法中的体现与具体运用。原文以“权衡以平，气口成寸，以决死生”一段，说明寸口诊脉的原理及其重要性。根据本篇原文和《素问·五藏别论》，寸口诊病并“以决死生”的原理有二：一是寸口为手太阴肺经所过之处，易于切诊；二是肺主一身之气，肺朝百脉。因此，全身百脉中气血的变化和五脏六腑气血之盛衰，皆可反映于寸口。

【临床应用】

1. 本文提出了“肺朝百脉”和“通调水道”的原理。临床上，如果肺失宣降，不能通调水道，可导致水液停留的水肿病证，治疗中常应用“提壶揭盖法”，即通过宣肺以通调水道，发越水气。如张仲景在《金匮要略》中用越婢加术汤治疗水肿，即是对这一理论的具体应用。

2. 脾居中焦，为气机升降的枢纽；脾主运化，能运化水谷和水液；脾属土，土克水。因此脾在水液代谢中起到运化、转输的作用，被称为制水之脏。如果脾不健运，脾气升清作用减退，使水湿不能上归于肺，停聚于体内而成痰饮、水肿，故临床上常应用培土制水法治疗痰饮和水湿停聚。

【原文】

太阳藏独至[1]，厥[2]喘虚[3]气逆，是阴不足阳有余也，表里[4]当俱写，取之下俞[5]。阳明藏独至，是阳气重并[6]也，当写阳补阴，取之下俞[7]。少阳藏独至，是厥气也，跻前卒大，取之下俞[8]。少阳独至者，一阳之过也。太阴藏搏者，用心省真[9]，五脉气少，胃气不平，三阴也[10]，宜治其下俞，补阳写阴[11]。一阳独啸，少阳厥也[12]，阳并于上，四脉争张[13]，气归于肾，宜治其经络，写阳补阴。一阴至，厥阴之治也，真虚痟心[14]，厥气留薄，发为白汗[15]，调食和药，治在下俞。

帝曰：太阳藏何象？岐伯曰：象三阳而浮也[16]。

帝曰：少阳藏何象？岐伯曰：象一阳也，一阳藏者，滑而不实[17]也。

帝曰：阳明藏何象？岐伯曰：象大浮也，太阴藏搏，言伏鼓[18]也。二阴搏至，肾沉不浮也[19]。

【注释】

［1］太阳藏独至：藏，指脏腑所属之经脉。独至，此指足太阳膀胱经一经之气独盛。

［2］厥：指经气上逆。

［3］喘虚：即喘嘘。张琦注："太阳主皮毛，内合于肺，经气郁，故喘嘘而气逆。"

［4］表里：指表里两条经脉，此指足太阳膀胱经与足少阴肾经。下类此。

［5］取之下俞：下俞，指足部之腧穴。此指足太阳膀胱经之束骨穴、足少阴肾经之太溪穴。

［6］阳气重并：指阳明经感受阳邪而阳热偏盛。张琦注："阳莫盛于阳明，阳邪传之，是谓两阳相并。"王冰在《素问·生气通天论》注云："并，谓盛实也。"

［7］下俞：马莳注："胃属阳，脾属阴，惟阳气重并，当泻足阳明胃经之腧穴陷谷，补足太阴脾经之腧穴太白。"

［8］跻前卒大，取之下俞：跻，同"跷"，指足踝部位。卒，突然。大，肿胀之谓。下俞，即足少阳胆经之腧穴临泣。

［9］太阴藏搏者，用心省真：搏，指脉象搏指有力，亦即下文之"伏鼓"。省，察也。真，即真脏脉。见太阴脉搏指，当用心审察是否为真脏脉。

［10］五脉气少，胃气不平，三阴也：吴昆注："五藏，五藏之脉也。气少，脉来无力也。胃气，冲和谷气也。不平，不调也。三阴，谓脾也。言五藏之脉气少者，是冲和谷气不调于脾，而偏胜于脾也……五藏皆受气于脾而后治，若胃气不调于脾，则诸脉皆失其母，无以受气，故气少也。"

［11］补阳写阴：写，同"泻"。补足阳明胃经之陷谷穴，泻足太阴脾经之太白穴。

［12］一阳独啸，少阳厥也：独啸，即独盛之意。《新校正》云："详此上明三阳，此言三阴，今此再言少阳，而不及少阴者，疑此'一阳'乃'二阴'之误也。又按全元起本，此为'少阴厥'，显知此即'二阴'也。"此说有理，张介宾亦从之。如此则该句作"二阴独啸，少阴厥也。"

［13］阳并于上，四脉争张：阳，指相火。张琦注："相火上炎，是阳并于上，心肝脾肺四藏互相克贼，病气下流于肾，缘肾精失藏故也。"

［14］一阴至，厥阴之治也，真虚痟心：张介宾注："一阴者，足厥阴肝经也。至，独至之义。治，主也。肝邪独治，真气必虚，木火相干，故心为痛。"真虚痟心，即心中疼痛

不适。

[15] 厥气留薄，发为白汗：薄，迫也。白汗，即自汗。吴昆注："厥气，逆气也。留薄，留而不散，与正气相薄也。发为白汗者，邪实于里则表虚，表虚汗出，故曰白汗。"

[16] 象三阳而浮也：张介宾注："太阳之象三阳者，阳行于表，阳之极也，故脉浮于外。"

[17] 一阳藏者，滑而不实：一阳，指少阳，主半表半里，乃阳之初生，故脉滑而不实。

[18] 伏鼓：谓脉沉伏而鼓击于指下。说明脉象虽沉伏，但重取后却应指有力。

[19] 二阴搏至，肾沉不浮也：张介宾注："二阴，少阴肾经也。二阴搏而独至者，言肾但沉而不浮也。"

【语译】

太阳经脉偏盛，则发生厥逆、喘息、虚气上逆等症状，这是阴不足而阳有余的缘故，表里两经俱当用泻法，取足太阳经的束骨穴和足少阴经的太溪穴。阳明经脉偏盛，是太阳、少阳之气重并于阳明，当用泻阳补阴的治疗方法，当泻足阳明经的陷谷穴，补太阴经的太白穴。少阳经脉偏盛，是厥气上逆，所以阳跻脉前的少阳经气猝然盛大，当取足少阳经的临泣穴。少阳经脉偏盛而独至，就是少阳太过。太阴经脉鼓搏有力，应当细心地审察是否真脏脉至，若五脏之脉均气少，胃气又不平和，这是足太阴脾太过的缘过，应当用补阳泻阴的治疗方法，补足阳明之陷谷穴，泻足太阴之太白穴。二阴经脉独盛，是少阴厥气上逆，而阳气并越于上，心、肝、脾、肺四脏受其影响，四脏之脉争张于外，病的根源在于肾，应治其表里的经络，泻足太阳经的经穴昆仑、络穴飞扬，补足少阴的经穴复溜、络穴大钟。一阴经脉偏盛，是厥阴所主，出现真气虚弱，心中疼痛不适的症状，厥气留于经脉与正气相搏而自汗，应该注意饮食调养和药物的治疗，如用针刺，当取足厥阴肝经下部的太冲穴，以泻其邪。

黄帝说：太阳经的脉象是怎样的呢？岐伯说：其脉象似三阳之气浮盛于外，所以脉浮。

黄帝说：少阳经的脉象是怎样的呢？岐伯说：其脉象似一阳之初生，滑而不实。

黄帝说：阳明经的脉象是怎样的呢？岐伯说：其脉象大而浮。太阴经的脉象搏动，虽沉伏而指下仍搏击有力；少阴经的脉象搏动，是沉而不浮。

【提要】

本节首先论述了三阴三阳经脉失常的病机、临床主症和针刺治疗方法，继而论述了三阴三阳经的脉象特征。

【讨论】

经脉辨证在《黄帝内经》中有较为丰富的内容。就本节所论，太阳经气偏盛，阳盛有余，阴气不足，故见气逆而上之喘嘘，可取膀胱经之束骨，肾经之太溪以泻之；若阳明经气偏盛，可泻胃经之陷谷，补脾经之太白；若少阳经气偏盛，足踝肿大，可刺取胆经之临泣；太阴经气偏盛，五脏之脉气皆为不足，可补胃经之陷谷，泻脾经之太白；若少阴经气偏盛，相火妄动，诸脏失调，可泻膀胱经之昆仑、飞扬，补肾经之复溜、大钟；若厥阴经气逆乱，逆乱之气与正气相搏，表现为心痠痛不适，自汗出，治取肝经之太冲穴，并可配合运用药物治疗和饮食调养。就脉象特征而言，太阳主表，其脉浮；少阳属半表半里，其脉沉而不实；阳明热盛，其脉浮大；太阴主里，其脉沉伏；少阴之脉沉而不浮。

对于本节所论经脉，历代注家认识颇不一致，有认为只言足经者，如张介宾；亦有认为手足经脉并论者，如张志聪、高士宗。实际情况应与临床紧密结合。

素问·藏气法时论篇第二十二

【导读】

藏气，即五脏之气。法时，象法于天地四时。本篇的主要内容，是根据五行的生克规律，论述了五脏之气与四时时令的关系，论述五脏病的症状、变化、宜忌、预后、治疗、调养，着重阐明了五脏虚实的一般证候，五脏病变的死生转归，以及针刺药饵的补泄宜忌等。指出脏气、四时与五行生克承制的规律是一致的，因此篇名“藏气法时论”。

【原文】

黄帝问曰：合人形以法四时五行而治，何如而从，何如而逆，得失之意，愿闻其事。岐伯对曰：五行者，金、木、水、火、土也，更贵更贱[1]，以知死生，以决成败，而定五藏之气，间甚之时[2]，死生之期也。帝曰：愿卒闻之。

岐伯曰：肝主春，足厥阴少阳主治。其日甲乙，肝苦急，急食甘以缓之[3]。心主夏，手少阴太阳主治，其日丙丁，心苦缓，急食酸以收之[4]。脾主长夏，足太阴阳明主治，其日戊己，脾苦湿，急食苦以燥之[5]。肺主秋，手太阴阳明主治，其日庚辛，肺苦气上逆，急食苦以泄之[6]。肾主冬，足少阴太阳主治，其日壬癸，肾苦燥，急食辛以润之，开腠理，致津液，通气也[7]。

【注释】

[1] 更贵更贱：五行当王当衰轮流更替。张景岳：“五行之道，当其王则为贵，当其衰则为贱。”张隐庵：“更贵更贱者，贵贱异时也。”

[2] 间甚之时：张隐庵：“间者将愈之时，甚者加甚之时也。”

[3] 肝苦急，急食甘以缓之：吴昆：“肝为将军之官，志怒而急，急则自伤而苦之矣。宜食甘以缓之，则急者可平也。”马莳：“凡饮食药物皆然。”

[4] 心苦缓，急食酸以收之：吴昆：“心以长养为令，志喜而缓，缓则心气散逸，自伤其神矣。”

[5] 脾苦湿，急食苦以燥之：吴昆：“脾以制水为事，喜燥恶湿，湿胜则伤脾土，宜食苦以燥之。”

[6] 肺苦气上逆，急食苦以泻之：吴昆：“肺为清虚之藏，行降下之令，若气上逆则肺苦之。急宜食苦，以泄肺气。”

[7] 肾苦燥，急食辛以润之，开腠理，致津液，通气也：张景岳云：“肾为水藏，藏精者也，阴病者苦燥，故宜食辛以润之，盖其能开腠理致津液者，以辛能通气也。”水中有真气，唯辛能达之，气至水亦至，故可以润肾之燥。

【语译】

黄帝问道：结合人体五脏之气的具体情况，取法四时五行的生克制化规律，作为救治疾病的法则，怎样是从？怎样是逆呢？我想了解治法中的从逆和得失是怎么一回事。岐伯回答说：五行就是金、木、水、火、土，配合时令气候，有衰旺盛克的变化，从这些变化中可以测知疾病的死生，分析医疗的成败，并能确定五脏之气的盛衰、疾病轻重的时间，以及死生的日期。黄帝说：我想听你详尽地讲一讲。

岐伯说：肝属木、旺于春，肝与胆为表里，春天是足厥阴肝和足少阳胆主治的时间，甲乙属木，足少阳胆主甲木，足厥阴肝主乙木，所以肝胆旺日为甲乙；肝在志为怒，怒则气急，甘味能缓急，故宜急食甘以缓之。心属火，旺于夏，心与小肠为表里，夏天是手少阴和手太阳小肠主治的时间；丙丁属火，手少阴心主丁火，手太阳小肠主丙火，所以心与小肠的旺日为丙丁；心在志为喜，喜则气缓，心气过缓则心气虚而散，酸味能收敛，故宜急食酸以收之。脾属土，旺于长夏（六月），脾与胃为表里，长夏是足太阴脾和足阳明胃主治的时间；戊己属土，足太阴脾主己土，足阳明胃主戊土，所以脾与胃的旺日为戊己；脾性恶湿，湿盛则伤脾，苦味能燥湿，故宜急食苦以燥之。肺属金，旺于秋；肺与大肠为表里，秋天是手太阴肺和手阳明大肠主治的时间；庚辛属金，手太阴肺主辛金，手阳明大肠主庚金，所以肺与大肠的旺日为庚辛；肺主气，其性清肃，若气上逆则肺病，苦味能泄，故宜急食苦以泄之。肾属水，旺于冬，肾与膀胱为表里，冬天是足少阴肾与足太阴膀胱主治的时间；壬癸属水，足少阴肾主癸水，足太阳膀胱主壬水，所以肾与膀胱的旺日为壬癸；肾为水脏，喜润而恶燥，故宜急食辛以润之。如此可以开发腠理，运行津液，宣通五脏之气。

【提要】

本节经文阐述了如何法四时五行而定五脏之气，并具体地列举了五脏与其所主经脉在五行上的属性，及其用五味调理诸脏诸经的方法。即肝苦急，急食甘以缓之；心苦缓，急食酸以收之；脾苦湿，急食苦以燥之；肺苦气上逆，急食苦以泄之；肾苦燥，急食辛以润之。

【原文】

病在肝，愈于夏，夏不愈，甚于秋，秋不死，持于冬，起于春，禁当风。肝病者，愈在丙丁，丙丁不愈，加于庚辛，庚辛不死，持于壬癸，起于甲乙。肝病者，平旦[1]慧，下晡[2]甚，夜半[3]静。肝欲散，急食辛以散之[4]，用辛补之，酸写之[5]。

病在心，愈在长夏，长夏不愈，甚于冬，冬不死，持于春，起于夏，禁温食、热衣。心病者，愈在戊己，戊己不愈，加于壬癸，壬癸不死，持于甲乙，起于丙丁。心病者，日中[6]慧，夜半甚，平旦静。心欲耎，急食咸以耎之[7]，用咸补之，甘写之。

病在脾，愈在秋，秋不愈，甚于春，春不死，持于夏，起于长夏，禁温食饱食、湿地濡衣。脾病者，愈在庚辛，庚辛不愈，加于甲乙，甲乙不死，持于丙丁，起于戊己。脾病者，日昳[8]慧，日出甚，下晡静。脾欲缓，急食甘以缓之[9]，用苦写之，甘补之。

病在肺，愈在冬，冬不愈，甚于夏，夏不死，持于长夏，起于秋，禁寒饮食、寒衣。肺病者，愈在壬癸，壬癸不愈，加于丙丁，丙丁不死，持于戊己，起于庚辛。肺病者，下晡慧，日中甚，夜半静。肺欲收，急食酸以收之[10]，用酸补之，辛写之。

病在肾，愈在春，春不愈，甚于长夏，长夏不死，持于秋，起于冬，禁犯焠烗[11]、热食、温炙衣。肾病者，愈在甲乙，甲乙不愈，甚于戊己，戊己不死，持于庚辛，起于壬癸。肾病者，夜半慧，四季甚[12]，下晡静。肾欲坚，急食苦以坚之[13]，用苦补之，咸写之。

夫邪气之客于身也，以胜相加[14]，至其所生而愈[15]，至其所不胜而甚[16]，至于所生而持[17]，自得其位而起[18]。必先定五藏之脉，乃可言间甚之时，死生之期也。

【注释】

[1] 平旦：寅卯时。与下文日出同，为木旺之时。

[2] 下晡：午后申酉两个时辰为晡，下晡为这两个时辰之末，为金旺之时。

[3] 夜半：子时，为水旺之时。

[4] 肝欲散，急食辛以散之：吴昆："肝木喜条达而恶抑郁，散之则条达，故食辛以

散之。”

［5］用辛补之，酸写之：写，同“泻”，下同。——此处补和泻与一般补泻概念不同，吴昆曰：“顺其性为补，反共性为泻，肝木喜辛散而恶酸收，故辛为补，酸为泻也。”

［6］日中：午时，为火旺之时。

［7］心欲耎，急食咸以耎之：耎，同“软”。张景岳：“心火太过则为燥越，故急宜食咸以耎之，盖咸从水化，能相济也。”

［8］日昳：午后未时，为土旺之时。

［9］脾欲缓，急食甘以缓之：张景岳云：“脾贵温厚充和，其性欲缓，故宜食甘以缓之。”

［10］肺欲收，急食酸以收之：张景岳云：“肺应秋气主收敛，故宜食酸以收之。”

［11］焠焕：烧爆之物。

［12］肾病者，夜半慧，四季甚：土旺于四季，水不胜土，故肾病甚于四季。按上下文意，四季当指丑、辰、未、戌四个时辰，以作一日中的四季。

［13］肾欲坚，急食苦以坚之：张景岳云：“肾主闭藏，气贵周密，故肾欲坚。”高士宗：“肾病则水泛，故肾欲坚，苦为火味，故能坚也。”

［14］以胜相加：以强凌弱，如风胜则脾病，火胜则肺病等。

［15］至其所生而愈：至其所生之时日而愈。如木生火，故肝病愈于夏，愈于丙丁。

［16］至其所不胜而甚：至被克的时日而疾病加重，如肝病甚于秋，加于庚辛，为金克木。

［17］至于所生而持：至生己的时日而疾病可以呈相持状态，如肝病持于冬，即持于壬癸，为水能生木。

［18］自得其位而起：指到了本脏当旺之时日，如肝病起于春，起于甲乙，甲乙与春均为木旺之时。

【语译】

肝脏有病，在夏季当愈；若至夏季不愈，到秋季病情就要加重；如秋季不死，至冬季病情就会维持稳定不变状态，到来年春季，病即好转。因风气通于肝，故肝病最禁忌受风。有肝病的人，愈于丙丁日；如果丙丁日不愈，到庚辛日病就加重；如果庚辛日不死，到壬癸日病情就会维持稳定状态，到了甲乙日病即好转。患肝病的人，在早晨的时候精神清爽，傍晚的时候病就加重，到半夜时便安静下来。肝木性喜条达而恶抑郁，故肝病急用辛味以散之，若需要补，以辛味补之，若需要泻，以酸味泻之。

心脏有病，愈于长夏；若至长夏不愈，到了冬季病情就会加重；如果在冬季不死，到了来年的春季病情就会维持稳定状态，到了夏季病即好转。心有病的人应禁忌温热食物，衣服也不能穿得太暖。有心病的人，愈于戊己日；如果戊己日不愈，到壬癸日病就加重；如果在壬癸日不死，到甲乙日病情就会维持稳定状态，到丙丁日病即好转。心脏有病的人，在中午的时候精神清爽，半夜时病就加重，早晨时便安静了。心病欲柔软，宜急食咸味以软之，需要补则以咸味补之，以甘味泻之。

脾脏有病，愈于秋季；若至秋季不愈，到春季病就加重；如果在春季不死，到夏季病情就会维持稳定状态，到长夏的时候病即好转。脾病应禁忌吃温热性食物及饮食过饱、居湿地、穿湿衣等。脾有病的人，愈于庚辛日；如果在庚辛日不愈，到甲乙日加重；如果在甲乙日不死，到丙丁日病情就会维持稳定状态，到了戊己日病即好转。脾有病的人，在午后的时间精神清爽，日出时病就加重，傍晚时便安静了。脾脏病需要缓和，甘能缓中，故宜急食甘味以缓之，需要泻则用苦味药泻脾，以甘味补脾。

肺脏有病，愈于冬季；若至冬季不愈，到夏季病就加重；如果在夏季不死，至长夏时病情就会维持稳定状态，到了秋季病即好转。肺有病应禁忌寒冷饮食及穿得太单薄。肺有病的人，愈于壬癸日；如果在壬癸日不愈，到丙丁日病就加重；如果在丙丁日不死，到戊己日病情就会维持稳定状态，到了庚辛日，病即好转。肺有病的人，傍晚的时候精神清爽，到中午时病就加重，到半夜时便安静了。肺气欲收敛，宜急食酸味以收敛，需要补的，用酸味补肺，需要泻的，用辛味泻肺。

肾脏有病，愈于春季；若至春季不愈，到长夏时病就加重；如果在长夏不死，到秋季病情就会维持稳定状态，到冬季病即好转。肾病禁食烧烤过热的食物和穿经火烘烤过的衣服。肾有病的人，愈于甲乙日；如果在甲乙日不愈，到戊己日病就加重；如果在戊己日不死，到庚辛日病情就会维持稳定状态，到壬癸日病即好转。肾有病的人，在半夜的时候精神清爽，在一日当中辰、戌、丑、未四个时辰病情加重，在傍晚时便安静了。肾主闭藏，其气欲坚，需要补的，宜急食苦味以坚之，用苦味补之，需要泻的，用咸味泻之。

凡是邪气侵袭人体，都是以胜相加，病至其所生之时而愈，至其所不胜之时而甚，至其所生之时而病情稳定，至其自旺之时病情好转。但必须先明确五脏之平脉，然后始能推测疾病的轻重时间及死生的日期。

【提要】

本节经文分六小段，前五段分述五脏病的禁忌，及在一年、一月、一日中的轻重死愈变化规律和以药味调理五脏病的方法。第六段总结前五段，阐明这些规律与五行的生克承制规律是一致的，故必先定病属某脏，方可推知“间甚之时，死生之期”。

【临床应用】

1. 五脏病愈、甚、持、起的时间规律

中医学是以整体观为指导思想，以藏象学说为理论基础，以阴阳五行学说为说理工具，来研究人体的生理、病理、防病、诊断、治疗以及它们与自然界变化的关系。本篇内容不但对疾病的轻重死愈的规律做了讨论，更重要的是以此为例，对于临床实践中如何运用整体观和五行学说做出了示范。其推演方法为，先掌握五行生克顺序及生克承制的一般规律，明确所推事物的五行属行，用整体观的观念把它们有机地联系起来，找出事物的发展规律。以本篇讨论内容为例，用五行归纳五脏四时如下：肝合胆主春，其日甲、乙，其时平旦，属木。心合小肠主夏，其日丙、丁，其时日中，属火。脾合胃主长夏，其日戊、己，其时日昳，属土。肺合大肠主秋，其日庚、辛，其时下晡，属金。肾合膀胱主冬，其日壬、癸，其时夜半，属水。根据以上五脏、四时与五行的联系，可用五行生克的规律推知五脏病在一年中、一月中、一日中的“间甚之时”和“死生之期”。所得规律是“至其所生而愈，至其所不胜而甚，至于所生而持，自得其位而起”。例如“病在肝，愈于夏，夏不愈，甚于秋，秋不死，持于冬，起于春。”“肝病者，愈在丙丁，丙丁不愈，加于庚辛，庚辛不死，持于壬癸，起于甲乙。”“肝病者，平旦慧，下晡甚，夜半静。”以上肝脏病轻重死愈可预知在某季、某日、某时。余脏以此类推。

【原文】

肝病者，两胁下痛引少腹，令人善怒；虚则目䀮䀮[1]无所见，耳无所闻，善恐，如人将捕之，取其经，厥阴与少阳[2]。气逆则头痛，耳聋不聪，颊肿。取血者[3]。

心病者，胸中痛，胁支满，胁下痛，膺背肩甲间痛，两臂内痛；虚则胸腹大，胁下与腰相引而痛。取其经，少阴、太阳，舌下血者。其变病，刺郄中血者[4]。

脾病者，身重善肌，肉痿，足不收行[5]，善瘈，脚下痛，虚则腹满，肠鸣，飧泄食不化。取其经，太阴、阳明，少阴血者[6]。

肺病者，喘咳逆气，肩背病，汗出，尻阴股膝、髀腨胻足皆痛[7]，虚则少气不能报息，耳聋嗌干。取其经，太阴、足太阳之外，厥阴内血者[8]。

肾病者，腹大胫肿，喘咳身重，寝汗出，憎风；虚则胸中痛[9]，大腹小腹痛，清厥[10]，意不乐。取其经，少阴、太阳血者。

【注释】

[1] 䀮䀮：目昏花，视物不清。

[2] 取其经，厥阴与少阳：张景岳："取其经者，非络病也。"取厥阴以治肝，取少阳以治胆，此承上文虚实二节而言，虚者当补，实者当泻也。

[3] 取血者：在其经血盛之处放血。

[4] 刺郄中血者：郄，同"隙"。马莳："当取手少阴之郄日阴郄穴者，在掌后脉中去腕半寸。"

[5] 身重善肌，肉痿，足不收行：《甲乙经》作"善饥，肌肉痿"。《类经》作"身重，善肌肉痿，足不收，行善契，脚下痛。"

[6] 取其经，太阴、阳明，少阴血者：张景岳："脾与胃为表里，故当取足太阴阳明之经，少阴肾脉也，脾主湿，肾主水，水能助湿伤脾，故当取少阴之血，以泻其寒实。"

[7] 尻阴股膝、髀腨胻足皆痛：尻，自骶骨以下至尾骶骨部分的通称。阴，前后二阴。股，股骨。髀，股骨外侧最上方，即大转子处。腨，俗称小腿肚，即腓肠肌隆起处。胻，胫骨，指小腿内侧。尻阴股膝、髀腨胻足，皆少阴经所循部位。

[8] 太阴、足太阳之外，厥阴内血者：张景岳："太阴，肺之本经也，故当因其虚实取而刺之，更取足太阳之外，外言前也，足厥阴之内，内言后也，正谓内踝后直上腨之内侧者，乃足少阴脉次也，视左右足脉，凡少阴部分，有血满异于常处者，取而去之，以泻其实。"丹波元简："甲乙，内下有少阴二字，……增少阴二字，义尤明白。"

[9] 虚则胸中痛：足少阴脉从肺出络心注胸中，肾虚则心肾不交，故胸中痛。

[10] 清厥：清冷厥逆。

【语译】

肝脏有病，则两肋下疼痛牵引少腹，使人多怒，这是肝气实的症状；如果肝气虚，则出现两目昏花而视物不明，两耳也听不见声音，多恐惧，好像有人要逮捕他一样。治疗时，取用厥阴肝经和少阳胆经的经穴。如肝气上逆，则头痛、耳聋而听觉失灵、颊肿，应取厥阴、少阳经脉，刺出其血。

心脏有病，则出现胸中痛，肋部支撑胀满，肋下痛，胸膺部、背部及肩胛间疼痛，两臂内侧疼痛，这是心实的症状。心虚，则出现胸腹部胀大，肋下和腰部牵引作痛。治疗时，取少阴心经和太阳小肠经的经穴，并刺舌下之脉以出其血。如病情有变化，与初起不同，刺委中穴出血。

脾脏有病，则出现身体沉重，易饥，肌肉痿软无力，两足弛缓不收，行走时容易抽搐，脚下疼痛，这是脾实的症状；脾虚则腹部胀满，肠鸣，泻下而食物不化。治疗时，取太阴脾经、阳明胃经和少阴肾经的经穴，刺出其血。

肺脏有病，则喘咳气逆，肩背部疼痛，出汗，尻、阴、股、膝、髀骨、小腿肚、小腿内侧、足等部皆疼痛，这是肺实的症状；如果肺虚，就出现少气，呼吸困难而难于接续，耳聋，咽干。治疗时，取太阴肺经的经穴，更取足太阳经的外侧及足厥阴内侧，即少阴肾经的经穴，刺出其血。

肾脏有病，则腹部胀大，胫部浮肿，气喘，咳嗽，身体沉重，睡后出汗，恶风，这是肾实的症状；如果肾虚，就会出现胸中疼痛，大腹和小腹疼痛，四肢厥冷，心中不乐。治疗时，取足少阴肾经和足太阳膀胱经的经穴，刺出其血。

【提要】

分述肝、心、脾、肺、肾五脏病虚、病实所见症状，并提出取表里之经的针刺治疗方法。

【临床应用】

针刺治疗五脏病。

本篇经文中列举了五脏虚实的一般证候，介绍了对于五脏病的针刺疗法。针刺治疗五脏病，当循经取穴，依据所见之证，分清五脏之虚实，各取其表里之经，实则放血。《素问·三部九候论》曰："必先度其形之肥瘦，以调其气之虚实，实则写之，虚则补之，必先去其血脉，而后调之。"此之谓也。如肝病则应取足厥阴肝经和足少阳胆经。但这是言其常，针刺疗法也要根据具体情况，权宜掌握，经文中脾病者兼取少阴，肺病者不取阳明而取少阴，即为其例。但不管取何经何穴，必须以中医的辨证施治法则为依据，方能取得满意效果。

【原文】

肝色青，宜食甘，粳米牛肉枣葵[1]皆甘。心色赤，宜食酸，小豆[2]犬肉李韭皆酸。肺色白，宜食苦，麦羊肉杏薤皆苦。脾色黄，宜食咸，大豆豕肉栗藿[3]皆咸。肾色黑，宜食辛，黄黍[4]鸡肉桃葱皆辛。辛散，酸收，甘缓，苦坚，咸耎。毒药[5]攻邪，五谷[6]为养，五果[7]为助，五畜[8]为益，五菜[9]为充，气味合而服之，以补精益气。此五者，有辛酸甘苦咸，各有所利，或散或收，或缓或急，或坚或耎，四时五藏，病随五味所宜也。

【注释】

[1] 葵：《植物名实图考》：冬葵，湖南呼葵菜，亦曰冬寒菜，江西呼蕲菜，蕲、葵一声之转。

[2] 小豆：《灵枢·五味》作麻。

[3] 藿：豆叶。

[4] 黄黍：小米。

[5] 毒药：与今之毒药意义不同。药物之性味各有所偏，这种性味的偏胜，古人称之为毒性。

[6] 五谷：粳米、小豆、麦、大豆、黄黍。

[7] 五果：桃、李、杏、栗、枣。

[8] 五畜：牛、羊、豕、犬、鸡。

[9] 五菜：葵、藿、薤、葱、韭。

【语译】

肝合青色，宜食甘味，粳米、牛肉、枣、葵菜都是属于味甘的。心合赤色，宜食酸味，小豆、犬肉、李子、韭菜都是属于酸味的。肺合白色，宜食苦味，小麦、羊肉、杏、薤白都是属于苦味的。脾合黄色，宜食咸味，大豆、猪肉、栗、藿都是属于咸味的。肾合黑色，宜食辛味，黄黍、鸡肉、桃、葱都是属于辛味的。五味的功用：辛味能发散，酸味能收敛，甘味能缓急，苦味能坚燥，咸味能软坚。凡药物都是可用来攻逐病邪，五谷用以充养五脏之气，五果帮助五谷以营养人体，五畜用以补益五脏，五菜用以充养脏腑，气味和合而服食，可以补益精气。这五类食物，各有辛、酸、甘、苦、咸的不同气味，各有利于某一脏气，或散，或收，或缓，或急，或坚，或软等，在运用的时候，要根据春、夏、秋、冬四时和五脏之气的偏盛偏衰及苦欲等具体情况，各随其所宜而用之。

【提要】

本节经文根据辛散、酸收、甘缓、苦坚、咸软的原则，阐述了如何运用药物、五谷、五果、五畜、五菜调理五脏之气。

【临床应用】

五味与五脏的关系及临床指导意义。

运用五味同样是以五行学说推演，首先应明确五味之用，即经文中散、收、坚、软、缓、燥、润、补、泻的具体意义。

散即疏散、升散。收即收敛、收涩。坚即坚固、坚燥。软即软坚、柔刚。缓即缓和、充和。润即润燥。燥即燥湿。

补和泻在本篇经文中与一般补泻概念不同，吴昆曰："顺其性为补反其性为泻。"因此本篇中补泻是根据所入脏的喜恶，而有各自不同的意义。

结合五味所入及各自作用，运用五行生克规律把它们归纳、联系起来，就是临床上以饮食、药物对五脏病进行治疗、调养的根据。也即经文中所概括的"毒药攻邪，五谷为养，五果为助，五畜为益，五菜为充，气味合而服之。"其根据是"气味合"，如"肝苦急，急食甘以缓之……肝欲散，急食辛以散之，用辛补之，酸泻之。"即平时当以甘味养肝，以缓其易亢易急的将军之性：若肝病，因肝主疏泄，喜辛散而恶酸收，故其病实者以辛味疏散顺其性，其病虚者以酸味收敛固其精。只要本着"气味合"的原则，临床上可视具体情况，有时选用药物，有时只用五谷，或五果、五畜、五菜也可治病。如《素问·五常政大论》曰："大毒治病，十去其六；常毒治病，十去其七；小毒治病，十去其八；无毒治病，十去其九。谷肉果菜，食养尽之，无使过之，伤其正也。"医者应以此为训诫，治病不必偏爱药物而废食养。

【讨论】

本节以五味配五脏，列举各种食物以其所宜可补养五脏，这是我国食物疗法较早的记载。文章所说："气味合而服之，以补精益气。"指出了饮食不应有所偏嗜，这对保障身体健康有极重要的意义，也是有科学道理的。至于文中提出"毒药攻邪"、"五谷为养"，即用药物以祛病，用饮食以扶养正气，更有实践意义。

五味入五脏的理论，对后世药物学的发展有深远的影响。如金元医家张元素，通过对《内经》中这一理论的研究，探讨了不同药物的气味、归经及其脏腑补泻所宜，著有《脏腑标本寒热虚实用药式》，其用甘草缓肝之急，五味子收心气，黄芩泻肺逆，知母、黄柏润肾燥等，均是在这一理论指导下而发展起来的。明代药物学家李时珍对此很重视，还将其收入《本草纲目》中。

素问·宣明五气论篇第二十三

【导读】

宣明，阐明申张之意；五气，即五脏之气，既包括五脏正常的功能活动，又包括五脏的病理变化（即病气）。本篇从病因、病情、脉搏、药物性味、饮食宜忌等几方面，阐明五脏功能的变化规律，及其在诊断治疗上的运用。

【原文】

五味所入：酸入肝，辛入肺，苦入心，咸入肾，甘入脾，是谓五入。

五气所病：心为噫[1]，肺为咳，肝为语[2]，脾为吞[3]，肾为欠、为嚏[4]，胃为气逆，为哕、为恐[5]，大肠小肠为泄，下焦溢为水，膀胱不利为癃，不约为遗溺，胆为怒[6]，是谓五病。

【注释】

［1］心为噫：噫，即嗳气。张隐庵云："阴气而上走于阳明，阳明络属心，故上走心为噫。盖此因胃气上逆于心，故为噫。"张景岳云："是心脾胃三藏皆有是证，盖由火土之郁，而气有不得舒伸，故为此证。"

［2］肝为语：姚止庵云："语者，所以畅中之郁也。肝喜畅而恶郁，故为语以宣畅其气之郁。"

［3］脾为吞：张隐庵云："脾主为胃行其津液。脾气病而不能灌溉于四藏，则津液反溢于脾窍之口，故为吞咽之证。"丹波元简云："吞，即吞酸酢吞之谓。"酢，同"醋"。

［4］肾为欠、为嚏：姚止庵云："欠，呵欠也，神气昏惰之所致。盖肾藏精，精虚则神气昏惰而欠焉。嚏，喷嚏也，肺气外达之所致。肾乃寒水，气易冰凝，肾为肺子，上达于母，则发而为嚏，不独外寒风寒为嚏也。"

［5］胃为气逆，为哕、为恐：张景岳云："恐，肾之志也，胃属土，肾属水，土邪伤肾则为恐，故皆涉于胃也。"姚止庵云："肾虚则恐，恐非胃病也。然胃本多气多血，其火最盛，火盛则烁水，水虚肾弱，肾不敌胃故为恐。胃病亦恐，不可不知也。"

［6］胆为怒：张景岳云："怒为肝志而胆亦然者，肝胆相为表里，其气皆刚，而肝取决于胆也。"

【语译】

饮食五味入胃后，各归其所喜的脏腑：酸味入肝，辛味入肺，苦味入心，咸味入肾，甘味入脾，这是说五味的所入。

五脏之气各有其病症：心气不舒则嗳气；肺气不清则咳嗽；肝气不达则多语；脾气不运则吞酸；肾气不足则呵欠、喷嚏。六腑之气的病症为：胃气不降则气逆，甚则呃逆，或有恐惧感；大肠、小肠为病则为泄泻；下焦水液泛溢于皮肤则为水肿；膀胱之气不化，则小便不通，如失其约束，就要遗尿；胆病就易发怒。这是说五脏六腑之病。

【提要】

讨论了五味各归所喜而入脏的一般规律，这是饮食治疗和药物治疗的理论依据。其次论述了五脏病变的主要临床表现：

1. 单纯由本脏病变引起，如肺为咳、肝为语、脾为吞、肾为欠、胃为气逆为哕、大肠小肠为泄、膀胱不利为癃、不约为遗溺。

2. 由他脏传变而致，如心为噫。

3. 传及他脏为病，如肾为嚏，肾病及肺；胃为恐，胃病及肾。

4. 与互为表里之脏腑同病，如胆为怒，怒为肝志。

【原文】

五精所并[1]：精气并于心则喜，并于肺则悲，并于肝则忧，并于脾则畏，并于肾则恐，是谓五并，虚而相并者也。

五藏所恶：心恶热，肺恶寒，肝恶风，脾恶湿，肾恶燥，是谓五恶。

【注释】

[1] 五精所并：意指五脏之气相合而发生偏胜。吴昆云："并，合而入之也。五藏精气，各藏其藏则不病；若合而并于一藏，则邪气实之，各显其志。"

【语译】

五脏之精气相并而导致脏气偏胜，便发生疾病：精气并于心则喜笑，精气并于肺则悲哀，精气并于肝则忧愁，精气并于脾则畏惧，精气并于肾则易惊恐，这就是所谓的五并，都是由于五脏气虚相并所致。

五脏各有所厌恶：心厌恶热，肺厌恶寒，肝厌恶风，脾厌恶湿，肾厌恶燥，这就是所谓的五恶。

【提要】

本节言五脏之气偏胜所出现的病理变化，而出现"五并"的前提是由于脏气本身的盛衰。同时由于五脏生理特点各不相同，五脏对于六气的反应也不同。张景岳云："心本属火，过热则病。"姚止庵云："肺合皮毛，寒气易入，故曰形寒饮冷伤肺也。"张景岳云："肝属木，其应风，感风则伤筋，故恶风。"姚止庵云："脾本湿土，而性则喜燥，盖湿极则气滞而不能运化。"张景岳云："肾属水而藏精，燥胜则伤精，故恶燥。"

【原文】

五藏化液：心为汗，肺为涕，肝为泪，脾为涎，肾为唾，是谓五液。

五味所禁：辛走气，气病无多食辛；咸走血，血病无多食咸；苦走骨，骨病无多食苦；甘走肉，肉病无多食甘；酸走筋，筋病无多食酸。是谓五禁，无令多食。

【语译】

五脏各有所化之液：心化之液为汗，肺化之液为涕，肝化之液为泪，脾化之液为涎，肾化之液为唾，这就是所谓的五液。

五脏之病对于五味各有其禁忌：辛味走气，病在气不要多食辛；苦味走血，病在血不要多食苦；咸味走骨，病在骨不要多食咸；甜味走肉，病在肉不要多食甜；酸味走筋，病在筋不要多食酸。这就是所谓的五禁。

【提要】

五脏有受水谷之津、化液而淖注外窍的生理功能。由于五脏生理各有特点，故其化液有五：心主血，汗乃血之液，故汗为心液；涕出于鼻，鼻为肺窍，故涕为肺液；泪出于目，目为肝窍，故泪为肝液；涎出于口，口为脾窍，故涎为脾液；唾生于舌下，足少阴肾脉循喉咙挟舌本，故唾为肾液。同时，本段也示人在对五液的失常进行诊治时如何进行脏腑定位。如多汗，可定位在心；流涕清浊，可定位在肺；涎唾过多或过少，可定位在脾、肾。

另以五味各归所喜之脏的规律为基础，阐述了饮食与药物的禁忌：气病勿多食辛、血病勿多食咸、骨病勿多食苦、肉病勿多食甘、筋病勿多食酸。

【原文】

五病所发[1]：阴病发于骨，阳病发于血，阴病发于肉[2]，阳病发于冬，阴病发于夏，是谓五发。

五邪所乱：邪入于阳则狂，邪入于阴则痹，搏阳则为巅疾，搏阴则为瘖，阳入之阴则静，阴出之阳则怒[3]，是谓五乱。

【注释】

［1］五病所发：张隐庵注："五藏之病，各有所发。"即各有好发部位及时间。

［2］阴病发于肉：《太素》卷二十七《邪传》作"以味病发于气"。按"以味"应据杨注作"五味"。

［3］阳入之阴则静，阴出之阳则怒：张隐庵注："阳分之邪而入之阴，则病者静，盖阴盛则静也。阴分之邪而出入阳，则病者多怒，盖阳盛则怒也。"

【语译】

五脏病各有其发生的部位或季节：阴病发生在骨；阳病发生在血；五味为病，发生在气；阳病发生在冬季；阴病发生在夏季。这就是所谓的五发。

五脏受邪气的侵扰，造成不同的病理变化：病邪入于阳，则发为狂病；病邪入于阴，则发痹病；病邪入于阳，阳过盛则为巅顶疾患；病邪入于阴，阴过盛则瘖不能言；病邪由阳入阴则静；病邪由阴出阳则易多怒。这就是所谓的五乱。

【提要】

根据藏象理论，指出五脏之病各有好发部位及时间，示人根据病变的部位、时间进行脏腑定位。另论述正气为邪气所侵扰，因其侵扰阴阳部位不同而临床表现各异，提示人们根据临床表现进行阴阳归类，是对上段从阴阳角度论病机的补充：狂为阳证，痹为阴证，巅疾为阳证，瘖为阴证，静为阴盛，怒为阳盛。

【原文】

五邪所见[1]，春得秋脉，夏得冬脉，长夏得春脉，秋得夏脉，冬得长夏脉，名曰阴出之阳，病善怒不治[2]，是谓五邪，皆同命，死不治。

【注释】

［1］五邪所见：马莳注："此言五藏之邪有所见之脉也。"

［2］名曰阴出之阳，病善怒不治：张景岳注："阴阳别论曰：所谓阴者，真藏也。所谓阳者，胃脘之阳也。凡此五邪，皆以真藏脉见而胃气绝，故曰阴出之阳。阴盛阳衰，土败木贼，故病当善怒，不可治也。"张隐庵注："夫内为阴、外为阳，在内五藏为阴，在外皮肉络脉为阳。在内所伤之藏气，而外见于脉，故名曰阴出之阳。邪出于脉，则血有余。经曰：血有余则怒。此正气为邪气所胜，故为不治。"

【语译】

五邪所见的脉象是：春天见秋季的毛脉，夏天见冬季的石脉，长夏而见春季的弦脉，秋天而见夏季的钩脉，冬天而见长夏的濡脉。这就是五种不应见的脉象，四时之中，无论哪一时中见了，病是不能救治的。

【提要】

本节说明五脏为邪所伤在脉象上的种种表现，示人从脉象判别正邪的盛衰：春得秋之毛脉，是金（肺）乘木（肝）；夏见冬之石脉，是水（肾）乘火（心）；长夏见春之弦脉，是木（肝）乘土（脾）；秋见夏之钩脉，是火（心）乘金（肺）；冬见长夏之濡脉，是土（脾）乘水（肾），皆为“病胜藏也”，为正不胜邪。

【原文】

五藏所藏：心藏神，肺藏魄，肝藏魂，脾藏意，肾藏志，是谓五藏所藏。

五藏所主[1]：心主脉，肺主皮，肝主筋，脾主肉，肾主骨，是谓五主。

【注释】

［1］五藏所主：张隐庵注：“五藏在内，而各有所主之外合。”

【语译】

五脏各有所藏：心藏神，肺藏魄，肝藏魂，脾藏意，肾藏志，这就是五脏所藏。

五脏各有所主：心主血脉，肺主皮毛，肝主筋，脾主肉，肾主骨，这就是所谓的五主。

【提要】

人体的精神活动与五脏生理变化有密切的关系，人体五神（神、魄、魂、意、志）的变化，均是以五脏之精气作为物质基础的。

五脏的生理功能也分别与躯体的不同部分相关联：心主血，故心与脉相关联；肺主气，其气熏肤、充身、泽毛而抵御诸邪，故肺与皮毛相关联；肝联络关节而筋为之用，故肝与筋相关联；脾主运化，通于五脏，五脏真元之气会通肌肉腠理，故脾与肌肉相关联；肾藏精，髓注于骨，故肾与骨相关联。

【原文】

五劳[1]所伤：久视伤血，久卧伤气，久坐伤肉，久立伤骨，久行伤筋，是谓五劳所伤。

五脉应象[2]：肝脉弦，心脉钩，脾脉代[3]，肺脉毛，肾脉石，是谓五藏之脉。

【注释】

［1］劳：张隐庵注：“劳，谓太过也。”

［2］五脉应象：张隐庵注：“五藏之脉，以应四时五行之象。”

［3］脾脉代：王冰注：“软而弱也。”张景岳注：“代，更代也。脾脉和软，分旺四季，如春当和软而兼弦，夏当和软而兼钩，秋当和软而兼毛，冬当和软而兼石，随时相代故曰代，此非中止之谓。”

【语译】

五种过度的疲劳，各有其所损伤的对象：过久地目视则伤血，过久地睡卧则伤气，过久地坐着则伤肉，过久地站立则伤骨，过久地行走则伤筋，这就是所谓的五劳所伤。

五脏之脉象与四时相应的情况是：肝脉应春而弦，心脉应夏而钩，脾脉应长夏而代，肺脉应秋而毛，肾脉应冬而石，这就是所谓的五脏之脉。

【提要】

各种疲劳过度对人体产生不同的损害：肝藏血，肝开窍于目，故久视伤血；久卧则阳气不伸，故伤气；久坐则血脉滞于四体，故伤肉；久立则伤腰肾膝胫，故伤骨；久行罢极则伤筋。本段指出劳倦过度而导致疾病的病因。

五脏应于四时五行之变，在脉象上有相应的表现：肝脉弦其应春；心脉钩其应夏；脾脉和软，分旺四季；肺脉毛其应秋；肾脉石其应冬。

【讨论】

本篇从生理、病理和治疗三个方面论述了以五脏为中心的五脏系统问题。其中属于五脏生理的内容有：五液、五脏所藏、五主、五脉；属于五脏病理的内容有五病、五并、五恶、五发、五乱、五邪、五劳；属于五脏治疗的内容有：五入、五禁。张隐庵对此作了总结："夫九候之道，必先定五藏五脉，审辨其五实五虚，而后立五法，调五味以治之。故此篇宣明五藏之气焉。"

素问·宝命全形论篇第二十五

【导读】

“宝”，通“保”，宝命，即保养生命。全形，即健全形体。本篇首先论述了人体气血虚实与自然界阴阳五行变化的密切关系，指出人要保养自己的形体和生命，就必须遵循自然界阴阳五行的运行规律来预防疾病。其次，论述了五行生克的关系及临床针刺法则；强调了行针候气的基本要求。

【原文】

黄帝问曰：天覆地载[1]，万物悉备，莫贵于人，人以天地之气生，四时之法[2]成，君王众庶[3]，尽欲全形，形之疾病，莫知其情，留淫[4]日深，著[5]于骨髓，心私虑[6]之。余欲针[7]除其疾病，为之奈何？岐伯对曰：夫盐之味咸者，其气[8]令器津泄[9]。弦绝者，其音嘶败[10]；木敷[11]者，其叶发[12]；病深者，其声哕[13]。人有此三者，是谓坏府，毒药[14]无治，短针[15]无取，此皆绝[16]皮伤肉，血气争黑[17]。

帝曰：余念其痛，心为之乱惑，反甚其病，不可更代[18]，百姓闻之，以为残贼[19]，为之奈何？岐伯曰：夫人生于地，悬命于天[20]，天地合气，命之曰人。人能应四时者，天地为之父母；知万物者，谓之天子[21]。天有阴阳，人有十二节[22]；天有寒暑，人有虚实。能经[23]天地阴阳之化者，不失四时；知十二节之理者，圣智不能欺[24]也；能存[25]八动[26]之变，五胜更立[27]；能达虚实之数[28]者，独出独入[29]，呿吟至微[30]，秋毫在目。

【注释】

［1］天覆地载：天覆于上，地载于下。

［2］四时之法：四季气候变化的规律。法，指法则、规律。

［3］众庶：平民、百姓。

［4］留淫：邪气停留蔓延。

［5］著（zhuó）：同“着”。附着。

［6］私虑：暗自忧虑。私，暗暗地。

［7］针：针刺。

［8］其气：它的特性。

［9］津泄：水分渗出。

［10］弦绝者，其音嘶败：琴弦断绝时，它的声音嘶哑刺耳。绝，断。

［11］木敷：敷，通“腐”。指树木枯腐。

［12］发：通“废”，谓草木枝叶凋落。杨上善《太素》作“其叶落”。

［13］哕：王冰注：“谓声浊恶也。肺藏恶血故如是。”

［14］毒药：泛指祛邪治病的药物。

［15］短针：原指小针，此泛指治病的针具。

［16］绝：损伤。

［17］血气争黑：人体气血交瘁而致肤色晦暗。

［18］更代：替代。

［19］残贼：残忍粗暴。

[20] 悬命于天：人的生命悬系于上天。悬，系。

[21] 天子：天之子，此指掌握自然规律的人。

[22] 十二节：指人体左右两侧肩、肘、腕、髋、膝、踝十二处大关节；亦有称指人体十二经脉者。

[23] 经：效法。

[24] 欺：超越。

[25] 存：察。

[26] 八动：自然界八节之风的变动。王冰注："谓八节之风变动。"

[27] 五胜更立：五行之气间相克制，循环交替主时。

[28] 数：理。

[29] 独出独人：即独往独来。指医术精深纯熟，治疗疾病能得心应手，游刃有余。

[30] 呿吟至微：张口舒气与呻吟叹息等细微的变化。呿，露齿舒气；吟，呻吟叹息。

【语译】

黄帝问道：天地之间，万物俱备，没有一样东西比人的生命更宝贵的了。人依靠天地自然之气和水谷之精气生存，并随着四时生长收藏的规律而生活着，上至君主，下至平民，任何人都愿意保全身体的健康，但是一旦有了病，却往往因病轻而难于察知，让病邪稽留体内，逐渐发展，日益深沉，乃至深入骨髓，我为此甚感忧虑。我要想解除他们的痛苦，应该怎样办才好呢？岐伯回答说：比如盐味是咸的，当贮藏在器具中的时候，看到渗出水来，这就是盐气外泄。比如琴弦将要断的时候，就会发出嘶败的声音；内部已溃朽的树木，其枝叶极易萎谢；人在疾病深重的时候，就会产生严重的呃逆咳喘。人要是有了这样的现象，说明内脏已有严重损坏，药物和针灸都已失去治疗作用，因为皮肤肌肉受伤败坏，血气枯槁，就很难治疗了。

黄帝道：我很同情病人的痛苦，但思想上有些慌乱疑惑，因治疗不当反使病势加重，又没有更好的方法来替代，人们认为我残忍粗暴，究竟怎么好呢？岐伯说：一个人的生命，和自然界是密切相关联的。人能适应四时变迁，则自然界的一切，都成为他生命的泉源。能够知道自然界万物生长收藏道理的人，就有条件承受和运用万物。所以天有阴阳，人有十二经脉；天有寒暑，人有虚实盛衰。能够应天地阴阳的变化，不违背四时的规律，了解人体十二经脉的道理，就能明达事理，不会被疾病现象所迷惑。如果能掌握八风的演变，五行的衰旺，通达病人虚实的变化，就一定能有独到的见解，哪怕病人的呵欠呻吟仅有极微小的动态，高明的医生也能够明察秋毫。

【提要】

本节强调了人生命的宝贵，指出"宝命全形"是人们共同的愿望，强调了诊断疾病应注意的三种症候，阐明了天人合一的整体观，并明确指出医生必须掌握天地阴阳的基本法则，才能洞察病情，达到医术高超的境界。

【讨论】

天地合气，命之曰人。

《内经》认为，气—阴阳—五行是宇宙事物的总规律，不管是对自然界还是对人体的生理变化都具有普遍的指导意义。究其原因，主要是因为"人以天地之气生，四时之法成"，"天地合气，命之曰人"。首先，从包括人在内的万物生成上，老子曰："道生一，一生二，二生三，三生万物，万物负阴而抱阳，冲气以为和。”北宋张伯端在《悟真篇》中进一步发挥曰：“道自虚无生一气，便从一气产阴阳，阴阳再合成三体，三体重生万物昌。”显然，从宇宙万物的生成上，由道或一气生发出阴阳、天地，继而产生万物和人类，因此人与自然界阴阳四时五行之间有着共同的规律并受其影响，因此，无论研究人的生理、病理，还是个人养生，都需要综合考虑自然界天地阴阳之气的重要影响，考虑到天人相应的关系。

【原文】

帝曰：人生有形，不离阴阳，天地合气，别为九野[1]，分为四时，月有小大，日有短长，万物并至，不可胜量[2]，虚实呿吟[3]，敢问其方[4]？岐伯曰：木得金而伐，火得水而灭，土得木而达[5]，金得火而缺[6]，水得土而绝[7]，万物尽然，不可胜竭。故针有悬布天下者五，黔首共余食[8]，莫知之也。一曰治神，二曰知养身，三曰知毒药为[9]真，四曰制砭石小大，五曰知府藏血气之诊。五法俱立，各有所先[10]。今末世[11]之刺也，虚者实之，满者泄之[12]，此皆众工所共知也。若夫法天则地，随应而动[13]，和之者若响，随之者若影[14]，道无鬼神，独来独往[15]。

帝曰：愿闻其道。岐伯曰：凡刺之真，必先治神，五藏已定，九候已备，后乃存针[16]，众脉不见，众凶弗闻[17]，外内相得，无以形先[18]，可玩往来[19]，乃施于人。人有虚实，五虚勿近[20]，五实勿远[21]，至其当发，间不容瞚[22]。手动若务[23]，针耀而匀，静意视义，观适之变，是谓冥冥[24]，莫知其形，见其乌乌[25]，见其稷稷[25]，从[26]见其飞，不知其谁，伏如横弩[27]，起[28]如发机。

帝曰：何如而虚[29]？何如而实[29]？岐伯曰：刺虚者须其实，刺实者须[30]其虚，经气已至，慎守勿失，深浅在志[31]，远近若一，如临深渊，手如握虎，神无营[32]于众物[33]。

【注释】

[1] 九野：指九州地域。据《尚书·禹贡》记载，古代中国设置冀、豫、雍、扬、兖、徐、梁、青、荆九州。

[2] 万物并至，不可胜量：自然界万物并存于世，它们的阴阳消长变化是不可能一一进行估量的。

[3] 虚实呿吟：洞悉病人的病情虚实、呼吸吟叹。

[4] 方：道理。

[5] 达：疏通。

[6] 缺：缺损，销熔。

[7] 绝：阻断。

[8] 黔首共余食：黔首，秦代对百姓的称谓。余，充足，丰饶。

[9] 为：通“伪”。清·王念孙《广雅疏证·释诂三》：“为、伪，古同声同义。”

[10] 五法俱立，各有所先：五种方法确立之后，选择运用时还当根据需要有所先后。

[11] 末世：后世，此指近世。

[12] 虚者实之，满者泄之：虚证用补法，实证用泻法。

[13] 随应而动：随着病情的变化而采用对应的针法。

[14] 和之者若响，随之者若影：指取得如响应声，如影随形的效果。和，应和。响，回声。

[15] 道无鬼神，独来独往：医道虽然十分奥妙，但只要掌握其规律，针法就能精深纯

熟，运用自如。

[16] 存针：存意于针刺之法。马莳注："盖惟神气既肃，而后可以专心治针也。"

[17] 众脉不见，众凶弗闻：众目视之如不见，众口喧闹如不闻。脉（mò），通"脈"，视；凶，通"讻"，喧闹之声。

[18] 无以形先：不能把外表症状作为诊断的首要依据。

[19] 可玩往来：能掌握人体经脉气血循环往来的情况。玩，体会、掌握。

[20] 五虚勿近：对虚证病人不能急于攻下。近，接近，此指采用针刺泻法。

[21] 五实勿远：对实证病人不能迟缓不泻。远，远离，此指迟缓不泻。

[22] 间不容瞚：不可有瞬息之延误。瞚，"瞬"的异体字。

[23] 手动若务：运用针刺手法时要专心致志。务，专一。王冰注："手动用针，心如专务于一事也。"

[24] 冥冥：渺茫无形象的状态。此谓针刺得气后的细微变化渺茫而无形象。

[25] 乌乌、稷稷：鸟飞貌。此喻针下经气往来反应如鸟飞貌。

[26] 从（從）：疑为"徒"之误字。于鬯曰："從字盖徒字形近之误。徒见其飞，故曰不知其谁也。"

[27] 伏如横弩：伏，指留针候气。横弩：张弓。弩，一种利用机械力量发射箭的弓。此句指留针候气时，如张弓待发，屏息静气。

[28] 起：指起针时。

[29] 虚、实：均为动词，指治疗虚证，治疗实证。

[30] 须：等待。

[31] 志：思想、意念。意为医生灵活掌握。

[32] 营：通"荧"，惑乱。

[33] 众物：外界事物。

【语译】

黄帝道：人生而有形体，离不开阴阳的变化，天地阴阳二气相合，从经纬上来讲，可以分为九野，从气候上来讲，可以分为四时，月行有大小，日行有短长，这都是阴阳消长变化的体现。天地间万物的生长变化更是不可胜数，根据患者微细呵欠及呻吟，就能判断出疾病的虚实变化。请问运用什么方法，能够提纲挈领，来加以认识和处理呢？岐伯说：可根据五行变化的道理来分析：木遇到金，就被折伐；火遇到水，就会熄灭；土中有木，就能疏松；金遇到火，就能熔化；水遇到土，就能遏止。这种变化，万物都是一样，不胜枚举。所以用针刺来治疗疾病，能够嘉惠天下百姓的，有五大关键，但人们都弃余不顾，不懂得这些道理。所谓五大关键：一是要精神专一，二是要了解养身之道，三是要熟悉药物真正的性能，四是要注意制取砭石的大小，五是要懂得脏腑气血的诊断方法。能够懂得这五项要道，就可以掌握缓急先后。近世运用针刺，一般的用补法治虚证，泻法治实证，这是大家都知道的。若能按照天地阴阳的道理，随机应变，那么疗效就能更好，如响应声，如影随形，医学的道理并没有什么神秘，只要懂得这些道理，就能运用自如了。

黄帝道：希望听你讲讲临床针刺的道理。岐伯说：凡用针的关键，必先集中思想，了解五脏的虚实、三部九候脉象的变化，然后下针。还要注意有没有真脏脉出现，五脏有无败绝现象，外形与内脏是否协调，不能单独以外形症状作为治疗的依据，更要熟悉经脉血气往来的情况，才可施针于病人。病人有虚实之分，见到五虚证病人，不可草率下针攻下，见到五实证病人，不可轻易放弃泻法治疗，应该要掌握针刺的时机，不然在瞬息之间就会错过机会。针刺治疗时手的动作要专一协调，针要洁净而均匀，要平心静意，选适当的时机，针刺后针下气至的感觉好像鸟群一样集合；感其经气飞腾，气之往来，正如见鸟之飞翔，而无从捉摸它形迹的起落。所以用针之法，当气未至的时候，应该留针候气，正如横弩之待发，气应的时候，则当迅速起针，正如弩箭之疾出。

黄帝道：怎样治疗虚症？怎样治疗实症？岐伯说：刺虚证，须用补法，刺实证，须用泻法；当针下感到经气至时，则应慎重掌握，不失时机地运用补泻方法。针刺无论深浅，全在灵活掌握，取穴无论远近，候针取气的原则是一致的，针刺时都必须精神专一，好像面临万丈深渊，小心谨慎，又好像手中捉着猛虎那样坚定有力，全神贯注，不为其他事物所分心。

【提要】

本节强调针刺必须懂得五个关键，阐明医生要遵循天地阴阳的规律，随机应变，才能达到运用自如、取效如神的效果，指出医生在针刺时必须具备的临床态度，最后提出治疗实证与虚证的大法及注意事项。

【讨论】

“道无鬼神，独来独往”。

先秦时期，道为宇宙的本原和本体的思想深刻影响了中医学理论的形成。受道家思想的深刻影响，天道观贯穿于《黄帝内经》的许多篇章。“道无鬼神，独来独往”的思想，一方面说明了“天道”是不以任何人的意志为转移的客观实在，并否定了鬼神的存在和对天道的作用；另一方面，强调在医学领域，医道虽然十分奥妙，但只要掌握天人相应的关系和其内在的本质规律，临床针刺治疗就能精深纯熟，对补泻手法就能运用自如而取得很好的疗效。

【临床应用】

“凡刺之真，必先治神”。

自古以来，临床针刺治疗一直强调要以察神、治神为首务。其具体方法，首先是医者要善于养神、治神，通过养神、治神来达到提高自身医学修养和临床针刺技能的目的，同时还能临危不乱，采用适宜的针刺补泻手法，做到针到而气至，从而大大提高临床疗效。其次，还要善于察病人之神，调病人之神。即通过察病人之神，了解其机体内邪正虚实状态，即《灵枢·本神》所言：“是故用针者，察观病人之态。”医生还可通过察神、治神，调动病人之情，解除其心理障碍，充分发挥其主观能动作用，促进气血流通，使医患之神高度统一，从而为治疗服务。

素问·八正神明论篇第二十六

【导读】

八正，指天地八方正位。日月星辰等为天之八正，四方四隅为地之八正。本篇重点讨论天地、四时、八正等自然界各种变化对人体气血的影响及其与针刺补泻的关系，同时也阐述了形和神的涵义，着重提出了早期诊断、早期治疗的重要意义，所以篇名为“八正神明论”。

【原文】

黄帝问曰：用针之服[1]，必有法则焉，今何法何则？岐伯对曰：法天则地，合以天光[2]。帝曰：愿卒闻之。岐伯曰：凡刺之法，必候日月星辰、四时八正之气，气定乃刺之。是故天温日明，则人血淖[3]液而卫气浮，故血易写，气易行；天寒日阴，则人血凝泣而卫气沉。月始生则血气始精[4]，卫气始行；月郭[5]满，则血气实，肌肉坚；月郭空，则肌肉减，经络虚，卫气去，形独居。是以因天时而调气血也。是以天寒无刺，天温无疑。月生无写，月满无补，月郭空无治[6]，是谓得时而调之。因天之序，盛虚之时，移光定位[7]，正立而待之。故曰月生而写，是谓藏虚[8]；月满而补，血气扬溢，络有留血，命曰重实[9]；月郭空而治，是谓乱经[10]。阴阳相错，真邪不别，沉以留止，外虚内乱，淫邪乃起。

帝曰：星辰八正何候？岐伯曰：星辰者，所以制[11]日月之行也。八正者，所以候八风之虚邪，以时至者也。四时者，所以分春秋冬夏之气所在，以时调之也，八正之虚邪而避之勿犯也。以身之虚，而逢天之虚，两虚相感，其气至骨，入则伤五藏，工[12]候救之，弗能伤也，故曰：天忌不可不知也。

【注释】

[1] 服：作“事”解，指针术。

[2] 天光：指日月星辰。

[3] 淖（nào）：滑润之意。

[4] 精：张景岳：“精，正也，流利也。”

[5] 月郭：谓月之四周轮廓。

[6] 月郭空无治：郭，通“廓”。月廓空则血气皆虚，邪不去，故暂不宜治。

[7] 移光定位：言用针者，当随日之长短，而定其气之所在。

[8] 月生而写，是谓藏虚：写，同“泻”。月始生时，血气开始流行，脏腑血气未充，如用泻法，会使人体脏腑虚弱。

[9] 重实：张志聪注：“月满则血气充溢于形身之外，若重补之，则络有留血，是谓重实也。”

[10] 乱经：月廓空，月黑无光，则人体气血沉行于里，经脉阴阳血气亦虚弱，此时妄行针刺，就会使经脉阴阳气血紊乱，故叫做乱经。

[11] 制：确定之意。

[12] 工：指医师。

【语译】

黄帝问道：用针的技术，必然是有它一定的法则，那么究竟有怎样的法则呢？岐伯回答说：这要取法天地阴阳，并结合日月星辰的运转规律来研究、体会它。黄帝道：希望能详尽地听您说一说。岐伯说：凡针刺之法，必须观察日月星辰盈亏消长及四时八正之气候变化，气定了，才能进行针刺。如果气候温和，日光明亮，则人体血液运行滑润而卫气能浮于表，血容易泻，气容易行；如果气候寒冷，日光阴翳，则人体血液运行滞涩而卫气沉伏。月亮初升的时候，人的血气运行开始流利，卫气随之畅行；月亮正圆的时候，人的血气强盛，肌肉坚实；月黑无光的时候，人的肌肉减瘦，经络空虚，卫气不足，形体独居。所以要顺应天时而调和血气。因此说，气候过于寒冷的时候不宜针刺；气候温和的时候不要迟疑；月初升的时候不宜用泻法；月正圆的时候不宜用补法；月黑无光的时候，不宜进行治疗，这就叫顺应天时而调理血气。因而要按照天时推移的次序，结合人身血气的盛衰，来确定气之所在，并聚精会神地等待最好的治疗时机。所以说，在月初升时用泻法，造成人体脏腑虚弱，这叫做脏虚；月正圆的时候用补法，使人体血气充溢，经脉中血液留滞，这叫做重实；月黑无光的时候而用针刺，扰乱了经气，这叫做乱经。这些都是阴阳相错，正气邪气不分，使邪气沉伏人体留而不去，以致络脉外虚，经脉内乱，病邪就乘之而起。

黄帝道：星辰、八正、四时都能够用来验证什么呢？岐伯说：观察星辰的方位，可以测定日月循行的规律；观察八正方位和节气的交替，可以测出八风之邪气来到的时候；观察四时，可以分别春秋冬夏四季之气。顺着时序度量八正之病邪，加以避免，就不会受到它的侵害。如若身体正气亏虚，又遭受自然界之虚邪侵袭，两虚相感，邪气就会侵犯至骨，进一步向里传变就会伤害五脏。医师若懂得这些变化规律，就可以及时挽救。所以说，自然界变化对人体影响的宜忌，是不可不了解的。

【提要】

1. 叙述日之寒温、月之盈亏变化对人体气血的影响，提出“因天时而调气血”的针刺原则。

2. 指出八正虚邪对人体的危害：虚邪乘人体之虚，侵犯筋骨，进一步传变可伤及五脏。

【原文】

帝曰：善。其法星辰者，余闻之矣，愿闻法往古者。岐伯曰：法往古者，先知针经也。验于来今者，先知日之寒温，月之虚盛，以候气之浮沉，而调之于身，观其立[1]有验[2]也。观于冥冥[3]者，言形气荣卫之不形于外，而工独知之，以日之寒温，月之虚盛，四时气之浮沉，参伍相合而调之，工常先见之，然而不形于外，故曰观于冥冥焉。通于无穷者，可以传于后世也，是故工之所以异也，然而不形见于外，故俱不能见也。视之无形，尝之无味，故谓冥冥，若神髣髴[4]。虚邪者，八正之虚邪气也。正邪者，身形若用力汗出，腠理开，逢虚风，其中人也微，故莫知其情，莫见其形。上工救其萌芽，必先见三部九候之气，尽调不败而救之，故曰上工。下工救其已成，救其已败。救其已成者，言不知三部九候之相失，因病而败之也。知其所在者，知诊三部九候之病脉处而治之，故曰守其门户焉。莫知其情而见邪形也。

帝曰：余闻补写，未得其意。岐伯曰：写必用方，方者，以气方盛也，以月方满也，以日方温也，以身方定也，以息方吸而内针[5]，乃复候其方吸而转针[6]，乃复候其方呼而徐引针[7]，故曰写必用方，其气而行焉。补必用员，员者，行也，行者，移也，刺必中其荣，复以吸排针[8]也。故员与方，非针[9]也。故养神者，必知形之肥瘦，荣卫血气之盛衰。血气者，人之神，不可不谨养。

【注释】

［1］立：时间副词，即之义。

［2］验：此指有效。

［3］冥冥：隐晦不清。

［4］髣髴：看不清楚。

［5］内针："内"同"纳"，即进针。

［6］转针：即捻转针。

［7］引针：即拔出针。

［8］排针：即推移其针。

［9］非针：《太素》"非"作"排"。

【语译】

黄帝道：说得好。关于取法于星辰的道理，我已经知道了。希望再听听怎样效法古人。岐伯说：要效法古人，要先懂得《针经》。要想把古人的针术在现在加以验证，先要知道日之寒温，月之盛虚，借以测验气之浮沉，再结合人体情况来进行考察，就能看到它能即刻起效。所谓观于冥冥，就是说人体血气营卫的变化并不显露于外，而医师却能懂得，这是把日之寒温、月之盛虚，四时之气的浮沉综合起来考察的结果。这样医师就常能预见病情，然而疾病还尚未显露于外，所以叫做"观于冥冥"。医师能够通晓自然变化而应用于疾病的治疗，其经验可以流传于后世，这就是医师不同于一般人的地方。不过是病情还没有显露于外，大家都不能发现罢了。看起来无形，尝起来无味，所以叫做"冥冥"，就像神仙一样若隐若现，难以捉摸。虚邪，是四时八节的病邪。正邪，是因劳累汗出，腠理开泄，而遭受虚风侵袭的结果，其伤人轻微，所以一般的医师，既不了解它的病情，也无法察觉其病象。高明的医师，能注意到疾病刚开始的征兆，在三部九候之脉都还调和而未衰败时，就给予治疗，这就叫高明的医师。低劣的医师，却等疾病已经形成，气血已经衰败以后才治疗。之所以等到疾病已成了才救治，就是不懂得三部九候之脉气的混乱是由疾病发展而来所致的。他所谓知道疾病的所在，只不过是知道三部九候病脉所主的病位罢了，这时候进行治疗不过是守住了门户而已，已经陷入了被动的地位，因而无法预知病情而掌握邪气的变化。

黄帝道：我听说针法有补泻，但不懂得其内在的意义。岐伯说：泻法必须掌握一个"方"字。所谓"方"，就是病人之气正盛、月亮正圆、天气正温和、身体正安定的时候，在病人吸气时进针，再等到他正吸气的时候转针，还要等他正呼气的时候慢慢地拔出针，所以说"泻必用方"，这样，邪气驱除而正气得以运行流畅。而补法必须掌握一个"圆"字。"圆"，就是使气通行之意，行气就是导移其气至其病所，故针刺时须到达营分，还要在病人吸气时推移其针。总之，圆与方，都要行针。因而善用针的人，必须观察病人形体之肥瘦、营卫气血的盛衰。血气是人体之神所存之处，不可不谨慎调养。

【提要】

1. 说明掌握针刺方法，要了解日之寒温、月之盈亏、四时气候浮沉等变化对人体营卫气血的影响，这样针刺疗效才会显著。

2. 简述了虚邪和正邪的涵义。

3. 提出"上工救其萌芽"、"下工救其已成"的观点，说明早期诊断、早期治疗的重要性。同时提出了三部九候的诊断价值，不但要注意外在的形征，更要了解内在的病理变化。

4. 强调针刺补泻，须掌握“方”与“圆”的要领，同时还要注意病人的形体胖瘦和营卫气血的盛衰情况。

【原文】

帝曰：妙乎哉论也！合人形于阴阳四时，虚实之应，冥冥之期，其非夫子，孰能通之。然夫子数言形与神，何谓形，何谓神，愿卒闻之。岐伯曰：请言形，形乎形，目冥冥，问其所病，索之于经，慧然在前，按之不得，不知其情，故曰形。帝曰：何谓神？岐伯曰：请言神，神乎神，耳不闻，目明心开而志先[1]，慧然独悟[2]，口弗能言[3]，俱视独见[4]，适[5]若昏，昭然独明，若风吹云[6]，故曰神。三部九候为之原，九针之论，不必存也。

【注释】

[1] 心开而志先：心，指心主神明；志，指情志。心开而志先，意思是说人的精神充沛，情志畅达，意识清晰。

[2] 慧然独悟：慧，聪明、智慧；独，唯有；悟，领会、理解。意指聪明伶俐，思维敏捷，智慧丰富，对事物领会得深、反应也快。

[3] 口弗能言：张隐庵注：“不可以言语形容也。”

[4] 俱视独见：意为大家共同察看，唯有我能看见。张景岳：“与众俱视，唯吾独见。”

[5] 适：时间副词，有“才”的意思。

[6] 若风吹云：好像风吹云散、日丽天明一样，豁然清晰明了。

【语译】

黄帝道：您讲的妙极了！把人的形体与阴阳四时结合起来，虚实的感应，难以察觉的病况，要不是先生谁能讲得清楚呢？然而先生屡次说到形和神，究竟什么是形？什么是神？希望听您更详尽地说一说。岐伯说：请让我先讲形。所谓形，就是还没有对疾病看得很清楚，追寻疾病之所在，从经脉中去探求，病情会突然表现在眼前。单纯靠按诊无法推知疾病，因为靠仔细诊察形体，才能了解病情，所以叫做形。黄帝问：那什么叫神呢？岐伯说：所谓神，就是耳不闻杂声，目不见异物，心志开朗，意识清晰，能非常清醒地领悟其中的道理，但这不是能用言语形容的。就如同观察一样东西，大家都在看，但只有自己看得真切，对于隐晦不明的事物，别人看不清，唯有自己看得很清楚，就好像风吹云散、日丽天明一样，豁然清晰明了，这就是对神的领会。诊察三部九候的变化就可以了解经脉变化的本源，如果三部九候之诊脉法掌握得很熟练，就可不必拘泥于九针之论了。

【提要】

阐述了形和神的涵义。形，即形体。神，指人体生命活动的外在表现。

素问·太阴阳明论篇第二十九

【导读】

太阴，指足太阴脾，阳明，指足阳明胃。本篇首先论述了脾胃的经脉循行、生理功能、对病邪的易感性以及发病特点；其次从脾为胃行其津液的角度阐述脾胃在生理功能上的密切联系；同时强调了脾在生命活动中的重要性，并据此提出“脾不主时”的观点。

【原文】

黄帝问曰：太阴阳明为表里，脾胃脉也，生病而异者何也？岐伯对曰：阴阳异位[1]，更虚更实，更逆更从[2]，或从内，或从外[3]，所从不同，故病异名也。帝曰：愿闻其异状也。岐伯曰：阳者，天气也，主外；阴者，地气也，主内[4]。故阳道实，阴道虚[5]。故犯贼风虚邪者，阳受之；食饮不节，起居不时者，阴受之。阳受之则入六府，阴受之则入五藏。入六府则身热，不时卧[6]，上为喘呼。入五藏则䐜满闭塞，下为飧泄，久为肠澼[7]。故喉主天气，咽主地气[8]，故阳受风气，阴受湿气。故阴气从足上行至头，而下行循臂至指端；阳气从手上行至头，而下行至足。故曰：阳病者，上行极而下；阴病者，下行极而上[9]。故伤于风者，上先受之，伤于湿者，下先受之。

帝曰：脾病而四支不用[10]，何也？岐伯曰：四支皆禀气于胃，而不得至经[11]，必因于脾，乃得禀也。今脾病不能为胃行其津液[12]，四支不得禀水谷气，气日以衰，脉道不利，筋骨肌肉皆无气以生，故不用焉。

帝曰：脾不主时[13]，何也？岐伯曰：脾者土也，治中央，常以四时长[14]四藏，各十八日寄治，不得独主于时也[15]。脾藏者，常著胃土之精[16]也。土者，生万物而法天地，故上下至头足，不得主时也。

帝曰：脾与胃以膜相连耳，而能为之行其津液，何也？岐伯曰：足太阴者，三阴[17]也，其脉贯胃，属脾络嗌，故太阴为之行气于三阴[18]。阳明者，表也，五藏六府之海也，亦为之行气于三阳[19]。藏府各因其经而受气于阳明，故为胃行其津液。四支不得禀水谷气，日以益衰，阴道[20]不利，筋骨肌肉无气以生，故不用焉。

【注释】

[1] 阴阳异位：足太阴脾经和足阳明胃经循行部位不同，故名“异位”。

[2] 更虚更实，更逆更从：更，更替。太阴阳明与四时的关系，阳明为阳，太阴为阴，春夏属阳，故春夏阳明为实为从，太阴为虚为逆；秋冬属阴，故秋冬太阴为实为从，阳明为虚为逆。

[3] 或从内，或从外：从内，指内伤饮食不节；从外，指外感贼风虚邪。

[4] 阳者，天气也，主外；阴者，地气也，主内：阳经与六腑属阳，如天气一样，主外主表；阴经与五脏属阴，如地气一样，主内主里。

[5] 阳道实，阴道虚：阳气性质刚强，主人体外部，外邪入侵大都先犯阳经，形成邪气亢盛的实证，即阳道实；阴气性质柔弱，主人体内部，由于饮食不调或起居失常造成内部失调，形成阴气损伤的虚证。另外，“阳道”、“阴道”在本文还特指阳明胃与太阴脾，阳明多实证，太阴多虚证。

[6] 不时卧：不能按时卧，即睡眠不安。

[7] 肠澼：下痢脓血便。

[8] 喉主天气，咽主地气：喉司呼吸，吸入天之清气，故主天气；咽纳水谷，受纳地上五谷之味，故主地气。

[9] 阳病者，上行极而下；阴病者，下行极而上：阳邪侵犯阳经，病在上，久而随气下行；阴邪侵犯阴经，病在下，久而随气上行。

[10] 四支不用：即四肢不能随意活动。

[11] 至经：《太素》作“径至”，可参。

[12] 津液：此指水谷精微。

[13] 脾不主时：脾不单独主持某一时令。

[14] 长：长养，滋养。

[15] 各十八日寄治，不得独主于时也：肝、心、肺、肾四脏分别主春、夏、秋、冬四季，脾不独主某一时令，在四季之中的立春、立夏、立秋、立冬之前各十八日为脾土旺盛之时。

[16] 常著胃土之精：著，昭著，显现。胃纳水谷之精微，得以发挥作用，必须依赖脾气输布，才能滋养全身。

[17] 三阴：指太阴。

[18] 太阴为之行气于三阴：脾为胃行水谷之气到达太阴、少阴、厥阴。

[19] 亦为之行气于三阳：脾也为胃把水谷之气运行到达太阳、阳明、少阳。

[20] 阴道：张介宾说：“阴道，血脉也。”阴道不利，指脉道不利。

【语译】

黄帝问道：太阴、阳明两经，互为表里，是分属脾胃的经脉，而它们发生的疾病却各不相同，是什么道理？岐伯说：太阴、阳明两经循行的部位不同，在四季的虚实顺逆也不同，有时虚，有时实，疾病或内伤或外感，发病原因不同，所以病名就各异。黄帝说：我想了解它们不同的情况。岐伯说：阳经与六腑属阳，如天气一样，主外主表；阴经与五脏属阴，如地气一样，主内主里。阳刚而在外保卫人体，阴柔而在内滋养人体，因此阳病多实证，阴病多虚证。外邪侵犯人体，外表阳气先受侵害，饮食起居失调，内在阴气先受伤害。外表受病，邪气从阳传入六腑，内伤病变，邪气从阴传入五脏。邪气入六腑，可见发热、睡眠不安、气喘等症状；邪气入五脏，可见胀满闭塞、大便泄泻，时间太久则发为下痢脓血。喉司呼吸，吸入天之清气，主天气；咽纳水谷，受纳地上五谷之味，主地气。阳经容易受到风邪的侵袭，阴经容易受到湿邪的侵袭。足三阴经从足上行至头，手三阴经从胸下行，沿着臂膀至手指端；手三阳经从手指端上行至头，足三阳经从头下行至足。所以阳经的病，先上行至极，再下行；阴经的病，先下行至极，再上行。风邪侵犯人体，人体上部先受病；湿邪侵犯人体，人体下部先受病。

黄帝说：脾病会引起四肢功能失常，这是为什么？岐伯说：四肢功能正常是依赖水谷胃气的滋养，但胃气本身并不能将水谷精微送达四肢经脉，必须经过脾的运输才能送达四肢。现在脾病，不能为胃运送营养物质至四肢，四肢得不到精微物质的滋养，日渐衰弱，经脉不畅，使筋、骨、肌肉没有精微之气供养，四肢就失去了正常的功能。

黄帝说：脾不主管某一个时令，这是为什么？岐伯说：脾在五行属土，在五方属中央，所以脾的功能是根据四季的变化而分别从其他四脏的功能活动中反映出来的。脾通过其他四脏来实现其主管时令的功能，在每一个季节的最后十八天，脾的功能活动最旺盛。因此脾不单独主管某一个时令。脾为胃土运输水谷精微，营养全身，因此胃土之水谷精微是依靠脾的布散而昭著于外的。脾的运化作用，如同自然界的大地一样孕育、培养万物，人体从上到下，从头到足，都离不开脾输送的营养物质，因此脾不能仅仅主管某一个时令。

黄帝说：脾与胃只靠一层膜相连，但是却能为胃运输营养物质，这是为什么？岐伯说：足太阴脾属三阴，其经脉贯穿于胃，属于脾，向上联络咽，所以脾能把胃的水谷精微运送到手足三阴经。足阳明胃经与足太阴脾经是相表里的经脉，属阳经为表，胃经是五脏六腑营养物质的来源，胃经也能把脾的营养运输到手足三阳经。五脏六腑都能通过脾经得到胃中的水谷精微，所以说脾能为胃运送营养物质。如果四肢得不到水谷精微的营养，就会逐渐衰弱，经脉不畅，筋骨、肌肉没有精微滋养，所以就失去正常功能了。

【提要】

1. 足太阴脾与足阳明胃发病各异的道理与规律　足太阴脾与足阳明胃阴阳属性不同，经脉循行有别，阳经、六腑，都是属表、主外，其象应于天；阴经、五脏，都是属里、主内，其象应于地。太阴阳明与四季的虚实逆从也不相同，春夏季节太阴为虚为逆，秋冬季节为实为从，而阳明正好相反。

太阴阳明感邪性质及部位不同：阳明多感受风热阳邪，太阴多感受寒湿阴邪。风为阳邪，易伤人体上部，湿为阴邪，易伤人体下部。

脾胃病的发病特点为“阳道实，阴道虚”。饮食起居失调，病从内生，易伤太阴，太阴脾病，阳气易损，病多从寒化、湿化，故太阴病多虚证，寒证；贼风虚邪，自外而来，易伤阳明，阳明胃病，损失津液，病多从热化、燥化，故阳明病多实证、热证。后世据此概括为“实则阳明，虚则太阴”，并引申出“腑病多实，脏病多虚”的论断。

因太阴阳明阴阳属性、经脉循行、感邪性质与部位、发病特点不同，所以病症各异。凡贼风虚邪之外感六淫为阳邪，同气相求，阳经、六腑易感受，多发为阳热实证，常见身热、睡眠不安、气喘等症状；饮食起居不调，为阴邪，阴经、五脏易感受，多发为阴寒证、虚证，常见飧泄、肠澼、腹部胀满等症状。疾病的发展趋向，一般阳经之病，先发在上部，久而随气下行；阴经之病，先发在下部，久而随气上行。

2. “脾病而四支不用”的机理　本文通过对“脾病而四支不用”的病机分析，说明了脾与胃在生理、病理上的密切联系。脾胃同居中焦，在生理上关系密切。二者在解剖结构上以膜相连，在经脉上表里互相络属，五行皆属土，脾为太阴湿土，胃为阳明燥土，功能上互相配合，胃受纳腐熟水谷，脾运化水谷，脾为胃行其津液，四肢经脉肌肉的营养，不仅需要胃之腐熟、消化，还需要脾为之运化、升清、转输，二者配合，才能使水谷精微输布于三阴三阳，全身筋骨经脉肌肉方能得养。

脾胃在病理上相互影响，脾病则不能为胃行其津液，四肢不能禀受水谷精气的滋养，气日以衰，脉道不利，筋骨肌肉皆没有水谷精微充养，因此四肢就失去正常功能了。说明脾主运化水谷精微的功能减弱，是造成四肢功能减退乃至完全丧失的原因。

【临床应用】

1. “脾病而四支不用”理论的临床运用　胃为水谷之海，若脾失常，胃的水谷之气失于传输，形体失养，则四肢活动不利，久则枯萎，丧失功能。故《素问·痿论》提出“治痿独取阳明”的治则；《灵枢·本神》则明确提出“脾气虚则四支不用”的脾虚致痿论断；《素问·玉机真藏论》亦阐述了脾气太过致痿：“夫子言脾为孤藏，中央土以灌四傍，其太过与不及，其病皆何如？岐伯曰：太过则令人四支不举。”脾之功能太过，同样会导致运化失常，水谷精微不能传输至五体，发为痿证，从而揭示了四肢不用的痿证与脾之虚实病变有密切关系。临床上遇到四肢软弱、不能随意运动，甚至肌肉萎废不用的病证，多从治疗脾胃入手，常能取得较好疗效。

病案：方某某，男，59岁，1976年3月11日初诊。患者1973年以腹泻、疲劳为诱因，逐渐出现右眼睑下垂，复视，西医诊断为重症肌无力眼肌型，经中西医治疗缓解。1975年10月感冒发热后，又出现左眼睑下垂，复视，咀嚼吞咽困难，颈及肩胛无力，同年12月两次出现呼吸困难，诊为重症肌无力延髓型，用西药治疗至1976年1月5日，仍不能控制症状，1976年3月11日来诊。症状大致如前，偏胖体型，面微赤，眼睑下垂，眼裂变小，头低倾，不能正常直立，两手不能上举，舌嫩，有齿痕，稍红，苔薄白，中心稍黄腻，脉沉细无力。证属脾气虚衰，肝郁肾虚，拟补气升阳、舒肝滋肾治之。处方：黄芪45g，苍白术各12g，陈皮9g，党参15g，柴胡12g，升麻6g，甘草6g，生姜3g，大枣12g，熟地30g，仙灵脾15g，五味子9g。服上方12剂后，自觉症状明显减轻，服3剂时即减溴吡斯的明剂量，眼睑下垂基本恢复，进食不需休息。治疗半年，西药全撤，自觉症状完全消失。改予补中益气汤合益胃汤，制成丸剂调理。1977年4月14日复查，基本恢复正常，坚持工作半日，间断服上述丸药，基本治愈。（王琦《临床医学丛书·内经临证》）

本例患者因疲劳太过，劳则气耗，易损脾胃，加之腹泻，更伤脾气，脾胃受损，其主养四肢肌肉的功能低下，日久成痿，四肢不用，病情趋重，治疗以补脾升阳、补中益气、滋养胃阴为主，使脾阳振奋，脾气得升，脾胃化生水谷精微之力恢复，则脾为胃布散精微于四肢肌肉，四肢筋骨肌肉皆得滋养，病症自愈。

2.“阳道实，阴道虚”理论的临床运用　脾主藏精，藏而不泻，满而不实；胃主传化，泻而不藏，实而不满，以通为用。阳明胃病，易伤津液，多从燥化、热化，故以热证、实证多见；太阴脾病，多寒多虚，寒湿不化，以寒证、虚证多见。正因为脾病多虚，胃病多实，故中焦病常概括为“实则阳明，虚则太阴”。脾病多补，胃病多泻。

“胃病多实”病案：某，脉弦，食下䐜胀，大便不爽，水谷之湿内着，脾阳不主默运，胃腑不能宣达。疏脾降胃，令其升降为要（湿伤脾胃）。金石斛三钱（9g），厚朴一钱(3g)，枳实皮一钱半（4.5g），苦参一钱（3g），神曲一钱半（4.5g），茯苓皮三钱（9g），麦芽一钱半（4.5g）。本案例食下䐜胀，大便不爽乃脾胃中焦气机阻滞，治疗立“泻”法，以化湿通腑为主，厚朴、枳实、神曲、茯苓、麦芽均是行气消导化湿之品，体现了六腑“以通为用”的学术观点。

“脾病多虚”病案：许某，善嗔，食减无味，大便溏泻，3年久病，内伤何疑，但清内热，润肺理嗽，总是妨碍脾胃。思人身病损，必先阴阳致偏。是太阴脾脏日消，自然少阳胆木来侮。宗《内经》补脏通腑一法。四君子加桑叶、炒丹皮。本案例久病，由腑及脏，食减无味，大便溏泻，太阴脾脏功能日衰，故以四君子汤健脾益气为主。（《医案医话医论名著集成·临证指南医案卷三》）

【讨论】

“脾不主时”。

本篇提出了“脾不主时”和“各十八日寄治”的观点，这是脾与四时关系的另一种说法，它与“脾主长夏”之说，是两种不同的论点。

“脾不主时”并不是说脾与时令节气无关，而是时时相关，每个季节之末均由脾所主，只是不单独主某一个时令而已，从而更加突出了脾与四时关系的特殊性和重要性。脾在五行属土，土具有储藏、承载、化生万物之性，脾胃在身体居于中焦，其化生的水谷精微能滋养、灌溉全身上下，脏腑、经络、百骸皆得其养，故上下至头足皆以脾胃水谷精气为物质基础。与之相类似的观点在《素问·玉机真藏论》中也有论及：“脾脉者土也，孤藏以灌四傍者也。”在一年之中，脏腑组织器官都离不开脾胃所运化的水谷精气的滋养，脾胃功能正常则五脏安和。

《灵枢·本神》说“脾气虚则四支不用，五藏不安”，说明在病理状态下，脾病能引发五脏六腑乃至全身疾病。这些理论给后世医家很大启发，明·周之干《慎斋遗书·辨证施治》指出：“诸病不愈，必寻到脾胃之中，万无一失。何以言之？脾胃一伤，四藏皆无气以生，故疾病日多矣。万物从土而生，亦从土而归。”李杲结合临床实践，发挥《内经》经旨，形成了对中医学发展产生深远影响的脾胃学说，其在《脾胃论》中有“胃虚，藏府经络皆无所受气而俱病论”以及“胃虚，元气不足诸病所生论”等专论，可见是传承了本篇学术观点。正是因为脾土的功能活动为全身脏腑组织活动提供物质基础，所以本篇提出脾不能独主某个时令，而要时时滋养全身。“脾不主时”的论断提示临证时要正确处理脾胃与其他脏腑的关系，突出脾胃在脏腑功能活动中的重要性。

素问·热论篇第三十一

【导读】

本篇阐述了外感热病的概念、病因、病机、症状、传变、治疗、预后和禁忌，以及温病和暑病的区别，通过对外感热病由表入里的过程，阐发了六经分证的方法，为后世六经辨证奠定了基础。本篇为外感热病的专论，故篇名“热论”。

【原文】

黄帝问曰：今夫热病者，皆伤寒[1]之类也，或愈或死，其死皆以六七日之间，其愈皆以十日以上者，何也？不知其解，愿闻其故。岐伯对曰：巨阳者，诸阳之属也，其脉连于风府，故为诸阳主气也[2]。人之伤于寒也，则为病热，热虽甚不死；其两感[3]于寒而病者，必不免于死。

【注释】

［1］伤寒：外感热病的统称。伤寒有广义与狭义之分，广义伤寒泛指感受四时邪气引起的外感热病；狭义伤寒系指感受寒邪引起的外感热病。此处为广义伤寒。

［2］巨阳者，诸阳之属也，其脉连于风府，故为诸阳主气也：巨阳，即太阳经；风府，为督脉上的经穴。属，统率、聚会之义。督脉为阳脉之海，会于风府而与太阳经脉相连，因此太阳经能统率一身阳经之气，故言。

［3］两感：指表里两经同时感受邪气而发病，如太阳经与少阴经两感，阳明经与太阴经两感，少阳经与厥阴经两感。

【语译】

黄帝问道：现在所说的外感热病，都属于伤寒一类，其中有的痊愈，有的死亡，死亡的往往在六七日之间，痊愈的都在十日以上，这是为什么呢？我不知其中的原因，想听听其中的道理。岐伯回答说：太阳经联系诸阳经，它与督脉上的风府穴相连，所以太阳经可为诸阳经主气。人感受寒邪以后，就要发热，发热虽重，一般不会死亡；如果表里二经同时感受寒邪而发病，就容易导致死亡。

【提要】

本段提出了外感热病的病名，指出伤寒为一切外感热病的统称，继而指出热病的病因和预后，成为全篇内容的提纲。

【讨论】

伤寒是外感热病的总称，但是对伤寒病因的认识，历代注家分歧较大。一种认识，病因是指寒邪。例如杨上善《黄帝内经太素》明确指出，伤寒是由于伤于寒邪引起的外感热病。而王冰和张介宾认为伤寒是伤于四时邪气引起的外感热病，而四时邪气中以寒邪为毒。王冰在《重广补注黄帝内经素问》中说：“寒者，冬气也，冬时严寒，万类深藏，君子固密，不伤于寒，触冒之者，乃名伤寒。其伤于四时之气，皆能为病，以伤寒为毒者最，乘杀厉之气，中而即病，名曰伤寒，不即病者，寒毒藏于肌肤，至夏至前变为温病，夏至后变为热病。然其发起，皆为伤寒致之，故曰热病者，皆伤寒之类也。”王冰的观点，可以用广义伤寒和狭义伤寒加以概括。由四时邪气引起的外感热病称广义伤寒，由寒邪引起的外感热病称狭义伤寒。这一观点，在《难经》中也有阐述。《难经·五十八难》说：“伤寒有五；有中风、有伤寒、有湿温、有热病、有温病。”前一“伤寒”显然为广义伤寒，后一“伤寒”即为狭义伤寒。《伤寒论》也涉及了伤寒概念的问题。张仲景《伤寒论》以《内经》和《难经》作为主要参考著作，其在《太阳篇》中分别论述了伤寒、中风、温病等病证，由此可认为该书所述伤寒是广义伤寒。但从《伤寒论》全书的主要内容来看，其重点又是论述人体感受寒邪引起的一系列病理变化以及辨证论治，故又是以狭义伤寒为主要内容。

综上可知，伤寒是感受外邪所引起的发热性疾病，其伤于寒邪者为狭义伤寒，伤于四时邪气者为广义伤寒。

【原文】

帝曰：愿闻其状。岐伯曰：伤寒一日[1]，巨阳受之，故头项痛，腰脊强。二日阳明受之，阳明主肉，其脉挟鼻，络于目，故身热[2]，目疼而鼻干，不得卧[3]也。三日少阳受之，少阳主胆[4]，其脉循胁络于耳，故胸胁痛而耳聋。三阳经络皆受其病，而未入于藏[5]者，故可汗而已。四日太阴受之，太阴脉布胃中，络于嗌，故腹满而嗌干。五日少阴受之，少阴脉贯肾络于肺，系舌本，故口燥舌干而渴。六日厥阴受之，厥阴脉循阴器而络于肝，故烦满而囊缩[6]。三阴三阳，五藏六府皆受病，荣卫不行，五藏不通，则死矣。

其不两感于寒者，七日[7]巨阳病衰，头痛少愈；八日阳明病衰，身热少愈；九日少阳病衰，耳聋微闻；十日太阴病衰，腹减如故，则思饮食；十一日少阴病衰，渴止不满[8]，舌干已而嚏；十二日厥阴病衰，囊纵，少腹微下[9]，大气[10]皆去，病日已矣。

帝曰：治之奈何？岐伯曰：治之各通其藏脉，病日衰已矣。其未满三日者，可汗而已；其满三日者，可泄而已[11]。

帝曰：热病已愈，时有所遗[12]者，何也？岐伯曰：诸遗者，热甚而强食之，故有所遗也。若此者，皆病已衰而热有所藏，因其谷气相薄，两热相合，故有所遗也。帝曰：善。治遗奈何？岐伯曰：视其虚实，调其逆从，可使必已矣。帝曰：病热当何禁之？岐伯曰：病热少愈，食肉则复[13]，多食则遗，此其禁也。

【注释】

[1] 一日：一日与下文之二日、三日、四日、五日、六日都是指热病的传变次序和发展阶段，不能理解为具体的日数。如高世栻注：“一日受二日受者，乃循次言之，非一定不移之期日也。会悟圣经，当勿以辞害意。”

[2] 身热：指发热更甚。张介宾注：“盖阳明主肌肉，身热尤甚也。”

[3] 不得卧：阳明受邪，使胃不和，故不得卧。《素问·逆调论》曰：“阳明逆，不得从其道，故不得卧也。《下经》曰：胃不和则卧不安。”

[4] 少阳主胆：胆，《甲乙经》、《太素》均作骨。《灵枢·经脉》亦有：“胆足少阳之脉……是主骨所生病者。”少阳胆与厥阴肝相表里，而肝主筋，筋会于骨，故言“少阳主骨”。

[5] 未入于藏：张介宾注：“三阳为表属府，邪在表而未入于三阴之藏者，皆可汗而散也。”

[6] 烦满而囊缩：满，通“懑”，烦闷之意。囊缩，指阴囊收缩。足厥阴肝经环绕阴器，抵少腹，挟胃属肝络胆，所以厥阴受病烦满而囊缩。

[7] 七日：七日与下文八日、九日、十日、十一日、十二日都是指热病过程中，正气渐复，邪气渐退，病情向愈的时间概数，其时间的长短取决于邪正双方力量的对比。

[8] 不满：丹波元简注：“《甲乙经》、《伤寒论》并无‘不满’二字，上文不言腹满，此

必衍文。”

[9] 囊纵，少腹微下：阴囊收缩与少腹拘急的症状渐见舒缓。

[10] 大气：指邪气。王冰注：“大气，谓大邪之气。”

[11] 其未满三日者，可汗而已；其满三日者，可泄而已：三日，并非固定的日数。汗，指发汗。泄，指泄热。《内经》治热用汗与泄法，主要用针刺疗法。张琦注：“经言刺法，故曰通其脏脉，三日以前，病在三阳，故可汗；三日以后，病在三阴，故可泄。泄谓泄越其热，非攻下之谓也。”

[12] 遗：指余热稽留不退，迁延不愈。

[13] 复：病愈而复发。

【语译】

黄帝说：我想知道伤寒的症状。岐伯说：伤寒一日，为太阳经感受邪气，足太阳经脉从头下项，挟脊抵腰中，所以头项痛，腰脊强直不舒。二日阳明经受病，阳明主肌肉，足阳明经脉挟鼻络于目，下行入腹，所以身热目痛而鼻干，不能安卧。三日少阳经受病，少阳主骨，足少阳经脉循胁肋而上络于耳，所以胸胁痛而耳聋。若三阳经脉皆受病，尚未入里伤阴，可以用发汗的方法来治愈。四日太阴经受病，足太阴经脉散布于胃中，上络于咽，所以腹中胀满而咽干。五日少阴经受病，足少阴经脉贯肾，络肺，上系舌本，所以口燥舌干而渴。六日厥阴经受病，足厥阴经脉环阴器而络于肝，所以烦闷而阴囊收缩。如果三阴三阳经脉和五脏六腑均受病，以致营卫不能运行，五脏之气不通，人就要死了。

如果病不是阴阳表里两感于寒邪的，则第七日太阳病衰，头痛稍愈；八日阳明病衰，身热稍退；九日少阳病衰，耳聋后将逐渐能听到声音；十日太阴病衰，腹满已消，而欲饮食；十一日少阴病衰，口不渴，不胀满，舌不干，能打喷嚏；十二日厥阴病衰，阴囊收缩及少腹拘急的症状微微舒缓。至此，大邪之气已去，病也逐渐痊愈。黄帝又问：如何来治疗呢？岐伯说：治疗时，应根据病在何脏何经，分别予以施治，病将日渐衰退而愈。对这类病的治疗原则，一般病未满三日，而邪犹在表的，可发汗而愈；病已满三日，邪已入里的，可以用清泄里热的方法来治愈。

黄帝说：热病已经痊愈，常有余邪不尽，是什么原因呢？岐伯说：凡是余邪不尽的，都是因为在发热较重的时候强进饮食，所以有余热遗留。像这样的病，都是病势虽然已经衰退，但尚有余热蕴藏于内，若病人勉强进食，则必因饮食不化而生热，与残存的余热相搏，则两热相合，又重新发热，所以有余热不尽的情况出现。黄帝说：好。怎样治疗余热不尽呢？岐伯说：应诊察病的虚实，或补或泻，予以适当的治疗，可使其病痊愈。黄帝说：发热的病人在护理上有什么禁忌呢？岐伯说：当病人热势稍衰的时候，吃了肉食，病即复发；如果勉强进食，则出现余热不尽，这都是热病所应当禁忌的。

【提要】

本节主要论述了两感于寒的普通外感热病的六经主证、传变规律、治疗大法及预后禁忌。

【讨论】

本篇对外感热病的临床分证类型、传变规律、治疗方法和预后禁忌进行了全面、系统的阐述，并对东汉·张仲景《伤寒论》的成书有直接影响，其主要表现在：

1. 六经分证　本篇六经分证的思想为张仲景《伤寒论》六经辨证奠定了理论基础。不同的是，《伤寒论》在本篇以经脉论实证和热证的基础上补充了虚证和寒证。《伤寒论》在《内经》对热病病位、病性和邪正关系的认识基础上，建立了八纲辨证的原则，丰富和发展了《素问·热论》证候分类的思想。

2. 传变规律　本篇认为，伤寒在经之邪有向里传变与不向里传变的差别。在此启发下，张仲景明确提出“伤寒一日，太阳受之，脉若静者，为不传；颇欲吐，若躁烦，脉数急者，为传也”（《伤寒论·辨太阳病脉证并治上》）的观点。张仲景还在六经单传的基础上提出了越经、直中、合病、并病等诸多传变形式，更加全面地概括了外感热病复杂多变的变化规律。

3. 治疗方法　《伤寒论》根据外感热病表、里、寒、热、虚、实的性质和特点，在本篇汗、泄两法的基础上，进一步提出了汗、吐、下、和、温、清、消、补八种治疗大法，还将泄法发展成为泄热、攻下、逐瘀、利尿等诸种治法，大大丰富和发展了外感热病的治疗方法。

4. 预后禁忌　《伤寒论》在本段“食肉则复，多食则遗”这一论述的基础上，又提出了“劳复”。并且补充了“大病差后劳复者，枳实栀子豉汤主之”，“伤寒差以后更发热，小柴胡汤主之。脉浮者以汗解之；脉沉实者以下解之”等针对热病复发病证的诸多具体治法。

【临床应用】

1. 六经热病治法　张仲景在对《内经》六经热病充分研究的基础上，在《伤寒论》中对太阳病、阳明病、少阳病、太阴病、少阴病、厥阴病确定了对应的治则治法，经诸多医家行之临床，至今仍然十分有效。

（1）太阳病：邪气侵犯太阳经脉，其临床特征为头项痛、腰脊强、恶寒、发热。可用麻黄汤或杏苏散之类。

（2）阳明病：邪入阳明经脉，其临床特征为身热、目痛、鼻干、不得卧。治法解肌散热，可用柴葛解肌汤。若里热偏盛，伤津耗液，治当以清里为主，用白虎汤。

（3）少阳病：太阳经病之邪入少阳经所致。其临床特点为胸胁痛、耳聋。治法当用和解法，小柴胡汤主之。

（4）太阴病：邪入太阴经，其临床特点为腹满、咽干。热已入里，当泄里热，可选小承气汤或增液承气汤治之。

（5）少阴病：邪传入少阴经脉，其临床特点为口燥、舌干而渴。邪热入里，热盛伤阴，针刺治疗可用泄热法，药物治疗可用黄连阿胶汤或增液承气汤之类。

（6）厥阴病：邪入厥阴经脉，其临床特点为烦满而囊缩。针刺治疗当用泄热法，药物治疗可选四逆散之类。

2. 热遗及食复治法　本段认为热遗与食复由强食与食肉所致。张仲景及后世医家，又提出“劳复”及相应治法。张志聪《素问集注》云：“余热未尽者，清其余热。”

对于食复或因食而热遗，其轻微者，“损谷则愈”（《伤寒论》）。损谷不愈者，可依本文“视其虚实，调其逆从”，或偏清，或偏消，总之应依病情变化，以“调”为法。

【原文】

帝曰：其病两感于寒者，其脉应与其病形何如？岐伯曰：两感于寒者，病一日则巨阳与少阴俱病，则头痛口干而烦满；二日则阳明与太阴俱病，则腹满身热，不欲食，谵言[1]；三日则少阳与厥阴俱病，则耳聋囊缩而厥[2]，水浆不入，不知人，六日死[3]。帝曰：五藏已伤，六府不通，荣卫不行，如是之后，三日乃死，何也？岐伯曰：阳明者，十二经脉之长也，其血气盛，故不知人，三日其气乃尽，故死矣。

凡病伤寒而成温[4]者，先夏至日者为病温，后夏至日者为病暑，暑当与汗皆出，勿止[5]。

【注释】

[1] 谵言：病中说胡话，即谵语。

[2] 厥：手足逆冷。

[3] 水浆不入，不知人，六日死：水浆不入，为胃气衰败之象；不知人，说明神气已伤。以上均属危症，故预后差。

[4] 温：指温热病。

[5] 暑当与汗皆出，勿止：汗出，则暑邪可随之外泄，故不可盲目止汗。

【语译】

黄帝问道：如果是表里两经同时感受寒邪而发病的病人，受邪经脉和它的相应症状是怎么样的？岐伯回答说：两经感受寒邪的病人，在第一天是太阳和少阴两条经脉同时感受寒邪而发病，所以既可以见到太阳病的头痛，又能够见到少阴病的口干、烦闷；在第二天是阳明和太阴两条经脉同时感受寒邪而发病，因此既能见到太阴病的腹满、不思饮食等症状，又能见到阳明病的身热严重，甚至可以见到神志昏迷，胡言乱语；到了第三天，是少阳和厥阴两条经脉同时感受寒邪而发病，所以既能见到少阳病的耳聋，又能见到厥阴病的阴囊收缩和手足冰冷等症状。到了这时，病情已经很严重了，如果病情进一步发展，出现水浆不能下咽、神志昏迷、不省人事等情况，这样到第六天就要死亡了。黄帝问道：既然发病的三天后邪气已传遍六条经脉，五脏已受损伤，六腑也不通畅，营卫气血不能正常运行，那么为什么还能再活三天才死呢？岐伯回答说：阳明经是人体十二经脉之长，是多气多血之经，虽然出现神志昏迷、不省人事等危重症状，也能熬过三天，阳明经的气血被消耗尽了才死亡。

大凡伤于寒邪而成为温热病的，病发于夏至日以前的就称之为温病，病发于夏至日以后的就称之为暑病。暑病汗出，可使暑热之邪从汗散泄，所以暑病汗出，不要制止。

【提要】

本节指出两感于寒的主症、传变规律及其预后、温病和暑病的区别以及暑病的治疗大法。

【讨论】

1. 两感于寒的病证和预后　两感于寒是表里两经同时感受邪气，传变次序首先是太阳与少阴俱病，其次是阳明与太阴俱病，最后是少阳与厥阴俱病。两感于寒并不等于单纯的表里两经症状相加，其不仅有两感于寒的实证、热证，也有“不欲食”、“谵言”、“厥”等虚证、寒证。“两感”多因正气虚于内，邪气盛于外，病证起病急、发展快、病情重，邪盛正衰的矛盾突出，胃气已竭，气血逆乱，是外感热病中较为严重的证型。

2. 热病预后的吉凶　由于脾胃为后天之本，为气血生化之源，故热病预后的好坏不仅取决于邪正盛衰，而且与有无胃气有着极其重要的关系。

3. 温病和暑病的区别　本节还提出了外感热病，由于发病时间不同，而有不同的病名。发于夏至之前者为温病，发于夏至之后者为暑病。其发病因素，一种是古代医家从伏邪发病分析，如吴昆所说：“冬时中于寒邪，即病者名曰伤寒，不即病者，寒毒藏于肌肤，至春变为温病，至夏变为热病，此热病之辨也。”另一种是从四时邪气发病分析，即冬日感受寒邪为伤寒，春时感受温邪为温病，夏日感受暑邪为暑病。

【临床应用】

关于暑病的治疗，本节提出不可盲目用止汗法。因暑为阳邪，最易升散疏泄而致汗出，暑邪可随汗而解。若错用止汗敛汗法，易酿成暑热内闭、邪传心包的危急证候。故张介宾说：“暑气侵入，当令有汗，则暑随汗出，故曰勿止。”

暑热之邪，最易燔炽阳明。其症状特点为壮热渴饮、多汗、喘喝气粗。治法应清暑泄热，可选用白虎汤。若挟湿而烦闷、苔腻者，可用竹叶石膏汤。王孟英《温热经纬》载王氏清暑益气汤为常用治暑之方。

素问·评热病论篇第三十三

【导读】

评，评述、讨论的意思。本篇承《热论》、《刺热论》之后，评议了由风、热、寒诸种外邪所引起的阴阳交、风厥、劳风、肾风四种热病的病机、病症和治疗预后，从而补充说明了“热病皆伤寒之类”的含义。同时阐发了凡热病之发生，以正气不足为关键的理论，提出了“邪之所凑，其气必虚”及“阴虚者，阳必凑之”等论点，所以篇名“评热病论”。如姚止庵说：“评热者，谓四者之病皆本于热，而评论之也。”

【原文】

黄帝问曰：有病温者，汗出辄[1]复热，而脉躁疾，不为汗衰，狂言不能食，病名为何？岐伯对曰：病名阴阳交[2]，交者死也。帝曰：愿闻其说。岐伯曰：人所以汗出者，皆生于谷，谷生于精[3]。今邪气交争于骨肉而得汗者，是邪却而精胜也。精胜，则当能食而不复热，复热者，邪气也。汗者，精气也。今汗出而辄复热者，是邪胜也，不能食者，精无俾也[4]，病而留者，其寿可立而倾也。且夫《热论》曰：汗出而脉尚躁盛者死[5]。今脉不与汗相应，此不胜其病也，其死明矣。狂言者是失志，失志者死。今见三死，不见一生[6]，虽愈必死也。

【注释】

［1］辄（zhé）：当“即”或“就”字讲。

［2］阴阳交：阳邪入于阴分而交结不解的病证。由于阳热之邪交于阴分，迫使阴液外泄，故见身热汗出等症。

［3］谷生于精：水谷之所以能消化吸收以营养周身是依赖精气对胃气的支持。

［4］精无俾也：俾（bǐ），当“使”讲，无俾，言无可使为也。由于精气匮乏，作汗无源，故无可使为汗。

［5］汗出而脉尚躁盛者死：王冰注：“凡汗后脉当迟静而反躁急以盛满者，是真气竭而邪盛，故知必死也。”

［6］今见三死，不见一生：三死，汗出而热不去，死有三候：一不能食，二脉躁盛，三狂言失志。此句言以上三种死候均见，而不见一种能生的征象。

【语译】

黄帝问道：患温病的人，在汗出以后，身体又发热，脉躁乱疾数，病情不因汗出而稍减，并且言语狂乱，不思饮食，这叫什么病呢？岐伯答道：这叫阴阳交，阴阳交是一种死证。黄帝道：想听您讲讲这种病证。岐伯说：人体所以出汗，是由于水谷入胃，化生精微，水谷的精气泄于肌表而为汗。现在邪气与精气在骨肉之间交争而能够出汗，是由于邪气退而精气胜，精气胜就应该能够进食，且不再发热。发热表明邪气尚存，而出汗是精气的反映。现在汗出后而仍然发热，说明邪气胜于正气。不思饮食，是精气匮乏，精气匮乏，作汗无源，则热邪更盛。汗出而热留不退，病人的生命就危在旦夕了。《热论》里说过：汗出而脉仍躁动亢盛，是死证。现在脉象与出汗不相适应，这是精气不能胜其病邪，死亡的征象是很明显的。至于言语狂乱，是神志失常的缘故，而神志失常，也是死亡的征象。现在可以见到三种死亡的证候，而不见一点生机，那么即使病情稍愈，但因其精气已竭，也是必然要死亡的。

【提要】

本段论述了阴阳交病证的特点及病机。汗出复热脉躁，反见狂言失志、不能食的症状是阴阳交病。其病机是阴阳错乱、阴气不守、邪气深入，正气衰退引起。指出汗来源于水谷之精气。外邪侵入人体与正气“交争于骨肉而得汗”，一般来说是正胜驱邪外出的表现，汗后则应热返而病愈。邪退正胜则当能进饮食，以补气津之亏耗。但阴阳交之病，汗出仍然发热，是邪气未随汗而解，滞留于体内。汗出阴精已伤，且又不能进食，津液化生无源，故必致正气不支，有生命立倾的危险。提示医者可从汗出脉静与汗出脉躁来鉴别病之吉凶。

【原文】

帝曰：有病身热汗出烦满，烦满不为汗解，此为何病？岐伯曰：汗出而身热者风也，汗出而烦满不解者厥也[1]，病名曰风厥[2]。帝曰：愿卒闻之。岐伯曰：巨阳主气，故先受邪，少阴与其为表里也，得热则上从之[3]，从之则厥也。帝曰：治之奈何？岐伯曰：表里刺之[4]，饮之服汤[5]。

【注释】

［1］汗出而烦满不解者厥也：满，通“懑”，闷也。厥，这里指肾气上逆。风邪循足太阳膀胱经而犯其相表里的足少阴肾经，致使肾气上逆。足少阴肾经的支脉，上络心而注于胸中，其气厥逆故见胸中烦懑。

［2］风厥：杨上善注：“风热开于腠理为汗，非精气为汗，故身热不解名为风；烦心满闷不解名厥。有风有厥，名曰风厥。”马莳注：“以其太阳感风，少阴气厥，名曰风厥之证。”汗出而身热是感受风邪，烦满不解是肾气上逆。

［3］上从之：王冰注：“上从之，谓少阴随从于太阳而上也。”

［4］表里刺之：表里两经俱刺。张介宾注：“刺表以泻风热之阳邪，刺里以下少阴之逆。”

［5］饮之服汤：即给予汤药服之。此针药配合使用，应用针刺以治外，服汤药以疗内。

【语译】

黄帝问道：有的病身体发热，汗出烦闷，且烦闷不因汗出而缓解，这是什么病？岐伯回答说：汗出而身体发热，是由于感受风邪，汗出而烦闷不解，是由于气之上逆所致，这个病叫风厥。黄帝道：希望听您详细讲讲。岐伯说：太阳经主宰诸阳之气，是一身之表，先受邪气侵袭，而少阴与太阳相表里，太阳受邪后化热，少阴之气从之而上逆，便成为厥。黄帝问：怎样治疗呢？岐伯说：刺太阳和少阴表里两经的穴，并且内服汤药。

【提要】

本段论述了风厥病的症状要点、病机和治疗原则。其表现是汗出身热，烦满不解，其病机是太阳经受邪化热，少阴经气从下逆之而上之故，治应刺太阳与少阴两经并服汤药以调和营卫。

【临床应用】

《内经新识》：“风厥的病机应是少阴虚寒，太阳伤风。太阳伤风则汗出身热，与《伤寒论》‘太阳病发热，汗出、恶风、脉缓者，名为中风’相同；少阴虚寒，阴寒之气上逆则烦满，又与‘少阴病，吐利，手足厥冷，烦躁欲死者，吴茱萸汤主之’相仿。所以似可以这样理解：风厥病是太阳中风，少阴阴寒之气上逆所致。其症当有发热，汗出，烦满不为汗解，手足冷，脉沉缓。汤药可用桂枝汤合吴茱萸汤。桂枝汤和营卫以祛太阳之风，吴茱萸汤温少阴阴寒之气。再配合针刺太阳之风门、合谷、曲池以祛风泻热，刺少阴之太溪以补虚降逆。如此两解太少，内外并施，风厥便可治愈。

再据《金匮》记载：‘发汗后，烧针令其汗，针处被寒，核起而赤者，必发奔豚，气从少腹上至心，灸其核各一壮，与桂枝加桂汤主之。’此条病机亦与风厥基本相似。此属太阳表证过汗伤阳，表气虚引动冲气从少腹上冲心胸，发为奔豚之病。其治法亦外治内服并用。外灸核上以解寒邪，内服桂枝加桂汤，助阳气以制冲逆。近代张锡纯据此认为桂枝有降冲逆的作用，凡属阴寒之气上逆者恒用之。”

【原文】

帝曰：劳风[1]为病何如？岐伯曰：劳风法[2]在肺下，其为病也，使人强上冥视[3]，唾出若涕，恶风而振寒，此为劳风之病。帝曰：治之奈何？岐伯曰：以救俛仰[4]，巨阳引[5]。精者三日[6]，中年者五日，不精者七日，咳出青黄涕，其状如脓，大如弹丸，从口中若[7]鼻中出，不出则伤肺，伤肺则死也。

【注释】

［1］劳风：烦劳引起内虚，受风而病。张介宾注：“因劳伤风也。”

［2］法：此指病位。

［3］强上冥视：强，僵硬不柔和。冥，瞑也，不能视物。风邪外袭，经脉失和，令人头项强直不能俯首；风热之邪上袭，以致两目羞明，不能视物。

［4］以救俛仰：俛，同“俯”。俯仰，形容呼吸困难，腰背屈伸以喘息的样子。以救俯仰，就是用利肺散邪的方法治其喘促俯仰之证。

［5］巨阳引：张璐注：“邪在肺下，既不能从表而解，又非实热燥结可攻下而除。势必借资膀胱阳气，上吸胸中，使郁闭之邪，从上解散。”引，《太素》认为即针引，指针刺。巨阳引，即针刺足太阳经穴。

［6］精者三日：精，与下文“不精”相对而言，即指精气盛壮之人，这里是指少年之人。少年之人精气盛壮，水足以制火，故三日可愈。下文“不精”当指老年之人。张璐注：“精壮之人，亦必服药三日，始得见效，若治中年，及不精壮者，更须五七日为期。”

［7］若：或。

【语译】

黄帝问道：劳风病是怎样的呢？岐伯说：劳风病是发在肺下，这种病，表现为头项强直，目视不明，吐黏痰似涕，恶风又发寒战。黄帝问：怎样治疗呢？岐伯说：首先要治疗其呼吸喘促之症，其次是借助针刺引太阳经的阳气，以解郁闭之邪。通过这样的治疗，精壮的人三日可见愈，中年人精气稍衰的，五日可见愈，老年人或精气不足的，七日可见愈。病人咳出的痰呈青黄色，样子像稠脓，弹丸大小，应从口中或鼻中排出才好，如果不能排出，则容易郁积肺中，影响呼吸而伤肺，最后会导致死亡。

【提要】

本段论述了劳风的病位、证候特点、病机及治法，并指出人的体质强弱可直接影响愈期的长短、预后的好坏。

【临床应用】

劳风的治疗

经言治法有二：其一“以救俛仰”，此针对“强上”一证而言。可知“强上”为劳风之主要症状，“救俛仰”是治疗的关键。由于“强上冥视”，以至于不能俯仰，是疾病严重程度的标志，故未有之先，予以防范，既现之后，急先救之，此“救俛仰”之大要也。治法之二见于预后之论中，经文曰：“咳出青黄涕，其状如脓，大如弹丸，从口中若鼻中出，不出则伤肺，伤肺则死也。”这就不但详细描述了劳风有咳出脓性痰的症状，而且指出了排出痰浊对本病预后的重要性。劳风咳吐脓痰，是驱邪外出的重要途径，若脓痰不能排出，则不仅反映津液枯竭而痰浊胶固，同时也必致邪热内陷而成为死证。由此可以认为，“排脓保肺”当为治疗劳风病之重要原则。《金匮》之三物白散、桔梗汤及千金苇茎汤等，均与此旨甚合。近年来临床常在古方基础上酌加银花、鱼腥草之类，治疗此病有一定的疗效。

【原文】

帝曰：有病肾风者，面胕痝然壅[1]，害于言[2]，可刺不？岐伯曰：虚不当刺，不当刺而刺，后五日其气必至[3]。帝曰：其至何如？岐伯曰：至必少气时热[4]，时热从胸背上至头，汗出，手热，口干苦渴，小便黄，目下肿，腹中鸣，身重难以行，月事不来，烦而不能食，不能正偃[5]，正偃则欬，病名曰风水，论在《刺法》中[6]。帝曰：愿闻其说。岐伯曰：邪之所凑，其气必虚，阴虚者阳必凑之，故少气时热而汗出也。小便黄者，少腹中有热也。不能正偃者，胃中不和也。正偃则咳甚，上迫肺也。诸有水气者，微肿先见于目下也。帝曰：何以言？岐伯曰：水者阴也，目下亦阴也[7]，腹者至阴之所居，故水在腹者，必使目下肿也。真气[8]上逆，故口苦舌干，卧不得正偃，正偃则咳出清水也。诸水病者，故不得卧，卧则惊，惊则咳甚也。腹中鸣者，病本于胃也。薄[9]脾则烦不能食，食不下者，胃脘隔也。身重难以行者，胃脉在足[10]也。月事不来者，胞脉[11]闭也，胞脉者属心而络于胞中，今气上迫肺，心气不得下通，故月事不来也。帝曰：善。

【注释】

[1] 面胕痝然壅：胕，浮肿也。痝然，肿起貌。壅，谓目下垂，如卧蚕状。面胕痝然壅，即指面部浮肿，眼泡如卧蚕状。

[2] 害于言：言语不利。少阴之脉，贯肾系舌本，风邪上逆故害于言。

[3] 后五日其气必至：至，谓病气来至。因风邪伤肾，精气已虚，不可刺，若刺则正气益虚，五日脏气循一周，循行至肾，故邪气乘虚而至。

[4] 少气时热：张景岳注：“风邪伤肾，精气必虚，阴虚则阳往乘之，故时时发热，肾为生气之源故少气也。”

[5] 正偃：即仰卧。

[6] 病名曰风水，论在《刺法》中：风水，即肾风。肾为水脏，风邪在肾经，风行水泛而为浮肿，故又名风水。《刺法》，王冰云：“《刺法》，篇名，今经亡。”

[7] 目下亦阴也：上眼泡属阳，为胃所主，下眼泡属阴，为脾脏至阴之所主。故曰目下亦阴也。

[8] 真气：滑抄本“真”作“其”。

[9] 薄：与“迫”义同。

[10] 胃脉在足：杨上善注：“胃脉足阳明在足。今胃气不和，气下于足，遂令身重足不

能行也。”

［11］胞脉：胞，即子宫，胞脉即子宫的络脉。

【语译】

黄帝问：患肾风的病人，面部浮肿，目下肿起如卧蚕状，言语也感不便，这样的病人可以针刺吗？岐伯说：肾已重虚，不当用刺法，如用了刺法，五天之后，必然招致病气复至而病情加重。黄帝问：病气来了会怎样呢？岐伯说：病气至时，病人必感到气短，时时发热，从胸背上至头部，有汗出，手热，口干口渴，小便黄，眼睑浮肿，腹中鸣响，身体沉重，行动困难。若病人是女性还会停经。病人感觉胸中烦闷，不能进食，不能仰卧，仰卧就咳嗽得厉害，这病叫做风水，在《刺法》篇中有论述。黄帝道：希望能听您详细说说。岐伯说：身体某处之所以会有邪气聚集，必定首先是由于该处有正气的不足。肾阴不足，风阳就乘虚聚集起来入侵人体，所以病人气短，时时发热，出汗。小便黄是腹中有热，不能仰卧是胃中不和，仰卧就咳嗽加重，是水气上迫肺脏。凡是有水气的病人，可先见到有目下微肿。黄帝问：为什么呢？岐伯说：水属阴，目下也是属阴的部位，腹部为至阴之处，所以腹中有水，必然在目下有微肿。邪气上逆，所以口苦舌干，不能仰卧，仰卧则咳出清水。凡水气病人多不得仰卧，仰卧后会心中感到惊悸不安，进而使咳嗽加重。腹中鸣响，是由于病及脾胃，水气迫及脾胃就烦闷不思饮食。食物不能下咽，是由于胃脘阻隔。身体沉重，行走困难，是邪气循胃脉下行至足的缘故。妇女月经不来，是因为胞脉闭阻。胞脉属心而络于子宫，现在水气上逆迫肺，心气不得下通，所以月经就不来了。黄帝说：好。

【提要】

本段详述了肾风的病因、病症特点、病机及治法和预后等。对病症的产生作了详细的分析，并提出了“邪之所凑，其气必虚”的重要观点。

【讨论】

1. 阴阳交　本病是由于寒邪入侵人体后郁而化热所致，引起汗出而热不退，反复高热，进而邪入于阴，扰及营血，陷入心包，引起狂言失志、神昏谵语等症。由于邪胜正却，胃气虚弱故不能食。此为气血两燔，邪陷心包之证，病情极为危笃。所以经云：“病名阴阳交，交者死。”本病的辨证要点为：汗出辄复热，不能食，脉躁疾不为汗衰，狂言失志。治宜气血两清，清热开窍之法，临证可考虑使用化斑汤、清宫汤、安宫牛黄丸等。

2. 风厥　太阳经主表，本病汗出发热，表明风邪尚在表。少阴与太阳互为表里，太阳经病不解，引起少阴肾经之气上逆，肾经支脉络心而注于胸中，邪气由表入里，郁热扰于胸膈而烦满。本病辨证要点为：身热，头痛，口干，汗出烦满，烦满不为汗解。治疗上，当“表里刺之”，“饮之服汤”。表里刺之，就是取足太阳膀胱经和足少阴肾经之荥穴或五十九穴刺之；饮之服汤，指服汤药或五谷之液。风厥属于温热病类，故治疗除应采取清热外，还应顾护津液。“存得一分津液，便有一分生机”，故临床治疗此病，当以清胸膈之郁热，佐以辛凉发散之品以解太阳之邪，同时少佐顾阴之品为治。方如栀子豉汤加银花、连翘，少加麦冬、生地之类。

3. 劳风　劳风，即烦劳内虚生风病。由于素有体虚，又感受外邪，浸淫入里，肺之蕴热不退而致本病。此劳风相当于肺痈一病的前期表现，近似于现代所说之肺系急性感染化脓性疾病。因感受风寒，邪伤卫分而出现表证，可见恶风振寒；太阳经起于目内眦，上巅入脑，别出下项，故太阳经失和可致强上冥视；进而卫分不解，内舍于肺，化热内壅，致肺气不利，气不布津，痰涎内生，可见唾出若涕、咳喘胸满等症。若邪热壅肺，肉腐生脓，则出现咳出青黄脓涕，如弹丸大小，若不能咳出则伤肺，肺伤则死。治疗上，可给予银翘散加鱼腥草或千金苇茎汤加减。另外还可使用《金匮要略》桔梗汤、葶苈大枣泻肺汤治疗。

4. 肾风　本病因肾虚受风所致。据经文分析，该病病机主要有以下三个方面：

(1) 风邪伤肾，精气必虚，肾阴精虚而致阳往乘之，故见发热，腠理开泄，热邪鼓动阴液外出而有汗；有热则口苦舌干，伤津则尿少而色黄。

(2) 肾主一身之阳，肾虚则卫阳虚，表虚受风，风挟水上扰于面，引起面浮肿。水者阴也，目下亦阴，故目窠肿，如卧蚕之状，妨害于言。如不当刺而刺，引起风邪入里，肾风误治成“水病”。肾为生气之源，肾病则少气。

(3) 水邪上迫于肺，故正偃则气逆于肺而咳剧。水邪上乘于腹，渐伤胃而及于脾，致腹中鸣，胃脘阻隔不能食。胃脉在足，故见身重难行。胞脉属心，今气逆迫肺，心气不得下行，故月事不来也。

治疗上应予宣肺疏风行水，可选用越婢汤加减，或济生肾气丸加减主治。

5. 关于“邪之所凑，其气必虚”的理解　“邪之所凑，其气必虚”是中医关于发病学的一个重要观点，道出了邪气与正气两方面在发病中的各自作用和相互关系。

疾病的发生、发展错综复杂，但总离不开机体本身的抗病能力和致病因素两个方面。《内经》把这两个方面概括为“正”与“邪”。所谓正气，是对人体正常功能活动及抵抗外邪能力的集中概括。所谓邪气，是指一切外界致病因素和由于身体自身功能紊乱所产生的病理有害物质，包括痰饮、瘀血等。祖国医学十分重视正气在发病学上的作用，认为人体之所以发病，主要是在于体内正气的失调和虚弱，不能抵抗致病因素的袭扰才发病。如果正气充足，足以抗邪，则一般说来不会发病。所以《素问·上古天真论》有云：“精神内守，病安从来。”《素问·生气通天论》说：“风者，百病之始也，清静则肉腠闭拒，虽有大风苛毒，弗之能害。”《灵枢·百病始生》亦云：“风雨寒热不得虚，邪不能独伤人，卒然逢疾风暴雨而不病者，盖无虚，故邪不能独伤人。此必因虚邪之风，与其身形，两虚相得，乃客其形。”强调“正气存内，邪不可干”(《素问·刺法论》)，正气虚弱，才会导致邪气入侵。同时也不否定外邪致病的重要性，认为对“虚邪贼风”，须“避之有时”，《素问·生气通天论》所谓“日西而阳气已虚，气门乃闭，是故暮而收拒，无扰筋骨，无见雾露”，都反映了对致病因素的重视。可见，正气虚弱是疾病发生的根本原因，而外邪入侵是疾病发生的必要条件，这是“邪之所凑，其气必虚”的基本内涵。《内经》的这一观点，为中医发病学以内因为主的理论奠定了基础。由于这一理论包含有“内因为依据，外因为条件”的深刻哲理，所以用之指导临床实践能够取得卓越的成效。

同时，邪正的消长也决定着疾病的发展、变化和转归，以及疾病的表里传变、寒热虚实和阴阳盛衰等方面。如疾病的表里出入，主要取决于邪正双方势力的对比，正不胜邪，邪可入里内陷，正胜邪却，则病由里出表。而在正邪相搏中，若邪盛而正气不衰，抗邪积极有力者，则多表现为实证、热证；反之，若邪盛而正气虚弱，抗邪无力，则多表现为虚证、寒证，或正虚邪实的错杂证候。在疾病的发展过程中，正盛邪衰则病退，正衰邪亢则病进。而邪去正复者多预后较佳，邪盛正虚者多预后较差。

素问·咳论篇第三十八

【导读】

本篇主要论述了咳的病因、病机、辨证分类、临床表现、传变规律及针刺治疗原则等问题，是《内经》论述咳病的专篇，故名“咳论”。

【原文】

黄帝问曰：肺之令人咳何也？岐伯对曰：五藏六府皆令人咳，非独肺也。帝曰：愿闻其状。岐伯曰：皮毛者，肺之合也，皮毛先受邪气，邪气以从其合也。其寒饮食入胃，从肺脉上至于肺[1]，则肺寒，肺寒则外内合，邪因而客之，则为肺咳。五藏各以其时[2]受病，非其时，各传以与之。人与天地相参，故五藏各以治时[3]，感于寒则受病，微则为咳，甚者为泄、为痛[4]。乘[5]秋则肺先受邪，乘春则肝先受之，乘夏则心先受之，乘至阴则脾先受之，乘冬则肾先受之。

帝曰：何以异之？岐伯曰：肺咳之状，咳而喘息有音，甚则唾血。心咳之状，咳则心痛，喉中介介如梗状[6]，甚则咽肿喉痹。肝咳之状，咳则两胁下痛，甚则不可以转，转则两胠下满。脾咳之状，咳则右胁下痛，阴阴[7]引肩背，甚则不可以动，动则咳剧。肾咳之状，咳则腰背相引而痛，甚则咳涎[8]。

帝曰：六府之咳奈何？安所受病？岐伯曰：五藏之久咳，乃移[9]于六府。脾咳不已，则胃受之，胃咳之状，咳而呕，呕甚则长虫[10]出。肝咳不已，则胆受之，胆咳之状，咳呕胆汁。肺咳不已，则大肠受之，大肠咳状，咳而遗失[11]。心咳不已，则小肠受之，小肠咳状，咳而失气[12]，气与咳俱失。肾咳不已，则膀胱受之，膀胱咳状，咳而遗溺。久咳不已，则三焦受之[13]，三焦咳状，咳而腹满，不欲食饮，此皆聚于胃，关于肺[14]，使人多涕唾而面浮肿气逆也。

帝曰：治之奈何？岐伯曰：治藏者治其俞[15]，治府者治其合[15]，浮肿者治其经[15]。帝曰：善。

【注释】

［1］其寒饮食入胃，从肺脉上至于肺：因手太阴肺脉起于中焦，还循胃口，下络大肠，上膈属肺，故寒饮食之邪沿肺脉入犯于肺，成为肺咳的重要原因之一。

［2］其时：指五脏分别主旺的季节，如肝主春、心主夏、脾主长夏、肺主秋、肾主冬。

［3］治时：即五脏分别所主旺的时令。

［4］微则为咳，甚则为泄、为痛：咳为肺病主症，泄与痛是指五脏六腑受邪致咳所产生的兼症。

［5］乘：趁，顺应。

［6］介介如梗状：形容咽喉部如有物梗之状。梗，《太素》作“哽”，《释文》：“哽，塞也。”

［7］阴阴：指隐隐疼痛。

［8］咳涎：指咳吐稀痰涎沫。

［9］移：指疾病蔓延传变。

［10］长虫：即蛔虫。

［11］遗失：《甲乙经》、《太素》均作“遗矢”。矢，通“屎”。遗矢，即大便失禁。

［12］失气：即矢气，俗称放屁。

［13］久咳不已，则三焦受之：因三焦总司一身之气化，故久咳不已，皆可传于三焦。姚止庵注：“此总论久咳之为害也。咳久则病不止于一藏一府而无所不病矣。故久咳不已，则三焦受之。……所以咳在三焦，则气壅闭不行，故令腹满而不思饮食。”

［14］此皆聚于胃，关于肺：此，指上文所言五脏六腑之咳，胃，代指中焦脾胃。张介宾注：“诸咳皆聚于胃，关于肺者，以胃为五藏六府之本，肺为皮毛之合，如上文所云皮毛先受邪气及寒饮食入胃者，皆肺胃之候也。”

［15］俞、合、经：指五俞穴中的俞穴、合穴、经穴，是十二经脉分布在四肢肘膝关节以下的一些特定穴位，在针刺主治方面，各有特殊作用。

【语译】

黄帝问道：肺脏有病使人咳嗽，这是什么道理？岐伯回答说：五脏六腑有病，都能使人咳嗽，不单是肺病如此。黄帝说：我想听你讲一讲咳病的具体情况。岐伯说：皮毛与肺是相配合的，外邪侵入人体，首先伤及皮毛，邪气就会侵入皮毛而影响及肺，使肺受邪。若寒饮寒食入胃，寒邪就会沿着手太阴肺经上至于肺（因为手太阴肺经起于中焦，还循胃口，上膈，属肺），导致肺寒，外感之寒与内伤之寒相合伤肺，就会引起肺失宣降的咳证。五脏均在其所主的时令受邪发病，若不是在肺所主的秋季，则其他四脏先受邪发病，继而会传给肺脏。人与天地相应，故五脏均有其所主时令，如果肺感受风寒之邪，病轻时只表现为咳，严重的，寒气入里就成为腹泻、腹痛。在秋季是肺先受邪，在春天是肝先受邪，在夏天是心先受邪，在长夏是脾先受邪，在冬天是肾先受邪。

黄帝道：这些咳嗽怎样鉴别呢？岐伯说：肺咳的症状是咳而气喘，呼吸有声，甚至唾血。心咳的症状是咳则心痛，喉中好像有东西梗塞一样，甚至咽喉肿痛闭塞。肝咳的症状是咳则两侧胁肋疼痛，甚至不能转侧，转侧则两胁下胀满。脾咳的症状是咳则右胁下疼痛，并隐隐牵引肩背，甚至不可以动，一动就会使咳嗽加剧。肾咳的症状是咳则腰背互相牵引作痛，甚至咳吐痰涎。

黄帝道：六腑咳嗽的症状如何？是何处受邪发病的？岐伯说：五脏咳嗽日久不愈，就要传于六腑。例如脾咳不愈，则胃就受病；胃咳的症状是咳而呕吐，甚至呕出蛔虫。肝咳不愈，则传之于胆，胆咳的症状是咳而呕吐胆汁。肺咳不愈，则传于大肠，大肠咳的症状是咳而大便失禁。心咳不愈，则小肠受病，小肠咳的症状是咳而矢气，而且往往是咳嗽与矢气同时出现。肾咳不愈，则膀胱受病；膀胱咳的症状是咳而遗尿。以上各种咳嗽，如经久不愈，则会使三焦受病，三焦咳的症状是咳而腹满，不想饮食。以上各种咳证最终均会影响中焦脾胃的功能，以致产生痰饮，痰饮再上犯于肺，加重咳证，兼使人出现多痰多涕、面目浮肿的症状。

黄帝道：治疗的方法怎样？岐伯说：治五脏的咳，取其俞穴；治六腑的咳，取其合穴；凡咳而浮肿的，可取有关脏腑的经穴而治之。黄帝说：讲得好！

【提要】

本节论述了咳嗽的病因、病机，认为咳嗽的病因为风寒之邪，其受邪途径一是从皮毛传入，二是由寒冷饮食伤于脾胃传入。五脏咳不愈，继而会发展为六腑咳，且咳病“皆聚于胃，关于肺”，最后讨论了咳病的针刺治疗原则。

【讨论】

1. 咳的发病机制　对肺咳而言，是“外内合，邪因而客之”的结果。肺为娇脏，若风寒之邪伤于外，寒饮寒食伤于内，外内之邪相合，致使肺气失于宣降而发生咳。当然外邪因素不限于感受寒邪，风、寒、暑、湿、燥、火六淫之邪皆可致咳，而以寒邪为多。内伤因素也不限于寒饮寒食。

对于肺咳这一发病机理的认识，《内经》之论凡三见。除本篇外，在《灵枢·邪气藏府病形》云：“形寒寒饮则伤肺，以其两寒相感，中外皆伤，故气道（逆）而上行。”《灵枢·百病始生》则概括说：“重寒伤肺”，都十分明确地指出肺咳的形成不外乎内伤饮食与外感寒邪两端，这一认识为后世对咳的辨证论治有重要指导作用。“咳不离于肺，然不止于肺。”咳是肺的主要病症，但五脏六腑有病均可影响到肺而发咳证。这是因为五脏六腑之间是密切联系、不可区分的。如果各脏有病，均可累及肺脏而发生咳嗽。

五脏咳：如脾虚生痰，痰饮内停，可上渍于肺，可影响气机出入，形成咳嗽，称为脾咳，此为母病及子；肝气郁滞化火，每致木火上炎，导致肝火犯肺咳嗽，称为肝咳，此为“木火刑金”；肾阴不足，或阴虚火旺，影响津液输布，则金水不得相生，引起肺肾阴虚咳嗽，称为肾咳，此为“子盗母气”。故张介宾称：“内伤之咳，先伤他脏，故必由他脏以及肺，此他脏为本而肺为标也。”

2. 咳病与季节气候的关系　本节明确地指出四季皆可发生咳病，虽然不同季节有不同的气候特点，但都可影响相关脏腑而波及肺而致咳，充分体现了五脏对相应季节时邪的易感性，也反映出《内经》阴阳四时五脏发病观。“五藏之久咳，乃移于六府”，是对咳久不愈，病情转归趋势的总结。

3. 五脏咳与六腑咳　从五脏咳和六腑咳的临床表现来看，五脏咳是咳病的初期阶段，是以各脏经脉失常，经气逆乱为主要病机，故其伴随咳而出现的兼症与该脏经脉循行部位有关，如咳则“两胁下痛”，咳则“腰背相引而痛”等。而六腑咳是因五脏咳咳久不愈，影响到人体的气机运行和气化活动所致，是病情的进一步发展，故见诸如“咳而呕”一类气机上逆的症状和“咳而遗矢”、“咳而失气”、“咳而遗溺”等气虚下陷、不能收摄的表现。所以说六腑咳较五脏咳的病程长，程度深，病情也较五脏咳为重。

4. “聚于胃，关于肺”　对“聚于胃，关于肺”的认识，历代注说不一，主要有四种观点：

（1）指六腑咳而言，如杨上善云：“此六府咳，皆以气聚胃中，上关于肺，致使面壅浮肿气逆为咳也。”

（2）认为久咳不已，中上二焦受病的病机，如王冰注：“上焦者，出于胃上口，并咽以上贯鬲，布胸中，走腋。中焦者，亦至于胃口，出上焦之后，此所受气者，泌糟粕，蒸津液，化其精微，上注于肺脉，乃化而为血。故言皆聚于胃，关于肺也。”

（3）认为此句是承“三焦咳状”而言，如《素问吴注》即持此观点。

（4）认为此句是总结以上诸咳，如张介宾注云：“诸咳皆聚于胃、关于肺者，以胃为五藏六府之本，肺为皮毛之合，如上文所云皮毛先受邪气及寒冷饮食入胃者，皆肺胃之候也。阳明之脉起于鼻，会于面，出于口，故使人多涕唾而面浮肿。肺为藏府之华盖而主气，故令人咳而气逆。”

以上诸说不一，但以张介宾注更为大家所接受。“此皆聚于胃，关于肺”，作为咳的病理转归，与篇首咳的发病机制相呼应，给临床治疗咳病以重要启示。后世医家设立的很多治疗咳嗽的方剂，均含有调理脾胃、化中焦痰饮的药物，如止嗽散、小青龙汤、小半夏汤等。

【临床应用】

1. 五脏咳　《内经》认为五脏咳的病因主要在于外邪伤脏，《素问·咳论》说："五藏各以其时受病，非其时，各传以与之。"由于在不同的时令，外邪可以伤及各个主时之脏，各脏受邪又可传与肺而发生咳嗽，故称五脏之咳。如张志聪《素问集注》所释："五藏各以所主之时而受病……五藏之邪，各传与肺而为之咳也。"这说明，五脏咳的机制在于受邪之脏的脏气失调，并影响于肺发生咳嗽。谓某脏之咳者，实是肺与某脏俱病而为咳也。

(1) 肺咳：肺咳是由外邪与寒邪"外内合"客肺所致，其症状特点为"咳而喘息有音，甚则唾血"并"烦心胸满"。由于寒邪闭阻肺气，肺气不得宣降则上逆而为咳为喘，甚则肺络损伤而见唾血。因此治疗肺咳必须重视外寒内饮这个主因，采用宣肺散寒化饮之法，张仲景之小青龙汤当属本证主方。当然，肺咳"甚则唾血"者，又应考虑其寒邪化热，损伤肺络，治须降肺气，清肺络，可选千金苇茎汤合桑杏汤之类。

(2) 心咳：心咳是由心病及肺，或肺咳及心所致。其症状特点为"咳则心痛，喉中介介如梗状，甚则咽肿喉痹"。由于邪犯心肺，气机闭阻，故咳嗽兼心中痛，喉中梗塞不利。又因心火上炎，故见咽喉肿痛，张志聪谓此为"心火刑金"。治疗心咳，法当降肺气，清心火，《证治准绳·杂病诸气门》提出用桔梗汤；《类证治裁·咳嗽》提出用凉膈散去硝黄，加黄连、竹叶。均可参照选用。

(3) 肝咳：肝咳是由肝病及肺或肺咳及肝所致。其症状特点为"咳则两胁下痛，甚则不可以转，转则两胠下满。"盖肝木气逆则可上乘肺金而为咳；又肝之经脉布胁肋，故咳则两胁下痛，甚则胁下胀满。由于肺气不利而为咳，肝气不利而为胁痛，故治疗肝咳应当泻肺气、疏肝气。《证治准绳·杂病诸气门》载："肝咳，……用小柴胡汤"。朱丹溪曾说："咳引胁痛，宜疏肝气，用青皮、枳壳、香附子。"临床还可选用泻白散，或泻白散合小柴胡汤之类。后世用泻白散合黛蛤散治疗肝火犯肺之咳呛胁痛，亦属肝咳之类。

(4) 脾咳：脾咳为脾病及肺或肺咳及脾所致。其症状特点为"咳则右胁下痛，阴阴引肩背，甚则不可以动，动则咳剧。"盖"右者，肺治之部"；"背者，胸中之府"，亦肺所主也。今脾肺气滞，故咳嗽兼见右胁下痛引肩背。动则气逆，故其咳因动而加剧。然观临床上常见一种脾病及肺或肺病及脾的咳证，表现为咳嗽气短、痰多稀白，兼食少体倦、四肢乏力、大便溏薄等症，系脾肺气虚的咳证。与《素问·咳论》所述之脾咳，当有虚实之别。治疗脾咳，法当调理脾肺之气，《证治准绳》与《医宗必读》均提出用升麻汤，《类证治裁》提出用六君子汤加枳壳、桔梗。可资临床选用。

(5) 肾咳：肾咳是由肾病影响肺或肺咳及肾所致。其症状特点为"咳则腰背相引而痛，甚则咳涎"。以肾脉贯脊，其直者入肺中，肾受邪则循经上袭于肺而为咳；且腰为肾之府，故咳则腰背相引而痛。又"肾者水脏，主津液"，肾病而水气上泛，于是咳则多涎。治疗肾咳，法宜温肾散寒化饮，《证治准绳》、《医宗必读》均提出用麻黄附子细辛汤。诸如真武汤、苓甘五味姜辛汤，皆可随证选用。[引自熊继柏. 探讨《内经》五藏六腑咳的证与治. 河北中医学院学报，1995，10 (4)：5-6]

2. 六腑咳　六腑咳是因五脏咳咳久不愈，进而脏病及腑，即所谓"脾咳不已，则胃受之"，"肝咳不已，则胆受之"，"肺咳不已，则大肠受之"，"心咳不已，则小肠受之"，"肾咳不已，则膀胱受之”，“久咳不已，则三焦受之”。它标志着咳病久而生变，由轻至重。六腑的症状均反映了各腑功能失常的特点。如胃气以降为和，而胃气上逆则“咳而呕”。胆藏胆汁，内聚相火，若胆气逆而火上炎则“咳呕胆汁”。大肠乃传导之官，咳久传导失职，气不能摄，乃“咳而遗矢”。小肠为受盛之官，主分别清浊，咳久则小肠气奔，“咳而失气”。膀胱为州都之官，津液藏焉，咳久则气化失司，乃“咳而遗溺”。三焦职司气化，久咳则三焦气机不利，故“咳而腹满，不欲食饮”。关于六腑咳的治疗，后世医家拟出了许多方药，如《证治准绳》载：“胃咳，用乌梅丸；胆咳，用黄芩半夏生姜汤；大肠咳，用赤石脂禹余粮汤、桃花汤；小肠咳，用芍药甘草汤；膀胱咳，用茯苓甘草汤；三焦咳，用钱氏异功散。”近代名医秦伯未《内经类证》还提出：“咳时小便不禁，用五苓散加党参。咳时频转矢气，且欲大便，用补中益气汤加麦冬、五味子。”其所列诸方，临床皆可随证选用。[引自熊继柏. 探讨《内经》五脏六腑咳的证与治. 河北中医学院学报，1995，10（4）：5-6]

素问·举痛论篇第三十九

【导读】

举，列举；痛，疼痛。本篇列举诸多种疼痛的临床表现，论述了致痛的病因病机，并以疼痛为例，阐明了问诊、望诊和切诊的临床运用。另外提出了“百病生于气”的重要观点，详细讨论了九气为病的临床表现和发病机理，说明无论是外感或内伤为病，病机关键在于气机失常。由于篇首讨论了寒邪客于脏腑经脉所引起的多种疼痛，故篇名“举痛论”。马莳云：“首篇悉举诸痛以为问，故名篇。”

【原文】

黄帝问曰：余闻善言天者，必有验于人[1]；善言古者，必有合于今[2]；善言人者，必有厌于己[3]。如此，则道不惑而要数[4]极，所谓明也。今余问于夫子，令言而可知[5]，视而可见[6]，扪而可得[7]，令验于己而发蒙解惑，可得而闻乎？岐伯再拜稽首对曰：何道之问也？帝曰：愿闻人之五藏卒痛[8]，何气使然？岐伯对曰：经脉流行不止，环周不休，寒气入经而稽迟[9]，泣[10]而不行，客[11]于脉外则血少，客于脉中则气不通，故卒然而痛。

【注释】

[1] 善言天者，心有验于人：张景岳注：“天与人一理，其阴阳气数，无不相合，故善言天者，必有验于人。”本句大意是：善于解释自然界变化规律的人，必定要参验人体形气五脏相应的变化来加以说明，因为天人是相应的。

[2] 善言古者，必有合于今：张景岳注：“古者今之鉴，欲察将来，须观既往，故善言古者，必有合于今。”本句大意是：善于讲解古人养生防病道理的人，必定要结合今人的实际情况来加以比较分析，指导今人。

[3] 善言人者，必有厌于已：张景岳注：“彼之有善，可以为法，彼人有不善，可以为戒，故善言人者，必有厌于己。”厌，与上文“合”字异文同义。《说文·厂部》：“厌，合也。”本句大意是：善于研究讨论人事的人，必定在自己身上有足够的体验、认识。

[4] 数：理也，道理，法则。

[5] 言而可知：指问诊，即通过询问病人而知病情。

[6] 视而可见：指望诊，即通过望色而知病之所主。

[7] 扪而可得：指切诊，即通过触按而知病之所在。

[8] 卒痛：卒，同“猝”，突然。卒痛，突然发作的疼痛。

[9] 稽迟：留止而不畅行。

[10] 泣：涩也。泣，同“冱”（hù），冱，闭塞之意。

[11] 客：侵犯的意思。

【语译】

黄帝说：我听说善于谈论天道的人，必能把天道验证于人；善于谈论往古的人，必能把历史与现在联系起来；善于谈论人事的人，必能结合于自身。这样，对于医学道理，才不会感到疑惑，才能透彻地掌握其真理。现在我想要问您的是为了能够言而可知、视而可见、扪而可得，能让我有所体验，从而启发蒙昧，解除困惑，可以听听您的见解吗？岐伯再次磕头行礼问道：您究竟想要问哪方面的道理？黄帝说：我想要了解突发于五脏的疼痛，是什么邪气导致的呢？岐伯回答说：人体经脉中的气血，是周流全身，循环不息的。一旦人体受寒邪侵袭，寒气入了经脉，气血就会留滞，凝涩而不畅通。如果寒邪侵袭的是经脉之外，就会导致血运减少；如果侵入的是脉中，就会使气血不通，都可以导致突然作痛。

【提要】

本段首先明确了问诊、望诊和切诊的涵义，并将三种诊法结合运用于痛证的诊察与辨证，成为后世四诊合参诊法原则运用的范例。

同时讨论了疼痛的病因病机，寒邪所伤是致痛的常见病因。寒邪伤人，一可使气血运行不畅，不通则痛；二可因血脉不畅，脏腑组织不能得到充足的气血濡养，局部气血衰少，不荣则痛。

【讨论】

痛证的发生颇为复杂，或因于寒，或因于热，或因七情内伤，或因劳倦太过，或因虫兽咬伤等，不胜枚举。本节以常见的致痛病因寒邪为例，说明了疼痛的病机不外乎虚实两端：血行迟滞，脉道滞涩，气血运行不畅，即“客于脉中则气不通”，不通则痛，此为实；脉络收引，局部运行的气血不足，脉外组织得不到气血濡养，即“客于脉外则血少”，不荣则痛，此为虚。句中“脉外”与“脉中”、“血”与“气”，均为互文，概括了痛证的虚实两种病机。张景岳有云：“后世治病之法，有曰痛无补法者，有曰通则不痛，痛则不通者，有曰痛随利减者，人相传诵，皆以此为不易之法，凡是痛证，无不执而用之。……然痛证亦有虚实，治法亦有补泻，其辨之之法，不可不详”（《类经·疾病类》）。

【原文】

帝曰：其痛或卒然而止者，或痛甚不休者，或痛甚不可按者，或按之而痛止者，或按之无益者，或喘动应手[1]者，或心与背相引而痛者，或胁肋与少腹相引而痛者，或腹痛引阴股[2]者，或痛宿昔[3]而成积[4]者，或卒然痛死不知人，有少间复生者，或痛而呕者，或腹痛而后泄者，或痛而闭不通者，凡此诸痛，各不同形，别之奈何？

岐伯曰：寒气客于脉外则脉寒，脉寒则缩踡，缩踡则脉绌急[5]，绌急则外引小络，故卒然而痛，得炅[6]则痛立止，因重中于寒，则痛久矣。寒气客于经脉之中，与炅气相薄则脉满，满则痛而不可按也。寒气稽留，炅气从上，则脉充大而血气乱，故痛甚不可按也。寒气客于肠胃之间，膜原[7]之下，血不得散，小络急引故痛，按之则血气散，故按之痛止。寒气客于侠脊之脉[8]，则深按之不能及，故按之无益也。寒气客于冲脉，冲脉起于关元[9]，随腹直上，寒气客则脉不通，脉不通则气因之，故喘动应手矣。寒气客于背俞之脉[10]，则脉泣，脉泣则血虚，血虚则痛，其俞注于心，故相引而痛，按之则热气至，热气至则痛止矣。寒气客于厥阴之脉，厥阴之脉者，络阴器，系于肝，寒气客于脉中，则血泣脉急，故胁肋与少腹相引痛矣。厥气客于阴股，寒气上及少腹，血泣在下相引，故腹痛引阴股。寒气客于小肠膜原之间，络血之中，血泣不得注于大经，血气稽留不得行，故宿昔而成积矣。寒气客于五藏，厥逆上泄，阴气竭，阳气未入[11]，故卒然痛死不知人，气复反则生矣。寒气客于肠胃，厥逆上出，故痛而呕也。寒气客于小肠，小肠不得成聚[12]，故后泄腹痛矣。热气留于小肠，肠中痛，瘅热[13]焦渴，则坚干不得出，故痛而闭不通矣。

帝曰：所谓言而可知者也，视而可见奈何？岐伯曰：五藏六府固尽有部[14]，视其五色，黄赤为热，白为寒，青黑为痛，此所谓视而可见者也。帝曰：扪而可得奈何？岐伯曰：视其主病之脉，坚而血及陷下者[15]，皆可扪而得也。

【注释】

[1] 喘动应手：喘，急也。喘动，指痛处急剧地跳动，其搏动应手。

[2] 阴股：大腿内侧。

[3] 宿昔：经久。

[4] 成积：血为寒气所凝结，日久而成积块。

[5] 绌急：绌，屈曲；急，拘急。

[6] 炅：热。

[7] 膜原：王冰："膜，谓鬲间之膜。原，谓膈肓之原。"指胸膜与膈肌之间的部位。

[8] 侠脊之脉：指脊柱两旁深部的经脉。

[9] 关元：穴名，在脐下三寸。

[10] 背俞之脉：指足太阳膀胱经脉。其行于背部的部分有五脏六腑之俞穴，故称之。

[11] 厥逆上泄，阴气竭，阳气未入：泄，发越。上泄，指厥逆之气向上发越。竭，遏止也，阻隔不通之义。由于寒气客于五脏，阴气阻绝于内，而阳气泄越于外，阴阳处于暂时离决状态，故突然疼痛得昏死，不知人事。

[12] 小肠不得成聚：小肠为寒邪侵犯，寒邪伤阳，阳气不能化物，水谷不得停留，传入大肠，而为下泄腹痛。

[13] 瘅热：盛热。

[14] 固尽有部：固，别本作"面"。张志聪注："五藏六府之气色，皆见于面，而各有所主之部位。"

[15] 坚而血及陷下者：坚而血，指邪气壅滞，血阻而结，脉络按之坚实或充血怒张，此为邪气实的证候。陷下者，指血气不足，脉络塌陷空虚。张景岳注："脉坚者，邪之聚也；血留者，络必盛而起也；陷下者，血气不足，多阴候也。"

【语译】

黄帝道：有的疼痛突然自止；有的剧痛无休止；有的痛得厉害，不可揉按；有的经揉按疼痛可缓解；有的虽加揉按，亦无效益；有的扪其痛处搏动应手；有的心与背部牵引作痛；有的胁肋和少腹牵引作痛；有的腹痛牵引大腿内侧；有疼痛日久不愈而在局部生成积块的；有突然剧痛，昏死不知人事，稍后又苏醒的；有疼痛伴呕吐的；有腹痛而后泄泻的；有疼痛伴有闭阻不通症状的。所有这些疼痛，表现各不相同，怎样加以区别呢？

岐伯说：若寒气侵犯于脉外则经脉受寒，经脉受寒就收缩，收缩就导致经脉屈曲拘急，从而牵引在外部的细小脉络，就会忽然间发生疼痛，这种疼痛只要得热就会马上好转停止，但如果再受寒邪侵袭，疼痛的时间就会加长。若寒气侵犯到经脉之中，与经脉中的热邪相互交迫，就会使经脉满盛，所以表现为疼痛而拒按。寒气停留，热邪随之而来，则使经脉充溢满大，气血因此而混乱，故表现为疼痛剧烈而不能触按。寒气侵入肠胃之间、膜原之下，血气不能行散，小的脉络因之拘急牵引而发生疼痛。以手揉按可使血气行散，所以按之则可使疼痛停止。寒气侵入脊柱两旁深部的经脉，由于部位较深，即使重按也不能到达病所，故按之无益。若寒气侵入到冲脉，由于冲脉起于关元穴，循腹部上行，所以寒气侵犯冲脉则冲脉不得流通，气血因之运行不畅，所以扪之就会感到局部血脉搏动急促应手。寒气侵入到背俞脉，则脉行滞涩，脉行滞涩进一步可导致血虚，血虚则局部不荣而痛，因为背俞与心相通，所以相互牵引作痛。如以手按之则手上的热气传达至病所，则疼痛就可停止。若寒气侵入到厥阴脉，厥阴脉环绕阴器，系于肝，寒气入侵后使血滞涩不畅，脉道急迫，所以胁肋与少腹相互牵引作痛。若寒气侵入到阴股，则气血不和累及少腹，阴股之血凝涩，在下相引，所以腹痛连于阴股。若寒气侵入小肠膜原之间，络血之中，血脉凝涩，不能贯注于大的血脉，则血气滞留不得畅行，这样日久就形成积块了。寒气入侵到五脏，可产生厥逆之气向上发越，这时阴气阻绝于内，而阳气泄越于外，阴阳处于暂时离决状态，故突然痛得昏死，不知人事。如果阳气恢复，则可以苏醒。寒气侵入肠胃，厥逆之气上行，所以发生腹痛伴有呕吐。寒气侵入小肠，小肠失去其受盛作用，水谷不得停留，所以就发生腹痛泄泻了。若热气蓄留于小肠，肠中就会发生疼痛，且发热干渴，大便坚硬不得出，所以就腹痛伴有大便秘结了。

黄帝说：这就是所谓的问而知之了。那视而可见又是怎样的呢？岐伯说：五脏六腑在面部各有其所属的部位，观察面部的五色，黄色和赤色主热，白色主寒，青色和黑色主痛，这就是视而可见了。黄帝问：扪而可得又是怎样的呢？岐伯说：这就要看他主病的脉象。坚实的，表明邪盛；血行凝滞的，表明血瘀；陷下的，表明不足，是虚证，这些都可以用手触摸而得知。

【提要】

本节详细列举了共十四种疼痛的临床表现。

【讨论】

疼痛在临床上有错综复杂的证候，在辨证论治的时候就当抓住纲要。原文中的十四种疼痛，可分为以下几种类型：

1. 按疼痛时间　根据疼痛的时间可以判别病情的缓急。有阵发性：“痛或卒然而止者”；有持续性：“痛甚不休者”，“痛宿昔而成积者”。

2. 按疼痛程度　根据疼痛的程度，可提示病情的轻重。如“卒然痛死不知人，有少间复生者。”

3. 按按触反应　拒按：“痛甚不可按者”；喜按：“按之而痛止者”，“按之无益者”，“喘动应手者”。

4. 按牵引部位　根据脏腑所居，经脉所行，我们可以从其部位判断病变所在。如“心与背相引而痛者”，“胁肋与少腹相引而痛者”，“腹痛引阴股者”。

5. 按兼证　疼痛往往不是单独出现，在伴有兼证的时候，要审证求因，以确定病邪所在的部位。如“痛而呕者”，“腹痛而后泄者”，“痛而闭不通者”。

疼痛虽可通过问诊了解病情，但要全面把握疾病变化，还须与望诊、切诊结合。望诊可察知面部及疼痛局部色泽、形状等变化，切诊可察知局部的坚软盈陷及搏动与否，然后进行综合分析，方可确诊。

【临床应用】

对卒痛的治疗，本篇虽未明确论及，但是从阐述病机中已提示了治疗法则。后人将其病机与治法归纳为“痛则不通，通则不痛”。“痛则不通”，指出了痛的病机在于气血不通畅，“通则不痛”，说明了痛的治法在于通畅气血。但是，如果把“通”简单理解为活血化瘀或通里攻下之法，是不够全面的。“治病必求于本”，如果血气运行障碍是由于寒邪所致，那么当治以温阳散寒为主；若痛因脾胃素虚，饮食不能消化所致，则须健脾消食；若为脏腑气热，传导失司，腹痛而兼便秘者，则须泻腑通便，用承气汤之类，均应随证而治。又如腹痛之属虚者，不可不补，《金匮要略》载当归生姜羊肉汤治疗“寒疝腹中痛，及胁痛里急”，又“虚劳里急，悸，衄，腹中痛……小建中汤主之。”即为治痛用补法之例。总之，疼痛的治疗，必须根据治病求本、辨证论治的精神，审其疼痛部位之表里上下，辨其疼痛性质之寒热虚实，或汗或下、或温或清、或补或消，不可拘执于一法。

【原文】

帝曰：善。余知百病生于气[1]也，怒则气上，喜则气缓，悲则气消，恐则气下，寒则气收，炅则气泄，惊则气乱，劳则气耗，思则气结，九气不同，何病之生？岐伯曰：怒则气逆，甚则呕血及飧泄，故气上矣。喜则气和志达，荣卫通利，故气缓矣[2]。悲则心系急[3]，肺布叶举[4]，而上焦不通，荣卫不散，热气在中，故气消矣。恐则精却[5]，却则上焦闭，闭则气还，还则下焦胀，故气不行矣。寒则腠理闭，气不行，故气收矣。炅则腠理开，荣卫通，汗大泄，故气泄。惊则心无所倚，神无所归，虑无所定，故气乱矣。劳则喘息汗出，外内皆越[6]，故气耗矣。思则心有所存，神有所归，正气留而不行，故气结矣。

【注释】

［1］百病生于气：张景岳注：“气之在人，和则为正气，不和则为邪气。凡表里虚实，逆顺缓急，无不因气而至，故百病皆生于气。”

［2］喜则气和志达，荣卫通利，故气缓矣：喜为心志，适度的喜，可使气脉和调，志意畅达，荣卫通利，气机舒缓和顺；然喜乐过度则可使神气消耗涣散而不能藏蓄。

［3］悲则心系急：悲为肺志，然心为五脏六腑之大主，凡情志之伤，虽五脏各有所主，但无不由心而发，由心统之。故悲生于心而应于肺，生于心则心系急，应于肺则肺布叶举。心系，指以心脏为中心将心与其他脏腑组织相联系的脉络。

［4］肺布叶举：姚止庵注：“布者胀也，举者起也。”肺布叶举，即肺叶胀起。

［5］却：退也。

［6］外内皆越：越，散越。喘则内气越，汗则外气越，故曰“外内皆越”。

【语译】

黄帝说：讲得好。我听说许多疾病都是由于气机失调而导致的。如暴怒则使气上逆，大喜则使气涣散，悲哀过度则使气消散，恐惧会使气下陷，遇寒则气收聚，遇热则气外泄，过于忧愁则使气混乱，过劳则使气耗损，思虑过度则使气郁结，以上九种气的病理变化，各不相同，都分别能导致什么样的疾病呢？岐伯说：大怒则气上逆，严重的，可以引起呕血和飧泄，所以说是“气逆”。喜悦可使气运行和顺，营卫之气通利，所以说是“气缓”。悲哀过甚则心系急，肺叶胀起，上中两焦不通，热气在内不散，所以说是“气消”。恐惧则会使精气衰退，精气下衰则使上焦闭塞，上焦不通，则使气返还于下焦，故气郁于下焦，则产生胀满，所以说是“气下”。寒冷之气，能使腠理闭阻，经络凝涩，营卫之气不得流行，所以说是“气收”。热则腠理开泄，营卫之气过于疏泄，汗大出，所以说是“气泄”。受到惊吓则心悸如无依靠，神气无所归宿，心中疑虑不定，所以说是“气乱”。过劳则喘息汗出，里外之气都越发消耗，所以说是“气耗”。思虑过多则心神之气留滞，气就会滞而不能运行，郁结于局部，所以说是“气结”。

【提要】

本段继上文因外感寒邪引起气机失常而致疼痛，再列举怒、喜、悲、恐、寒、炅、惊、劳、思九气致病的症状和病理，阐明气机失常的病变，说明情志过度、外邪侵袭和劳伤均能引起人体气机的失调而致病，从而进一步突出“百病生于气”的理论。

【讨论】

1. 引起气机失常的病因分类

(1) 外感邪气所伤：寒邪所伤，腠理闭阻，卫气不得宣散，则可见收引凝滞之象，曰“寒则气收”；火热之邪，其性升散，犯之则腠理开，汗大出，气随津泄，有耗气伤津之候，曰“炅则气泄”。

(2) 情志所伤：郁怒太过，肝气上逆，血随气逆，则可发生呕血甚则晕厥，肝木乘脾则可生飧泄，曰“怒则气上”；适度喜悦可使气血通达，于人有利，若喜乐过度，则可使心气涣散不收，曰“喜则气缓”；过度悲伤，气郁不行，化热于中，消耗肺气，曰“悲则气消”；过度恐惧，伤肾损精，使精气下陷，曰“恐则气下”；过度惊吓则使神志动荡不宁，心气散乱，举止无措，曰“惊则气乱”；思虑过度，神气凝滞，使气留滞而郁结，曰“思则气结”。

(3) 劳力所伤：劳力过度，常见喘息汗出，汗出过多，卫气外越，喘息不止，肺气内耗，曰“劳则气耗”。

2. 对“百病生于气”的理解　本篇通过对寒邪致病的十四种痛证和九气为病病证的分析，提出了“百病生于气”的著名观点，深刻地阐述了无论是六淫邪气，还是精神因素等情志致病，其最基本的病理变化，是气机紊乱，对后世有深远的影响。人体的脏腑经络组织器官，都为气的活动场所，是气升降出入之地，同时人身之一切功能活动，又无一不是气运动的体现，故气为人身之本。气的活动正常，则脏腑、经络、组织功能正常，若气活动异常，则疾病随之而生，故曰“百病生于气”。此“气”，泛指人体气机失常的各种病理变化。而人体气机失常，又是受各种致病因素所致，外邪侵袭、内伤情志、劳倦过度、饮食失调等，都可导致气机失常，从而引起脏腑功能紊乱，而发生诸多病证。所以因寒引起的疼痛，或九气为病，各随其所客脏腑、经络等部位的不同，而出现不同部位的病变。《素问·六微旨大论》云：“升降出入，无器不有”，就说明了气的运动在生命活动中的重要意义，一旦气的运动停止，生命活动也终结。可见维护气机的和调，对人体的健康长寿有着极为重要的意义。本节以“九气”为例，囊括了气虚、气滞、气逆、气陷、气闭、气脱等所有气机失常的病理，成为后世研究气机失常病机的重要理论依据，具有重要的临床指导意义。

素问·腹中论篇第四十

【导读】

本篇讨论了一些腹中病证的病机、证候和治法，高士宗云：“腹中之气，不能从脐腹而行于胸膈，达于四肢，则为鼓胀、肿痛；腹中之血不能从脐腹而内通于胞中，外通于经络，则为血枯，脓血为病。前节论腹中气血不和，则有腹中之病；后节论土气不和而厥逆。经血不和而热甚，亦有腹中之病，故曰‘腹中论’也。”

【原文】

黄帝问曰：有病心腹满，旦食则不能暮食，此为何病？岐伯对曰：名为鼓胀。帝曰：治之奈何？岐伯曰；治之以鸡矢醴[1]，一剂知[2]，二剂已[3]。帝曰：其时有复发者何也？岐伯曰：此饮食不节，故时有病也。虽然其病且已，时故当病[4]，气聚于腹也。

【注释】

［1］鸡矢醴：用鸡屎制备的醴剂。《本草纲目》卷四十八《禽部》云：“鸡屎能下气消积，通利大小便，故治鼓胀有功。”

［2］知：见效的意思。

［3］已：此处作病愈解。

［4］时故当病：《甲乙经》作“因当风”。柯校云：“‘时’疑当移‘气’字上。”按本句应作“故当风”。鼓胀复发之原因有二：一由于饮食不节，一则由于病后感受风冷。《甲乙经》等说是。

【语译】

黄帝问道，有一种病表现为心腹胀满，早上吃了东西，到晚上就不想再吃，这是什么病呢？岐伯答道：这种病叫做鼓胀。黄帝又问：怎样给予治疗？岐伯说：治疗用鸡矢醴，一剂就可见效，两剂病就好了。黄帝道：这种病，有时又复发，这是什么缘故？岐伯说：这是由于饮食不注意，所以有时会复发，另一种情况是，病虽接近痊愈，因为受风，冷气聚于腹中，也会导致复发。

【提要】

论述了鼓胀病证的临床表现和治疗方剂，并指出易复发也是鼓胀的特点之一。该病经过治疗，“虽然其病且已”，然饮食不节，病气就会聚于腹中而复发了。

【原文】

帝曰：有病胸胁支满者，妨于食，病至则先闻腥臊臭，出清液[1]，先唾血，四支清[2]，目眩，时时前后血[3]，病名为何？何以得之？岐伯曰：病名血枯[4]，此得之年少时，有所大脱血，若醉入房，中气竭，肝伤，故月事衰少不来也。帝曰：治之奈何？复以何术？岐伯曰：以四乌鲗骨[5]一藘茹[6]，二物并合之，丸以雀卵[7]，大如小豆，以五丸为后饭[8]，饮以鲍鱼汁，利肠中及伤肝也。

【注释】

［1］出清液：流清涕。

［2］四支清：四肢清冷。

[3] 前后血：前后二阴出血。

[4] 血枯：病名，张景岳注："血枯者，月水断绝也。"

[5] 乌鲗骨：即乌贼骨，又名海螵蛸。

[6] 藘茹：即茜草。

[7] 雀卵：张景岳注："雀卵气味甘温，能补益精血，主男子阳痿不起，故可使多精有子，及女子带下，便溺不利。"

[8] 五丸为后饭：服五丸药以后再吃饭。后饭，王冰注："饭后药先，谓之后饭。"

【语译】

黄帝道：有一种患胸胁胀满的病，妨碍饮食，发病时先感觉闻到有腥臊气味，鼻流清涕，吐血，四肢寒冷，目眩晕，大小便经常出血，这叫做什么病？因为什么而得的？岐伯说：这种病，叫做血枯，是在年少的时候，有过大出血以后，留下了病根；或者大醉以后行了房事，使精气耗竭，肝脏损伤，以致月经衰少，或停止不来。黄帝道：怎样治疗呢？用什么方法使血气恢复呢？岐伯说：用四分乌贼骨、一分藘茹，两种药合并，用雀卵和为丸，制成如小豆大的丸药，每次服五丸，先服药后吃饭，用鲍鱼汁送下，这样，有益于肠胃，并能补益受伤的肝脏。

【提要】

论述了血枯病证的临床表现、发病原因和治疗方剂，较详细地介绍了四乌贼骨一藘茹丸的制备和服法，并说明此方能治疗血枯的功效在于"利肠中及伤肝也"。

【原文】

帝曰：病有少腹盛，上下左右皆有根，此为何病？可治不？岐伯曰：病名曰伏梁[1]。帝曰：伏梁何因而得之？岐伯曰：裹大脓血，居肠胃之外，不可治，治之每切按之致死。帝曰：何以然？岐伯曰：此下则因阴[2]，必下脓血，上则迫胃脘，生鬲[3]，侠胃脘内痈，此久病也，难治。居脐上为逆，居齐[4]下为从，勿动亟夺[5]。论在《刺法》中。

帝曰：人有身体髀股䯒皆肿，环脐而痛，是为何病？岐伯曰：病名伏梁，此风根[6]也。其气溢于大肠而着于肓[7]，肓之原在脐下，故环脐而痛也。不可动之，动之为水溺[8]濇之病。

【注释】

[1] 伏梁：病名。诸注家都认为是根据体征形象而命名的，如王冰注曰："以其上下坚盛，如有潜梁，故曰病名伏梁。"张景岳注云："伏，藏伏也。梁，疆梁坚硬之谓。"

[2] 下则因阴：伏梁病连居三阴冲带之间，冲脉下行者络阴，故此病下行则困阴器下脓血。如王冰所注："下则因薄于阴器也。若因薄于阴，则便下脓血。"因，作困。

[3] 生鬲：王冰注："病气上出于鬲。"

[4] 齐：同"脐"。

[5] 勿动亟夺：不可妄动之意。

[6] 风根：张景岳注："风根，即寒气也，如《百病始生篇》曰：积之始生，得寒乃生，厥乃成积。即此谓也。"

[7] 肓：肠外之脂膜。

[8] 水溺：即小便。

【语译】

黄帝道：有一种表现为少腹盛满的病，上下左右都有根蒂，这是什么病？可治疗否？岐伯说：这种病叫做伏梁。黄帝道：伏梁病是因为什么得的呢？岐伯说：少腹里裹着脓血，生在肠胃外面，不易治疗，在治疗时，疼得厉害，切按重了，可以致死。黄帝道：怎会这样呢？岐伯说：这种病，重按了，向下就会伤阴，向上就会迫胃脘至横膈，使胃脘内生痈。这是根深蒂固的久病，是难治的。这种病生在脐上的，为逆证，生在脐下的为顺证，注意不可妄动，详细的论述和记载在《刺法》篇里。

黄帝道：有人髀、股、骱都发肿，而且环脐疼痛，这是什么病？岐伯说：病名亦叫做伏梁，这是因为宿受风寒而发病的。风寒之气由大肠外泄，滞留在肠外的脂膜上，肠外脂膜的根源在脐下气海，所以环脐疼痛。这种病不可轻率攻下，如果攻下不当，就会发生小便涩滞的病。

【提要】

分别叙述两种伏梁病证的症状、病机、预后，及治疗时应注意的问题。裹大脓血的伏梁病证，在诊治时不宜重按，每可因重按而致死。向下会造成便下脓血；向上病气出于横膈，复夹胃脘而发生内痈。居脐下之伏梁虽比脐上者略好，但也不宜妄动。因风根而造成的伏梁病证，表现为下肢发肿，并且环脐疼痛。治疗时注意不要用攻下法，否则会造成小便涩滞之病。

【原文】

帝曰：夫子数言热中[1]、消中[2]，不可服高梁、芳草、石药，石药发瘨[3]，芳草发狂[4]。夫热中、消中者，皆富贵人也，今禁高梁，是不合其心，禁芳草、石药，是病不愈，愿闻其说。岐伯曰：夫芳草之气美，石药之气悍，二者其气急疾坚劲，故非缓心和人，不可以服此二者。帝曰：不可以服此二者，何以然？岐伯曰：夫热气慓悍，药气亦然，二者相通，恐内伤脾，脾者土也，而恶木，服此药者，至甲乙日更论。

【注释】

[1] 热中：病名。王冰注："多饮数溲谓之热中。"

[2] 消中：病名。王冰注："多食数溲谓之消中。"

[3] 石药发瘨：瘨，同"癫"，王冰注："多喜曰瘨。"指久服金石药物使人发癫。

[4] 芳草发狂：久服芳香类药物能令人发狂。王冰注："多怒曰狂。"

【语译】

黄帝道：先生屡次说患热中、消中病的，不可吃膏粱厚味，也不可以用芳草及石类药物，因为吃了石类药物容易发癫，吃了芳草药物容易发狂。但那患热中、消中之病的，多是富贵之人，不准吃膏粱厚味，就不合他的心愿，不用芳草、石药，病又不能治愈，希望能听到你的具体意见。岐伯说：芳香药草的性质多燥热，石类药物的性质多峻猛，这两类药物，都有急疾坚劲的性质，所以不是心神和缓的人，就不能服用这两类药物。黄帝说：到底为什么不可以服这两类药呢？岐伯说：热邪本身就有猛烈的特点，如果药物之气也是这样，两者相遇，恐怕就要损伤脾气，脾气属土，土恶木，服用这类药物，逢到甲和乙日，病情就会更加严重。

【提要】

指出热中、消中的病人，不可以吃肥甘厚味，不可以用芳草和金石类的助热消阴之品，石药发癫，芳草发狂，故当禁。否则像热中、消中这类内热病人，再逢药气之热，二热相合，病情就更加严重了。

【原文】

帝曰；善。有病膺肿，颈痛胸满腹胀，此为何病？何以得之？岐伯曰：名厥逆[1]。帝曰：治之奈何？岐伯曰：灸之则瘖[2]，石之则狂，须其气并[3]，乃可治也。帝曰：何以然？岐伯曰：阳气重上，有余于上，灸之则阳气入阴，入则瘖；石之则阳气虚，虚则狂；须其气并而治之，可使全也。

【注释】

[1] 厥逆：病名。王冰注："气逆所生，故名厥逆。"张景岳注："此以阴并于阳，下逆于上，故病名厥逆。"

[2] 瘖：失音。

[3] 并：合也。

【语译】

黄帝道：讲得好。有一种表现为膺肿颈痛、胸满腹胀的，这是什么病？病是怎样得的？岐伯说：病名叫做厥逆。黄帝道：怎样治疗？岐伯说：用灸法就会失音，用砭法就会发狂，要等待他的上下之气交合，才可以进行治疗。黄帝道：为什么？岐伯说：阳气重，则上部有余，假如再用灸法，那是以火济火，阳盛伤阴，就要发生失音的症状；若用砭石刺之，则阳气随刺外出，阳气外出，就会发生神志失常以至发狂的症状，所以对这种病的处理，必须等待上下之气交合，然后再治疗，才可以达到痊愈的目的。

【提要】

论述厥逆病的临床表现，及治疗上的禁忌，如用灸法治疗便会失音、用砭石治疗就会发狂的特点及原因。为此，治疗此病当须其气并而治之，方能使病痊愈。

【原文】

帝曰：善。何以知怀子之且生也？岐伯曰：身有病[1]而无邪脉[2]也。

帝曰：病热而有所痛者何也？岐伯曰：病热者，阳脉也，以三阳之动[3]也，人迎一盛少阳，二盛太阳，三盛阳明[4]，入阴也。夫阳入于阴，故病在头与腹，乃䐜胀而头痛也。帝曰：善。

【注释】

[1] 身有病：指妊娠反应。王冰注："病，谓经闭也。"

[2] 无邪脉：指脉象正常。王冰注："今病经闭脉反如常者，妇人妊娠之证，故云身有病而无邪脉。"

[3] 三阳之动：张景岳注："阳脉者，火邪也。凡病热者，必因于阳，故三阳之脉其动甚也。"

[4] 一盛少阳，二盛太阳，三盛阳明：指人迎之脉比寸口大一倍，病在少阳，大两倍，病在太阳，大三倍，病在阳明。《灵枢·终始》、《灵枢·禁服》等篇均有此论。

【语译】

黄帝道：讲得好。怎样可以知道妇女怀孕将要生产呢？岐伯说：诊察的方法，是看她身上似乎有病，但切不出来有病的脉象。

黄帝道：有一种病是发热并且身体有的地方觉得疼痛，这是什么原因？岐伯说：凡是发热的病，皆见阳脉。三阳的脉，显然是盛的。人迎比寸口大一倍的，病在少阳；比寸口大两倍的，病在太阳；比寸口大三倍的，病在阳明。病邪由阳分入阴分，那么病就在头部与腹部，就会发生腹胀和头痛。黄帝道：讲得好！

【提要】

指出妇人妊娠和疾病的主要鉴别点是诊其“病”征的同时，有无邪脉。

【讨论】

1. 鼓胀　鼓胀属于胀满一类疾病。《内经》中除本篇外，在《灵枢·水胀》篇中亦有论述：“鼓胀何如？岐伯曰：腹胀，身皆大，大与肤胀等也。色苍黄，腹筋起，此其候也。”综合本篇描述可知鼓胀的临床表现：心腹满，旦食不能暮食，腹胀身皆大，色苍黄，腹筋起，时有复发而难愈。鼓胀的病因、病机，张景岳概括为“内伤脾肾，滞留于中，则心腹胀满，不能再食，其胀如鼓，故名鼓胀。”

对于此病的治疗，文中提出了鸡矢醴一方。后世如巢元方、朱丹溪、张景岳、何梦瑶等人对鼓胀病因和治法不断补充。认为其病机是由于肝、脾、肾三脏受病，气血水瘀积于腹内，而成鼓胀。辨证一般分实胀与虚胀二类，但往往又虚实夹杂互见。提出了攻补兼施、先攻后补、先补后攻等基本原则。其具体治法则以主证不同而有疏肝理气、除湿散满、温中化湿、清热利湿、攻下逐水、活血化瘀、温肾补脾、滋阴养血诸法，较之《内经》有了很大的发展。

2. 血枯　本篇所论之血枯经闭，与少时大脱血和气竭肝伤有关。主要表现为胸胁满、妨于食、闻腥臭而泛清水、先唾血、四肢清冷、目眩、时时前后血、闭经等。其治疗除本篇提出四乌鲗骨一藘茹丸外，《增补内经拾遗方论》提出调经养荣汤等。后世医家治血枯经闭方剂甚多，但均以养血活血为大法，正如《增补内经拾遗方论》所言：“经，月经也。荣，阴血也。血枯经闭，故调经者必养荣耳。”

3. 伏梁　伏梁一证，属积聚病类。后世医家列为“五积”之一，张景岳有言：“伏梁一证，即今日所谓痞块也。”《内经》中除此处外，尚有《灵枢·邪气藏府病形》篇有论述。根据本篇的描述，伏梁有因于气分和因于血分之区别，因于气分者乃成积，如张景岳论“即今之所谓痞块也”；因于血分者以裹大脓血为特点，如秦伯未等编《内经类证》认为“酷似局限性化脓性腹膜炎”。

关于伏梁的治疗，本篇首先强调要慎重，因于血分者“勿动亟夺”，因于气分者“不可动之”。在具体治疗时，本篇提到“论在《刺法》中”，为后世留下了伏梁以针灸治之的启示。张景岳《类经》云：“欲治之莫妙于灸”，并在《类经图翼》第十一卷中有较详细的介绍。

4. 热中、消中　即后世所谓之三消证。本病在《素问》和《灵枢》的多篇中有讨论。本篇强调热中、消中病禁膏粱，禁石药、芳草，并指出其原因在于：“夫热气慓悍，药气亦然，二者相通，恐内伤脾。”这也是后世用滋阴药治三消立论的依据。

素问·风论篇第四十二

【导读】

本篇专论风之为病，通过讨论风病的病因、病机、证候及各种风病的诊断要点，阐明了“风者善行而数变”和“风者百病之长”的道理。吴昆云：“篇内所论，皆是风邪为患之证。”马莳亦云：“内论五藏六府之风，故名。后世论风，当祖此篇。”

【原文】

黄帝问曰：风之伤人也，或为寒热，或为热中，或为寒中，或为疠风，或为偏枯[1]，或为风也，其病各异，其名不同，或内至五藏六府，不知其解，愿闻其说。岐伯对曰：风气藏于皮肤之间，内不得通，外不得泄，风者善行而数变，腠理开则洒然寒，闭则热而闷，其寒也则衰食饮[2]，其热也则消肌肉[3]，故使人怢栗[4]而不能食，名曰寒热。

风气与[5]阳明入胃，循脉而上至目内眦，其人肥[6]则风气不得外泄，则为热中而目黄[7]，人瘦[6]则外泄而寒，则为寒中而泣出[8]。风气与太阳俱入，行诸脉俞，散于分肉之间，与卫气相干，其道不利，故使肌肉愤䐜而有疡[9]，卫气有所凝而不行，故其肉有不仁也[10]。疠者，有荣气热胕[11]，其气不清，故使其鼻柱坏而色败，皮肤疡溃，风寒客于脉而不去，名曰疠风[12]，或名曰寒热[13]。

以春甲乙[14]伤于风者为肝风，以夏丙丁伤于风者为心风，以季夏戊己伤于邪者为脾风，以秋庚辛中于邪者为肺风，以冬壬癸中于邪者为肾风。

风中五藏六府之俞，亦为藏府之风，各入其门户[15]所中，则为偏风[16]。风气循风府[17]而上，则为脑风[18]。风入系头，则为目风，眼寒[19]。饮酒中风，则为漏风[20]。入房汗出中风，则为内风[21]。新沐中风，则为首风[22]。久风入中，则为肠风飧泄[23]。外在腠理，则为泄风[24]。故风者百病之长也，至其变化，乃为他病也，无常方，然致有风气也[25]。

【注释】

[1] 偏枯：滑伯仁认为偏枯是偏风之误。偏枯是半身不遂的病症，指一侧肢体偏瘫，患肢比健肢枯瘦，肌肤麻木不仁，是中风后遗症。篇首仅举“偏枯”病名，下文没有对它进行论述，但下文却对偏风（即脏腑之风）进行了详细讨论，可见偏枯系偏风之误有一定道理。

[2] 其寒也则衰食饮：吴昆注：“寒则胃气凝滞，故衰少食饮。”

[3] 其热也则消肌肉：吴昆注：“热则津液燥涸，故消瘦肌肉。”

[4] 怢（tū）栗：王冰注：“卒振寒貌。”寒热交替而战栗的样子。

[5] 与：作“从”解，见《国语·齐语》韦注。

[6] 人肥、人瘦：指体质而言。

[7] 热中而目黄：腠理致密的人，风邪不易外出，郁而化热，循足阳明胃经上蒸于两目而出现目黄，此为热中的病机，属于实热等阳性病证。热中，即内热。

[8] 寒中而泣出：人瘦则腠理疏松，卫气就容易随着风邪外泄，外泄过甚，卫阳不固，因而导致流泪，乃是寒中的病机，属于虚寒等阴性病证。

[9] 肌肉愤䐜而有疡：愤䐜，愤然高起肿胀。风邪浸入太阳经，沿着经脉俞穴散布到肌腠分理之间，与人身的卫气相搏，经脉不得通利，往往郁结而成肌肉肿胀、疮疡诸症。

[10] 其肉有不仁也：风邪侵入太阳经，沿着经脉俞穴散布到肌肉腠理之间，若卫气凝

滞不能布散透达，则可导致肌肤麻痹、不知痛痒。

［11］胕：同“腐”。

［12］疠风：即麻风病，系由恶疠的风邪侵入血脉荣气所致。这种疠风之邪，日久化而为热，热甚则营气腐败污浊，使人鼻柱、颜面损坏，皮肤溃疡，且多缠绵难治。

［13］或名曰寒热：滑抄本无此五字。

［14］春甲乙：张景岳注：“本节以四时十干之气分属五藏，非谓春必甲乙而伤肝，夏必丙丁而伤心也。凡一日之中亦有四时之气，十二时之中亦有十干之分，故得春之气则入肝，得甲乙之气亦入肝，当以类求，不可拘泥。诸气皆然也。”

［15］门户：指五脏六腑之背俞穴，即肺俞、心俞、肝俞、脾俞、胃俞、肾俞等。

［16］偏风：王冰注：“随俞左右而偏中之，则为偏风。”《病源》卷一《偏风候》云：“风邪偏客于身一边也，其状或不知痛痒，或纵缓，或痹痛。”即由风邪偏中人体一侧，致使气血阻滞，肢体不能运动，日久致病侧肌肉枯萎的病证。

［17］风府：穴名，正中入项后发际上一寸大筋内，属督脉经穴。

［18］脑风：吴昆注：“脑痛也。”风邪由风府上入于脑而成脑风。脑风可见剧烈头痛，甚则有发热及神昏抽搐等症状。

［19］目风，眼寒：风邪侵入目系，则为目风。目风的症状为目痛而畏风羞涩，有寒冷的感觉，故曰眼寒。

［20］漏风：酒后为风邪所中成为漏风。因酒性温散，善开玄府，故饮酒受风汗多如漏，名曰漏风。

［21］内风：指房事后汗出，为风邪所伤，表现为汗出恶风，面赤，称为内风。

［22］新沐中风，则为首风：沐，即洗头。洗头的时候感受风邪，成为首风。杨上善注：“新沐发已，头上垢落，腠开得风，故曰首风。”其症状为头面多汗恶风，风气将发的前一日，常先见剧烈的头痛，甚则不能外出，待风胜之日，头面多汗恶风、头痛等症就稍见减轻。

［23］肠风飧泄：风邪留连于胃肠之间，从热化则为大便下血之肠风证，从寒化则为完谷不化的飧泄证。

［24］泄风：风邪久留于腠理，成为泄风。其症状为多汗，上半身汗更甚，不耐劳作，一身尽痛而寒冷。

［25］无常方，然致有风气也：方，法也。无常方，即无一定之法。言风邪入人体自浅入深，变化多端，虽无常法，但均由风邪所致。

【语译】

黄帝问道：风邪伤害人体，有的发为寒热，有的发为热中，有的发为寒中，有的发为疠风，有的成为偏枯，有的侵入内部，到达五脏六腑之间，我不了解其中的道理，希望听您谈谈。岐伯回答说：风气侵入了人体的皮肤里面，既不能在内部得到疏泄，又不能向外部发散。风的行动最快，病变多端，腠理开的时候，会使人觉得寒冷，腠理闭的时候，会使人觉得发热烦闷。发寒就会导致饮食减少，发热就会使肌肉消瘦，还会使人战栗而不想吃东西，这种病叫做寒热。

风邪从阳明经入胃，循着经脉上行一直到目内眦。假使这个人是肥胖的，风邪之气就不易向外发泄，稽留时间长了，就成为热中，致使目珠发黄；如果是肌肉消瘦的人，则阳气容易向外发泄，就会成为寒中，目中不时流泪。风气从太阳经脉侵入人体，流行于各经俞穴，散布于肉分之间，和血气纠结在一起，气道就不能通畅，所以肌肉就会肿起而发为疮疡。如因卫气有所凝滞，影响运行，那么肌肉就会麻木不知痛痒。疠风，是荣卫有热，血气不清，所以致使鼻柱损伤，面色变坏，皮肤溃烂。因为风寒长久停留在经脉里而不能驱除，所以叫做疠风。

在春季及甲日、乙日伤于风的，是肝风；在夏季及丙日、丁日伤于风的，是心风；在长夏及戊日、己日伤于风的，是脾风；在秋季及庚日、辛日伤于风的，是肺风；在冬季及壬日、癸日伤于风的，是肾风。

风邪侵入到五脏六腑的俞穴，就变成了五脏六腑的风。从俞穴而入的风邪，偏客于身体的一边，就成为偏风。风邪侵入后，循着风府沿经脉上行至脑，就成为脑风。风入头中的目系，就成为目风，两目会感到寒冷。醉后感受风邪，就成为漏风。行房时汗出，感受风邪，就成为内风。刚洗完头，感受风邪，就成为首风。风邪久留肌腠，伤及脾胃，就成为肠风及飧泄。至于外在腠理之间的，就成为泄风。说起来，风是引起各种疾病的首要因素，它的变化极多，而且发为其他疾病时，没有一定的规律。但是追究致病的原因，归根结底来自风邪的入侵。

【提要】

风邪侵入人体后，因体质、部位、诱因等不同，可以引起诸多种风病，如寒热、热中、寒中、疮疡、肌肉不仁、疠风、肝风、心风、脾风、肺风、肾风、偏风、脑风、目风、漏风、内风、首风、肠风飧泄、泄风等，由此表明风邪具有善行数变的特性，故曰“风者百病之长”。

【讨论】

1. 风的概念　风的涵义有二：一指外感六淫之风邪，一指内脏功能失调而产生有类似风气的病理变化。后世把前者称为“外风”，把后者称为“内风”。然本篇所论风病，都是指外风而言。其中偏风一证现在虽明确属于内风，但本篇仍认为是外风所致，可见在《内经》成书时期，并无严格的外风、内风之分。

2. “风者善行而数变”和“风者百病之长”的观点　本篇提出了“风者善行而数变”和“风者百病之长”这两个基本观点。“善行而数变”是风邪的特性，也是其致病的特点。正因为风邪“善行而数变”，所以风为“百病之长”。

善行，一方面言其游走不定，如《痹论》所言“其风气胜者为行痹”，临床见有游走、动摇之症状者，多从风论治，而能取得良好的效果；另一方面，言其或上或下，或表或里，可以侵犯机体的各个部位，如伤于表为寒热，伤于里为五脏风，伤于肠为肠风下血等。数变，指感受风邪之后，由于受邪部位和患者体质以及受病时令等条件的不同，其症状变化多端，体现出风性多变的特点，如寒中、热中、寒热、疮疡、肌肤不仁、疠风以及五脏风、脑风、目风等各种风病表现不一。虽然风病的症状多变，但这些风病都有一个共同症状，即多汗恶风，这是临床辨别风邪为病的一个特征。

“风者百病之长”，是指风邪为六淫之首，六淫之邪多易夹风而至，寒、热、暑、湿、燥、火都可借风气的流动来侵犯机体而发生疾病，如风湿、风温、风寒等，这些疾病名称都冠以“风”字。《素问·骨空论》说：“风者百病之始也”，就是讲风的动而不居、变化不定的特性能使风邪成为百病的先导。所以本篇经文说：“故风者百病之长也，至其变化，乃为他病也，无常方，然致有风气也。”本篇观点为中医学对风邪的认识和对风病的辨证论治奠定了理论基础。

3. 关于疠风 《素问·脉要精微论》有云：“脉风成为疠。”《素问·长刺节论》云：“病大风，骨节重，须眉堕，名曰大风。刺肌肉为故，汗出百日；刺骨髓，汗出百日。凡二百日，须眉生而止针。”《灵枢·四时气》论该病治法云：“疠风者，素刺其肿上，已刺，以锐针针其处，按出其恶气，肿尽乃止。常食方食，无食他食。”姚止庵云：“风病惟此为疠，故名疠风。今人有此病者，多是父母相传。盖精血秽浊，胶固不散，一气相承，终久必毙。若如经言，风入脉俞，卫气凝涩便为疠风，则似病亦从外而入，气凝血热，鼻坏肤溃，几与父子相传者无辨矣。要而论之，得于外感者可治，得于父母者难治，学者不可不知也。”

本段提出的疠风，又叫麻风、大风，是一种慢性传染病。初起患处麻木不仁，次成红斑，继则肿溃，久之则蔓延全身肌肤，出现眉落、鼻柱塌陷、唇裂、指趾变形等症。从本节经文中可以看出，古代医家对此病的病因、病理和症状，早已有所认识，这是难能可贵的。

【原文】

帝曰：五藏风之形状不同者何？愿闻其诊及其病能[1]。岐伯曰：肺风[2]之状，多汗恶风[3]，色皏然白[4]，时咳短气，昼日则差[5]，暮则甚，诊在眉上，其色白。心风[6]之状，多汗恶风，焦绝[7]善怒吓，赤色，病甚则言不可快[8]，诊在口，其色赤。肝风[9]之状，多汗恶风，善悲，色微苍，嗌干善怒，时憎女子，诊在目下，其色青。脾风[10]之状，多汗恶风，身体怠堕，四支不欲动，色薄微黄，不嗜食，诊在鼻上，其色黄。肾风[11]之状，多汗恶风，面痝然[12]浮肿，脊痛不能正立，其色炱[13]，隐曲不利[14]，诊在肌上[15]，其色黑。胃风[16]之状，颈多汗[17]恶风，食饮不下，鬲塞不通，腹善满，失衣[18]则䐜胀，食寒则泄，诊形瘦而腹大。首风之状，头面多汗恶风，当先风一日[19]则病甚，头痛不可以出内[20]，至其风日，则病少愈[21]。漏风[22]之状，或多汗，常不可单衣[23]，食则汗出，甚则身汗，喘息恶风，衣常濡，口干善渴，不能劳事。泄风[24]之状，多汗，汗出泄衣上，口中干，上渍[25]其风，不能劳事，身体尽痛则寒[26]。帝曰：善。

【注释】

[1] 病能：能，同“态”。病能，指病的形态。

[2] 肺风：风从肺俞而入者为肺风。其症状主要是多汗恶风，面色浅白，咳嗽，短气，日轻夜重。它的特征是两眉之上略呈皖白色。张景岳注：“多汗者阳受风气开泄腠理也。恶风者，伤风恶风也。下文诸藏皆同。皏然，浅白貌，金色白也。肺主气，在变动为咳，风邪迫之，故时咳短气也。昼则卫气在表，风亦随之，故觉共瘥；暮则卫气入阴，邪应于内，故为甚也。眉上乃阙庭之间，肺之候也，故肺病则白色见于此也。”

[3] 多汗恶风：孙鼎宜注：“中风无不有汗，无不恶风。故多汗恶风，五藏胃府皆然，是为中风之定证。”

[4] 皏（pēng）然白：浅白色。“皏”有“白”义，见《广雅·释器》。

[5] 差：病情减轻。

[6] 心风：风邪由心俞侵迫于心而成心风。其症状为多汗恶风，唇焦善怒；病甚时因舌本强硬而言语不流利。其特征是口唇色红。张景岳注：“多汗恶风义如前。焦绝者，唇舌焦燥津液干绝也。风化木，心属火，风薄于心，则木火合邪，神志溃乱，故或为善怒，或为惊吓。心主舌，病甚则舌本强，故言不可快。心和则舌能知味，故诊当在口。口者，兼唇而

言，色当赤也。”

［7］焦绝：因火炽焦灼，耗伤津液，而致唇舌焦燥。

［8］言不可快：舌强而言语不利。

［9］肝风：风邪由肝俞侵迫于肝而成肝风。其症状为多汗恶风，善悲，面色微青，咽干，善怒，对平素所爱好的也感到厌恶。其特征是目下色青。张景岳注：“气并于肺则悲。肝病而肺气乘之故善悲。色微苍，肝之色也。足厥阴脉，循喉咙之后，上入颃颡，故嗌干也。善怒，肝之志也。肝为阴中之阳，其脉环阴器，强则好色，病则妒阴，故时憎女子也。肝气通于目，故诊在目下，色当青也。”

［10］脾风：风邪由脾俞侵迫于脾而成脾风。其症状为多汗恶风，身体倦怠无力，四肢沉重而运动不便，面色微黄，食欲不振。其特征是鼻上色黄。张景岳注：“身体怠惰四支不用者，脾主肌肉四支也。色薄微黄，土之色也。不嗜食，脾病不能化也。鼻为面王，主应脾胃，故色诊当见于鼻上。”

［11］肾风：风邪由肾俞侵迫于肾而成肾风。其症状为多汗恶风，颜面浮肿，背脊疼痛，不能正立，面色黑，大小便不利。其特征是两颧略呈污黑色。张景岳注：“风邪入肾，则挟水气上升，故面为浮肿。肾脉贯脊属肾，故今脊痛不能正立。隐曲，阴道也。肾主水，故色黑如炱。肾开窍于二阴，故为隐曲不利。肌肉本主于脾，今其风水合邪，反侮乎土，故诊在肌上，色当黑也。”

［12］痝（máng）然：指浮肿貌。

［13］炱（tái）：黑色。

［14］隐曲不利：即大小便不利。

［15］肌上：高士宗注：“肌上，颧也，肾所主也。”

［16］胃风：风邪由胃俞侵迫于胃而成胃风。其症状为颈部多汗恶风，饮食不下，胸脘痞塞，腹胀满，感寒则胀甚，进冷食则泄泻。其特征为形体消瘦，腹部膨大。张景岳注：“胃脉从大迎前，下人迎，循喉咙，入缺盆，故胃风之状，颈必多汗恶风。胃主受纳水谷，而风邪居之，故食饮不下，鬲塞不通。胃脉循腹里，故善满。失衣则阳明受寒于外，故为䐜胀。食寒则胃气受伤于内，故为泄泻。胃者肉其应，胃病故形瘦。腹者胃所居，邪实故腹大。”

［17］颈多汗：《三因方》引作“额”。按作“额”似是。《灵枢·经脉篇》：“胃足阳明之脉，循发际，至额颅。”

［18］失衣：指衣着不慎而导致受寒。

［19］当先风一日：指发风病的前一天。

［20］头痛不可以出内：指头痛不敢出室外。王冰注：“不可以出室屋之内者，以头痛甚而不喜外风故也。”

［21］至其风日，则病少愈：到其起风之日，气随风散，所以头痛减轻而病情稍愈。张隐庵注：“诸阳之气，上出于头，故先一日则病甚，头痛不可以出户内，盖风将发而气先病也。至其风发之日，气随风散，故其病少愈。”

［22］漏风：酒后为风邪所中则成漏风。张景岳注：“风邪挟酒，则阳气散越，故多汗。阳胜则身热恶寒，故不可以单衣。食入于阴，长气于阳，故食则汗出，甚则阳浮于上，故喘息。汗出不止，故衣濡。阳盛阴虚，津亡于内，所以口干善渴，身不能劳也。”

[23] 常不可单衣：指患者穿单衣亦觉而汗出恶风。

[24] 泄风：《新校正》认为泄风为内风之误。《新校正》云：“孙思邈云：‘新房室意取风为内风，其状恶风，流汗沾衣。’疑此泄风，乃内风也。本论前文先云漏风、内风、首风，次言入中为肠风，在外为泄风。今有泄风而无内风，孙思邈载内风，乃此泄风之状，故疑此泄风乃内字之误也。”

[25] 上渍：上半身多汗。吴昆注：“上渍，半身以上如浸也。”

[26] 身体尽痛则寒：王冰注：“身体尽痛，以其汗多，汗多则亡阳，故寒也。”

【语译】

黄帝问：“五脏的风所表现的症状，都有哪些不同？希望听您谈谈诊察的要点和疾病的形态表现。岐伯说：肺风的症状是多汗怕风，面色白，时而咳嗽气短，白天较轻，傍晚加重。诊察时要注意眉的上部，色白即是。心风的症状也是多汗怕风，形体干瘦，易怒易惊，面有赤色，说话不利索。诊察要注意口舌，当见赤色。肝风的症状是多汗怕风，面色微青，咽喉干燥，易悲，厌恶女人。诊察时要注意目下，当见青色。脾风的症状是多汗怕风，身体疲倦，四肢不愿意活动，不想吃东西。诊察时要注意鼻上，当见黄色。肾风的症状是多汗怕风，面部浮肿，腰脊疼痛，不能长时间站立，面色黑得像烟煤，小便不通畅。诊察时要注意面颊，当见黑色。胃风的症状是额上多汗怕风，食饮不下，膈下痞塞不通，腹满闷。如衣着不慎而受寒则腹部就会满胀。吃了凉东西，就会发生泄泻。诊察时要注意病人形瘦腹大这一特点。首风的症状是头面部多汗怕风。在风气将发的前一天，病情较重，头痛得厉害，不能外出。到了风起那天，头痛的情况就会减轻了。漏风的症状是汗出得多，不能穿单薄的衣服，一吃饭就出汗。汗出过多了，又觉得身上发冷，怕风，衣裳总是被汗水浸湿，口干易渴，不能劳累。泄风的症状是多汗，汗出得多了，沾湿衣裳，口中干燥，尤其是上半身汗多，经受不了劳累，周身疼痛并且发冷。黄帝说：讲得好。

【提要】

本节叙述了肺风、心风、肝风、脾风、肾风、胃风、首风、漏风、泄风的临床表现和典型症状特征。

【临床应用】

1. 风病的临床分类　本篇对风病的分类，可从以下四个方面来概括：

(1) 按感邪季节来分：春甲日、乙日感风为“肝风”；夏丙日、丁日感风为“心风”；长夏戊日、己日感风为“脾风”；秋庚日、辛日感风为“肺风”；冬壬日、癸日感风为“肾风”。

(2) 按发病诱因来分：饮酒感风为“漏风”；行房感风为“内风”；沐浴感风为“首风”。

(3) 按风邪所中部位来分：风在头脑为“脑风”；风在眼为“目风”；风在腠理为“泄风”；风在五脏六腑为“脏腑之风”，如肺风、心风、肝风、脾风、肾风、胃风、肠风等。

(4) 按临床症状特点来分：怢栗、热而闷为“寒热”；目黄为“热中”；泣出为“寒中”；肌肉肿痛而有疡为“疮疡”；肉有不仁为“肌肉不仁”；鼻柱坏而色败、皮肤溃疡为“疠风”；多汗、汗出泄衣上、口中干、上渍为“泄风”；而五脏六腑功能失常所致的则为“脏腑之风”。

2. 风病的临床治疗　本篇原文没有叙述风病的治疗方法，兹将宋·骆龙吉撰的《内经拾遗方论》有关风病的治法摘录如下，可作为临床参考：

(1) 寒热：主风脏。可选用小续命汤（防风、防己、麻黄、杏仁、桂枝、黄芩、赤芍、川芎、人参、附子、姜、甘草），另如麻黄续命汤、桂枝续命汤、白虎续命汤、葛根续命汤、附子续命汤、桂附续命汤、羌活连翘续命汤等。

（2）风成寒中：主风气外泄。可选用助阳和血补气汤，专治眼目迎风流泪（黄芪、蔓荆、防风、当归、白芷、升麻、柴胡、甘草）。

（3）风成热中：主风气内郁。可选用犀角散治目黄（犀角、黄芩、山栀子、升麻、茵陈、朴硝、竹叶）。

（4）肌肉不仁：主风中肌肉。可选用蠲痹汤（黄芪、姜黄、当归、赤芍、羌活、甘草、姜、枣），另可服用黄芪酒。

（5）疠风：主风伤荣卫。可选用换容散（蝉蜕、广胶、铅、皮硝、酒）和一带五参散（白花蛇、人参、玄参、沙参、丹参、苦参、酒），另可服用一品花蛇酒。

（6）脑风：主脑病。可选用三五七散治脑风头痛（附子、山萸干、山药）。

（7）目风眼寒：主迎风流泪。可选用石膏散（石膏、川芎、甘草、葱、茶）。

（8）漏风：主酒风。用泽泻散（泽泻、白术、麋衔）。

（9）内风：主房劳中风。可选用大补黄芪汤（黄芪、防风、人参、当归、川芎、白术、熟地、白茯苓、甘草、五味子、肉桂、山萸肉、苁蓉）。

（10）首风：主头痛因风。可选用羌活散（羌活、苍术、川芎、白茯苓、防风、枳壳、桔梗、甘草、姜、葱）。

（11）泄风：主风中腠理。可选用玉屏风散（防风、黄芪、白术）。

（12）肺风：主风中肺脏。可选用五味子汤（五味子、杏仁、桂心、防风、甘草、川芎、赤芍、川椒）。

（13）肝风：主风中肝脏。用射干汤（射干、白芍、苡仁、桂心、石膏）。

（14）脾风：主风中脾脏。用白术汤（白术、厚朴、防风、附子、白鲜皮、五加皮、陈皮）。

（15）胃风：主形瘦腹大。可选用胃风汤（人参、白术、茯苓、当归、川芎、白芍、官桂）。

（16）肾风：主风中肾脏。可选用萆薢饮（萆薢、狗脊、杜仲、茯苓、首乌、天雄、泽泻）。

（17）心风：主风中心脏。可选用远志汤（远志、人参、羌活、细辛、麻黄、赤芍、白术、石菖蒲）。

素问·痹论篇第四十三

【导读】

本篇系统地论述了痹病的病因、病机、分类、证候、传变、治疗及预后等，故名篇。痹，此指因感受风寒湿邪所致的气血凝滞、经脉闭塞不通、脏腑功能障碍的一类疾病。高士宗："痹，闭也，血气凝涩不行也。有风寒湿三气之痹，有皮、肌、脉、筋、骨，五脏外合之痹，六腑有俞，五脏亦有俞，五脏有合，六腑亦有合，故有五脏六腑之痹。荣卫流行，则不为痹。痹之为病，或痛，或不痛，或不仁，或寒或热，或燥或湿，举而论之，故曰'痹论'。"

【原文】

黄帝问曰：痹之安生？岐伯对曰：风寒湿三气杂至合而为痹也。其风气胜者为行痹[1]，寒气胜者为痛痹[2]，湿气胜者为著痹也[3]。

帝曰：其有五者何也？岐伯曰：以冬遇此者为骨痹[4]，以春遇此者为筋痹[4]，以夏遇此者为脉痹[4]，以至阴[5]遇此者为肌痹[4]，以秋遇此者为皮痹[4]。

帝曰：内舍[6]五藏六府，何气使然？岐伯曰：五藏皆有合[7]，病久而不去者，内舍于其合也。故骨痹不已，复感于邪，内舍于肾；筋痹不已，复感于邪，内舍于肝；脉痹不已，复感于邪，内舍于心；肌痹不已，复感于邪，内舍于脾；皮痹不已，复感于邪，内舍于肺。所谓痹者，各以其时重感于风寒湿之气[8]也。

【注释】

[1] 行痹：以肢节酸痛，游走无定处为特点的痹病，也称风痹。

[2] 痛痹：以疼痛剧烈为特点的痹病，也称寒痹。

[3] 著痹：以痛处重着固定，或顽麻不仁为特点的痹病，也称湿痹。

[4] 骨痹、筋痹、脉痹、肌痹、皮痹：根据风、寒、湿三气侵入人体的不同季节，以及五脏应五时、合五体的理论进行命名的五种痹病，合称为五体痹。

[5] 至阴：即长夏季节。

[6] 内舍：指病邪入内，稽留潜藏。

[7] 五藏皆有合：五脏都有与之相联系的五体，如心合脉、肝合筋、肺合皮、脾合肉、肾合骨。

[8] 各以其时重感于风寒湿之气：各在其所主的时令季节，又重复感受了风寒湿之邪。

【语译】

黄帝问道：痹病是怎样发生的？岐伯回答说：风、寒、湿三种邪气夹杂侵犯人体就发为痹病。以风邪偏盛的为行痹，以寒邪偏盛的为痛痹，以湿邪偏盛的为著痹。

黄帝说：痹病有五种，是什么道理？岐伯说：在冬季感邪发病的为骨痹，在春季感邪发病的为筋痹，在夏季感邪发病的为脉痹，在长夏感邪发病的为肌痹，在秋季感邪发病的为皮痹。

黄帝说：痹邪向内侵犯五脏六腑，是什么气使之这样？岐伯说：五脏与外在的五体相合，五体痹病久不愈，邪气就会内侵相应的脏腑。所以，骨痹不愈，重感邪气，邪气就会内侵于肾；筋痹不愈，重感邪气，邪气就会内侵于肝；脉痹不愈，重感邪气，邪气就会内侵于心；肌痹不愈，重感邪气，邪气就会内侵于脾；皮痹不愈，重感邪气，邪气就会内侵于肺。所谓内脏痹者，是各脏在主旺季节重复感受风、寒、湿邪气而形成的。

【提要】

本段原文讨论了痹的病因、发病季节，论述了三痹、五体痹的发病情况。

1. 痹的病因　原文明确指出“风寒湿三气杂至合而为痹也”，说明风寒湿邪所伤是致痹的主要原因，三邪侵袭人体，使气血凝滞，经络闭阻，而成为痹证。结合下文，痹证病因除了外感三邪外，亦有内因。

2. 痹的发病与季节　外邪致病有明显的季节性，本文以五体痹的发生为例，五体内合五脏，外应于四时，在不同季节感受风、寒、湿之邪就可能在不同部位发生相应的痹病，如骨痹多发于冬季，筋痹多发于春季，脉痹多发于夏季，肌痹多发于长夏季，皮痹多发于秋季。

3. 三痹　指行痹、痛痹、著痹，是依据病因而分类的。感受风邪为主的称行痹，感受寒邪为主的称痛痹，感受湿邪为主的称著痹。三痹的症状原文未明确指出，但从其病名看，行痹以肢节疼痛游走无定处为特征；痛痹以肢节疼痛剧烈为特征；著痹以痛处固定、重着或麻木不仁为特征。

4. 五体痹　指骨痹、筋痹、脉痹、肌痹、皮痹，是依据发病部位来命名的。病因是由于五脏外合五体，在脏气主旺的季节感受风寒湿之邪病在五体所致。肾主骨旺于冬，冬受邪，病在骨为骨痹；肝主筋旺于春，春受邪，病在筋为筋痹；心主脉旺于夏，夏受邪，病在脉为脉痹；脾主肌肉旺于长夏，长夏受邪，病在肌肉为肌痹；肺主皮旺于秋，秋受邪，病在皮为皮痹。五体痹久不愈，病邪可以内传于五脏，再重复感受风寒湿之邪则可发为五脏痹。

关于五体痹的证候，本篇原文论述较少。现据有关篇章补充如下：

(1) 筋痹，《素问·长刺节论》：“病在筋，筋挛节痛，不可以行，名曰筋痹，刺筋上为故。”《医宗金鉴》：“筋痹，则筋挛节痛，曲而不伸也。”

(2) 脉痹，《医宗金鉴》：“脉痹，则脉中血不流而涩变也。”

(3) 肌痹，《素问·长刺节论》：“病在肌肤，肌肤尽痛，名曰肌痹，伤于寒湿，刺大分小分。”

(4) 皮痹，本篇：“痹聚……在于皮则寒。”“皮肤不营，故为不仁。”《医宗金鉴》：“皮痹，则皮虽麻尚微觉痛痒也。”

(5) 骨痹，本篇：“痹聚在骨则重。”《医宗金鉴》：“骨痹，则骨重酸疼不能举也。”

【原文】

凡痹之客五藏者，肺痹者，烦满喘而呕。心痹者，脉不通，烦则心下鼓[1]，暴上气而喘，嗌干善噫[2]，厥气[3]上则恐。肝痹者，夜卧则惊，多饮，数小便，上为引如怀[4]。肾痹者，善胀，尻以代踵，脊以代头[5]。脾痹者，四支解堕[6]，发咳呕汁，上为大塞[7]。肠痹者，数饮而出不得[8]，中气喘争[9]，时发飧泄。胞痹[10]者，少腹膀胱按之内痛，若沃以汤[11]，涩于小便，上为清涕[12]。

阴气[13]者，静则神藏，躁则消亡[14]。饮食自倍，肠胃乃伤。淫气喘息，痹聚在肺[15]。淫气忧思，痹聚在心。淫气遗溺，痹聚在肾。淫气乏竭[16]，痹聚在肝。淫气肌绝[17]，痹聚在脾。

诸痹不已，亦益内[18]也。其风气胜者，其人易已也。

帝曰：痹，其时有死者，或疼久者，或易已者，其故何也？岐伯曰：其入藏者死，其留连筋骨间者疼久，其留皮肤间者易已。

帝曰：其客于六府者何也？岐伯曰：此亦其食饮居处，为其病本也。六府亦各有俞，风寒湿气中其俞，而食饮应之，循俞而入，各舍其府也。

帝曰：以针治之奈何？岐伯曰：五藏有俞[19]，六府有合[20]，循脉之分，各有所发[21]，各随其过，则病瘳也[22]。

【注释】

[1] 心下鼓：鼓，动也。指心悸。

[2] 噫：噫，嗳气。

[3] 厥气：逆气。

[4] 上为引如怀：引，《说文》："开弓也。"弓开满则形圆。形容腹部胀大如引满之弓，有似怀孕之状。

[5] 尻以代踵，脊以代头：尻，尾骶部。踵，足跟。尻以代踵，指足不能行，以尻代之，但坐不能行。脊以代头，指头俯不能仰，脊柱弯曲，以致脊高于头，但俯不能仰。

[6] 四支解堕：支，通"肢"。解，通"懈"。指四肢倦怠乏力。

[7] 大塞：大，当为"不"字之误。不，通"否"，"否"通"痞"。大塞，即痞塞。

[8] 出不得：指小便不通。

[9] 中气喘争：谓肠中之气转动剧烈，即肠鸣。

[10] 胞痹：胞，膀胱。即膀胱痹。

[11] 若沃以汤：沃，灌溉。汤，热水。形容少腹膀胱内灼热，如灌以热水。

[12] 上为清涕：足太阳膀胱经上额交巅，入络脑，故邪气上蒸于脑而为清涕。

[13] 阴气：指五脏之精气。

[14] 静则神藏，躁则消亡：五脏主藏精气和神气。人能安静，精神内守，邪不能内侵。若躁扰妄动，精神耗散，脏气内虚，邪得以乘之而发生痹病。

[15] 淫气喘息，痹聚在肺：淫气，指五脏失和之气。皮肉筋骨之邪浸淫入里，若见喘息，则是痹邪内侵停聚在肺的表现。下皆仿此。

[16] 乏竭：疲乏，衰竭。肝主筋，筋痹内传为肝痹，筋脉疲乏，活动无力。

[17] 肌绝：肌肉消瘦。

[18] 益内：益，通"溢"，蔓延之意。指病甚向内发展。

[19] 俞：指"五俞穴"中的俞穴。

[20] 合：指六腑的合穴。

[21] 各有所发：各经受邪，均在经脉所循行的部位发生病变而出现症状。

[22] 各随其过则瘳：过，病变。瘳，病愈。即各随其病变部位治疗则病愈。

【语译】

凡痹邪侵犯五脏，其临床表现各有不同。肺痹，可见烦闷、喘息、呕吐等症。心痹，血脉不通，可见心烦、心悸、突然气上逆而喘、咽干、嗳气等症，若厥逆之气上冲则出现恐惧感。肝痹，可见夜间睡眠易于惊醒，饮水多而小便频数，腹部胀大如怀孕之状。肾痹，可见腹胀，尾骶骨代替足跟，但坐不能行，脊背弯曲，头部但俯不能仰。脾痹，四肢倦怠乏力，咳嗽，呕吐清水，胸腹痞塞不通。肠痹，饮水多而小便困难，腹中肠鸣，时时腹泻，完谷不化。胞痹，可见少腹膀胱部位按之疼痛、灼热，若热水浇灌一样，小便不利，鼻流清涕。

五脏的精气，安静时能精神内守，躁扰时则易于消散。饮食过度，肠胃就会受到损伤。五脏失和之气内侵，出现喘息的，是痹邪停聚在肺的表现。五脏失和之气内侵，出现忧愁思虑的，是痹邪停聚在心的表现。五脏失和之气内侵，出现遗尿的，是痹邪停聚在肾的表现。五脏失和之气内侵，出现疲乏衰竭的，是痹邪停聚在肝的表现。五脏失和之气内侵，出现肌肉消瘦的，是痹邪停聚在脾的表现。

各种痹证久而不愈，都可向内蔓延传变。其中风邪偏盛的痹证容易治愈。

黄帝说：痹证有时发生死亡，有时疼痛经久不愈，有的容易治愈，这是什么原因？岐伯说：如果痹邪传入五脏就会死亡，痹邪留连筋骨之间的，疼痛日久，痹邪留在皮肤之间的容易治愈。

黄帝说：痹邪侵入六腑又是怎样呢？岐伯说：这是饮食居处失当，成为六腑痹的根本原因。六腑也有俞穴，风寒湿邪气外中于俞穴，而饮食所伤为内应，邪气循俞穴内传，侵犯相应的腑。

黄帝说：怎样用针刺治疗呢？岐伯说：五脏各有俞穴，六腑各有合穴，沿着经脉所循行的部位表现出各自的症状，分别按照病变部位进行针刺，痹病就会治愈。

【提要】

本段原文论述了脏腑痹的症状、痹的预后、针刺治疗原则。

1. 五脏痹的发病机理和临床表现　结合全文，可以看出五脏痹的发病有内外因双重作用。一是五体痹久病不愈，二是各脏在其所应季节感受风寒湿邪，三是五脏精气内伤，四是营卫失常，五脏受损。

(1) 肺痹：烦闷，喘息，呕吐。

(2) 心痹：心烦，心悸，突然上气喘促，咽干，嗳气，恐惧，忧思。

(3) 肝痹：夜间睡卧多惊，多饮水，小便频，腹大如怀孕状，疲乏无力。

(4) 肾痹：腹胀，下肢不能站立，脊背弯曲，头不能仰，遗尿。

(5) 脾痹：四肢疲乏无力，咳嗽，呕清水，胸腹痞塞，肌肉消瘦。

2. 六腑痹的发病机理和肠痹、胞痹的临床表现　风寒湿邪侵犯了分布于肌表的六腑经脉，邪气循俞穴内侵，这是外因；饮食失常，肠胃受伤，这是内因。内外合邪，导致六腑功能失调，形成六腑痹。

(1) 肠痹：饮水多但小便困难，腹中肠鸣，腹泻，完谷不化。

(2) 胞痹：少腹膀胱部位疼痛拒按，灼热如热水浇灌，小便不利，鼻流清涕。

3. 痹的预后　本文对痹证的预后，主要从感邪的性质、病位的深浅以及病程的长短来分析的。

从感邪性质而论，风为阳邪，其性轻扬，易于驱除，故风邪偏盛者易于痊愈；寒性凝滞，湿性重浊，难于驱除，故寒湿之邪偏盛者难于痊愈。

从病位深浅判断，邪在皮肤之间者，病位轻浅，易于驱除，容易治愈；邪在筋骨之间者，阻塞经络气血，使其凝滞不通，病位较深，不易治愈；若邪气侵入五脏，损伤精神气血，正虚邪盛，病位更深，预后较差。

从病程长短而论，病程短者，病邪轻浅易治愈；病程长者，病邪缠绵不去，病重难治愈。

4. 痹证的刺治原则　基本原则是“辨证论治”，按病变的经脉部位循经取穴治疗，即“五脏有俞，六府有合，循脉之分”，五脏痹取其俞穴、六腑痹取其合穴为主刺。

【原文】

帝曰：荣卫之气，亦令人痹乎？岐伯曰：荣者，水谷之精气[1]也，和调于五藏，洒陈于六府[2]，乃能入于脉也，故循脉上下，贯五藏，络六府也。卫者，水谷之悍气[3]也，其气慓疾滑利，不能入于脉也，故循皮肤之中，分肉之间，熏于肓膜[4]，散于胸腹。逆其气则病，从其气则愈，不与风寒湿气合，故不为痹。

帝曰：善。痹或痛，或不痛，或不仁，或寒，或热，或燥，或湿，其故何也？岐伯曰：痛者，寒气多也，有寒故痛也。其不痛不仁[5]者，病久入深，荣卫之行濇，经络时疏，故不通[6]，皮肤不营，故为不仁。其寒者，阳气少，阴气多，与病相益[7]，故寒也。其热者，阳气多，阴气少，病气胜，阳遭阴[8]，故为痹热。其多汗而濡者，此其逢湿甚也。阳气少，阴气盛，两气相感[9]，故汗出而濡也。

帝曰：夫痹之为病，不痛何也？岐伯曰：痹在于骨则重，在于脉则血凝而不流，在于筋则屈不伸，在于肉则不仁，在于皮则寒，故具此五者[10]，则不痛也。凡痹之类，逢寒则虫[11]，逢热则纵[12]。帝曰：善。

【注释】

[1] 精气：水谷精微中清静柔和之气，具有营养作用。

[2] 和调于五藏，洒陈于六府：洒陈，布散之意。谓营气运行布散于五脏六腑。

[3] 悍气：水谷精微中慓悍之气，具有温养作用。

[4] 肓膜：体腔内脏之间的膜。

[5] 不痛不仁：不觉痛痒，即麻木不仁。

[6] 不通：《太素》、《甲乙经》均作“不痛”，可从。

[7] 阳气少，阴气多，与病相益：“阳气少，阴气多”，指人的体质偏于阴盛。病，此指风寒湿邪。益，增加、助长之意。意指素体阴盛者，再感受风寒湿邪，其寒更甚。

[8] 阳气多，阴气少，病气胜，阳遭阴：遭，《甲乙经》作“乘”。乘，战而胜之也。此指病人素体阳盛阴虚，感受风寒湿之邪后，阴不胜阳，邪气从阳化热，故为热痹。

[9] 两气相感：指人体偏盛的阴气与以湿邪为主的风寒湿邪相互作用。

[10] 此五者：五者，指风寒湿邪在骨、脉、筋、肉、皮五个方面。

[11] 逢寒则虫：“虫”，《甲乙经》、《太素》均作“急”，拘急之意。风寒湿邪的痹证，遇寒则拘急疼痛加重。

[12] 逢热则纵：纵，松弛，舒缓。风寒湿邪的痹证，遇热则疼痛缓解。

【语译】

黄帝说：营卫之气也可以使人发生痹证吗？岐伯说：营气，是水谷精微中清轻柔和之气，它布散于五脏六腑，营养全身，就能进入脉中，所以，它能循着经脉上下运行，贯通五脏、联络六腑。卫气，是水谷精微中剽悍之气，流行迅速，不能进入脉中，所以它循行于皮肤肌肉之间，温熏体腔与内脏的筋膜，布散于胸腹之内。如果营卫之气循行逆乱，就会发病，营卫之气顺畅和调，病就痊愈。因此，营卫之气不与风寒湿等邪气相合，就不会发生痹证。

黄帝说：好。痹证，临床表现有的疼痛，有的不痛，有的麻木不仁，有的表现出寒，有的表现出热，有的表现出燥，有的表现出湿润，这是什么道理？岐伯说：疼痛而湿润是阴寒之气偏盛，有寒则痛。不痛而麻木不仁的，是病久邪气深入，营卫运行涩滞，经络空疏，所以不痛。皮肤得不到气血的营养，所以麻木不仁。表现为寒象的，是因为患者素体阳气偏少，阴气偏盛，风寒湿邪从寒化，所以寒象加重。表现为热象的，是因为患者素体阳气偏盛，阴气偏虚，风寒湿邪与阳热之气相合，从热而化，所以出现热痹。表现为汗出过多、皮肤湿润的，是感受湿邪太盛的原因，素体阳气少，阴气盛，湿邪与阴盛之气相合，所以表现出多汗、皮肤湿润之症。

黄帝说：有的痹症不痛，是什么道理？岐伯说：痹病在骨则沉重，在脉则气血凝滞不通，在筋则关节屈伸不利，在肌肉则麻木不仁，在皮肤则表现出寒象。如果具有这五个方面的情况，就不会有明显的疼痛症状。凡是痹证，一般遇到寒冷则拘急疼痛加重，遇到温热则经脉舒缓，疼痛减轻。黄帝说：好。

【提要】

本段原文论述了营卫之气与痹证发生的关系、痹证的发病类型以及与体质的关系。

1. 营卫之气的生成、性能、循行　营卫之气来源于水谷精微，营气清静柔和，具有营养脏腑的作用，卫气剽悍滑利，具有温养脏腑的作用。营气行于脉中，随经脉贯通五脏六腑，卫气行于脉外的皮肤、分肉、胸腹的肓膜。如原文“荣者，水谷之精气也，和调于五藏，洒陈于六府，乃能入于脉也，故循脉上下，贯五藏，络六府也。卫者，水谷之悍气也，其气慓疾滑利，不能入于脉也，故循皮肤之中，分肉之间，熏于肓膜，散于胸腹。”

2. 营卫之气与痹证的关系　营卫运行正常，气血和调，五脏六腑、四肢百骸得养，卫外功能正常，若无风寒湿邪侵袭，则不会发生痹证。若痹证已经发生了，只要营卫之气恢复正常运行，经脉气血畅通，痹证亦向愈。若营卫之气逆乱，又感受风寒湿邪，则经脉气血凝滞不通，就会发生痹证。可见，痹证的发生与营卫失调关系密切。

3. 痹证的发病类型　痹证的临床表现有多种类型，有以疼痛为主的，有麻木不仁的，有偏寒偏热的，有偏燥偏湿的，有屈伸不利的。其发病类型多与邪气的性质、病位的深浅有关。如感受寒邪偏盛的，病症表现以疼痛为主；感受湿邪偏盛的，病症表现以多汗、皮肤湿润为主；痹邪在皮肤的，气血不荣，病症表现以麻木不仁为主；痹邪在骨的，病位深，病症表现以肢体沉重为主；痹邪在筋，筋脉弛缓，病症表现以屈伸不利为主。

4. 体质与痹证的关系　邪气可随体质的阴阳而变化，称之为“邪气从化”。阴寒偏盛的体质，感受风寒湿之邪，邪易从阴化，表现出寒痹或湿痹；阳热偏盛的体质，感受风寒湿之邪，邪易从热化，表现出热痹。如原文“其寒者，阳气少，阴气多，与病相益，故寒也。其热者，阳气多，阴气少，病气胜，阳遭阴，故为痹热。其多汗而濡者，此其逢湿甚也。阳气少，阴气盛，两气相感，故汗出而濡也。”这种邪从体质而转化的学术思想，对于分析疾病的类型、演变转归、辨证用药等，都具有重要的指导意义。

【临床应用】

1. 行痹　《当代名医临证精华·痹证专辑》载：刘××，女，21岁。头晕、心悸、关节游走疼痛，时已两月，屡经西医诊治，据云为风湿性关节炎，注射针药稍见好转迄未痊愈。近来腰腿酸痛更甚，月经少，色黑暗，舌苔薄白，六脉沉滞。气血不活，缘于风湿之邪，入侵经络，不通则痛，关节不利，月经少，色不鲜亦是明证。腰腿酸痛，痛无定处，风邪重于寒湿，拟祛风湿，通经络和气血以治。处方：酒当归10 g，春砂仁3 g，赤白芍各

10g，生熟地各6g，北细辛3g，川桂枝3g，酒川芎4.5g，桑寄生15g，醋柴胡3g，嫩桑枝15g，左秦艽4.5g，油松节24g，金狗脊15g，豨莶草12g，功劳叶12g，片姜黄6g，乌蛇肉18g，炙草节10g。药服4剂，疼痛稍减，仍头晕心悸，前方加重散风药羌活、独活。再进3剂，疼痛大为好转。

2. 痛痹 《续名医类案·痛痹》载：刘云密治一女子，年三十外，病冬月怯寒，并头痛背重坠而痛，下引腰腿及腿肚痛甚，右臂痛不能举，医以五积散为主，加羌活、乌药，以散凝寒而行滞，似亦近之，然但除怯寒与腰痛，而头腿肚及右臂之痛，只小愈耳，至背之重坠而痛毫未减。盖止知散寒，而不知达阳，止知行胃肾之气，而不知达胸中之阳也。夫阳气受于胸中，而背固胸之府也，因简方书，有以姜黄为君，而用羌活、白术、甘草四分之一，乃加入附子三分，服头饮，则诸痛去其三，再如前剂，用其三之一，与前渣同煎，服竟而诸症霍然。

3. 著痹 《当代名医临证精华·痹证专辑》载：王××，女，29岁，1952年3月4日初诊。两个月前临产时患周身关节痛，一个月后，关节悉肿，动则痛甚，畏风，不能食，睡眠欠佳，大便2～3日一行，有时小汗出，已卧床两月余。各医院诊为“类风湿性关节炎”，屡治不效，去外地治疗亦无效，归来求治于余。诊见：脉沉细，舌苔白腻而厚，身体虚浮，四肢关节肿大，触之痛不可忍，肢体不敢移动。诊断：著痹。用温经祛湿之法，以小续命汤加味治之。麻黄5g，附子15g，党参20g，杏仁5g，白芍25g，薏米100g，甘草10g，川芎10g，桂枝10g，牛膝10g，防风15g，茯苓30g，水煎服。服药10日，其肿消，痛已，仅活动后稍感疼痛，脉缓弱，乃湿浊未尽，血气未复，湿气来去，治以益气活血祛湿。处方：党参20g，当归20g，川芎15g，防风15g，薏米100g，赤芍15g，丹参15g，桂枝7g，3剂，水煎服。此后渐愈。

《当代名医临证精华·痹证专辑》载：刘××，女，41岁，工人。1985年12月来诊。发病月余，周身关节疼痛，尤以踝、膝、腕、肘为甚，痛不可近，终日号哭，行动不便，走路需人协助，踝、腕关节肿而红热，发热常在37.5～39℃之间，口渴，便燥，舌质红苔黄且厚，脉滑大。化验：类风湿因子阳性，观前方多用温燥，或服中成药风湿寒痛片，反致病势加重。此热痹也，湿热互结着于关节，又过服辛燥，湿邪虽去而热邪化毒致使关节红肿，今审症、舌、脉，乃阳明气、腑皆热皆实，大有入营之势，治宜先清阳明气分之热，通腑之实，略加营阴之药，以防热邪由气入营；再者以复阳明之阴液，并以解毒之品以化其热毒。药以：生石膏120g，知母30g，生大黄10g（后下），枳实15g，白花蛇舌草60g，忍冬花、藤各30g，元参30g，生地30g，丹皮20g，赤芍20g。上方服3剂后，腑气已通，热已退至38℃以下，疼痛稍缓，仍以原方去大黄、枳实。加半夏60g，南星60g，山慈姑15g，全蝎10g（轧细末吞服）。后以此方加减出入服百余剂，共用生石膏30余斤，痊愈。

4. 筋痹 其症状特点为筋脉挛急，关节疼痛，《素问·长刺节论》说：“病在筋，筋挛节痛，不可以行，名曰筋痹”。张志聪注：“诸筋皆属于节，故筋挛节痛；病在筋者，屈而不伸，故不可行也。”治疗筋痹，《素问·长刺节论》提出针刺“筋上为故”；《灵枢·官针》介绍用恢刺和关刺之法：马莳注：“恢刺，以针直刺其旁，复举其针前后，恢荡其筋之急者，所以治筋痹也。”“关刺，直刺左右手足，尽筋之上，正关节之所在，所以取筋痹也。”由于筋痹乃风寒湿合邪伤筋所致，故治宜散寒祛风除湿，舒筋缓急，可选用活血舒筋汤之类。若因火淫灼筋，发为筋痹，如《素问·四时刺逆从论》说：“少阳有余，病筋痹胁满。”对此少阳相火有余之筋痹，宜清热舒筋缓急，《张氏医通·痿痹门》载用羚羊角散，可供临床选用。

5. 肌痹　肌痹以肌肉顽麻不仁或疼痛为其特点。《素问·长刺节论》说：“病在肌肤，肌肤尽痛，名曰肌痹，伤于寒湿。”寒湿侵于肌肉之间，寒则脉凝，湿则阻滞气血，使肌肉间脉络不通，气血凝滞，故肌肤尽痛，若寒湿阻滞营卫气血，肌肤失养，则为顽麻不知痛痒，故《素问·痹论》言：“以至阴遇此者为肌痹，……在于肉则不仁。”治疗肌痹，《素问·长刺节论》提出应“刺大分、小分，多发针而深之，以热为故”，即取分肉之间而刺之，《灵枢·官针》指出用合谷刺法，马莳云：“合谷刺，左右用针如鸡足然，针于分肉之间，以取肌痹。”由于肌痹乃寒湿所致，故治宜祛湿散寒，方用除湿蠲痹汤加减，《类证治裁·痹证论治》载薏苡汤、三痹汤、神效黄芪汤，亦可选用。

6. 皮痹　皮痹以皮寒不仁为特点。《素问·痹论》说：“以秋遇此者为皮痹，……在于皮则寒。”此乃风寒湿邪乘肺虚表卫不固而侵袭皮肤，留而不去，营卫受阻。卫阳不温肌肤则皮寒，营卫不养皮肤则不仁。故《灵枢·刺节真邪》云：“虚邪之中人也，……抟于皮肤之间，……留而不去为痹，卫气不行，则为不仁。”治疗皮痹，《灵枢·官针》载用毛刺法刺治。张志聪注云：“毛刺者，邪闭于皮毛之间，浮浅取之。”由于皮痹乃风寒湿袭于皮肤，营卫不和，故治宜祛风寒湿邪，调和营卫，方用黄芪建中汤合羌活胜湿汤加减。《张氏医通·痿痹门》指出：“痹在皮，越婢汤加羌活。细辛、白蒺藜。”亦可选用。

7. 脉痹　《素问·痹论》云：“以夏遇此者为脉痹，……在于脉则血凝而不流。”马莳注云：“心主夏，亦主脉，心气衰，则三气入脉．故名之曰脉痹。”说明本证乃心气不足，风寒湿侵袭于血脉，使血脉凝滞而发为脉痹。临床表现可见肢体疼痛，痛位固定，遇寒痛甚；或见局部冷痛青紫，或脉显露成索条状。若风寒湿邪郁而化热。脉有瘀热，则可见身热，肌肤灼热、疼痛，局部色赤紫等，如《素问·四时刺逆从论》所言：“阳明有余，病脉痹，身时热。”治疗脉痹，以“血实宜决之”为原则，宜散寒除湿，活血化瘀，可用当归四逆汤合活络效灵丹之类，若以局部血脉凝涩为主，可选用《赵炳南临床经验集》中的温经通络汤；属脉有瘀血郁热者，则宜活血清热，方用桃红四物汤加茜草根、丹皮、连翘等。

《房芝萱外科经验》载：马××，女，28岁，1974年9月就诊。近三天来左侧手腕部疼痛，活动受限，左上肢起一条索，肿痛，不能安眠。查左前臂直至上臂，有一明显条索，长28.5厘米，质硬，触痛拒按，沿条索皮肤潮红，左前臂微肿，左腕及左肘屈伸略受限。苔白，脉弦略数。辨证，湿热凝结，血瘀阻络。治法；清热利湿，活血散结。拟方：银花24g，公英24g，连翘18g，茵陈30g，条芩9g，猪苓9g，玄参18g，泽泻9g，炒山甲15g，赤芍9g，归尾12g，车前子9g，红花9g，玄胡9g，川楝子18g，升麻9g，甘草3g，地龙12g，泽兰叶12g。服药半月，其疼痛已止，条索变软，无触痛，缩短至20cm。再拟方药：三棱9g，莪术9g，赤芍9g，半夏9g，玄参15g，炒山甲15g，连翘15g，生黄芪15g，鸡血藤18g，云苓12g，红花9g，炒僵蚕9g，桃仁9g，归尾9g，酒军3g，升麻9g。半月后条索基本消失，渐次而愈。

8. 骨痹　骨痹以骨重不可举，骨酸痛，身寒为其症状特点。此证外因风寒湿邪，内因肾虚，肾不能生髓养骨，“则髓不能满，故寒甚至骨也”。因肾虚不能生髓，骨失滋养，故骨重不可举，骨酸痛；肾阳不足，失于温煦，故畏寒肢冷。本证《灵枢·五邪》称为阴痹，证见骨痛、腹胀、腰痛、大便难、肩背颈项痛等。张志聪注：“阴痹者，病在骨，按之而不得者，邪在骨髓也。腹胀者，脏寒生满病也。腰者肾之府，肾开窍于二阴，大便难者，肾气不化也，肩背颈项痛，时眩者，脏病而及于腑也。”治疗骨痹，宜温肾散寒，方用右归饮合肾着汤之类。《张氏医通·痿痹门》载用安肾丸。《灵枢·五邪》认为可取涌泉、昆仑穴，《灵枢·官针》提出用短刺和输刺法治疗，均可参考。

《中国现代名中医医案精华》载：武××，男，47岁。主诉：胸腰椎多处骨质增生，腰背长期作痛，活动不便，逐渐下肢瘫痪，步履维艰。因食后活动少，消化阻滞，胃痛发作，并见腹胀、饱嗳、吞酸等症。辨证、治法：痼疾加新病。先用二陈汤加乌贼骨、六曲，枳壳、白芍之属，半月后，胃痛止，饮食正常。再按治骨痹之法治之，用虎骨、龟板、蝉蜕、威灵仙、骨碎补，没药、乳香、白芍等八味药作为散剂，长期服用。除感冒、胃痛时暂时停药外，坚持服药四个多月，腰背痛逐渐减轻，能扶杖行走，仍坚持服药一年之久。经X线照片复查，虽胸腰椎畸形无改变，但迄今十余年未复发。

9. 心痹　针灸可取神门、心俞；《灵枢·官针》提出用偶刺法，即当其痛所，一针刺于胸前，一针刺其背部。根据心痹的形成机制，治宜温补心阳、祛寒除湿、通脉安神，方用苓桂术甘汤合活络效灵丹加减。若心阳不足，肾水上泛，见心下悸、喘不能卧，则治宜温心肾、化水饮、通血脉，方用真武汤、黑锡丹之类；若心阳不足，痰浊内阻，见胸闷、胸痛彻背者，宜温阳化痰通脉，方用苓桂术甘汤合瓜蒌薤白半夏汤加减：《证治准绳·杂病》载：“五脏痹宜五痹汤，……心痹加远志、茯苓、麦门冬、犀角”，可供临床参考。

路志正《痹病论治学》载：葛××，女，44岁，工人。1984年8月2日初诊。患风湿性心脏病9年，逐渐加重，近半年来，房颤呈持续性，胸闷，左胸发作性疼痛，心慌，动则气急，头晕耳鸣，目时作眩，纳谷不振，肢软乏力，指尖发麻，心神不安而多恐。体检：两颧黯赤，呈二尖瓣面容，口唇黯紫，舌前部有紫斑，舌下静脉瘀血，脉象结涩；心率130次/分，心音强弱不一，心律快慢不匀，心尖区可闻及Ⅱ级舒张期隆隆样杂音；心电图检查示心房纤颤。证属风湿侵心，气血瘀滞，胸阳痹阻，脉道滞涩，气血失于布养，心气逆乱。诊断心痹（风湿性心脏病：房颤）。辨证：心脉痹阻，气阳不足。治法；活血化瘀、益气通阳。用血府逐瘀汤加生蒲黄、桂枝各10g，去桔梗。服至20剂，其胸闷、心慌、胸痛、指麻等症状明显减轻。早搏消失，心律复常。查心电图亦正常。续以原方加减，以巩固疗效，随访半年，未见复发。

10. 肝痹　针刺可取太冲、曲泉穴。由于肝痹乃肝虚邪气痹阻于肝而成，故治宜祛邪通痹、补益肝血，可选用《类证治裁·痹证论治》所载五痹汤加枣仁、柴胡。若以胸胁痛、呕吐、惊恐为主者，可选用《辨证奇闻》肝痹汤加减，以调补气血，除痹安神。

11. 肺痹　针刺可取太渊、尺泽。汤药可选用《类证治裁·痹证论治》所载五痹汤加半夏、杏仁，麻黄、紫菀。《症因脉治·痹证论》根据寒热虚实之不同，提出分别选用家秘泻白散、生脉散加二冬二母、参橘煎、人参平肺散等。因肺痹患者主要表现为喘、咳，故可参照喘及咳病辨证施治。

12. 脾痹　针刺可取太白、阴陵泉穴。由于脾痹属寒湿困阻，脾气不运之证，故治宜化湿祛寒、调和气机，方用苓桂术甘汤合厚朴温中汤加减。《类证治裁·痹证论治》提出用五痹汤加厚朴、枳实、砂仁、神曲，可供参考。

13. 肾痹　针刺可取太溪、阴谷穴。由于肾痹属寒湿内阻、肾阳不足之证，治当散寒祛湿、温补肾阳，方用《辨证奇闻》肾痹汤加减。

14. 肠痹 肠痹系大小肠为风寒湿邪气阻闭所致的病证。邪入于肠，其受盛及化物的功能失常，以致水停气胀而见肠鸣飧泄之症。张介宾注："肠痹者，兼大小肠而言，肠间病痹，则下焦之气不化，故虽数饮而水不得出，……盖其清浊不分，故时发飧泄。"治疗肠痹，据《素问·痹论》所述，针刺可取曲池、小海穴。由于本证属于邪客于肠，气化失职，故治当化气行水。《证治准绳·杂病》载用五苓散加桑皮、木通、麦门冬或吴茱萸散，可供参考。

15. 胞痹 胞痹乃风寒湿邪痹阻于膀胱所致的病证。其主要症状为少腹膀胱"按之内痛，若沃以汤"，小便短涩。张介宾注云："胞，膀胱之脬也。……膀胱气闭，故按之则内痛，水闭不行，则蓄而为热，故若沃以汤，且涩于小便也。膀胱之脉从巅入络脑，故上为清涕。"治疗胞痹，据《素问·痹论》所述，针刺可取委中、束骨穴。本证属下热上寒，主要病机在于邪气痹阻膀胱，膀胱气闭，湿热郁结而病，故治宜清热利湿通痹，《证治准绳·杂病》载用肾著汤、肾沥汤；《张氏医通·痿痹门》载："痹在胞，肾沥汤；虚寒，茯苓丸；虚寒甚者，巴戟丸"，均可供临证选择。

素问·痿论篇第四十四

【导读】

痿，同“萎”，一指枯萎，一指痿软无力。痿证，是指肢体枯萎、痿软无力的一类疾病。本篇论述了痿的病因病机、分类、治疗，是论痿的专篇，故篇名曰《痿论》。

【原文】

黄帝问曰：五藏使人痿何也？岐伯对曰：肺主身之皮毛，心主身之血脉，肝主身之筋膜，脾主身之肌肉，肾主身之骨髓。故肺热叶焦[1]，则皮毛虚弱急薄[2]，著则生痿躄[3]也。心气热，则下脉厥而上，上则下脉虚，虚则生脉痿，枢折挈[4]，胫纵而不任地也。肝气热，则胆泄口苦，筋膜干，筋膜干则筋急而挛，发为筋痿。脾气热，则胃干而渴，肌肉不仁，发为肉痿。肾气热，则腰脊不举[5]，骨枯而髓减，发为骨痿。

【注释】

[1] 肺热叶焦：形容热邪伤肺，津液耗损，宣肃不能的状态。

[2] 急薄：形容皮毛干枯的样子。

[3] 著则生痿躄：着，邪气留而不去。躄，两腿行走不便。痿躄，指四肢萎废不用的病。

[4] 枢折挈：枢，指关节。折，折断。挈，提举。枢折挈，形容关节弛缓，不能提举，犹如枢轴折断不能活动的样子。

[5] 腰脊不举：腰脊不能活动。

【语译】

黄帝问道：五脏的病变使人发生痿证，是什么道理？岐伯回答说：肺主全身的皮毛，心主全身的血脉，肝主全身的筋膜，脾主全身的肌肉，肾主全身的骨髓。所以热邪伤肺，津液耗损，皮毛干枯不泽，热邪留而不去，就发生四肢萎废不用的病证。心有热邪，气血上逆，则下部血脉空虚，而形成脉痿，关节如折不能提举，足胫松弛不能站立。肝有热邪，则胆气上泄而口苦，筋膜失养而干枯、拘急，形成筋痿。脾有热，使胃中干燥而口渴，肌肉失荣而麻木不仁，形成肉痿。肾有热邪，使骨髓减少，骨失濡养而干枯，腰脊不能活动，形成骨痿。

【提要】

本段原文论述了五体痿的主要病机和症状。

1. 痿的病机　五脏气热是发生五体痿的主要病机。因肺主皮毛，心主血脉，肝主筋膜，脾主肌肉，肾主骨髓，五脏有热，阴精受伤，五体失养，渐而成痿。其中肺热叶焦是致痿的关键，因为五脏阴精有赖肺气的输布，才能通达全身，濡养五体。

2. 四痿的症状及特点　原文论述了脉、筋、肉、骨痿，无“皮痿”之名。肺热叶焦所致的痿躄，是痿的通称。

(1) 脉痿：关节如折不能提举，足胫松弛不能站立。其特点是松弛性瘫痪。

(2) 筋痿：口苦，筋脉拘急挛缩。其特点是拘挛性瘫痪。

(3) 肉痿：口干渴，肌肤麻木不仁。其特点是麻木性瘫痪。

(4) 骨痿：腰脊不能活动，软弱性瘫痪。

【原文】

帝曰：何以得之？岐伯曰：肺者，藏之长[1]也，为心之盖[2]也。有所失亡[3]，所求不得，则发肺鸣[4]，鸣则肺热叶焦。故曰：五藏因肺热叶焦，发为痿躄，此之谓也。悲哀太甚，则胞络绝[5]，胞络绝则阳气内动，发则心下崩[6]，数溲血也。故《本病》[7]曰：大经空虚，发为肌痹[8]，传为脉痿。思想无穷，所愿不得，意淫于外，入房太甚，宗筋[9]弛纵，发为筋痿，及为白淫[10]。故《下经》曰：筋痿者，生于肝，使内[11]也。有渐于湿[12]，以水为事，若有所留，居处相湿[13]，肌肉濡渍，痹而不仁，发为肉痿。故《下经》曰：肉痿者，得之湿地也。有所远行劳倦，逢大热而渴，渴则阳气内伐[14]，内伐则热舍于肾。肾者，水藏也。今水不胜火[15]，则骨枯而髓虚，故足不任身，发为骨痿。故《下经》曰：骨痿者，生于大热也。

【注释】

[1] 肺者，藏之长：长，首领之意。肺主全身之气，朝百脉，主治节，布津液达于全身，又居于五脏的上部，故为五脏之长。

[2] 心之盖：肺在心之上，如华盖。

[3] 失亡：事不如意，如所爱之物亡失。

[4] 肺鸣：指因肺气不畅所致的咳喘声音。

[5] 胞络绝：指心包之脉络阻绝不通。

[6] 心下崩：崩，大量出血。心气上下不通，心阳妄动，迫血下行而尿血。

[7]《本病》：古医书，已佚。

[8] 肌痹：《太素》作“脉痹”，可从。

[9] 宗筋：指众筋，泛指全身筋膜。

[10] 白淫：指男子滑精，女子带下一类疾病。

[11] 使内：指房事。

[12] 有渐于湿：渐，浸渍。即被湿邪所伤。

[13] 相湿：《甲乙经》作“伤湿”，可从。

[14] 阳气内伐：伐，侵犯。谓阳热邪气内侵，使津液耗伤。

[15] 水不胜火：谓肾之阴精受损，不能制胜火热之邪。

【语译】

黄帝说：痿是怎样形成的？岐伯说：肺为诸脏之首，为心之盖，若遇到事不如意，就会引起肺气不利的咳喘，咳喘久而郁热，致使肺热叶焦，精微津液不能输布全身。所以说，五脏因肺热叶焦不得滋养，发生痿躄，说的就是这个道理。若悲哀过度，就会使心包络阻隔不通，心气上下不通，心阳妄动，迫血下行，常见血尿。所以《本病》说：大经脉空虚，就发生脉痹，传变为脉痿。若胡思乱想，愿望不能达成，精神意志游荡于外，房劳过度，筋脉弛缓不收，发生筋痿，兼见滑精、带下症状。所以《下经》上说：筋痿之病生于肝，是房劳过度所致。若被湿邪所伤，如长期在水中作业或居处潮湿，久而久之，肌肉为湿邪浸渍，就会出现肌肉麻木不仁，而发生肉痿。所以《下经》上说：肉痿是久居湿地造成的。若远行劳累，又逢气候炎热，口渴，这是热邪内侵于肾、津液耗伤的缘故。肾为水脏，现肾水耗伤不能制约火热，则精髓空虚，骨失所养而枯，使双足不能支撑身体，成为骨痿。所以《下经》上说：骨痿是大热造成的。

【提要】

本段论述了痿证的病因，概括起来有四种：

（1）热伤五脏：在各种原因作用下，五脏气热，阴精灼伤，四肢失养，而发为痿证。

（2）情志太过：情志太过，郁而生热，灼伤阴精津液，致使筋脉失养而发为筋痿、脉痿。

（3）劳倦过度：肝主筋，为罢极之本，肾主骨，为作强之官。房劳、劳倦太过，耗伤肝肾精血，复因阴虚内热，使筋骨经脉失去濡养，则发为筋痿、骨痿。

（4）伤湿、伤热：久居湿地，水中作业，湿伤肌肉，发为肉痿。远行逢大热，热伤肾之阴液，发为骨痿。

【原文】

帝曰：何以别之？岐伯曰：肺热者，色白而毛败；心热者，色赤而络脉溢[1]；肝热者，色苍而爪枯；脾热者，色黄而肉蠕动[2]；肾热者，色黑而齿槁。

帝曰：如夫子言可矣。论[3]言治痿者，独取阳明何也？岐伯曰：阳明者，五藏六府之海[4]，主闰[5]宗筋，宗筋主束骨而利机关[6]也。冲脉者，经脉之海也，主渗灌谿谷[7]，与阳明合于宗筋，阴阳揔宗筋之会[8]，会于气街[9]，而阳明为之长[10]，皆属于带脉，而络于督脉。故阳明虚，则宗筋纵，带脉不引[11]，故足痿不用也。帝曰：治之奈何？岐伯曰：各补其荥而通其俞[12]，调其虚实，和其逆顺，筋脉骨肉，各以其时受月[13]，则病已矣。帝曰：善。

【注释】

[1] 脉络溢：指表浅的部位血络充血。

[2] 肉蠕动：肌肉不由自主地跳动。

[3] 论：指《灵枢·根节篇》，该篇有“痿疾者，取之阳明”的记载。

[4] 阳明者，五藏六府之海：阳明经为水谷化生精微之地，五脏六腑皆受气于阳明，故为脏腑之海。

[5] 闰：通“润”，滋润。

[6] 宗筋主束骨而利机关：机关，指关节。谓宗筋具有约束骨节、滑利关节的作用。

[7] 谿谷：谿，同“溪”。肉之大会为谷，肉之小会为谿。

[8] 阴阳揔宗筋之会：阴阳，指阴经、阳经。揔，音义同“总”，会聚之义。宗筋，此特指前阴。谓阴阳经脉会聚于前阴。

[9] 气街：穴位名，属足阳明经，在横骨两端鼠蹊上一寸。

[10] 阳明为之长：阳明为五脏六腑之海，而阴阳总宗筋之会，会于阳明经之气街，故阳明为之长。意即在诸经主润宗筋方面，阳明经起主导作用。

[11] 带脉不引：引，收引。阴阳经脉皆属于带脉的约束，若带脉不能收引，宗筋弛缓则足痿不用。

[12] 各补其荥而通其俞：针刺荥穴以补其气，针刺俞穴以通其气。

[13] 各以其时受月：分别在各脏所主季节进行针刺治疗。

【语译】

黄帝说：怎样鉴别五脏之热呢？岐伯说：肺热，面白而毛发干枯脱落；心热，面赤而络脉充盈浮现；肝热，面青而爪甲萎缩枯燥；脾热，面黄而肌肉不由自主跳动；肾热，面黑而牙齿枯槁。

黄帝说：的确如先生所说的那样，痿的病原在五脏。但《灵枢·根结篇》上讲治痿应独取阳明，这又是什么道理？岐伯说：阳明胃经，是五脏六腑精微的来源，功能滋润宗筋，宗筋主管约束骨节，使关节滑利。冲脉是经脉气血会聚之处，主管渗灌肌肉分腠，与阳明经脉会合于宗筋，阴阳经脉总会于前阴，再会于气街，而阳明又是诸经之统领，诸经连属带脉，联络于督脉。所以阳明胃经虚，宗筋弛缓，带脉不能收引约束，则两足痿软不能活动。黄帝说：怎样治疗痿证呢？岐伯说：用针刺的方法，分别补经脉的荥穴，通经脉的俞穴，辨病之虚实逆顺而调治。病在筋、脉、骨、肉，分别在其脏气当旺的月份进行治疗，病就会痊愈。黄帝说：好。

【提要】

本段经文论述了五脏之热的诊断要点、阳明胃虚致痿的病机和痿证治则。

1. 五脏之热的诊断要点　可以从面色和五脏外合的五体变化来诊断：如肺热面白，心热面赤，肝热面青，脾热面黄，肾热面黑。五体赖五脏精血滋养，若五脏内热，阴液亏损，则五体失荣而现枯槁之状，如肺热皮毛干枯，心热脉络充盈浮现，肝热爪甲萎缩，脾热肌肉蠕动，肾热牙齿（肾主骨，齿为骨之余）枯槁。

2. 阳明胃虚致痿的病机　胃为气血生化之源，阳明经多气多血，主润宗筋，阴阳经总会于宗筋，合于阳明。阳明盛，气血充，诸筋得以濡养，则关节滑利，活动自如。若阳明虚，气血少，宗筋失养，则生痿证。

3. 痿证的治则　概括起来有三条：一是“独取阳明”，二是辨证论治，三是因时治疗。

（1）独取阳明，因为阳明胃虚是致痿的重要病机，调理阳明可以资助生化之源。

（2）辨证论治，辨虚实，根据病位，虚则补其荥穴，实则通其俞穴。

（3）因时治疗，痿的表现在五体，但病本在五脏，五脏分别主旺一季，在该脏当旺的时候进行针刺，效果更佳。

综合全文，痿的病机有三个：

（1）肺热叶焦，津液失布。

（2）五脏气热，阴精被灼。

（3）阳明胃虚，生化乏源。

筋脉骨肉失养，而致痿疾。

【讨论】

“治痿者独取阳明”的讨论：

《素问·痿论》指出：“治痿者独取阳明”。此论对后世影响甚深。

1. 马莳《素问注证发微》释曰：“然则足痿而不能举者，由于阳明之虚，则治痿独取阳明者，宜也”。

2.《内经新论》中载文曰：“独取阳明，即是重于调理脾胃的治疗原则。不仅用在针灸上取阳明经穴位，在组方选药上亦应从中焦着手。”并且归纳出两条经验：其一，扶阳明之正，如用补中益气汤加减，配合针刺治疗“低血钾症”，用益胃汤加味，配合针刺治疗“急性脊髓灰质炎”；用参苓白术散加减，配合针刺治疗阳痿。其二，祛阳明之邪，如用大承气汤加味，配合针刺治疗“急性脊髓炎”；用温胆汤化裁，配合针刺治疗“癔病性瘫痪”；用三妙散加味，配合针刺治疗阳痿。

3.“治痿者独取阳明”之“独”字出处。经文中“论言”二字所指，据张介宾考注，是指《灵枢·根结》篇“痿疾者取之阳明”。《灵枢·根结》云：“太阳为开，阳明为阖，少阳为枢。故开折，则肉节渎而暴病起矣，故暴病者取之太阳。……阖折则气无所止息而痿疾起矣，故痿疾者，取之阳明。……枢折，即骨繇而不安于地，故骨繇者，取之少阳。”

经文是以太阳、阳明、少阳三者相提并论，其中治暴病独取太阳，而不取阳明、少阳；治痿疾独取阳明，而不取太阳、少阳；治骨繇独取少阳，而不取太阳、阳明。可见《痿论》中“独取阳明”一句的“独”字，是针对《根结》篇中所指的太阳、阳明、少阳三者之间而言的，并不是说治疗痿疾只单独取阳明。

4. 独取阳明而治痿并非经文原意。若取阳明是治痿的唯一法则，那么，后文提出“各补其荥而通其俞”，又如何解释？原文“各补其荥而通其俞”，明确指出，治痿要辨病位，别虚实，明补泻。

张介宾所说：“盖治痿者，当取阳明，又必察其所受之经而兼治之也。”除此之外，《内经》中论痿甚多，湿热、寒湿、燥气、血气虚衰，以及情志所伤，均可致痿。后世医家在《内经》论痿的基础上更有诸多发挥。

综上所述，把“治痿独取阳明”理解为“取阳明”是治痿的唯一法则，显然是不恰当的，也是不符合临床实际的。发生这种错误的根本原因，就在于对原文未作深入的研究和理解，也未对临床实践有全面的了解，望文生义所致。这是在研读《内经》时的最大的忌讳。

【临床应用】

林佩琴《类证治裁·卷五·痿证论治》：痿者，肢弱而无力，筋弛而不收，为热伤血脉之症。经曰：五脏因肺热叶焦，发为痿躄。夫五脏皆有痿，如肺热为皮毛痿，宜犀角桔梗汤。心热为脉痿，宜铁粉丸。肝热为筋痿，宜紫葳汤。脾热为肉痿，宜二陈汤加参芪。肾热为骨痿，宜金钢丸。

叶桂《临证指南医案》邹滋九按：夫痿症之旨，不外乎肝肾肺胃四经之病，盖肝主筋，肝伤则四肢不为人用，而筋骨拘挛；肾藏精，精血相生，精虚则不能灌溉诸末，血虚则不能营养筋骨；肺主气，为高清之脏，肺虚则高源化绝，化绝则水涸，水涸则不能濡润筋骨；阳明为宗筋之长，阳明虚则宗筋纵，宗筋纵则不能束筋骨以流利机关，此不能步履，痿弱筋缩之症作矣。

《续名医类案》载：李士材治朱太学，八年痿废，屡治无功。诊之六脉有力，饮食如常，此实热内蒸，心阳独亢，症名脉痿，用承气汤下六七行，左足便能伸缩，再用大承气，又下十余行，手中可以持物，更用黄连、黄芩各一斤，酒蒸大黄八两蜜丸，日服四钱，以人参汤送，一月之内，去积滞不可胜数，四肢皆能展舒，曰今积滞尽矣，煎三才膏十斤与之，服毕而痊。

陈无咎《明教方》载：邓君肉痿证，主脾胃：《素问·痿论》云：“脾气热，则胃干而渴，肌肉不仁，发为肉痿。”《痹论》云：“在于肉则不仁。”今六脉洪革，右关弦代，舌苔干黄，胃气炎上，津液枯竭，消谷善饥，肌肉瘦削，形寒神热，内热外寒，行动不仁，灼不知痛，是为肉痿，宜喷脾汤：杭甘菊、生薏仁、生白芍、生扁豆、天花粉、大麻仁、柏子仁各15g，川黄连、龙胆草各1.5g，石斛、佛手柑、葡萄干、当归、生地各9g，远志2.1g。

《痹痿专辑·珍余集》载：琴川小东门王姓，年约十七八，素有滑泄遗精，两足痿软，背驼腰屈，两手扶杖而行，皮枯肉削。……已服三妙汤数十剂，罔效。予曰：瘦人以湿为宝，有湿则肥，无湿则瘦，观其两腿，大肉日削。诊脉两尺细软。《难经》曰：五损损于骨，骨痿不能起于床，精不足者。补之以味，损其肾者益其精。进以六味地黄汤，加虎骨、龟板、鹿筋、苁蓉大剂，填下滋阴。服十余剂，两足稍健，再将前方加鱼线胶、鹿角霜等，服十余剂，另服虎潜丸，每日五钱，两足肌肉渐充，步履安稳。

《痹瘙专辑·张聿清医案》载：邵左，大病之后，湿恋阳明，身热不退，腿足痿软，不能步履，有难复之虞。汉防己、大豆卷、泽泻、米仁、独活、桂枝，川萆薢、赤白苓、制半夏、杏仁泥、二妙丸。二诊：身热口渴俱减，步履略能自如，再祛湿泄热。大豆卷、生薏仁、秦艽、木瓜、川桂枝、制半夏、光杏仁、独活、汉防己、萆薢、泽泻、桑枝（酒炒）、二妙丸。

素问·厥论篇第四十五

【导读】

“厥”证的病理，是阴阳气不相顺接。其致病原因，有因于过用伤精，或因于醉饱伤中。所出现的症状，有属于寒，有属于热，有仅手足厥逆，有猝然暴死不知人等轻重不同。论证方法，可用阴阳顺逆来分析；亦可用六经形症来归纳。治疗法则，当然主要在乎调其阴阳，但亦必须治其主病之经。本篇具体讨论厥证的病因、病机、症状和治疗等，故篇名为“厥论”。

【原文】

黄帝问曰：厥[1]之寒热者，何也？岐伯对曰：阳气衰于下，则为寒厥；阴气衰于下，则为热厥。帝曰：热厥之为热也，必起于足下者何也？岐伯曰：阳气起于足五指之表，阴脉者，集于足下而聚于足心，故阳气盛则足下热也。帝曰：寒厥之为寒也，必从五指而上于膝者，何也？岐伯曰：阴气起于五指之里，集于膝下和聚于膝上，故阴气胜，则从五指至膝上寒，其寒也，不从外，皆从内也[2]。

【注释】

［1］厥：有以下几种涵义：① 指手足厥冷；② 指突然昏仆不省人事，已时苏醒或厥而不醒；③ 猝发暴急之病气血逆乱。

［2］皆从内也：张景岳：“其寒非从外入，皆出内生也。故凡病阳虚名，必手足多寒，皆从指端始。”

【语译】

黄帝问道：厥证有寒有热，是怎样形成的？岐伯答到：阳气衰竭于下，发为寒厥；阴气衰竭于下，发为热厥。黄帝问道：热厥证的发热，一般从足底开始，这是什么道理？岐伯答道：阳经之气循行于足五趾的外侧端，汇集于足底而聚汇到足心，所以若阴经之气衰竭于下而阳经之气偏胜，就会导致足底发热。黄帝问道：寒厥证的厥冷，一般从足五趾渐至膝部，这是什么道理？岐伯答道：阴经之气起于足五趾的内侧端，汇集于膝下后，上聚于膝部。所以若阳经之气衰竭于下而阴经之气偏胜，就会导致从足五趾至膝部的厥冷，这种厥冷，不是由于外寒的侵入，而是由于内里的阳虚所致。

【提要】

本节主要说明了厥有寒热之分；指出了寒厥和热厥都是虚证，即阳气衰于下则为寒厥，阴气衰于下则为热厥。同时对其病机也作了具体论述。

【原文】

帝曰：寒厥何失而然也？岐伯曰：前阴者，宗筋之所聚，太阴阳明之所合也。春夏则阳气多而阴气少，秋冬则阴气盛而阳气衰。此人者质壮，以秋冬夺于所用[1]，下气上争不能复[2]，精气溢下[3]，邪气因从之而上也[4]；气因于中，阳气衰，不能渗营其经络，阳气日损，阴气独在，故手足为之寒也。

【注释】

［1］以秋冬夺于所用：张景岳：“质壮者有所恃，当秋冬阴胜之时，必多情欲之用，以

夺肾中之精气。盖夺于所用，当是指强力过劳，房室过度等。”

［2］下气上争，不能复：马莳：“是在下之肾气乃因强力，迭与上焦之气相争，不能复如其旧。”张隐庵：“此寒厥人者，因恃其质壮，过于作劳，则下气上久不复藏于下矣。”二家所注都认为“下气上争”是指下焦肾之虚阳上扰而言。

［3］精气溢下：张隐庵：“阳气上出，则阴脏之精气亦温于下矣。”丹波元简；“按上人天真论：二八肾气盛，天资至，精气溢泻，知是亦言精气漏泄。然彼由肾气有余，此因上盛下虚，义递异。”以上两家均认为“精气溢下”是肾阳虚，精关不固而精遗于下。

【语译】

黄帝问道：寒厥是损耗了何种精气而形成的？岐伯说：前阴是许多经脉聚汇之处，也是足太阴和足阳明经脉汇合之处。一般来说，人体在春夏季节是阳气偏多而阴气偏少，秋冬季节是阴气偏盛而阳气偏衰。有些人自恃体质强壮，在秋冬阳气偏衰的季节纵欲、过劳，使肾中精气耗损，精气亏虚于下而与上焦之气相，虽争亦不能迅速恢复，精气不断溢泄于下，元阳亦随之而虚，阳虚生内寒，阴寒之邪随从上争之气而上逆，便为寒厥。邪气停聚于中焦，是胃气虚衰，不能化生水谷精微以渗灌营养经络，以致阳气日益亏损，阴寒之气独胜于内，所以手足厥冷。

【提要】

本节详述了寒厥的病因、病机和临床表现。其病因为“秋冬夺于所用”即强力过劳和房室过度等损伤脾肾，其病机为脾肾阳虚，失于温煦，阴寒独盛，故手足不温而为寒厥。

【原文】

帝曰：热厥何如而然也？岐伯曰：酒入于胃，则络脉满而经脉虚[1]，脾主为胃行其津液者也，阴气虚则阳气入[2]，阳气入则胃不和，胃不和则精气竭[3]，精气竭则不营其四支也。此人必数醉若饱以入房，气聚于脾中不得散[4]，酒气与谷气相薄，热盛于中，故热遍于身，内热而溺赤也。夫酒气盛而慓悍，肾气有衰[5]，阳气独胜，故手足为之热也。

【注释】

［1］络脉满而经脉虚：《灵枢·经脉》：“饮酒者，卫气先行皮肤，先充络脉，络脉先盛。”张隐庵：“夫卫气者，谷之悍气也，酒亦水谷悍热之液，故从卫气先行于皮肤，从皮肤而充于络脉；是不从脾气而行于经脉，故络脉满而经脉虚也。”

［2］阴气虚则阳气入：饮酒过多，脾无所输而阴气虚。阴气虚则阳气偏亢是谓“阳气入”。

［3］胃不和则精气竭：肠胃为后天之本，阳扰于内则胃气不和，胃不和则影响其受纳运化功能，化源不足，故精气竭。张景岳：“脾阴虚，阳独亢，而不和矣。脾胃俱病则精气竭。”

［4］气聚于脾中不得散：是指酒食湿热之气，内蕴于中，影响脾胃的受纳腐熟和运化水谷精微。

［5］肾气有衰：是指肾阴虚而言。

【语译】

黄帝问道：热厥是怎样形成的？岐伯答道：酒入于胃，由于酒性剽悍径行皮肤络脉，所以使络脉中血液充满，而经脉反显得空虚。脾的功能是主管输送胃中的津液营养，若饮酒过度，脾无所输送则阴经亏虚；阴津亏虚则剽悍的酒热之气乘虚入扰于内，导致胃气不和；胃气不和则阴精化生无源而枯竭；阴精枯竭就不能营养四肢。这种人必然是经常的酒醉或饱食太过之后行房纵欲，致使酒食之气郁聚于脾中不得宣散，酒气与谷气相搏结，酝酿成热，热盛于中焦，进而波及周身，因有内热而小便色赤。酒性是剽悍浓烈的，肾的精气必受其损伤而日益虚衰，阴虚阳胜，形成阳气独盛于内的局面，所以手足发热。

【提要】

本节讲述了热厥的病因、病机和临床表观。其病因为“数醉若饱以入房”，即嗜酒无度又伤于房事。其病机为酒食湿热内伤脾胃，致使脾胃不能化生精津，房事过度又耗伤肾之阴精，而致阴虚阳亢，故手足为之热而为热厥。

【原文】

帝曰：厥，或令人腹满，或令人暴不知人，或至半日远至一日乃知人者。何也？岐伯曰：阴气盛于上，则下虚，下虚则腹胀满[1]；阳气盛于上，则下气重[2]上，而邪气[3]逆，逆则阳气乱，阳气乱则不知人也[4]。

【注释】

[1] 下虚则腹胀满：高士宗：“阴寒之气盛于上，则上下皆阴，而阳气服于下，下虚则腹胀满。”

[2] 重：张景岳：“重，并也。”

[3] 邪气：是指失常上逆之气。张景岳：“邪气，气失常也。”

[4] 阳气乱则不知人也：张景岳：“阳气盛于上，则下气并而上行，并则逆，逆则乱，阳气乱则神明失守，故暴不知人也。”

【语译】

黄帝问道：厥证有的使人腹部胀满，有的使人猝然不知人事，或者半天，甚至长达一天时间才能苏醒，这是什么道理？岐伯答道：下部之气充盛于上，下部就空虚，下部气虚则水谷不化而引起腹部胀满；阳气偏盛于上，若下部之气又并聚于上，则气机失常而逆乱，气机逆乱则扰乱阳气，阳气逆乱就不省人事了。

【提要】

本节指出厥证有腹满或突然不知人事的临床表现。腹满的产生是因阳气虚于下，而阴寒之气盛于内，即“阴气盛于上则下虚，下虚则腹胀满。”昏迷不知人事是因阳气逆于上，扰于神明，即“阳气盛于上，则下气重上，而邪气逆，逆则阳气乱，阳气乱则不知人也。”

【原文】

帝曰：善。愿闻六经脉之厥状病能也。岐伯曰：巨阳[1]之厥，则肿首头重，足不能行，发为眴仆[2]。阳明之厥，则巅疾欲走呼，腹满不得卧，面赤而热，妄见而妄言。少阳之厥，则暴聋颊肿而热，胁痛，䯒不可以运。太阴之厥，则腹满䐜胀[3]，后不利[4]，不欲食，食则呕，不得卧。少阴之厥，则口干溺赤，腹满心痛。厥阴之厥，则少腹肿痛，腹胀，泾溲不利，好卧屈膝，阴缩肿，䯒内热。盛则写之，虚则补之，不盛不衰，以经取之。

【注释】

[1] 巨阳：即指太阳。

[2] 眴仆：即头昏眼花而忽然昏倒。

[3] 䐜胀：胸腹胀满。

[4] 后不利：即大便不爽快。

【语译】

黄帝道：讲得好。我还希望听听六经厥证的病态表现。岐伯说：太阳经厥证，上为头肿发重，下为足不能行走，发作时眼花跌倒。阳明经厥证，可出现疯癫样表现，奔跑呼叫，腹部胀满不得安卧，面部赤热，神志模糊，出现幻觉，胡言乱语。少阳经厥证，可见到突发性耳聋，面颊肿而发热，两胁疼痛，小腿不能运动。太阴经厥证，可见到腹部胀满，大便不爽，不思饮食，食则呕吐，不能安卧。少阴经厥证，可出现口干，小便色赤，腹胀满，心痛。厥阴经厥证，可见到少腹肿痛，腹胀满，大小便不利，喜欢采取屈膝的体位睡卧，前阴萎缩而肿，小腿内侧发热。厥证的治则是：实证用泻法，虚证用补法，本经自生病，不是受他经虚实证影响的，从本经取穴治疗。

【提要】

本节论述了六经厥证的症状。对于这些症状产生的机理，则是从经脉的走行部位，所属脏腑的功能和经气的逆乱等方面，来加以阐述的。

【原文】

太阴厥逆，胻急挛，心痛引腹，治主病者。少阴厥逆，虚满呕变，下泄清，治主病者；厥阴厥逆，挛腰痛，虚满，前闭[1]，谵言，治主病者；三阴俱逆，不得前后[2]，使人手足寒，三日死。太阳厥逆，僵仆[3]，呕血善衄，治主病者；少阳厥逆，机关不利[4]，机关不利者，腰不可以行，项不可以顾[5]，发肠痈，不可治，惊者死。阳明厥逆，喘咳身热、善惊、衄、呕血。

手太阴厥逆，虚满而咳，善呕沫，治主病者；手心主少阴厥逆，心痛引喉，身热死，不可治。手太阳厥逆，耳聋泣出，项不可以顾，腰不可以俛仰，治主病者；手阳明、少阳厥逆，发喉痹，嗌肿，痓，治主病者。

【注释】

[1] 前闭：即小便不通。

[2] 不得前后：即大小便不通。

[3] 僵仆：即身体僵直仆倒。

[4] 机关不利：即筋骨关节不利。

[5] 项不可以顾：即项强不能向后回顾。

【语译】

足太阴经的经气厥逆，小腿拘急痉挛，心痛牵引腹部，当取主病的本经腧穴治疗。足少阴经的经气厥逆，腹部虚满，呕吐，大便泄泻清稀，当取主病的本经腧穴治疗。足厥阴经的经气厥逆，腰部拘挛疼痛，腹部虚满，小便不通，胡言乱语，当取主病的本经腧穴治疗。若足三阴经都发生厥逆，身体僵直跌倒，呕血，容易鼻出血，当取主病的本经腧穴治疗。足少阳经的经气厥逆，关节活动不灵，关节不利则腰部不能活动，颈项不能回顾，如果伴发肠痈，就为不可治的危证，如若发惊，就会死亡。足阳明经的经气厥逆，喘促咳嗽，身发热，容易惊骇，鼻出血，呕血。

手太阴经的经气厥逆，胸中虚满而咳嗽，常常呕吐涎沫，当取本经主病的腧穴治疗。手厥阴和手少阴经的经气厥逆，心痛连及咽喉，身体发热，是不可治的死症。手太阳经的经气厥逆，耳聋流泪，颈项不能回顾，腰不能前后俯仰，当取主病的本经腧穴治疗。手阳明经和手少阳经的经气厥逆，发为喉部痹塞，咽部肿痛，颈项强直，当取主病的本经腧穴治疗。

【提要】

本节指出了十二经厥证的治疗原则，即“盛则写之，虚则补之，不盛不虚，以经取之”和“治主病者”；此外，对十二经厥证的症状也作了详尽的记述。

【临床应用】

×××，男，60岁，“耳中动”半年余。曾到多家医院求治，无诊断，无治疗。耳中无痛、无瘙痒，自述平素身体健康，周身无其他不适症状，但因“耳中动”导致夜不成寐。舌红苔黄腻，脉两尺浮大。五官科、神经内科检查无异常。其症状“耳中动”，初闻不易理解，认真体会当属耳中悸动不宁。《素问·厥论》说：“阴气衰于下，则为热厥，……此人必数醉若饱以入房，气聚于脾中不得散，酒气与谷气相薄，热盛于中，故热遍于身，内热而溺赤也。夫酒气盛而慓悍，肾气有衰，阳气独胜，故手足为之热也。”《素问·厥论》中热厥的症状，不仅手足热，还应包括疼痛、烦愧、晕厥。其病机初起湿热下注，日久湿热伤阴，这里的耳中悸动便属于烦悗的表现之一。这位患者“舌红苔黄腻，脉两尺浮大”揭示了湿热伤阴的病机。用方如下：黄柏10g，知母10g，肉桂3g，当归10g，生地15g，枸杞10g，菟丝子10g，车前子（包）15g，覆盆子30g，益智仁10g，乌药8g，小茴香15g，川萆薢15g，石菖蒲30g，远志10g，生龙齿（先煎）10g，7剂水煎服，嘱戒酒。患者就此而愈。本方是滋肾通关散、五子衍宗丸、萆薢分清饮的合方加减。

【讨论】

本篇是《内经》论述厥证的主要篇章，对厥证的病因、病机、症状和治则等都作了详尽的论述，明确指出：厥证的病因或为过用伤精，或为醉饱伤中；病机为阴阳之气的偏胜偏衰，而致阴阳不相顺接。其分类又有寒厥、热厥以及六经厥证之分；在症状方面有手足厥冷或猝然昏仆、不省人事等轻重的不同；其治法又有调乎阴阳和主病之经的区别等。下面仅就与厥证有关的几个问题，作以粗浅的讨论。应当指出，本篇所说的“寒厥”和“热厥”是手足寒者为“寒厥”，手足热者为“热厥”。与后世所说的寒厥和热厥，并不完全相同。

1. 关于厥证的病因和病机　关于厥证的病因，本篇着重于从内因方面来论述。指出“其寒也，不从外，皆从内也。”说明导致寒厥的病因，不是从外侵入的寒气而是由于内里的阳虚所致。

关于厥证的病机，是以阴阳之气偏衰于下而立论的。如说：“阳气衰于下，则为寒厥；阴气衰于下，则为热厥。”阴阳在人体是保持相对的动态平衡的，一气的偏衰必然会导致另一气的相对偏盛，阳盛则热，阴盛则寒，故有寒厥和热厥的出现。

关于寒厥和热厥起于足下的问题，文中也作了具体论述。如说：“阳气起于足五指之表，阴脉者，集于足下而聚于足心，故阳气胜则足下热也。……阴气起于五指之里，集于膝下和聚于膝上，故阴气胜，则从五指至膝上寒。”这就说明了阳气始于足指的表面，而阴气是集于足底，聚于足心。因此阴阳的偏盛偏衰首先反映于足。阴虚则阳必乘之，阳盛则阴必乘之，故热厥起于足心，阳虚则阴必乘之，阴盛则寒，故肤冷起于足指而上至膝部。

2. 关于寒厥　寒厥的主要症状是手足厥冷。寒厥的出现，在临床上可概括为三个方面；（1）因久病、饮食劳倦或房室过度，损伤脾肾阳气，致使内脏虚寒而为寒厥。

（2）出于寒凝血脉，气血运行不畅，四肢手足失于气血的温煦和濡养而为寒厥。

（3）在热性病过程中，由于热毒极重，大量耗伤人体正气致使阳衰而为寒厥。

本篇所论寒厥，是属于一种内伤久病、脾肾阳衰、内脏虚寒所致的寒厥。本篇认为春夏阳气多而阴气少，秋冬则阴气盛而阳气衰。秋主收敛，冬主闭藏，应使阳气固藏于内。如“秋冬夺于所用”，即强力过劳或房事过度等。因为肾为作强之官，技巧以焉，强力过劳则伤肾，肾失闭藏，阳气耗伤，即“下气上争不能复”，而致肾阳虚衰。又肾主藏精，房事过度，精气耗伤，亦可致肾阳不足。另外，饮食劳倦过度，久则亦可损伤脾胃之阳，即本文中提到的“气因于中”。脾主四肢，肾阳主温煦，脾肾阳虚四肢失于温煦，故四肢手足厥冷而为寒厥。

3. 关于热厥　热厥的病因、病机，本篇中也作了具体的阐述，指出：“此人必数醉若饱以入房，气聚于脾中不得散，酒气与谷气相薄，热盛于中，故热遍于身，内热而溺赤也。夫酒气盛而慓悍，肾气有衰，阳气独胜，故手足为之热也。”肾主藏精，若房室不节，恣情纵欲，醉以入房，势必导致“以欲竭其精，以耗散其真”而使肾阴不足，即文中所说的“肾气有衰”。肾阴不足则肾阳偏于阳盛则热，故手足发热。这是损伤真阴的一方面。另一方面是嗜酒狂饮，本文中提到的“酒气与谷气相薄，热盛于中，故热遍于身，内热而溺赤也。”因为嗜酒狂饮，致使湿热内蕴，亦可损伤脾胃，使气血精津的化源不足，而使真阴日亏；此外，湿热内蕴又可伤阴。这样亦可导致阴虚阳亢而形成热厥。

4. 关于厥证的几个症状

（1）手足或寒或热：张景岳：“厥证之起于足者，顾之始发也，甚至猝倒暴厥，忽不知人，轻则渐苏，重则即死，最为危候。”本篇也指出“或令人暴不知人。”这就说明厥证的临床表现是有轻重之分的。轻者仅有手足的或寒或热，重者昏倒不知人。所以，厥证的临床表现，是有一个由轻而渐重的过程的。而手足或寒或热是厥证开始之症。

（2）腹满：腹满也是厥证在发展过程中所出现的一个症状。本篇指出：“厥者令人腹满。”关于腹满出现的机理，本篇指出：“阴气盛于上，则下虚，下虚则腹胀满。”这就说明腹满是由于下虚，即下焦肾阳虚所致。因下焦肾阳虚，不能上温脾土而致脾阳不足，使其运化功能失常而为腹满。从厥证的病因、病机来看，脾肾阳虚可导致寒厥的形成。因此，腹满应为寒厥的临床表现之一。所以马莳说：“夫曰阴气盛于上则腹满者，乃上文之寒厥。”

（3）暴不知人：暴不知人也是厥证在发展过程中所出现的一个症状，其机制，本篇认为：“阳气盛于上，则下气重上，而邪气逆，逆则阳气乱，阳气乱则不知人也。”系阴盛阳亢、气血上逆、扰乱神明所致。

关于形成阴虚阳亢的原因，除本篇中所提到的“数醉若饱以入房”所导致的肾阴耗伤，精血不足以外，烦劳过度，耗伤精血，也会使精血亏耗而形成阴虚阳亢。正如《素问·生气通天论》说：“阳气者，烦劳则张，精绝，辟积于夏，使人煎厥。”而气血上逆的原因，主要是因为烦劳过度或恼怒气逆。如《素问·生气通天论》说：“阳气者，大怒则形气绝，而血菀于上，使人薄厥。”由于恼怒，则使气机逆乱，气为血帅，血随气行，气逆于上则也迫血上行，气血上逆，扰于神明而导致暴不知人。

暴不知人之后，有半日或一日方醒的，这是因为上逆之气血能够下降，如不下降就会导致死亡。正如《素问·调经论》所说：“血之与气，并走于上，则为大厥，厥则暴死，气复反则生，不反则死。”

素问·病能论篇第四十六

【导读】

病，疾病也；能，通“态”。本篇论述了多种疾病的形态、症状、诊断及治法等，故名为“病能论”。对启发后世在临床上分析病情，有着重要的意义。

【原文】

黄帝问曰：人病胃脘痈者，诊当何如？岐伯对曰：诊此者当候胃脉[1]，其脉当沉细，沉细者气逆[2]，逆者人迎甚盛，甚盛则热[3]。人迎者，胃脉也[4]，逆而盛，则热聚于胃口而不行，故胃脘为痈[5]也。帝曰：善。人有卧而有所不安者，何也？岐伯曰：藏有所伤，及精有所之寄则安[6]，故人不能悬[7]其病也。帝曰：人之不得偃卧者，何也？岐伯曰：肺者藏之盖也，肺气盛则脉大，脉大则不得偃卧[8]，论在《奇恒阴阳》[9]中。

【注释】

［1］候胃脉：候，审查、检查。胃脉，张琦注：“此指趺阳也。阳明之气，自头走足，趺阳沉涩而人迎甚盛，则经气不降，故知热聚于胃口，故曰‘沉涩者气逆’。盖胃痈之候，寸口之脉，未有不洪数者。”

［2］沉细者气逆：王冰注：“胃者，水谷之海，其血盛气壮，今反脉沉细者，是逆常平也。”

［3］甚盛则热：王冰注：“沉细为寒，寒气格阳，故人迎脉盛。人迎者，阳明之脉，故盛则热也。人迎，谓结喉傍脉动应手者。”

［4］人迎者，胃脉也：胃脉循喉咙而入缺盆，故云人迎者胃脉也。

［5］胃脘为痈：王冰注：“血气盛壮而热内薄之，两气合热，故结为痈也。”

［6］精有所之寄则安：《甲乙经》卷十二第三作“情有所倚，则卧不安”。《三因方》卷十三引作“情有所倚，人不能悬其病，则卧不安。”文义较通顺。盖卧不安之因有二：一是脏有所伤，如心肾肝虚；一是情有所偏，如过喜过忧等，若去所伤、所偏，自然可以安卧。本句之“倚”字作“偏”解。综上各点，是说脏有所伤，情有所偏，是为病之源，不能消除其患，就必导致卧而不安。

［7］悬：远离，引申为杜绝、避免、抵抗之意。

［8］脉大则不得偃卧：王冰注：“肺气盛满，偃卧则气促喘奔，故不得偃卧也。”

［9］《奇恒阴阳》：王冰注：“《奇恒阴阳》，上古经篇名，世本阙。”

【语译】

黄帝问道：有人患了胃脘痈的病，用什么方法来诊断？岐伯回答说：诊断这种病，应当先检查他的胃脉，其趺阳脉必然沉细，沉细就是胃气上逆，上逆则人迎部搏动过甚，搏动过甚表明有热。人迎是胃的动脉，由于趺阳脉沉涩，出现气逆现象，而人迎搏动又盛，这就说明是热聚结在胃口而不得散发，所以胃脘发生痈肿。黄帝说：讲得好！又有人睡眠不得安宁，这是什么缘故？岐伯说：这是因为五脏有所损伤，或情绪过于偏颇，如果不能消除这两种原因，睡眠是不能安宁的。黄帝说：又有人不能仰卧，这是什么缘故？岐伯说：肺脏位居最高，覆盖着各个器官，肺内邪气充盛，那么络脉就胀大，肺的络脉胀大，就不能仰卧，在古代《奇恒阴阳》篇里已有这样的论述。

【提要】

本节首先叙述胃脘痈的脉象。先诊其胃脉沉细，表示胃气上逆，故人迎脉躁盛。人迎属胃脉，由此可知热邪结于胃口而不得散，则发胃脘痈。另外叙述五脏因受七情劳倦等因素而伤其所藏之精，则使人不能安静入睡。五脏所藏阴精有所偏倚，人就不免要生病。同时人之所以能平躺正卧，是因为肺在人体中，位居最高，其气下行为顺。若肺内为邪气所占据，肺气不降，则使人不能平卧。

【原文】

帝曰：有病厥者，诊右脉沉而紧，左脉浮而迟，不然[1]病主安在？岐伯曰：冬诊之，右脉固当沉紧，此应四时[2]，左脉浮而迟，此逆四时[3]，在左当主病在肾，颇关在肺[4]，当腰痛也。帝曰：何以言之？岐伯曰：少阴脉贯肾络肺，今得肺脉，肾为之病[5]，故肾为腰痛之病也。帝曰：善。有病颈痈者，或石治之，或针灸治之，而皆已，其真安在[6]？岐伯曰：此同名异等[7]者也。夫痈气之息[8]者，宜以针开除去之；夫气盛血聚者，宜石[9]而写之。此所谓同病异治也。

【注释】

[1] 不然：《甲乙经》作不知。王冰注："不然，言不沉也。"

[2] 右脉固当沉紧，此应四时：冬日阳气当闭藏于内，脉亦应之。如《素问·玉机真藏论》云："冬脉者，肾也，北方水也，万物之所以合藏也，故其气来沉以搏，故曰营。"今冬日诊右脉沉紧，与冬日相应，故曰此当四时。

[3] 左脉浮而迟，此逆四时：冬日脉当沉，今左脉浮迟，与冬日不相应，故曰此逆四时。

[4] 颇关在肺：王冰注："以冬左脉浮而迟，浮为肺脉，故言颇关在肺也"。

[5] 今得肺脉，肾为之病：王冰注："左脉浮迟，非肺来见，以左肾不足，而脉不能沉，故得肺脉，肾为病也。"

[6] 其真安在：王冰注："言所攻则异，所愈则同，欲闻真法何所在也。"

[7] 同名异等：等，类也。高士宗注："颈痈之名虽同，而在气在血则异类也。"

[8] 息：张景岳注："息，止也。痈有气结而留止不散者。"

[9] 石：王冰注："石，砭石也，可以破大痈出脓。"

【语译】

黄帝说：有因气逆而病的，诊得右脉沉而紧，左脉浮而迟，不知道主要病变在哪里？岐伯说：在冬天诊察，右脉本应当沉紧，这是和四时相应的；而左脉浮而迟，这就与四时相违反了。左手见浮迟脉，应该是肾脏有病，脉象大约和肺脉相似，腰部就会感到疼痛。黄帝说：为什么这样说呢？岐伯说：少阴脉贯肾络肺，现在冬天诊得浮迟之脉，这说明肾气不足，肾脏有病，所以才有腰痛之苦。黄帝说：讲得好。患有颈痈的病人，有的用砭石治疗，有的用针治疗，都能痊愈，它的治法是怎样的？岐伯说：这是因为病名虽然一样，而病的类型却不同的缘故。如由于气结停聚而成的痈肿，应该用针刺开其穴，泻去其气；若气盛血聚、脓已成熟的痈肿，应该用砭石泻其瘀血，这就是所谓的同病异治。

【提要】

本节叙述因肾气不足，冬日诊得右手脉沉紧，左手脉浮迟，这与时令相逆。当为肾气不足，但与肺亦有关系。少阴脉贯肾络肺，故腰痛。其次叙述患颈痈的病人，用砭石或针灸皆可痊愈，其原因在于病名虽同，而病机不同。因气机郁滞而成的痈，宜用针刺开导除去之；若因气盛血聚而成痈者，当用砭石以泻其血，故称为同病异治。

【原文】

帝曰：有病怒狂者，此病安生？岐伯曰：生于阳也。帝曰：阳何以使人狂？岐伯曰：阳气者，因暴折而难决[1]，故善怒也，病名曰阳厥[2]。帝曰：何以知之？岐伯曰：阳明者常动[3]，巨阳少阳不动[4]，不动而动大疾[5]，此其候也。帝曰：治之奈何？岐伯曰：夺其食即已。夫食入于阴，长气于阳[6]，故夺其食即已[7]。使之服以生铁洛[8]为饮，夫生铁洛者，下气疾也。帝曰：善。有病身热解堕，汗出如浴，恶风少气，此为何病？岐伯曰：病名曰酒风[9]。帝曰：治之奈何？岐伯曰：以泽泻、术各十分，麋衔[10]五分，合以三指撮[11]为后饭。

【注释】

[1] 因暴折而难决：暴折：猝然受到难以忍受的精神刺激或屈辱。“决”有“开”义，见《文选·甘泉赋》善注。“开”与“解”互训。此谓阳气宜于畅达，暴有挫折，难以自解，则郁而多怒。

[2] 阳厥：阳气冲逆于上而不下谓阳厥。

[3] 阳明者常动：阳明经多气多血，其经脉之搏动较甚，可以用手扪及为诊，如人迎、气冲、趺阳等穴即是。

[4] 巨阳少阳不动：太阳、少阳经脉，在正常情况下搏动不明显，不能用手扪及或很少能用手扪及。如太阳经之委中、昆仑，少阳经之听会、悬钟等穴即是。

[5] 不动而动大疾：太阳、少阳经脉本应不动，而今因阳邪充斥反动；阳明经脉本应常动，如今因阳邪亢斥而动大疾。此皆是阳邪充斥于三阳经的表现。

[6] 食入于阴，长气于阳：张景岳注：“五味入口，而化于脾，食入于阴也；藏于胃以养五藏气，长气于阳也。”

[7] 夺其食即已：王冰：“食少则气衰，故节去其食，即病自止。”

[8] 生铁洛：张景岳注：“即炉冶间锤落之铁屑，用水研浸，可以为饮。其性寒而重，最能坠热开结。”王冰注：“铁洛，味辛微温平，主治下气，方俗或呼为铁浆，非是生铁液也。”

[9] 酒风：王冰注：“饮酒中风者也。《风论》曰：饮酒中风，则为漏风。是亦名漏风也。夫极饮者，阳气盛而腠理疏，玄府开发，阳盛则言痿弱，故身体解堕也。腠理疏则风内攻玄府，发则气外泄，故汗出如浴也。风气外薄，肤腠复开，汗多内虚，瘅热熏肺，故恶风少气也。因酒而病，故曰酒风。”

[10] 麋衔：中药名，一名鹿衔草，又名无心草、薇衔。味苦平，微寒，主治风湿。

[11] 三指撮：用三个指头撮药末，以计药量。

【语译】

黄帝问：有一种使人狂怒的病，是怎样产生的？岐伯答道：发生于阳气过盛。黄帝又问：阳气过盛为什么能够使人发狂？岐伯答道：阳气因突然有所挫折，而难于疏解，所以容易发怒，病名叫做阳厥。黄帝说：怎么能知道要发病呢？岐伯说：正常人阳明经脉搏动明显，太阳经脉和少阳经脉搏动隐微。如果不甚搏动的，而突然搏动得明显，这就是阳厥善怒而狂的征候。黄帝又问：那么这样的病，怎样治疗呢？岐伯答道：减少饮食，就可痊愈。因为食物入胃，能够助长阳气，所以减少食物，阳明气衰，病就能好，再给他服用生铁洛饮，生铁洛是能去除热结气逆之证的。黄帝说：讲得好。有患周身发热的人，四肢倦怠，汗出多得像洗澡一样，畏风，少气，这是什么病？岐伯回答：病名叫做酒风。黄帝又问：怎样治疗？岐伯说：用泽泻、白术各十分，麋衔五分，配合研末，每次服三指撮之量，在饭前服下。

【提要】

本节叙述因阳气暴逆于上，而成为怒狂。可以从三阳经脉搏动过甚来诊断。治疗时，除可以暂禁食之外，尚可以用生铁洛为饮，配方服药为治疗方法。另叙述了酒风病的症状是全身发热，四肢倦怠，汗出如浴。可以选用泽泻、白术、麋衔配成药末，饭前服用，可治本病。

【原文】

所谓深之细者，其中手如针[1]也，摩之切之，聚者坚[2]也，博者大[3]也。《上经》[4]者，言气之通天也。《下经》者，言病之变化也。《金匮》者，决死生也。《揆度》者，切度之也。《奇恒》者，言奇病也。所谓奇者，使奇病不得以四时死也。恒者，得以四时死也。所谓揆者，方切求之[5]也，言切求其脉理也。度者，得其病处，以四时度之也。

【注释】

［1］深之细者，其中手如针：深之细者，指沉取脉伏而细。中手，应手。如针，喻细之状也。

［2］坚：指坚脉。孙鼎宜曰："其脉聚而不散，故曰'坚'也。"

［3］大：指大脉。

［4］《上经》：《上经》与后述之《下经》、《金匮》、《揆度》、《奇恒》这些都是古代医书的名称，今皆失传。

［5］方切求之：孙鼎宜注："《广雅·释诂》：'方，始也'。始切其脉而求其致病之由曰揆。"

【语译】

沉伏而细小的脉，其应手像针一样；推之，按之，脉气聚而不散，是坚脉；阴阳搏结，是大脉。《上经》是讲自然界与人体活动关系的；《下经》是讲疾病变化的；《金匮》是讲诊断疾病、决定死生的；《揆度》是讲切按脉象以判断疾病的；《奇恒》是分析异常疾病的。"奇"就是不受四时季节的影响而致死亡；"恒"就是受四时气候变化影响而死亡。"揆"就是切按其脉而求它的致病原因，"度"就是以诊断所得，结合四时逆顺，来分析疾病，判断预后。

【提要】

本节所叙文意上下不相连属，各家注释大都认为此为古文错简，似当存疑待考，兹不复述。

【临床应用】

本篇共举出胃脘痈、卧不安、不得偃卧、腰痛、颈痈、怒狂、酒风等病症的病因、症状、诊断、治法，示人以临床分析疾病的方法。

1. 胃脘痈　"胃脘痈"为古代病名，今已不用。阳明胃为多气多血之腑，且为水谷之海，六腑传化物而不藏，藏即为病，其病多实。胃脘因热邪阻滞，故见人迎脉盛大。胃气壅阻不得散，热邪聚于胃，进而成痈。临床可于早期用清下之法，以去阳明之实热。

2. 卧不安　五脏主藏精气而不泻，泻即为虚，故脏病多虚。脏气伤，其精亦伤，《素问·上古天真论》有云："肾者主水，受五藏六府之精而藏之。"若五脏受损，肾精亦不足。肾精不足，则不能上济心火，心肾不交，则导致卧不安。因于虚者，可选用黄连阿胶汤、酸枣仁汤，加减复脉汤；肝火上亢而卧不安者，可选用龙胆泻肝汤；痰湿阻滞中焦而卧不安者，可选用温胆汤、半夏秫米汤之类治疗。

3. 不得偃卧　五脏六腑，肺为华盖，行荣卫阴阳而朝会百脉。肺气既能宣发，又可肃降，升中有降，降中有升。今邪气阻逆于肺，肺气不得肃降，故使人不得平卧。若因水寒涉肺而致，可选用小青龙汤；支饮胸满所致，可选用厚朴大黄汤；肾不纳气者，可选用人参胡桃汤或黑锡丹之类。

4. 怒狂　《素问·宣明五气》曰："阳入之阴则静，阳出之阴则怒。"《素问·生气通天论》亦提出"阴不胜其阳，脉流薄疾并乃狂"，故狂证多因火热而致。

三阳经之气过亢，气有余便是火，尤以阳明经为甚。本文提出了"夫食入于阴，长气于阳，故夺其食即已"的饥饿疗法，以及生铁洛饮，至今尚有参考价值。根据本篇提出的治疗癫狂使用泻下亦为临床常用。

5. 酒风　此病因皮毛汗孔松懈，卫气失其外固之职而汗出如浴。内有酒性之湿热，故治疗当清除内在湿热，同时亦应增强其卫外功能。盖"邪之所凑，其气必虚"也。本文提出的药物，可供临床参考。

素问·奇病论篇第四十七

【导读】

奇，即稀少、奇特之意。奇病，就是异于寻常的奇特疾病。如吴昆所说："奇病，特于异常之病也。"

本篇所讨论的疾病，如"重身，九月而喑"、"息积"、"疹筋"等，都不属于多发的常见病，所以称为"奇病论"。并将各种病因、症状、诊断、病理、治疗、预后等作了全面介绍。

【原文】

黄帝问曰：人有重身[1]，九月而喑[2]，此为何也？岐伯对曰：胞之络脉绝[3]也。帝曰：何以言之？岐伯曰：胞络者，系于肾。少阴之脉，贯肾系舌本，故不能言[4]。帝曰：治之奈何？岐伯曰：无治也，当十月复[5]。刺法[6]曰：无损不足，益有余，以成其疹[7]，然后调之[8]。所谓无损不足者，身羸瘦，无用镵石[9]也；无益其有余者，腹中有形而泄之，泄之则精出，而病独擅中[10]，故曰疹成也。

【注释】

[1] 重身：妇人怀孕。张景岳："妇人怀孕，则身中有身。故曰重身。"

[2] 九月而喑：九月，即怀孕九个月。喑，喑哑不出。

[3] 胞之络脉绝：胞，女子胞。绝，阻绝不通。谓胞宫受胎体压迫，使胞宫的络脉发生暂时性的阻隔。张志聪："盖妊至九月，胞已长足，设有碍于胞络，即使阻绝而不通。"

[4] 故不能言：足少阴之脉，从肾上贯肝膈入肺中，循喉咙，系舌本。而胞宫之络脉系于肾经。妊娠九个月，儿体发育已大，因而压迫胞络之脉阻隔不通，使足少阴之脉阻遏，不能上充于肺，肺之气阴两伤，不能上润喉咙，故喑哑声不出。多见于体弱肾虚的孕妇。

[5] 无治也，当十月复：从生理上讲，十个月为分娩期，分娩之后，子宫的络脉自通，肾脉无阻，所以不需要治疗，声音就会慢慢恢复。

[6] 刺法：《素问》的篇名。已亡失。

[7] 疹：作"病"讲。

[8] 然后调之：《新校正》云："《甲乙经》及《太素》均无此四字，乃全元起注文误书于此，当删之。"

[9] 无损不足者，身羸瘦，无用镵石：羸，音雷，瘦弱。镵，即镵针。石，砭石，石针之类。言在治疗中，凡遇到身体瘦弱的病人，不可以用镵针或砭石治疗。因使用镵石能泄其气血，反使病人更虚。

[10] 无益其有余者，腹中有形而泄之，泄之则精出，而病独擅中：益有余，助邪气。精出，即精气外泄。病独擅中，擅，独断专行之意，谓病邪独居于中，是说有形之胎在腹中，而用针刺以泻之，泻之则精气外泄，精伤则正气虚，正不敌邪，故邪气独盛于中，这就是伤了正气，助长了邪气，助邪就是无益有余。

【语译】

黄帝问道：妇人怀孕到九个月的时候，说话发不出声音，这是什么原因呢？岐伯说：是因为胞宫中的络脉，被胎儿压迫，而使胞宫的络脉发生暂时性的阻塞不通。黄帝道：这是什么道理？岐伯说：胞中的络脉连系于肾脏，少阴肾脉是连系舌根的，所以胞中的络脉被阻，就会发生喑哑。黄帝道：如何治疗？岐伯说：不需要治疗，等到十月满分娩后，自己会恢复的。《刺法》上曾说：正气不足的不可以用泻法，以免造成虚者更虚的后果；邪气有余的不可以用补法，以免造成实者更实的后患。因为这样都能使病情加重，或使疾病久而不愈。所谓无损不足，就是身体虚弱的，不可以用针石治疗；所谓无益有余，是指病人有形体的胎儿在腹中，不可用针泄之，因为刺之，反泄其精气，这就助长病势，使病邪独居于中，以使疾病形成。

【提要】

说明妊娠九月而喑的病因及治疗方法。

【讨论】

本节明确告诫人们，妊娠九月而喑哑的，是因胎儿的发育长大，阻绝了胞络与肾的络脉，不要做无谓的治疗，否则会伤害母体损及胎儿，也往往因治疗不当而引起堕胎。

临床实践证明，偶尔遇到妇女怀孕而喑哑的，无需治疗。因此古人的这一论断，至今还是正确的。特别是“无损不足”、“无益其有余”的论点，已成为当今临床治疗的一个重要原则，而应用于临床各个方面。

【原文】

帝曰：病胁下满，气逆，二三岁不已，是为何病？岐伯曰：病名曰息积[1]。此不妨于食[2]，不可灸刺[3]，积为导引服药，药不能独治[4]也。

【注释】

[1] 息积：病名。息，停止。积，积聚。就是气停止不流畅，而积聚不散，名曰息积。《圣济总录》：“气聚胁下，息而不消，积而不散。”病因肝气不舒，肺气不降。肝气不舒，则胁下满，肺气不降，故气逆。所以症见胁下满，喘促息不利。

[2] 此不妨于食：因病在肝肺，与胃无关，故不妨碍饮食。

[3] 不可灸刺：息积由气郁而成，气为阳，积必生热，若用灸法，则热气内攻，益助热邪，故不可灸。又因病在脏而不在经，针刺徒伤经气，而使心气亏虚，故不可刺。

[4] 积为导引服药，药不能独治：积，渐次之意。积证多为气滞，逐渐形成的。外则渐次用导引之法，以疏通经脉，调和气血。内服疏解之药，以调畅逆气，内外兼治，其病可逐渐痊愈。如但服药，外无导引之法以助之，则药不能独治，而难愈。

【语译】

黄帝道：有病胁下胀满，呼吸喘促，气逆不降，二三年不痊愈的，这是什么病？岐伯说：这个病名叫息积，饮食不受妨碍，不可用艾灸和针刺治疗；必须以导引法疏通气血，结合药物慢慢调治，但也不能单纯依靠药物治疗。

【提要】

说明息积的症状和治疗方法。

【讨论】

“息积”属后世说的积聚的范畴。《难经·五十六难》提出了五脏之积，指出“肺之积，名曰息贲，在右胁下，腹大如杯，久不已，令人洒淅寒热，喘咳，发肺壅。”可以参考。

本病由肺气不能周流运行，郁滞而成。人的正常呼吸是由于气的调和，如气郁则呼吸不利。气息郁积，则胁下胀满而气逆。病虽在肺，亦与肝的疏达有关，胁下胀满，即肝气不舒所致。并指出治息积禁用灸刺，应以导引和药物配合以治之。这一治疗原则，对治疗一切积聚，均有一定的指导意义。

【原文】

帝曰：人有身体髀股骱皆肿[1]，环脐而痛，是为何病？岐伯曰：病名曰伏梁[2]，此风根[3]也。其气溢于大肠，而著于肓，肓之原在脐下，故环脐而痛[4]也。不可动之，动之为水溺濇之病[5]也。

【注释】

[1] 身体髀股骱皆肿：此冲脉之病。因冲脉与足少阴之络，起于肾下，出气街，循阴股内廉，斜入腘中，循骱骨内廉，上行者出脐下关元处。病由风寒之邪入侵冲脉，经气逆而不通畅，风邪激动，肾之水邪泛滥，外溢于肌肤及冲脉，故身体髀股等处皆肿。

[2] 伏梁：病名。伏，即伏藏。梁，同“樑”。坚硬而横，如梁伏藏于内。

[3] 此风根：病因由于风寒伤气而成，所以风寒即发病根源，故曰风根。

[4] 气溢于大肠，而著于肓，肓之原在脐下，故环脐而痛：肓，即肠外之膏膜。肓之根源在脐下。《类经》注云：“肓之原在脐下，即下气海也，一名下肓。”气，指风气，即风邪。风邪侵袭，留著于大肠之间的肓膜处，气机被阻，滞而不通，故环脐而痛。

[5] 不可动之，动之为水溺濇之病：动，即攻下法。病由风寒之邪凝结，气郁成积，非有形之物，故不可攻下，攻之则伤其阴液，津液枯竭，故为小便不利之病。

【语译】

黄帝道：人有身体髀部、大腿、小腿都肿胀，并环绕肚脐周围疼痛，这叫什么病呢？岐伯道：病名叫伏梁，这是因为风邪久留所致。这种邪满溢于大肠的外面，留著在肓膜处，肓膜的起源在肚脐以下，所以环绕着脐部作痛。不可以轻易用推动攻下法治疗，否则会变成小便不利。

【提要】

说明伏梁的病因和症状。

【讨论】

伏梁一证，主要是指心下与脐部周围有包块，形成的病证，大多由于气血结滞而致。本节所论之证，当脐下部坚硬胀满，有包块在腹腔肠胃的外面，推之不移，脐周围疼痛，身肿，下肢浮肿，治疗忌攻下。

【原文】

帝曰：人有尺脉数甚，筋急而见[1]，此为何病？岐伯曰：此所谓疹筋[2]，是人腹必急[3]，白色黑色见，则病甚[4]。

【注释】

[1] 尺脉数甚，筋急而见：见，同“现”。尺部脉数甚，筋脉表现拘急紧缩。肾主水，肝主筋，尺脉数为肾热水虚，水虚不能滋养肝木，肝阴必衰，筋脉失养，故筋拘急不舒。

[2] 疹筋：疹，即病。疹筋，即病在筋脉之意。

[3] 腹必急：腹部胀急抽痛。诸筋均会于宗筋，而冲脉与阳明亦会于宗筋。冲脉循腹，挟脐上行，散于胸中。肝不荣筋则筋急，故腹部之冲脉亦挛急。

[4] 白色黑色见，则病甚：白色黑色都是寒证的表现，今面现白色或黑色，为寒邪过

盛，阳气内虚，故病甚。

【语译】

黄帝道：病人的尺脉搏动得很快，而又出现筋肉拘急收缩，从外面显而易见，这是什么病呢？岐伯说：这病名叫疹筋。此人的肚腹一定拘急，若面部出现白或黑的颜色，其病就会更加严重。

【提要】

说明疹筋的症状。

【讨论】

疹筋一症，为内有寒邪，尺脉数甚，实为躁疾之象，为阳衰外越之候。寒则收引，故筋脉拘急，面色或白或黑，均为寒甚之象，故当回阳救急，以敛浮越之阳，若误投寒凉，必致真阳衰竭。

【原文】

帝曰：人有病头痛，以数岁不已[1]，此安得之？名为何病？岐伯曰：当有所犯大寒，内至骨髓[2]，髓者以脑为主，脑逆，故令头痛，齿亦痛[3]，病名曰厥逆。帝曰：善。

【注释】

［1］数岁不已：因寒邪深入脑髓，不易外出，故数岁不愈。

［2］有所犯大寒，内至骨髓：犯，触犯，遭受。病厥逆头痛的病人，曾受到特大的寒邪侵袭。因肾为寒水，主骨髓。外受大寒，同气相求，必内入至于骨髓而为病。

［3］脑逆，故令头痛，齿亦痛：脑逆，指寒邪上逆于脑。肾精入脊化髓上充于脑，即为脑髓，故脑为髓之海。寒邪既内至骨髓，必由脊髓上逆于脑，脑为寒侵，则头痛。齿为骨之余，故齿亦痛。因寒邪上逆于脑，故名厥逆。

【语译】

黄帝道：有人患了头痛，数年不愈，是怎样得的？这是什么病？岐伯说：这是患者曾受到很厉害的寒气侵袭，寒气向内侵入骨髓，人体的骨髓与脑相关，寒气由骨髓上犯到头脑，就会发生头痛齿亦痛的症状。这个病名叫厥逆。黄帝道：知道了。

【提要】

说明厥逆头痛的病因、病理。

【讨论】

本节病名厥逆，乃为寒邪侵袭上逆而为头痛之证。其病因病理，诸家论述较为一致，而姚氏提出的治法，颇合病情，可予参考。

姚止庵："脑为髓之海，而脑实在头之中。大寒入骨髓，则寒邪之气，由标及本，上逆于脑而头为之痛矣。齿者骨之余，寒入骨，故亦痛。齿寒亦痛，宜用桂、附、细辛，乃世尽以为火，而治之以寒凉者，误矣。"

【原文】

帝曰：有病口甘者，病名为何？何以得之？岐伯曰：此五气之溢[1]也，名曰脾瘅[2]。夫五味入口，藏于胃，脾为之行其精气，津液在脾，故令人口甘也；此肥美之所发[3]也；此人必数食甘美而多肥也。肥者令人内热[4]，甘者令人中满[5]，故其气上溢，转为消渴[6]。治之以兰，除陈气[7]也。

【注释】

[1] 五气之溢：五气，指脾气。张志聪："五气者，土气也。"溢，指上溢。因脾为胃行津液，所以溢是指脾气上溢于口。脾之味为甘，开窍于口，故当脾气外溢于口之时，则口中发甜。

[2] 脾瘅：瘅，热。王冰："瘅，谓热也。"脾阴不足，则脾热喑生，脾又主灌溉四脏，故脾热则五脏皆热，热邪上蒸，而五脏之气亦随之上溢，但究其原因，实由脾热所致，故曰脾瘅。

[3] 肥美之所发：肥美，指肥甘味美之食物。因肥甘厚味之食物可以助阳，阳盛则热，故脾瘅病是由肥美厚味所引发的。

[4] 肥者令人内热：厚味能生内热，并可使人肉肥，肉肥则腠理致密，阳气不得外泄，所以肥能令人内热。张琦："食肥则阳气滞而不达，故内热。"

[5] 甘者令人中满：甘味食物，其性缓和腻滞，不易消化运输，易于积滞，积久于中，则成中满。张琦："食甘则中气缓而善留，故中满。"

[6] 其气上溢，转为消渴：气，指脾气。消渴，病名，其症状为口渴、易饥、小便数。病由于过食肥甘，中满而生内热，灼伤津液，且火性上炎，故使人口干而渴欲饮水。这是由于脾脏郁热之气上逆所致，日久则转变为多饮水而渴仍不止的消渴病。

[7] 治之以兰，除陈气：兰，指兰草，即佩兰，气味辛平芳香，能醒脾化湿，清暑辟浊，可治脾胃湿热内蕴，口甜苔腻。高士宗："兰，香草也，治之以兰，可以除陈气也。除陈者，推陈出新之意。"陈气，是中满则脾气不能运输，肠胃中郁积的腐浊之气。

【语译】

黄帝道：有的病口中发甜，是什么病？是怎么得的？岐伯说：此为五脏的精气向上泛溢，病名为脾瘅。虽然食物进口藏之于胃，但必须再由脾脏运化转输饮食物的精气至于他脏。今脾病不能为胃行津液，使津液停留在脾，脾开窍于口，脾气上溢，故使人口中有甜味。这是由于过食肥美的饮食所发生的疾病。所以生此病的人，都是较多地吃了肥甘厚味的食物。厚味能使人内热，甜味能使人胸腹满闷，脾失健运，郁热之气上溢，日久而成为消渴病。这样的病，必须以兰草治疗，以排除郁积陈腐之气。

【提要】

说明脾瘅的病理和治疗。

【讨论】

本节对脾瘅的病因、病机及治疗论述颇详，这一理论一直为后世医家所遵循。因过食肥甘而脾热，脾热则口甘一证为临床所见。膏粱厚味蓄积既久转为消渴的，也是消渴发病的一个主要原因。并对脾热、肠胃蓄积腐浊之气，提出了"治之以兰"，成为后人除陈腐之气的圭臬。芳香化浊、芳香化湿、芳香避秽、醒脾开浊等治法，都是在此基础之上发展起来的。

【原文】

帝曰：有病口苦，取阳陵泉[1]。口苦者，病名为何？何以得之？岐伯曰：病名曰胆瘅[2]。夫肝者，中之将也，取决于胆，咽为之使[3]。此人者，数谋虑不决，故胆虚，气上溢，而口为之苦[4]。治之以胆募俞[5]，治在《阴阳十二官相使》中[6]。

【注释】

[1] 口苦，取阳陵泉：《新校正》云："全元起本及《太素》，无口苦取阳陵泉六字，详

前后文势，疑此为误。”张琦亦云：“六字衍文。”今从之不释。

[2] 胆瘅：指胆腑受热而发生瘅证。胆汁味苦，胆热则其气上溢，口中必苦，故名胆瘅。

[3] 肝者，中之将也，取决于胆，咽为之使：王冰：“《灵兰秘典论》曰：‘肝者，将军之官，谋虑出焉，胆者，中正之官，决断出焉’。肝与胆合，气性相通，故诸谋虑取决于胆。”是说肝如将军之官，虽主谋虑，但临事决断，却取决于胆，故胆主决断。肝胆之脉，均上会于咽，所以咽为它们的外使，而胆汁之气就是通过经脉和咽而溢于口中的。

[4] 数谋虑不决，故胆虚，气上溢，而口为之苦：胆为少阳之气，阳气发动，乃能有为，故胆主决断。若肝胆不和，则多谋虑而不决，多谋则劳，劳则胆气虚，胆虚则肝之疏泄失常，木必郁而生火，火盛则肝胆热，热上蒸则胆气上溢而口苦。姚止庵：“胆主决断，然过虑不决，则胆虚，而其味上溢于咽，口为之苦也。”

[5] 治之以胆募俞：募俞，穴名。脏腑的募穴在胸腹部，俞穴在背部。胆的募穴在胸前乳下二肋外期门穴下五分处，即日月穴。俞穴在背之第一椎下旁开一寸五分处，治疗胆瘅，可取胆之募穴和俞穴，以泄胆之热。

[6] 治在《阴阳十二官相使》中：治，作论讲。《阴阳十二官相使》乃古经篇名，今已亡失。

【语译】

黄帝道：有病口中发苦，针刺阳陵泉穴而口苦仍然不愈，这叫什么病？是怎样得的？岐伯说：这病名叫胆瘅。肝是将军之官，它的决断在于胆，咽为它的外使。患胆瘅的人，因多次思考问题而不决断，以致胆气虚弱，胆汁向上犯溢，因此嘴里发苦。应以针刺胆募日月穴和胆俞穴。这个论治，记载在古医书《阴阳十二官相使》中。

【提要】

讲述胆瘅的病因、病理及治法。

【讨论】

本节论述胆瘅的病因、病理，突出地提到“胆虚，气上溢，而口为之苦。”据临床所见口苦一证，多为肝胆经有热所致，治以蒿芩清胆汤之类。但热有虚有实，应以黄连温胆汤之类治之。

【原文】

帝曰：有癃者，一日数十溲[1]，此不足也；身热如炭[2]，颈膺如格[3]，人迎躁盛[4]，喘息[5]、气逆[6]，此有余也；太阴脉微细如发[7]者，此不足也。其病安在？名为何病？岐伯曰：病在太阴，其盛在胃，颇在肺[8]，病名曰厥，死不治[9]。此所谓得五有余，二不足[10]也。帝曰：何谓五有余，二不足？岐伯曰：所谓五有余者，五病之气有余[11]也；二不足者，亦病气之不足[11]也。今外得五有余，内得二不足，此其身不表不里，亦正死明矣[12]。

【注释】

[1] 癃者，一日数十溲：癃，指小便不通利。溲，即溺。一日数十溲，言小便次数多而所出量甚少。由于脾虚不能输精于肺，肺气虚衰，不能通调水道下输膀胱，故小便不利。肺主治节，虚则治节无权，故小便无度。所以小便不利而频数。吴昆：“癃，不及小便也。癃而一日数十溲者，由中气虚衰，欲便则气不能传送，出之不尽，少间则又欲便，而溲出亦无

多矣。”

［2］身热如炭：形容身热较甚，如火炭一样。太阴与阳明相表里，阴不足，阳必盛。阳明主肌肉，阳明之热外散于肌肉，故身热如炭。吴昆：“胃主肌肉也。”

［3］颈膺如格：颈，即颈部；膺，指胸部。格，格拒。足阳明胃之经脉，循喉咙，下乳内廉。阳明之气盛，阻碍气道，上下不得通畅，所以颈部与胸膺部，好像有物格拒一样而不通利。张景岳：“如格者，上下不通，若有所格也。”

［4］人迎躁盛：人迎，即颈部动脉，为阳明经动脉。阳明热气盛，热邪鼓荡血脉，所以人迎脉亦盛大而急疾。姚止庵：“人迎躁盛，胃脉太强。”

［5］喘息：张景岳：“喘息者，呼吸急促也。”肺司呼吸，若胃热盛而上冲于肺，肺热不能肃降而上逆，所以呼吸急促。

［6］气逆：张景岳：“气逆者，治节不行也。”胃气上逆于肺，肺气不能下降，故称逆。

［7］太阴脉微细如发：太阴脉，即寸口脉。阳明与太阴相表里，阳明之气愈盛，则太阴之气愈衰，故手太阴寸口脉细如发，此太阴之气不足的表现。姚止庵：“太阴细如发，肺脉微弱欲绝也。”

［8］病在太阴，其盛在胃，颇在肺：因癃为肺气衰不能通调水道。太阴脉细如发，为肺气不足，故知病在太阴。人迎脉躁盛，身热如炭，颈膺如格，皆为阳明气盛，故曰其盛在胃。喘息气逆，为肺气不能肃降，故知颇关系到肺。

［9］厥，死不治：太阴脉细如发，人迎躁盛，乃阳盛阴竭，阴阳离决，不相交通，其病为逆，故名曰厥，死不治。厥，即不顺之逆证。

［10］五有余，二不足：余者为实，乃邪气实。不足为虚，是正气虚。如身热、颈膺如格、人迎躁盛、喘息、气逆皆阳明邪气有余，故谓之五有余。数溲，脉细如发，皆太阴不足，是谓二不足。

［11］五病之气有余、亦病气之不足：病气有余谓五有余之证，属邪气盛而有余；病气不足，即二不足之证，属正气不足。不足亦是病，故曰：“亦病气之不足。”

［12］此其身不表不里，亦正死明矣：阳明为表，太阴为里。阳明之表有余，宜泻之，但内有太阴之不足，而不能泄。内有太阴之不足，宜补之，但外有阳明之实，而又不可补。此病救表不可，救里亦不可，补泻均无法施用，故曰不表不里，其为必死之证已明。

【语译】

黄帝道：有癃病患者小便淋沥不畅，一天数十次，这是不足的症状；身上热的像炭火一样，颈部和胸膺部像有东西格拒不通的感觉，人迎脉躁盛，其气上逆，这是有余的症状。寸口脉细如头发一样，这又是不足的表现。病的原因究竟在哪里？叫什么病名？岐伯说：其病在太阴，由于胃热亢盛所致，症状都重在肺。这种病叫做厥，是无法治疗的死证。这就是所谓的“五有余，二不足”的病证。黄帝道：怎样叫“五有余，二不足”呢？岐伯说：所谓“五有余”，就是上面所说的五种有余的病态，属于病邪之气盛；所谓“二不足”，就是上面所说的两种不足的病态，属于正气不足。现在病人外见“五有余”，内见“二不足”，既不能以有余攻其表，又不能从不足补其里，所以必死无疑。

【提要】

论述癃病的症状及转归。

【讨论】

本节论述的虚实错杂、表里相兼、阴阳厥绝的“五有余，二不足”证，是补泻均无法使用的死证。本证临床所见较少，无甚体验，倘有此证，亦不可拘于为死证而不治，扶正祛邪的治法，尚可试用。

【原文】

帝曰：人生而有病癫疾[1]者，病名曰何？安所得之？岐伯曰：病名为胎病，此得之在母腹中时，其母有所大惊[2]，气上而不下，精气并居[3]，故令子发为癫疾也。

【注释】

[1] 癫疾：张景岳：“即癫痫也。”就是胎儿生下来即患的癫痫证。

[2] 母有所大惊：指妊娠期间受到大的惊恐。谢观：“惊，卒闻巨响，或目及异物，或遇险临危，致心惕然而惊。”

[3] 精气并居：居，此处做聚讲。并居，即聚而不散。因胞之大络属心，而络于胞中。妊娠期间猝受大惊，则心惊气乱，乱则暴上而不下，因养胎的精气受精神异常的影响，则精气与惊气相结聚，而精也发生了不正常的变化，胎儿受到这种精气的影响，在发育上也变为异常，所以出生后发为癫痫。

【语译】

黄帝道：有的婴儿生下来就患有癫疾的，叫什么病？是怎样得的？岐伯说：病名为胎病。这是因为胎儿在母腹中，其母曾经受到很大的惊恐，气逆于上而不下，精气聚而不散影响于胎儿，所以使胎儿生下来就患有癫痫病。

【提要】

说明先天性癫痫的病理。

【讨论】

胎病癫痫，是由胎在腹中，母受大惊所致。属于先天性的疾病，临床亦有所见。

【原文】

帝曰：有病痝然如有水状[1]，切其脉大紧，身无痛[2]者，形不瘦，不能食[3]，食少，名为何病？岐伯曰：病生在肾，名为肾风[4]。肾风而不能食，善惊，惊已，心气痿者死[5]。帝曰：善。

【注释】

[1] 痝然如有水状：痝，音芒。痝然是形容浮肿貌。谓面色病困不荣而面目浮肿，如有水一样肿胀。

[2] 身无痛：因风寒在内不在表，故无身痛的症状，吴昆：“以其病不系于表，故身无痛。”

[3] 形不瘦，不能食：形不瘦，因周身浮肿，故形体不显瘦。不能食，为水邪侮土，脾失健运，不能为胃运化水谷，故不能食。

[4] 肾风：肾为水脏，若肾受风邪侵袭，则风邪激动肾水，反伤脾胃，脾虚不能运化水湿为肿胀。因肾受风邪而发病，故名曰肾风。高士宗：“水因风动，故名肾风。”

[5] 善惊，惊已，心气痿者死：心属火，水气上凌于心，则心神不宁，故善惊。若惊已停止，心气逐渐恢复，尚能抵抗水邪，其病可愈。如惊止而心气痿弱不复，是为心气衰败，

神气消亡，故死。吴昆："肾邪凌心，令人善惊；若惊已而心气犹壮，是为神旺，生之徒也。惊已而心气痿者，是谓神亡，死之属也。"

【语译】

黄帝道：有的病面目浮肿像有水一样，脉搏大而且紧，周身也不疼痛，形体并不消瘦，不能够饮食，或者吃得很少，这叫什么病？岐伯说：病发生在肾，名叫肾风。患有这种病的人，若出现不能饮食，善惊心悸，惊悸之后而心气衰弱的，就会死亡。黄帝说：对。

【提要】

说明肾风的病理和预后。

【讨论】

本节肾风之证，可与《素问·风论》互参。《风论》指出了症状，本篇论述其转归，其重点有两个方面。一为水胜侮土，一为水强凌火。水侮土，则出现运化失调之证，如"不能食，食少"之类皆是；水凌火，即肾之水气凌心，如"善惊"之证。若"惊已，心气痿"，当属水气凌心，心气衰竭，此乃"心肾俱败，水火俱困"，预后多不良。

素问·大奇论篇第四十八

【导读】

本篇介绍了较少见的病证和脉象，并从不同脉象中，对可治与不可治的病证，作了分析，又对各种死脉，作了说明。

【原文】

肝满、肾满、肺满皆实[1]，即为肿[2]。肺之雍，喘而两胠满。肝雍，两胠满，卧则惊[3]，不得小便[4]。肾雍，脚下至少腹满，胫有大小[5]，髀骱大跛，易偏枯。

【注释】

[1] 皆实："实"是邪气盛满，见此脉者，必有大邪大热，故下曰"即为肿"。

[2] 即为肿：肿，即痈。

[3] 卧则惊：杨上善说："足少阳别脉，上肝贯心，故热盛为痈，因则心惊。"

[4] 不得小便：杨上善说："肝脉环阴，故肝病热甚，不得小便。"

[5] 胫有大小：杨上善说："少阴脉虚，受病行于两脚，故胫大小。"

【语译】

肝经、肾经、肺经胀满者，其脉搏必实，当即发为浮肿。肺脉壅滞，则喘息而两胁胀满。肝脉壅滞，则两胁胀满，睡卧时惊惕不安，小便不利。肾脉壅滞，则脚下至少腹部胀满，两侧胫部粗细大小不同，患侧髀骱肿大，活动受限，日久且易发生偏枯病。

【原文】

心脉满大，痫瘛筋挛[1]。肝脉小急，痫瘛筋挛[2]。肝脉骛[3]暴，有所惊骇，脉不至[4]若喑，不治自已。

【注释】

[1] 痫瘛筋挛：张介宾说："火有余也，心主血脉，火盛则血涸，故痫瘛筋挛。"

[2] 痫瘛筋挛：张介宾说："痫瘛筋挛一也，而心肝二经皆有之，一以内热，一以风寒，寒热不同，血衰一也，故同有是病。"

[3] 骛：《说文·马部》："乱驰也。"王冰注："骛，谓驰骛，言其迅急也。"

[4] 脉不至：吴昆说："脉不至，在诸病为危剧，若其暴喑失声，则是肝木厥逆，气壅不流，故脉不至耳，不必治之，厥还当自止。"

【语译】

心脉满大，是心经热盛，耗劫肝阴，心神被伤，筋脉失养，故发生癫痫、抽搐及筋脉拘挛等症。肝脉小急，是肝血虚而寒滞肝脉，血不养心，筋脉不利，也能出现癫痫、抽搐和筋脉拘挛。肝脉的搏动急疾而乱，是由于受了惊吓，如果按不到脉搏或突然出现失音的，这是因惊吓一时气逆而致脉气不通，不需治疗，待其气通即可恢复。

【原文】

肾脉小急，肝脉小急，心脉小急，不鼓皆为瘕[1]。

【注释】

[1] 皆为瘕：姚止庵说："瘕者，假也，气血虚寒，则凝滞而不行，如有所积聚者

然也。”

【语译】

肾、肝、心三脉细小而急疾，指下浮取鼓击不明显，是气血积聚在腹中，皆当发为瘕病。

【原文】

肾、肝并沉为石水[1]，并浮为风水[2]，并虚为死，并小弦欲惊。

【注释】

[1] 石水：水肿症候类型之一，主要表现是腹满，引胁下胀痛，水肿偏于腹部。

[2] 风水：水肿症候类型之一，主要表现是骨节疼痛，发热恶风，浮肿以头面为甚。

【语译】

肾脉和肝脉均见沉脉，为石水病；均见浮脉，为风水病；均见虚脉，为死症；均见小而兼弦之脉，将要发生惊病。

【原文】

肾脉大急沉[1]，肝脉大急沉，皆为疝。

【注释】

[1] 肾脉大急沉：按疝则小腹坠痛，控引睾丸，是乃肝肾气结为病，故肝肾之脉应之。古所谓“急”，有坚凝之意，非徒言其疾，亦非徒喻其寒；沉，则谓病在下焦；大，则谓病势方进。

【语译】

肾脉沉大急疾，肝脉沉大急疾，均为疝病。

【原文】

心脉搏滑急为心疝[1]；肺脉沉搏为肺疝[2]。

【注释】

[1] 心疝：是寒邪侵犯心经的急性痛证。主要表现是下腹有形块突起，气上冲胸，心暴痛。

[2] 肺疝：邪气侵犯肺经的一种疝病。证见少腹与睾丸胀痛，小便不通。

【语译】

心脉搏动急疾流利，为心疝；肺脉沉而搏击于指下，为肺疝。

【原文】

三阳急为瘕，三阴急为疝；二阴急为痫厥[1]；二阳急为惊[2]。

【注释】

[1] 痫厥：昏迷仆倒，卒不知人。

[2] 二阳急为惊：张介宾说：“木邪乘胃，故发为惊。”

【语译】

太阳之脉急疾，是受寒血凝为瘕；太阴之脉急疾，是受寒气聚为疝；少阴之脉急疾，是邪乘心肾，发为痫厥；阳明之脉急疾，是木邪乘胃，发为惊骇。

【原文】

脾脉外鼓[1]，沉为肠澼[2]，久自已。肝脉小缓[3]为肠澼，易治。肾脉小搏沉[4]，为肠澼下血，血温身热者死。心肝澼亦下血，二藏同病者，可治。其脉小沉濇为肠澼，其身热者死[5]，热见七日死。

【注释】

［1］外鼓：姚止庵说："外鼓，即浮动之意。"

［2］沉为肠澼：姚止庵说："肠澼，痢证也。痢脉多沉，有积故也。若兼外鼓，则气既不滞，其积易净，虽久自愈。"

［3］肝脉小缓：姚止庵说："肝脉忌见强急及沉数。今见小缓，是虽弱而有胃气，故易治。"

［4］肾脉小搏沉：张介宾说："肾居下部，其脉本沉。若小而搏，为阴气不足，而阳邪乘之，故为肠澼下血。"

［5］其身热者死：姚止庵说："下痢脓血之病，内积证多，而复外感风邪，以致身热。欲表其邪，则里积未净，直攻其积，则外邪随之而入于内，治之最难，故曰死。"

【语译】

脾脉见沉而又有向外鼓动之象，是痢疾，为里邪出表的脉象，日久必然自愈。肝脉小而缓慢的，为痢疾邪气较轻，容易治愈。肾脉沉小而动，是痢疾，或大便下血，若血热身热，是邪热有余，真阴伤败，为预后不良的死症。心肝二脏所发生的痢疾，亦见下血，如果是两脏同病的，可以治疗，若其脉都出现小沉而涩滞的痢疾，兼有身热的，预后多不良，如连续身热七天以上，多属死症。

【原文】

胃脉沉鼓濇，胃外鼓大，心脉小坚急，皆鬲偏枯。男子发左，女子发右[1]，不瘖舌转，可治，三十日起；其从者瘖，三岁起；年不满二十者，三岁死。

【注释】

［1］男子发左，女子发右：张介宾说："男子左为逆，右为从；女子右为逆，左为从。"

【语译】

胃脉沉而应指涩滞，或者浮而应指甚大，以及心脉细小坚硬急疾的，都属气血隔塞不通，当病偏枯半身不遂。若男子发病在左侧，女子发病在右侧，说话正常，舌体转动灵活，可以治疗，经过三十天可以痊愈。如果男病在右，女病在左，说话发不出声音的，需要三年才能痊愈。如果患者年龄不满二十岁，不出三年就要死亡。

【原文】

脉至而搏，血衄身热者死。脉来悬钩为常脉。

【语译】

脉来搏指有力，病见衄血而身发热，为真阴脱败的死证。若是脉来浮钩如悬的，则是失血的常见之脉。

【原文】

脉至如喘[1]，名曰暴厥，暴厥者，不知与人言。脉至如数，使人暴惊，三四日自已。

【注释】

［1］脉至如喘：按《释名·释疾病》："喘，湍也。"脉来如喘，喻脉来如水之湍急。

【语译】

脉来湍急，突然昏厥，不能言语的，名叫暴厥。脉来如热盛之数，得之暴受惊吓，经过三四天就会自行恢复。

【原文】

脉至浮合，浮合如数，一息十至以上，是经气予不足也，微见[1]九十日死；脉至如火薪然，是心精之予夺也，草干而死；脉至如散叶，是肝气予虚也，木叶落而死；脉至如省客[2]，省客者，脉塞而鼓[3]，是肾气予不足也，悬去枣华而死[4]；脉至如丸泥[5]，是胃精予不足也，榆荚落而死；脉至如横格[6]，是胆气予不足也。禾熟而死；脉至如弦缕[7]，是胞精予不足也，病善言[8]，下霜而死，不言可治；脉至如交漆，交漆者，左右傍至[9]也，微见三十日死；脉至如涌泉，浮鼓肌中，太阳气予不足也，少气，味韭英[10]而死；脉至如颓土之状，按之不得，是肌气予不足也，五色先见黑，白垒发[11]死，脉如悬雍[12]，悬雍者，浮揣切之益大，是十二俞之予不足也，水凝而死；脉至如偃刀[13]，偃刀者，浮之小急，按之坚大急，五藏菀熟，寒热独并于肾[14]也，如此其人不得坐[15]，立春而死；脉至如丸滑不直手[16]，不直手者，按之不可得也，是大肠气予不足也，枣叶生而死；脉至如华者，令人善恐，不欲坐卧，行立常听[17]，是小肠气予足也，季秋而死。

【注释】

[1] 微见：吴昆说："微见，始见也。言始见此脉，便期九十日死，若见之已久，则不必九十日。"

[2] 省客：孙鼎宜说："省客，即塞，二字合之，即得塞音。《中庸》注：塞，犹实。"

[3] 脉塞而鼓：孙鼎宜说："鼓犹弹也，此即弹石之谓。"

[4] 悬去枣华而死：华，同"花"。张介宾说："枣华之候，初夏时也。悬者，华之开，去者，华之落，言于枣华开落之时，火王而水败。"

[5] 如丸泥：张介宾说："泥弹之状，坚强短涩之谓。"

[6] 横格：杨上善说："胆脉如弦，今如横格之木，即是木之胆气有损。"

[7] 弦缕：马莳说："如弓弦之缕，主坚急不和。"

[8] 善言：多言。多言无次，非邪热攻中，即神明失守，故为死征。

[9] 傍至：傍，同旁，并之意。

[10] 韭英：吴昆说："韭至长夏而英，长夏属土，太阳壬水之所畏也，故死。"

[11] 五色先见黑，白垒发：《素问札记》云："言五色共见，而黑白之色累发者，盖阴阳互争之候，故死。"

[12] 悬雍：《素问识》云："雍与瓮通，《广雅》瓶也。盖取其大腹小口而形容浮揣切之益大之象也。"

[13] 偃刀：孙鼎宜说："言其坚实如刀剑之偃卧然。"

[14] 寒热独并于肾：张介宾说："此以五藏菀热，而发为寒热，阳旺则阴消，故独并于肾。"

[15] 不得坐：肾已病，腰不能支持。

[16] 如丸滑不直手：张介宾说："如丸，短而小也。直，当也。言滑小无根，而不胜按也。"

[17] 行立常听：杨上善说："心虚，耳中如有物声，故恒听。"

【语译】

脉来如浮波之合，像热盛时的数脉一样急疾，一呼一吸搏动十次以上，这是经脉之气均已不足的现象，从开始见到这种脉象起，经过九十天就要死亡。脉来如木柴燃烧之火，临势很盛，这是心脏的精气已经虚失，至秋末冬初野草干枯的时候就要死亡。脉来如散落的树叶，浮泛无根，这是肝脏精气虚极，至深秋树木落叶时就要死亡。脉来如访问之客，或来或去，或停止不动，或搏动鼓指，这是肾脏的精气不足，在初夏枣花开落的时候，就会死亡。脉来如泥丸，坚强短涩，这是胃腑精气不足，在春末夏初榆荚枯落的时候就要死亡。脉来如有横木在指下，长而坚硬，这是胆的精气不足，到秋后谷类成熟的时候，就要死亡。脉来紧急如弦，细小如缕，是胞脉的精气不足，若患者反多言语，是真阴亏损而虚阳外现，在下霜时，阳气虚败，就会死亡；若患者静而不言，则可以治疗。脉来如交漆，缠绵不清，左右旁至，为阴阳偏败，从开始见到这种脉象起三十日就会死亡。脉来如泉水上涌，浮而有力，鼓动于肌肉中，这是足太阳膀胱的精气不足，症状是呼吸气短，到春天尝到新韭菜的时候就要死亡。脉来如倾颓的腐土，虚大无力，重按则无，这是脾脏精气不足，若面部先见到五色中的黑色，是土败水侮的现象，到春天发生的时候就要死亡。如悬雍之上大下小，浮取揣摩则愈觉其大，按之益大，与筋骨相离，这是十二俞的精气不足（十二俞均属太阳膀胱经），故在冬季结冰的时候就要死亡。脉来如仰卧的刀口，浮取小而急疾，重按坚大而急疾，这是五脏郁热形成的寒热交并于肾脏，这样的病人只能睡卧，不能坐起，至立春时就要死亡。脉来如弹丸，短小而滑，按之无根，这是大肠的精气不足，在初夏枣树生叶的时候就要死亡。脉来如草木之花，轻浮柔弱，其人易发惊恐，坐卧不宁，内心多疑，所以不论行走或站立时，经常偷听别人的谈话，这是小肠的精气不足，到秋末的季节就要死亡。

素问·水热穴论篇第六十一

【导读】

水，是指水病，如胕肿、风水等。热，指热病。

本篇主要论述水病、热病的发病机理。并介绍了治水病、热病的腧穴，以及四时的取穴部位，所以称“水热穴论”。正如马莳说：“内论治水治热之穴，故名篇。”

【原文】

黄帝问曰：少阴何以主肾？肾何以主水？岐伯对曰：肾者，至阴也，至阴者，盛水也[1]；肺者，太阴也，少阴者，冬脉也[2]，故其本在肾，其末在肺，皆积水也[3]。

【注释】

[1] 肾者，至阴也，至阴者，盛水也：至，当极讲。盛，音成。至阴，即阴之极的意思。肾为盛水之脏，故主水，而又居于机体的下焦，水为阴，其位亦为阴，因其属性和部位皆为阴，故称至阴。故马莳曰：“今肾为至阴，则水病乃盛水也。”

[2] 少阴者，冬脉也：少阴是指足少阴肾经而言。因少阴为旺于冬令寒水之季的经脉，故称“冬脉”。

[3] 其本在肾，其末在肺，皆积水也：本，是根本：末，是标末。这里是说积水为病，与肺和肾的关系密切，其根本在肾，其末在肺。肾主水，肺能通调水道，下输膀胱，二者在水液代谢方面关系非常密切，因肺主一身之气，水液只有经过肺气的宣降才能输布全身，并下达膀胱，故称肺为水之上源。而肾有化气和升降水液的作用，因而只有依靠肾阳的蒸腾，才能使清升浊降。肺肾二者密切合作，共同完成水液的正常代谢。但水为阴，得肾阳之气则化，所以称“其本在肾，其末在肺。”虽本在肾，末在肺，但无论何脏功能失常，皆可积水为病。

【语译】

黄帝问道：少阴为什么主肾？肾又为什么主水呢？岐伯说：肾的位置居于人体的最下部，为阴中之阴，故称为至阴之脏。至阴属水，水也属阴，所以肾是主水的脏器。肺属太阴，肾属少阴，少阴之脏旺于冬令，其脉贯膈入肺中，因此，水肿之病，其根本在肾，其标本在肺，若肺肾两脏功能失常，皆可以积水而为病。

【提要】

说明肾主水属少阴的机制，以及积水为病与肺、肾的关系。

【讨论】

肾居五脏之下，为阴中之阴脏，其应冬时。冬主寒水之气，水亦为阴，是以肾为主水之脏。就人体来说，水液代谢是在肾阳的作用下进行的，就是通过肾阳的气化，水液才能清升浊降，水津四布，所以称肾主水。同时因水为阴，得阳则化，因而水液代谢虽赖肺气的宣降，但与肾阳的气化作用密切相关，故曰“其本在肾，其末在肺。”这是《内经》对水液代谢和发病机制的总概括，至今仍指导着中医的临床实践。

【原文】

帝曰：肾何以能聚水而生病？岐伯曰：肾者，胃之关也，关门不利，故聚水而从其类[1]

也。上下溢于皮肤，故为胕肿[2]。胕肿者，聚水而生病也。

【注释】

[1] 肾者，胃之关也，关门不利，故聚水而从其类：关，是关门，乃出入之门户。胃之关，即胃消化水谷的糟粕，水液，通行出入之处。肾为胃之关，因肾为先天之本，主气化，开窍于二阴，肾的气化正常，则二便通畅。如肾之气化失常，二便不利，则糟粕水液积聚而不能外出，使胃气不和，则发生满胀。若肾气不化，水道不能疏通，而聚于下焦成为水肿。从其类，是指水邪聚于肾水之中，以类相从之义。

[2] 胕（fú）肿：即全身肤胀浮肿。吴昆："肌肤浮肿曰胕肿。"因肾气不化，水道不通，小便不利，水湿停聚，溢于皮肤，故为浮肿。

【语译】

黄帝问道：肾为什么能够积聚水液而生病呢？岐伯说：肾是胃的关门，关门不通畅，水液就要停聚而生病了。其水液上下泛滥，溢于皮肤之间，就会发生浮肿。所以浮肿的形成，就是因为水液聚集而产生的病状。

【提要】

说明胕肿的病理。

【讨论】

形成浮肿的原因颇多，本节是从"肾者胃之关，"关门不利，二便不通，为形成浮肿的主要机制来阐述的，这就强调了命门火衰，肾不化气是聚水而生浮肿的主要病理。

【原文】

帝曰：诸水皆生于肾乎？岐伯曰：肾者，牝藏[1]也。地气上者，属于肾，而生水液[2]也，故曰至阴。勇而劳甚[3]则肾汗出[4]，肾汗出逢于风[5]，内不得入于藏府，外不得越于皮肤，客于玄府，行于皮里，传为胕肿，本之于肾，名曰风水。所谓玄府者，汗空也[6]。

【注释】

[1] 肾者，牝藏：张景岳："牝者，阴也。"牝脏即属阴性的脏器。肾为水脏属阴，位居下焦，亦属阴位，故肾为阴脏。

[2] 地气上者，属于肾，而生水液：肾居下焦，主水液，肾之水液上升，犹地气之上升，故以地气形容肾气之作用。肾气化水上升，则为津液，外出皮毛则为汗，津液和汗皆为水所化生，而其根源实由肾阳所化，所以说属于肾而生水液。

[3] 勇而劳甚：勇，有力的意思。劳甚，谓持其有力而入房，或持重远行。

[4] 肾汗出：张景岳："勇而劳甚者，汗自阴分深处而发故曰肾汗。"是说人在行房或持重远行的时候，皆能伤精劳骨，肾主骨藏精，精属阴，所以当人自逞有勇力，持重远行，或房劳过度时则伤及阴分，汗出于肾，故称肾汗出。

[5] 肾汗出逢于风：肾汗出则腠理开张，复感风邪，汗为风邪所迫则腠理闭，所出之汗不能复返于内以养脏腑精神，又不能外出以润皮毛。遂客于玄府之间，化为水邪，行于皮里膜外，变为浮肿。

[6] 玄府者，汗空也：玄府，即元府，是体表的汗孔，又名气门、鬼门。张景岳曰："汗属水，水色玄，汗之所居，故曰玄府。从孔而出，故曰汗空。然汗由气化，出乎玄微，是亦玄府之义。"

【语译】

黄帝问道：一切水证都是发生于肾吗？岐伯说：肾脏属阴，人身凡是由下部上升的水气，都属于肾，因肾的气化可以产生水液，所以叫做“至阴”。人若是自逞有勇力而劳动过甚，或者房劳过度的时候，则汗出于肾。当出汗时，突然遇到风邪，风邪从开泄之腠理侵入，汗孔骤闭，因而使应该排出的水气向内不能回还脏腑，向外又不能排泄于皮肤，停滞在玄府，逗留在玄府之中，皮肤之内，最后形成浮肿。这种发病的根源还是属于肾，又因感风而成，故名叫“风水”。所谓玄府，就是出汗的毛孔。

【提要】

阐述风水的发病机制及肾为至阴的道理。

【讨论】

本节承本篇第一段反复说明肾为至阴，是水肿病的根源所在，并详细叙述了风水是“勇而劳甚”而伤肾，以及汗出当风而形成的，它和其他水肿病不同，既有停水的症状，又有风邪伤表的特征。因此对这种病的治疗，不仅需要利水，而且还要注意祛风，否则不但效果不显著，反而更使病情加重。

【原文】

帝曰：水俞五十七处[1]者，是何主也？岐伯曰：肾俞[2]五十七穴，积阴之所聚也，水所从出入[3]也。尻上五行、行五者，此肾俞。故水病下为胕肿大腹，上为喘呼[4]、不得卧者，标本俱病。故肺为喘呼，肾为水肿，肺为逆不得卧，分为相输俱受者[5]，水气之所留也。伏菟上各二行、行五[6]者，此肾之街也。三阴之所交结于脚[7]也。踝上各一行、行六[8]者，此肾脉之下行也，名曰太冲。凡五十七穴者，皆藏之阴络，水之所客也[9]。

【注释】

[1] 处：作“穴”解，此与下文“肾俞五十七穴”异文同义。

[2] 肾俞：孙鼎宜说：“肾主水，故水俞统名肾俞，非谓足少阴一经之穴也。”

[3] 水所从出入：姚止庵说：“肾俞为水俞，肾居于内，俞应于外，肾病有积聚，于是水从俞而出入矣。”

[4] 喘呼：喘息急促。

[5] 分为相输俱受者：高世栻说：“肾气上升，肺气下降，上下分行，相为输布。今俱受病者，乃水气之所留聚也。”

[6] 伏菟上各二行、行五：伸腿时，股部有肉隆起，状如伏菟，故名之。在伏菟以上，每侧各二行，每一行各有五穴。

[7] 三阴之所交结于脚：指足太阴交出厥阴之前，上膝股内前廉；足少阴上股内后廉；足厥阴交出太阴之后，上腘内廉。“脚”作“胫”解。见《说文·肉部》，是从膝盖到脚跟的一段。

[8] 踝上各一行、行六：张介宾说：“踝上各一行，独指足少阴肾经而言，行六穴，则大钟，照海，复溜，交信，筑宾，阴谷是也。”

[9] 水之所客也：杨上善说：“是等诸穴，皆肾之阴藏所终之输，水客之舍也。”

【语译】

黄帝问道：治疗水病的俞穴有五十七个，它们属哪脏所主？岐伯说：肾俞五十七个穴位，是阴气所积聚的地方，也是水液从此出入的地方。尻骨之上有五行，每行五个穴位，这些是肾的俞穴。所以水病表现在下部则为浮肿、腹部胀大，表现在上部为呼吸喘急、不能平卧，这是肺与肾标本同病。所以肺病表现为呼吸喘急，肾病表现为水肿，肺病还表现为气逆，不得平卧；肺病与肾病的表现各不相同，但二者之间相互输应、相互影响着。之所以肺肾都发生了病变，是由于水气停留于两脏的缘故。伏菟上方各有两行，每行五个穴位，这里是肾气循行的重要道路和肝脾经交结在脚上。足内踝上方各有一行，每行六个穴位，这是肾的经脉下行于脚的部分，名叫太冲。以上共五十七个穴位，都隐藏在人体下部或较深部的脉络之中，也是水液容易停聚的地方。

【原文】

帝曰：春取络脉分肉[1]，何也？岐伯曰：春者木始治，肝气始生；肝气急，其风疾，经脉常深，其气少，不能深入，故取络脉分肉间。

【注释】

[1] 春取络脉分肉：此谓针宜浅刺，刺及络脉分肉即可。《素问识》云："本节论四时刺法，与水热穴义不太涉，疑是他篇错简。"

【语译】

黄帝问道：春天针刺，取络脉分肉之间，是什么道理？岐伯说：春天木气开始当令，在人体，肝气开始发生；肝气的特性是急躁，如变动的风一样很迅疾，但是肝的经脉往往藏于深部，而风气刚发生，尚不太剧烈，不能深入经脉，所以只要浅刺络脉分肉之间就行了。

【原文】

帝曰：夏取盛经分腠，何也？岐伯曰：夏者火始治，心气始长，脉瘦气弱[1]，阳气留溢，热熏分腠，内至于经，故取盛经分腠。绝肤而病去者[2]，邪居浅也。所谓盛经者，阳脉也。

【注释】

[1] 脉瘦气弱：马莳说："藏气始长，其脉尚瘦，其气尚弱。因为心气始长，所以脉气未盛。"

[2] 绝肤而病去者：姚止庵说："夏热气浮，邪居阳分，用针不必太深。'绝肤'谓但绝其皮肤而病邪已去也。"

【语译】

黄帝问道：夏天针刺，取盛经分腠之间，是什么道理？岐伯说：夏天火气开始当令，心气开始生长壮大；如果脉形瘦小而搏动气势较弱，是阳气充裕流溢于体表，热气熏蒸于分肉腠理，向内影响于经脉，所以针刺应当取盛经分腠。针刺不要过深，只要透过皮肤病就可痊愈，是因为邪气居于浅表部位的缘故。所谓盛经，是指丰满充足的阳脉。

【原文】

帝曰：秋取经俞[1]，何也？岐伯曰：秋者金始治，肺将收杀，金将胜火，阳气在合，阴气初胜，湿气及体[2]，阴气未盛，未能深入，故取俞以写阴邪，取合以虚阳邪[3]，阳气始衰，故取于合。

【注释】

[1] 秋取经俞：张介宾说："俞应夏，经应长夏，皆阳分之穴。"

[2] 湿气及体：初秋是湿土主气，易侵人体。

[3] 取俞以泻阴邪，取合以虚阳邪：姚止庵说："肺以太渊为俞，以尺泽为合。"孙鼎宜说："阳邪，谓六腑之邪。"

【语译】

黄帝问道：秋天针刺，要取经穴和俞穴，是什么道理？岐伯说：秋天金气开始当令，肺气开始收敛肃杀，金气渐旺逐步盛过衰退的火气，阳气在经脉的合穴，阴气初生，遇湿邪侵犯人体，但由于阴气未至太盛，不能助湿邪深入，所以针刺取经的"俞"穴以泻阴湿之邪，取阳经的"合"穴以泻阳热之邪。由于阳气开始衰退而阴气未至太盛，所以不取"经"穴而取"合"穴。

【原文】

帝曰：冬取井荥，何也？岐伯曰：冬者水始治，肾方闭[1]，阳气衰少，阴气坚盛，巨阳伏沉[2]，阳脉乃去，故取井以下阴逆，取荥以实阳气[3]。故曰：冬取井荥，春不鼽衄[4]。此之谓也。

【注释】

[1] 肾方闭：姚止庵说："方闭，谓初冬也，阳衰阴盛，冬至之后，一阳始生。"

[2] 巨阳伏沉：足太阳气伏沉在骨。

[3] 取荥以实阳气：姚止庵说："冬阴寒逆，抑之使下，冬阳气微，实之为贵。"

[4] 冬取井荥，春不鼽衄：吴昆说："冬时取其在下之井荥，则下无逆阴，故春时木气升发，亦无鼽衄之患。"

【语译】

黄帝说：冬天针刺，要取"井"穴和"荥"穴，是什么道理？岐伯说：冬天水气开始当令，肾气开始闭藏，阳气已经衰少，阴气更加坚盛，太阳之气浮沉于下，阳脉也相随沉伏，所以针刺要取阳经的"井"穴以抑降其阴逆之气，取阴经的"荥"穴以充实不足之阳气。因此说："冬取井荥，春不鼽衄"，就是这个道理。

【原文】

帝曰：夫子言治热病五十九俞，余论其意，未能领别其处，愿闻其处，因闻其意。岐伯曰：头上五行行五者，以越诸阳之热逆也[1]；大杼、膺俞、缺盆、背俞，此八者，以写胸中之热也；气街、三里、巨虚、上下廉，此八者，以写胃中之热也；云门、髃骨、委中、髓空[2]，此八者，以写四支之热也；五藏俞傍五[3]，此十者，以写五藏之热也。凡此五十九穴者，皆热之左右[4]也。

【注释】

[1] 以越诸阳之热逆也：热之逆上于头者，即刺头上二十五俞以泻之。

[2] 髓空：五十九刺之一。《刺热篇》亦有"五十九刺"。王冰直接把"髓空"改为"腰俞"。杨上善亦解："髓空在腰，一名腰俞。"

[3] 五藏俞傍五：每一脏俞之旁，各有一穴，两侧共有十穴。

[4] 左右：犹云"经过"，见《汉书·楼护传》颜注。这就是说五十九穴，皆热之所经过，故可刺而泻之。

【语译】

黄帝道：先生说过治疗热病的五十九个俞穴，我已经知道其大概，但还不知道这些俞穴的部位，请告诉我它们的部位，并说明这些俞穴在治疗上的作用。岐伯说：头上有五行，每行五个穴位，能泻诸阳经上逆的热邪。大杼、膺俞、缺盆、背俞这八个穴位，可以泻除胸中的热邪。气街、三里、上巨虚和下巨虚这八个穴位，可以泻除胃中的热邪。云门、肩髃、委中、髓空这八个穴位，可以泻除四肢的热邪。五脏的俞穴两旁各有五穴，这十个穴位，可以泻除五脏的热邪。以上共五十九个穴位，都是治疗热病的俞穴。

【原文】

帝曰：人伤于寒而传为热，何也？岐伯曰：夫寒盛，则生热[1]也。

【注释】

[1] 寒盛，则生热：是指外感寒邪独胜于外则阳气郁闭于内，不得发越，逐渐转化为热。张景岳："寒邪外束，则阳气内郁，故传而为热，所以寒盛则生热也。"

【语译】

黄帝说：人感受了寒邪反而会传变为热病，这是什么原因？岐伯说：寒气盛极，就会郁而发热。

【提要】

说明人伤于寒而生热的病理。

【讨论】

本节所论的"寒盛，则生热"，是因外感寒邪，寒邪束于表，阳气郁于内，不得散越所致，故《素问·热论》曰："人之伤于寒也，则为病热。"与寒极生热有所不同。"寒极生热"是"重阳必阴"现象，是因为寒性的病证，当病情发展到寒极的阶段时，在一定条件下可出现热性症状。因而二者的治疗原则就有很大差别。如张景岳说："外感发热者因伤于寒也，散其寒则阳气泄而热自除矣！今有不知标本者，但见发热，辄用苦寒，夫阴寒沉滞，焉能解表，表不解则愈甚，所以轻者致重，重者致危，是不知热无犯热，寒无犯寒之戒也。"

素问·调经论篇第六十二

【导读】

本篇论述人体十二经脉为气血运行道路，内联脏腑，外络肢节。因此，不论外感、内伤都可由经脉相传而引起体内阴阳气血失调，从而发生虚实病变，所以在治疗上须根据病变部位和虚实变化，调和经脉而使之正常，故本篇名“调经论。”

本篇提出“百病之生，皆有虚实”，此虚实是由于五脏的虚实变化，即本文所指“心藏神，肺藏气，肝藏血，脾藏肉，肾藏志”，神、气、血、形、志这五方面都有虚实。并介绍了这五方面有余或有不足的针刺方法，特别强调早期治疗。

本文指出了虚实的病理机制是由气血阴阳相并的结果，即本文所说：“气血以并，阴阳相倾，气乱于卫，血逆于经，血气离居，一实一虚。”指出了邪侵部位是由于阴阳属性所确定的，正如本文所说：“夫邪之生也，或生于阴，或生于阳，其生于阳者，得之风雨寒暑，其生于阴者，得之饮食居处，阴阳喜怒。”

本文同时指出寒热的机制是由于阴虚、阳虚的不同，即本文所指出的“阳虚则外寒，阴虚则内热，阳盛则外热，阴盛则内寒。”这不但是病理的说明，也是症状的概括。本文最后指出了补虚泻实的针刺方法。

【原文】

黄帝问曰：余闻《刺法》[1]言，有余写之，不足补之，何谓有余？何谓不足？岐伯对曰：有余有五，不足亦有五，帝欲何问？帝曰：愿尽闻之。岐伯曰：神，有余有不足；气，有余有不足；血，有余有不足；形，有余有不足；志，有余有不足。凡此十者，其气不等[2]也。

帝曰：人有精气、津液、四支、九窍、五藏、十六部[3]，三百六十五节[4]，乃生百病，百病之生，皆有虚实。今夫子乃言有余有五，不足亦有五，何以生之乎？岐伯曰：皆生于五藏也。夫心藏神，肺藏气，肝藏血，脾藏肉，肾藏志，而此成形。志意通，内连骨髓[5]而成身形五藏[6]。五藏之道，皆出于经隧[7]，以行血气。血气不和，百病乃变化而生，是故守经隧焉。

【注释】

[1] 刺法：指古代论述针刺方法的文献。

[2] 此十者，其气不等：指神、气、血、形、志分属于五脏，均可发生有余和不足的病理状态，故曰“不等”。

[3] 十六部：诸说不一，张志聪以经脉为释，注云：“十六部者，十六部之经脉也，手足经脉十二，跷脉二，督脉一，任脉一，共十六部。”王冰、张介宾、马莳、吴昆作手足二、九窍九、五脏五，共十六部；高世栻作两肘、两臂、两腘、两股、身之前后左右、头之前后左右，共十六部。按以上三种说法，根据经文上下文义，当作经脉解释较妥。

[4] 三百六十五节：节，指经络气血流注出入的部位。王冰注：“三百六十五节者，非谓骨节，是神气出入之处也。”三百六十五是约数，当时实际穴位不足此数，有时也略称“三百六十节”。

[5] 志意通，内连骨髓：志，肾所主，此处指肾气；意，脾所主，此处指脾气；骨髓，肾精所化。全句为肾气和脾气相交通，外在形体与内在骨髓相联系之意。

［6］五藏：马莳、高世栻等均认为此二字为衍文。

［7］经隧：较大的经脉主干潜行于深部，故称“经隧”。

【语译】

黄帝问道：我听《刺法》上说，病属有余的用泻法，不足的用补法。但怎样是有余，怎样是不足呢？岐伯回答说：病属有余的有五种，不足的也有五种，你要问的是哪一种呢？黄帝说：我希望你能全部讲给我听。岐伯说：神有有余，有不足；气有有余，有不足；血有有余，有不足；形有有余，有不足；志有有余，有不足。凡此十种，其气各不相等。

黄帝说：人有精、气、津液、四肢、九窍、五脏、十六部、三百六十五节，而发生百病。但百病的发生，都有虚实的不同。现在先生说病属有余的有五种，病属不足的也有五种，是怎样发生的呢？岐伯说：五种有余或不足，都是生于五脏。心藏神，肺藏气，肝藏血，脾藏肉，肾藏志，由五脏所藏之神、气、血、肉、志，组成了人的形体。但必须保持志意通达，内与骨髓联系，始能使身形与五脏成为一个整体。五脏相互联系的道路都是经脉，通过经脉以运行血气，人若血气不和，就会变化而发生各种疾病。所以诊断和治疗均要以经脉为依据。

【提要】

本节通过五脏与神、五脏与经脉关系的论述，说明人体是以五脏为中心，以神为主导，通过经脉的联系所构成的有机整体。五脏藏精舍神，内连六腑、奇恒之府、皮肉筋骨、五官九窍，外应四时阴阳，而经脉是这一整体联系的通道，故无论内伤外感，均可使经脉失调而发病。因此调理经脉，使之通畅，就可使五脏安定，百病可愈，故曰“守经隧”。

【原文】

帝曰：神有余不足何如？岐伯曰：神有余则笑不休，神不足则悲。血气未并，五藏安定，邪客于形，洒淅起于毫毛，未入于经络也。故命曰神之微[1]。帝曰：补写奈何？岐伯曰：神有余则写其小络之血，出血勿之深斥[2]；无中其大经，神气乃平。神不足者，视其虚络，按而致之，刺而利之，无出其血，无泄其气，以通其经，神气乃平。帝曰：刺微奈何？岐伯曰：按摩勿释，著针勿斥[3]，移气于不足[4]，神气乃得复。

帝曰：善。有余不足奈何？岐伯曰：气有余则喘咳上气，不足则息利少气[5]。血气未并，五藏安定，皮肤微病，命曰白气微泄[6]。帝曰：补写奈何？岐伯曰：气有余则写其经隧，无伤其经，无出其血，无泄其气。不足则补其经隧，无出其气。帝曰：刺微奈何？岐伯曰：按摩勿释，出针视之曰，我将深之，适人必革[7]，精气自伏，邪气散乱，无所休息，气泄腠理，真气乃相得。

帝曰：善。血有余不足奈何？岐伯曰：血有余则怒，不足则恐，血气未并，五藏安定，孙络水溢，则经有留血。帝曰：补写奈何？岐伯曰：血有余则写其盛经，出其血；不足则视其虚经，内针其脉中，久留而视，脉大[8]，疾出其针，无令血泄。帝曰：刺留血奈何？岐伯曰：视其血络，刺出其血，无令恶血得入于经，以成其疾。

帝曰：善。形有余不足奈何？岐伯曰：形有余则腹胀，泾溲不利[9]。不足则四支不用，血气未并，五藏安定。肌肉蠕动，命曰微风[10]。帝曰：补写奈何？岐伯曰：形有余则写其阳经[11]，不足则补其阳络[11]。帝曰：刺微奈何？岐伯曰：取分肉间，无中其经，无伤其络，卫气得复，邪气乃索[12]。

帝曰：善。志有余不足奈何？岐伯曰：志有余则腹胀飧泄，不足则厥。血气未并，五藏安定，骨节有动。帝曰：补写奈何？岐伯曰：志有余则写然筋[13]血者，不足则补其复溜。帝曰：刺未并奈何？岐伯曰：即取之，无中其经，邪所乃能立虚[14]。

【注释】

[1] 神之微：张介宾《类经》注："洒淅起于毫毛，未及经络，此以浮浅微邪，在脉之表，神之微病也，故名曰神之微。"谓邪犯部位表浅，尚未入里，气血未偏倾，病情轻微。

[2] 勿之深斥：斥，开拓扩大之意，不要深刺和摇大针孔。

[3] 按摩勿释，著针勿斥：指按摩不停，留针，不要摇大针孔。

[4] 移气于不足：邪在皮毛，表卫不足，针刺引导正气于肌表，故谓移气于不足。

[5] 息利少气：呼吸虽通利，但气息短少。又《灵枢·本神》曰："肺气虚，则鼻塞不利少气。"供参考。

[6] 白气微泄：白气即肺气。张介宾注："肺主皮肤而属金，微邪客之，故命曰白气微。"

[7] 适人必革：适，至也。革，变也。谓针之至人，必改变前说而刺仍浅也。以使精气伏于内，邪气散乱而泄于外。

[8] 脉大：指针下气感增强的现象。

[9] 泾溲不利：因脾土壅滞，水谷不运，常见二便不利。

[10] 微风：肌肉跳动属风，而"蠕动"则微，故称"微风"。马莳："风或客之肌肉，如蠕虫之动然，而风气尚微，命曰微风。"

[11] 阳经、阳络：张志聪："阳，谓阳明也。阳明与太阴为表里。盖皮肤气分为阳，脾所主在肌肉，故当从阳而补泻。泻此其经者，从内而出于外也；补刺其络者，从外而入于内也。"

[12] 索：杨上善注："索，散也。"

[13] 然筋：张介宾注："然筋，当作然谷，足少阴之荥穴也，出其血可以泻肾之实。"

[14] 邪所乃能立虚：邪所，指邪居之处，即骨节有鼓动感之处。立虚，言邪气迅即离去。

【语译】

黄帝说：神有余和神不足会是什么症状呢？岐伯说：神有余的则嘻笑不止，神不足的则悲哀。若病邪尚未与气血相并，五脏安定之时，还未见或笑或悲的现象，此时邪气仅客于形体之肤表，病人觉得寒栗起于毫毛，尚未侵入经络，乃属神病微邪，所以叫做"神之微"。黄帝又问：怎样进行补泻呢？岐伯说：神有余的应刺其小络使之出血，但不要向里深刺其针，不要刺中大经，神气自会平复。神不足的其络必虚，应在其虚络处，先用手按摩，使气血实于虚络，再以针刺之，以疏利其气血，但不要使之出血，也不要使气外泄，只疏通其经，神气就可以平复。黄帝又说：怎样刺微邪呢？岐伯说：按摩的时间要久一些，留针，不要摇大针孔，使气移于不足之处，神气就可以平复。

黄帝说：讲得好。气有余和气不足会出现什么症状呢？岐伯说：气有余的则喘咳气上逆，气不足则呼吸虽然通利，但气息短少。若邪气尚未与气血相并，五脏安定之时，有邪气侵袭，则邪气仅客于皮肤，而发生皮肤微病，使肺气微泄，病情尚轻，所以叫做"白气微泄"。黄帝说：怎样进行补泻呢？岐伯说：气有余的应当泻其经隧，但不要伤其经脉，不要使之出血，不要使其气泄。气不足的则应补其经隧，不要使其出气。黄帝说：怎样刺其微邪呢？岐伯说：先用按摩，时间要久一些，然后拿出针来给病人看，并说："我要深刺"，但在刺时还是适中病处即止，这样可使其精气深注于内，邪气散乱于外，而无所留，邪气从腠理外泄，则真气通达，恢复正常。

黄帝说：好。血有余和不足会出现什么症状呢？岐伯说：血有余的则发怒，血不足的则恐惧。若邪气尚未与气血相并，五脏安定之时，有邪气侵袭，则邪气仅客于孙络，孙络盛满外溢，则流于经脉，经脉就会有血液留滞。黄帝说：怎样进行补泻呢？岐伯说：血有余的应泄其充盛的经脉，以出其血。血不足的应察其经脉之虚者补之，刺中其经脉后，久留其针而观察之，待气至而脉转大时，即迅速出针，但不要使其出血。黄帝说：刺留血时应当怎样呢？岐伯说：诊察血络有留血的，刺出其血，使恶血不得入于经脉而形成其他疾病。

黄帝说：好。形有余和形不足会出现什么症状呢？岐伯说：形有余的则腹胀满，大小便不利，形不足的则四肢不能运动。若邪气尚未与气血相并，五脏安定之时，有邪气侵袭，则邪气仅客于肌肉，使肌肉有蠕动的感觉，这叫做"微风"。黄帝说：怎样进行补泻呢？岐伯说：形有余应当泻足阳明的经脉，使邪气从内外泻，形不足的应当补足阳明的络脉，使气血得以内聚。黄帝说：怎样刺微风呢？岐伯说：应当刺其分肉之间，不要刺中经脉，也不要伤其络脉，使卫气得以恢复，则邪气就可以消散。

黄帝说：好。志有余和志不足会出现什么症状呢？岐伯说：志有余的则腹胀飧泄，志不足的则手足厥冷。若邪气尚未与气血相并，五脏安定之时，有邪气侵袭，则邪气仅客于骨，使骨节间如有物震动的感觉。黄帝说：怎样进行补泻呢？岐伯说：志有余的应泻然谷以出其血，志不足的则应补复溜穴。黄帝说：当邪气尚未与气血相并，邪气仅客于骨时，应当怎样刺呢？岐伯说：应当在骨节有鼓动处立即刺治，但不要中其经脉，邪气便会自然去了。

【提要】

本节主要论述了五脏系统的虚实病证及刺治方法。原文对"神、气、血、形、志"有余、不足的论述，实质上是讨论心、肺、肝、脾、肾五脏系统的虚实病证。虚实病证的形成从本文"血气未并"，为"神之微"推之，当为"血气已并"所致，其实者为气机阻滞，其虚者为精气不足，具体病机则需结合脏腑气血、阴阳盛衰和致病因素的影响进行分析。

【临床应用】

五脏虚实证治及其临床运用。

神志之病，多发于心，实证可见笑不休，虚证可产生悲，证之临床，心实者多是心火亢盛，神志被扰，而见发狂等精神病变。治以泻心火，安心神，每获佳效。例：万密斋治程氏子，未一岁，多笑，知其心火有余，令以川连、山栀、辰砂为丸，服之。三日后，笑渐少（《续名医类案·咳嗽》）

心虚者是心血不足，神无所养，神志不宁，而见悲伤多哭等情志病证，证类《金匮要略》之脏躁。治以益心宁神为主，甘麦大枣汤用之多验。

咳喘上气，息利少气均属肺之宣降失常所致，但有虚实之别，"咳喘上气"，乃肺部受邪，宣肃失司，肺气上逆而发，属肺气壅实，治宜祛邪肃肺降气以平喘止咳。"息利少气"，多由久病伤肺或水不润金而成，为肺气不足之证，治当补益肺气，或培土生金，或滋肾而养母气，缓缓收功。例：陆祖愚治唐鸣和，平时有火症，因试事成火咳嗽，日夜吐黄痰二三碗，气逆喘急，饮食不进，服枳、梗、二陈尤甚，改服参、术几危。脉之，两手俱洪滑而数，乃用茯苓、桑皮、贝母、芩、连、花粉、元参、枳壳，加牛黄、竹沥，2～3剂胸宽气

缓，7～8剂痰乃色白，去牛黄，三十余剂而安。（《续名医类案·喘》）

肝之实证，多见情志不达，肝郁气滞；或肝郁化火，肝火上炎；或暴怒伤肝，肝气上逆；或肝阳化风等，因肝气有余，血实气逆故易怒。当平肝、清肝、泻肝。肝之虚证，分肝气不足和肝血不足，两者常相互影响，肝气不足则肝血不生，血虚不能养肝，使肝气更虚，或子盗母气则恐惧。宜养血柔肝、疏肝。兹举肝实证一例：丹溪治一妇人，年19，气实多怒不发，忽一日大发，叫而欲厥，盖痰闭于上，火起于下，上冲故也。与香附末五钱（15g），甘草三钱（9g），川芎七钱（21g），童便、姜汁煎。又与青黛、人中白、香附末为丸，稍愈，后大吐乃安，复以导痰汤和姜炒黄连……当归龙荟丸。（《古今医案按·七情·怒》）此系郁怒伤肝，气郁痰结，痰火上扰，蒙闭清窍所致。以泻火调气涤痰，先祛其痰火，调其气机，继以凉肝豁痰，养心安神法而收效。

脾土壅滞，气机不畅，或湿邪困脾，脾气不运，故为胀满，二便不利。治宜祛邪健脾，脾运则气自和。若脾虚，运化失职，水谷精气衰少，四肢失养，久则痿弱不用。当补脾益气，健运升清，此亦为"治痿独取阳明"之法。例：患者单某，女，20岁，四肢逐渐痿软无力2个月余，神经科会诊为"重症肌无力"。症见手指无力握笔写字，下午走路常易跌倒，右眼皮下垂，倦怠嗜睡，苔薄白，脉沉细。综合病情，属气血不足，脾虚肾亏之痿证。用炙黄芪15g、炒当归12g、丹参30g、红花9g、川芎12g、白菊花12g、枸杞12g、黄精15g、玉竹15g、桂枝6g、鹿角片15g、炙甘草6g，治20日，诸证好转，原方增损，以其肌肉筋骨得其所养，而渐趋恢复。［董建华《中国现代名中医医案精华（一）杨继荪医案》］

肾的精气亏虚，厥气易于上逆，"阳气衰于下，则为寒厥"（《素问·厥论》），"肾气虚则厥"（《灵枢·本神》），故厥证常见肢体厥冷，甚或出现阴阳之气不相顺接之昏厥。肾为胃之关，邪实于肾则关门不利，可见腹胀、飧泻等症。兹举一案：患者王某，男，60岁。素有腰膝酸痛、头晕、失眠、耳鸣、咽干等症。最近因思想紧张，恐怖不解，遂至突然昏倒，诊为脑出血。症见面红、痰声辘辘、牙关紧闭、舌红赤、脉弦大。其素肾阴亏损，肝阳上亢，复因恐怖伤肾，肾精倍损，水不涵木，阳热上冲，风痰交阻，此病肾阴亏损为本，肝风夹痰是标，治以滋养肾阴、潜阳熄风、豁痰开窍，用六味地黄以养肾阴，加牡蛎、龙骨、白芍以养肝潜阳熄风；再加石菖蒲、远志、竹茹豁痰开窍，诸症可冀缓解。［董建华《中国现代名中医医案精华（二）李斯炽医案》］

【讨论】

笑不休与悲，对此二症，原文以虚实为辨，病位在心。证之临床，喜笑不休属心之实者的确不少，以心经火盛，或痰火扰心者多见，症状多兼有舌红苔黄或黄腻，其脉多弦数，当以清泻心火为基本治法。可用黄连解毒汤、黄芩温胆汤加减治之。但笑不休之属于虚者也不鲜见，如营阴不足，不能濡养心神而见有自言暗笑者，此类患者，其脉多细数，舌红苔少而干，可用甘麦大枣汤、百合地黄汤之类。若见善悲哭者，固然以心之虚为多见，如《金匮要略》之脏躁病，治当与"笑不休"之虚者同法。但也有因肝胆气郁，化热生痰，阳气不伸，神气失养，导致久悲不能自胜，可以导痰汤、温胆汤加杏仁、贝母之类，去其痰热，兼以疏肝胆、利肺气为治。临床又有肝肾阴虚为本，瘀血痰浊阻滞为标之证，症见肢体抽搐震颤，表情呆滞，且似笑非笑，似哭非哭者，可用疏肝熄风汤兼用菖蒲、南星等祛痰开窍之品治之。故临证对喜笑不休，悲伤欲哭证，既不可拘于笑为实，悲为虚；也不可泥守治心一端，应根据病情，灵活辨证，权变掌握。

怒与恐二症，原文以肝之虚实为辨，此与《灵枢·本神》之“肝藏血，血舍魂，肝气虚则恐，实则怒”的精神一致。怒为肝之志，故临证所见其人善怒者，以肝火上炎、肝阳上亢证为多见，以龙胆泻肝汤、当归龙荟丸或天麻钩藤饮以清肝泻火，平肝潜阳为治。恐为肾之志，肝肾母子相生，精血同源，肝虚日久，累及于肾而可见恐惧之症，此乃神魂不安所致。故临证中恐之为病，以肝肾之虚为多，但属心脾两虚、心阴虚之阴虚火旺、心胆气虚及胆郁痰扰者也可见之，前者为虚，可酌用归脾汤等治之。后者属实，可用温胆汤加减治之。

在五种“微病”中，“神之微”病偏于感寒；“白气微泄”、“微风”则偏于伤风。

【原文】

帝曰：善。余已闻虚实之形，不知其何以生？岐伯曰：气血以并，阴阳相倾[1]，气乱于卫，血逆于经[2]，血气离居，一实一虚[3]。血并于阴，气并于阳，故为惊狂。血并于阳，气并于阴，乃为炅中[4]。血并于上，气并于下，心烦惋善怒[5]。血并于下，气并于上，乱而喜忘。

帝曰：血并于阴，气并于阳，如是血气离居，何者为实？何者为虚？岐伯曰：血气者，喜温而恶寒，寒则泣不能流，温则消而去之，是故气之所并为血虚，血之所并为气虚[6]。帝曰：人之所有者，血与气耳。今夫子乃言血并为虚，气并为虚，是无实乎？岐伯曰：有者为实，无者为虚[7]，故气并则无血，血并则无气。今血与气相失，故为虚焉。络之与孙络俱输于经，血与气并则为实焉。血之与气，并走于上，则为大厥，厥则暴死，气复反则生，不反则死。

【注释】

[1] 气血以并，阴阳相倾：倾，倾斜，有失调，不平衡之意。气属阳，血属阴，气血有偏盛，则阴阳不平衡。

[2] 气乱于卫，血逆于经：卫属气，气乱于卫，故为气实。经行血，血逆于经，故为血实。

[3] 血气离居，一实一虚：离居，即气或血离开所居之处。有“离”便有“并”，离开其处者为虚，所并之处者为实，如血离其居，是血并于气，为气实血虚；气离其居是气并于血，为血实气虚。

[4] 血并于阳，气并于阴，乃为炅中：炅，热也。血并于阳则表寒，气并于阴则里热。

[5] 血并于上，气并于下，心烦惋善怒：上、下，指心、肝。血为阴，并于上部，则心火为阴所蔽，故烦惋。气为阳，并于下部，则肝木为阳所炙，故为善怒。

[6] 气之所并为血虚，血之所并为气虚：气并，则气实，而为血虚；血并，则血实，而为气虚。

[7] 有者为实，无者为虚：有血，即有血之所并；有气，即有气之所并。无论是气并，或是血并，均属邪之范畴，为实。气实即血虚，血实即气虚。

【语译】

黄帝说：好。关于虚实的症状我已经知道了，但还不了解它是怎样发生的。岐伯说：虚实的发生，是由于邪气与气血相并，阴阳间失去协调而有所偏倾，致气乱于卫，血逆于经，血气各离其所，便形成一实一虚的现象。如血并于阴，气并于阳，则发生惊狂。血并于阳，气并于阴，则发生热中。血并于上，气并于下，则发生心中烦闷而易怒。血并于下，气并于上，则发生精神散乱而善忘。

黄帝说：血并于阴，气并于阳，像这样血气各离其所的病证，怎样是实，怎样是虚呢？岐伯说：血和气都是喜温暖而恶寒冷的，因为寒冷则气血滞涩而流行不畅，温暖则可使滞涩的气血消散流行。所以气所并之处则血少而为血虚，血所并之处则气少而气虚。

黄帝说：人体的重要物质是血和气。现在先生说血并的是虚，气并的也是虚，难道没有实吗？岐伯说：多余的就是实，缺乏的就是虚。所以气并之处则血少，为气实血虚，血并之处则气少，血和气各离其所不能相济而为虚。人身络脉和孙脉的气血均输注于经脉，如果血与气相并，就成为实了。譬如血与气并，循经上逆，就会发生“大厥”病，使人突然昏厥如同暴死，这种病如果气血能得以及时下行，则可以生，如果气血壅于上而不能下行，就要死亡。

【提要】

本节主要阐发了虚实病机和由此所产生的证候举例。虚实之生，是由于“气血以并，阴阳相倾”所致，这是就人体总体情况言之。“气乱于卫，血逆于经，血气离居”，是指气血相互并聚的三种类型，这三种类型均可产生或实或虚的病机，故曰“一实一虚”。

【临床应用】

《内经》论“厥”以“气多少，逆皆为厥”（《素问·方盛衰论》）为总的病机。本节所论之大厥病，即是因气血偏聚于上而不降，神明为之蔽阻，因而出现突然昏倒，不省人事之症。若病情逆转，上逆之气血能复返下行，即可生。若气血继续上逆，则预后不良。对此证的治疗，应急则治标，以开窍通关，平息肝风。待病情稳定后，审察病因，辨明寒热虚实，以治其本。张锡纯对此证体会颇深，说：“调经论曰：‘血之与气，并走于上，则为大厥，厥则暴死，气复反则生，不反则死。’盖血不自升，必随气而上升，上升之极，必至脑中充血。至所谓气返则生，气不返则死者，盖气返而下行，血即随之下行，故其人可生。若其气上行不返，血必随之充而益充，不至血管破裂不止，犹能望其复苏乎？读此节经文，内中风之理明，脑充血之理亦明矣。”（《医学衷中参西录·医方》）张氏在剖析本节经文的基础上，所创镇肝熄风汤至今仍广泛应用。

【讨论】

在气血并聚情况下，判断虚实的标准是：血与气相并为实，血与气相失为虚。在气血相失时，又有虚实之别，如果有气并或有血并者为实；若无血并，或无气并者为虚，故曰：“气并则无血，血并则无气。”

血气相失：“血并于阴，气并于阳”。阴、阳即部位之内外。气主外，血主内。血并于阴则阴盛，气并于阳则阳亢。无论阴盛或阳亢均可产生诸如惊狂之类的神志障碍。

“血并于阳，气并于阴”：血本主内而并于外，并于外则里阴不足；气本主外而并于内，并于内则表阳不足而阳盛于里，故均可导致内热（炅中）。

“血并于上，气并于下”；“血并于下，气并于上”：气血阴阳升降失常，若血偏聚于上，气偏聚于下，“血并则无气”，上部血盛气虚，故“心烦惋善怒”；“气并则无血”，下部气盛血虚，也有是症。反之，则“乱而喜忘”。

血与气并：血与气并聚于某一部位则实，如“络之与孙脉，俱输于经”即气血并聚于经。气血并聚于经可引起各脏腑病变，如“大厥”即是气血“俱输于经”、“并走于上”病机之例。

【原文】

帝曰：实者何道从来？虚者何道从去？虚实之要。愿闻其故。岐伯曰：夫阴与阳[1]皆有俞会[2]，阳注于阴，阴满之外，阴阳匀平，以充其形，九候若一[3]，命曰平人。夫邪之生也，或生于阴，或生于阳。其生于阳者，得之风雨寒暑；其生于阴者，得之饮食居处，阴阳喜怒[4]。

帝曰：风雨之伤人奈何？岐伯曰：风雨之伤人也，先客于皮肤，传入于孙脉，孙脉满则传入于络脉，络脉满则输于大经脉，血气与邪并，客于分腠之间，其脉坚大，故曰实。实者，外坚充满不可按之，按之则痛。帝曰：寒湿之伤人，奈何？岐伯曰：寒湿之中人也，皮肤不收[5]，肌肉坚紧，荣血泣，卫气去，故曰虚。虚者，聂辟[6]气不足，按之则气足以温之，故快然而不痛。

帝曰：善。阴之生实[7]奈何？岐伯曰：喜怒不节则阴气[8]上逆，上逆则下虚，下虚则阳气走之，故曰实矣。帝曰：阴之生虚奈何？岐伯曰：喜则气下，悲则气消，消则脉虚空，因寒饮食，寒气熏满[9]，则血泣气去，故曰虚矣。

【注释】

［1］阴与阳：指阴经与阳经。

［2］俞会：指经气输注会合处，即腧穴。

［3］九候若一：若一，此指协调。三部九候之脉相互协调，是平人之脉象。

［4］阴阳喜怒：阴阳，此指房事。喜怒，泛指七情。

［5］皮肤不收：《甲乙经》、《太素》均无“不”字。杨上善注：“皮肤收者，言皮肤急而聚也。”此正合寒主收引凝敛之性，且与下文“皮肤坚紧”合。

［6］聂（zhè）辟：指皮肤松弛皱起似有折叠，是正气虚衰的表现。

［7］阴之生实：实，指邪气盛。此言内伤之实证。

［8］阴气：此指肝经之气。

［9］熏满：《甲乙经》作“动藏”，可从。意即伤动脏气。

【语译】

黄帝说：实是通过什么渠道来的？虚又是通过什么渠道去的？形成虚和实的道理，希望能听你讲一讲。岐伯说：阴经和阳经都有俞有会，以互相沟通。如阳经的气血灌注于阴经，阴经的气血盛满则充溢于外，能这样运行不已，保持阴阳平调，形体得到充足的气血滋养，九候的脉象也表现一致，这就是正常的人。凡邪气伤人而发生病变，或发生于阴的内脏，或发生于阳的体表。病生于阳经在表的，都是感受了风雨寒暑邪气的侵袭；病生于阴经在里的，都是由于饮食不节、起居失常、房事过度、喜怒无常所致。

黄帝说：风雨之邪伤人是怎样的呢？岐伯说：风雨之邪伤人，是先侵入皮肤，由皮肤而传入于孙脉，孙脉满则传入于络脉，络脉满则输注于大经脉。血气与邪气并聚于分肉腠理之间，其脉必坚实而大，所以叫做实证。实证受邪部的表面多坚实充满，不可触按，按之则痛。黄帝说：寒湿之邪伤人是怎样的呢？岐伯说：寒湿之邪气伤人，使人皮肤失却收缩功能，肌肉坚紧，营血滞涩，卫气离去，所以叫做虚证。虚证多见皮肤松弛而有皱褶，卫气不足，营血滞涩等，按摩可以使气足能温煦营血，故按摩则卫气充实，营血畅行，便觉得爽快而不疼痛了。黄帝说：好。阴分所发生的实证是怎样的呢？岐伯说：人若喜怒不加节制，则使阴气上逆，阴气上逆则必虚于下，阴虚者阳必凑之，所以叫做实证。黄帝说：阴分所发生的虚证是怎样的呢？岐伯说：人若过度喜乐则气易下陷，过度悲哀则气易消散，气消散则血行迟缓，脉道空虚；若再寒凉饮食，寒气充满于内，血气滞涩而气耗，所以叫做虚证。

【提要】

本节主要论述了虚实形成的原因。致病因素虽然复杂，如果结合邪气所伤部位，总不外于外感和内伤两者。“风雨寒暑”犯则先伤于外，先伤于阳，故曰“生于阳”；“饮食居处，阴阳喜怒”则伤于内，伤于阴，故曰“生于阴”。无论是风雨寒暑，或是饮食喜怒，其共同致病特点都是损伤气血，而致气血失常，导致或虚或实的病理变化。所不同的是前者先伤肌表，使气血并聚于分腠者为实，使营卫不足于肌肤分腠者为虚；而后者伤人内脏，使脏腑气血并聚为实，使气血消散为虚。

【讨论】

本段分别从发病原因和具体病机两方面论述了虚实含义和不同状态下的虚实病机。关于虚实的含义，《内经》有两说：一是以邪正盛衰关系而论，认为在邪正斗争中，邪气亢盛，而正气未衰的病理状态为实，由此产生的证候即为实证；在邪正斗争中，以正气不足为矛盾主要方面，而邪气也不盛的病理状态为虚，由此产生的证候即为虚证。二是以气血分布状态论虚实。这一观点认为人之生理是“阴阳匀平”，气血和调，一旦气血逆乱，发生并聚和分离时，便会产生“血之所并为气虚，气之所并为血虚”；“血与气相并，则为实”；“血与气相失，故为虚”的病理状态。显然，只要发生气或血并聚于某处，该处即可产生实的病机；反之，血或者气离散于某处，该处就会产生虚的病机，故曰“有者为实，无者为虚”。“人之所有者，血与气耳”，不论“风雨寒暑”，或者“饮食居处，阴阳喜怒”伤人，就会影响气血运行状态和两者的关系，因而外感内伤都可致实，也都可致虚。显然这种据气血分布状态论虚实，有别于以邪正关系论虚实，它既为临床运用针刺、艾灸、推拿、按摩之法调虚实而理百病的理论依据，也是篇名曰“调经”的道理所在。

【原文】

帝曰：《经》言[1]阳虚则外寒，阴虚则内热，阳盛则外热，阴盛则内寒，余已闻之矣，不知其所由然也。岐伯曰：阳受气于上焦，以温皮肤分肉之间，令寒气在外，则上焦不通，上焦不通，则寒气独留于外，故寒栗。帝曰：阴虚生内热奈何？岐伯曰：有所劳倦，形气衰少，谷气不盛，上焦不行，下脘不通，胃气热，热气熏胸中，故内热[2]。帝曰：阳盛生外热奈何？岐伯曰：上焦不通利，则皮肤致密，腠理闭塞，玄府不通，卫气不得泄越，故外热。帝曰：阴盛生内寒奈何？岐伯曰：厥气上逆[3]，寒气积于胸中而不写，不写则温气去，寒独留，则血凝泣，凝则脉不通，其脉盛大以濇，故中寒[4]。

【注释】

[1]《经》言：指古代经典医籍所论。

[2] 上焦不行……故内热：热气，指胃中谷气郁滞所化之热。胸中，指胸脘之间。张志聪注：“上焦不能宣五谷之味，下焦不能受水谷之津，胃为阳热之府，气留而不行，则热气熏于胸中，而为内热矣。”

[3] 厥气上逆：指下焦或中焦的阴寒之气逆行于上。

[4] 中寒：胸中寒盛，故谓中寒。张志聪注：“阴寒之气，积于胸中而不泻，则中上二焦之阳气消而寒气独留于上。寒则血凝泣而脉不通矣。阴盛则脉大。血凝泣，故脉涩也。阳热去而寒独留，故中寒也。”

【语译】

黄帝说：医经上所说的阳虚则生外寒，阴虚则生内热，阳盛则生外热，阴盛则生内寒。我已听说过了，但不知是什么原因产生的。岐伯说：诸阳之气，均承受于上焦，以温煦皮肤分肉之间，现寒气侵袭于外，使上焦不能宣通，阳气不能充分外达以温煦皮肤分肉，如此则寒气独留于肌表，因而发生恶寒战栗。黄帝说：阴虚则生内热是怎样的呢？岐伯说：过度劳倦则伤脾，脾虚不能运化，必形气衰少，也不能转输水谷的精微，这样上焦不能宣发五谷气味，下脘也不能化水谷之精，胃气郁而生热，热气上熏于胸中，因而发生内热，黄帝说：阳盛则生外热是怎样的呢？岐伯说：若上焦不通利，可使皮肤致密，腠理闭塞，汗孔不通，如此则卫气不得发泄散越，郁而发热，所以发生外热。黄帝说：阴盛则生内寒是怎样的呢？岐伯说：若寒厥之气上逆，寒气积于胸中而不泄，寒气不泄，则阳气必受耗伤，阳气耗伤，则寒气独留，寒性凝敛，营血滞涩，脉行不畅，其脉搏必见盛大而涩，所以成为内寒。

【提要】

本节主要论述了阴阳虚实，内外寒热的机理。

【临床应用】

“阳虚则外寒”是指外感表证中恶寒症状产生的机理。所谓“阳虚”仅指肌表卫阳为寒邪遏阻不能宣达，肌表因此而失于温煦之故，治宜辛温发散，透解表邪。表证解除，恶寒自止。而后世所说的“阳虚则寒”，则指全身性的或者某一内脏之阳虚损，机体失温而致，此类之寒治要温补阳气。《医史》载：余子元病恶寒战栗，持捉不定，两手皆冷汗浸淫，虽厚衣炽火不能解，其脉沉。即与真武汤，凡用附子六枚，病愈。此案之恶寒为真阳不足，机体失温所致，病机属“阳虚则寒”而非“阳虚则外寒”，故用真武汤而愈。

“阴虚则内热”是指劳倦伤脾，脾气不运，水谷精气滞留胃中，郁而化热。其实质是脾气虚发热，因脾属阴，故又称阴虚生内热。李杲所阐发的升阳益气，甘温之法以除气虚发热，是这一思想的发展。而后世所说的“阴虚则热”，是指肺胃或肝肾之阴不足，阴不制阳，虚火内生之午后潮热、盗汗、口干、舌红少津、脉细数等，治疗宜用滋阴清热。一为气虚，一为阴虚，两者大相径庭。

“阳盛则外热”是指外感寒邪后，上焦不通，腠理闭塞，卫气郁遏肌表的表证发热。此类发热只需发散解表即可。而《素问·阴阳应象大论》及后世所说的“阳盛则热”，是邪气入侵，阳气亢盛所致，包括里热证的发热和表热证的发热，所以治疗应以清热为主，在表者辛凉解表，在里者清泻里热。显然两者有范围大小之别。

“阴盛则内寒”是指阴寒上逆，积于胸中，损伤胸阳所致的内寒证。“胸痹”、“心痛”等病多见此证，可用薤白、白酒、瓜蒌、半夏、桂枝之类以通胸中之阳。这与《素问·阴阳应象大论》及现在临床泛指一切脏腑受寒后的“阴盛则寒”的内寒证不完全相同。

【讨论】

本节关于阴阳盛衰所致寒热的病机与后世所言的“阳虚则寒”、“阴虚则热”，以及《素问·阴阳应象大论》之“阳盛则热”、“阴盛则寒”有较大区别，不可混为一谈。“阳虚则外寒”，是寒邪外袭肌表，阻遏卫阳，体表失于温煦而见恶寒之证。“阳盛则外热”，是外邪袭表，卫阳被遏而不得宣泄，致使体表之阳偏盛，故见表证发热。“阴虚则内热”，是劳倦伤脾，脾为阴脏，其虚不能为胃运行精气，以致郁而化热。因属内伤而非外感，故称内热。

“阴盛则内寒”，是寒气久积胸中，损伤阳气，血脉凝泣，故寒盛于内。

【原文】

帝曰：阴与阳并，血气以并，病形以成，刺之奈何？岐伯曰：刺此者，取之经隧。取血于营，取气于卫[1]，用形哉，因四时多少高下[2]。帝曰：血气以并，病形以成，阴阳相倾，补写奈何？岐伯曰：写实者气盛乃内针，针与气俱内，以开其门，如利其户，针与气俱出，精气不伤，邪气乃下，外门不闭，以出其疾，摇大其道，如利其路，是谓大写，必切而出，大气乃屈[3]。帝曰：补虚奈何？岐伯曰：持针勿置，以定其意[4]，候呼内针，气出针入，针空四塞，精无从去，方实而疾针，气入针出，热不能还，闭塞其门，邪气布散，精气乃得存，动气候时[5]，近气[6]不失，远气[6]乃来，是谓追之[7]。

帝曰：夫子言虚实者有十，生于五藏，五藏五脉耳。夫十二经脉皆生其病，今夫子独言五藏。夫十二经脉者，皆络三百六十五节，节有病，必被[8]经脉，经脉之病，皆有虚实，何以合之？岐伯曰：五藏者，故得六府与为表里，经络支节，各生虚实，其病所居，随而调之。病在脉，调之血；病在血，调之络[9]；病在气，调之卫；病在肉，调之分肉；病在筋，调之筋；病在骨，调之骨。燔针劫刺其下及与急者[10]。病在骨，焠针药熨。病不知所痛，两跻为上[11]。身形有痛，九候莫病，则缪刺[12]之；痛在于左而脉病者，巨刺[12]之。必谨察其九候，针道备矣。

【注释】

［1］取血于营，取气于卫：此指针刺浅深而言。营行脉中，卫行脉外，故血病当刺其血脉，气病当刺治其卫。

［2］用形哉，因四时多少高下：吴昆注：“用形哉，言因其形之长短阔狭肥瘦而施刺法也。因四时多少高下者，如曰以月生死为痏数多少之谓也；春时俞在颈项，夏时俞在胸胁，秋时俞在肩背，冬时俞在腰股，高下之谓也。”多少，指针灸取穴之数；高下，指取穴之部位。

［3］大气乃屈：大气，即大邪之气。屈，退也。言亢盛之邪被制服。

［4］持针勿置，以定其意：谓不要立即刺入，先使病人神志安定，意定则真气也定而不摇夺。

［5］动气候时：动气，针刺时引动的经气。候时，谓留针以候气至之时。《黄帝内经太素》作“动无后时”，即不失时机地进针出针。

［6］近气、远气：王冰注：“近气，谓已至之气；远气，谓未至之气也。”

［7］追之：属于针术中的补法。

［8］被：波及也。

［9］病在血，调之络：血之运行，由经走络，又由络走经，故血病常先表现在络脉的异常，治血病也当调其络脉。

［10］其下及与急者：其下，指筋会之阳陵泉穴。急者，指筋脉拘急之证。

［11］两跻为上：张介宾注：“两跻者，阳跻脉出足太阳之申脉；阴跻脉出足少阴之照海，俱当取之，故曰为上。”

［12］缪刺、巨刺：缪刺之法，以左取右，以右取左，巨刺亦然。巨刺，刺大经；缪刺，刺大络。

【语译】

黄帝说：阴与阳相并，气与血相并，疾病已经形成时，怎样进行针刺治疗呢？岐伯说：

针刺治疗这种疾病，应取其经脉，病在营分的，刺治其血，病在卫分的，刺治其气，同时还要根据病人形体的肥瘦高矮，四时气候的寒热温凉，决定针刺次数的多少，取穴部位的高下。黄帝说：血气和邪气已并，病已形成，阴阳失去平衡的，针刺治疗应怎样用补法和泻法呢？岐伯说：泻实证时，应在气盛的时候进针，即在病人吸气时进针，使针与气同时入内，刺其俞穴以开邪出之门户，并在病人呼气时出针，使针与气同时外出，这样可使精气不伤，邪气得以外泄；在针刺时还要使针孔不要闭塞，以排泄邪气，应摇大其针孔，而通利邪出之道路，这叫做“大泻”，出针时先以左手轻轻切按针孔周围，然后迅速出针，这样亢盛的邪气就可穷尽。黄帝说：怎样补虚呢？岐伯说：以手持针，不要立即刺入，先安定其神气，待病人呼气时进针，即气出针入，针刺入后不要摇动，使针孔周围紧密与针体连接，使精气无隙外泄，当气至而针下时，迅速出针，但要在病人吸气时出针，气入针出，使针下所至的热气不能内还，出针后立即按闭针孔使精气得以保存。针刺候气时，要耐心等待，必俟其气至而充实，始可出针，这样可使已至之气不致散失，远处未至之气可以导来，这叫做补法。

黄帝说：先生说虚证和实证共有十种，都是发生于五脏，但五脏只有五条经脉，而十二经脉，每经都能发生疾病，先生为什么只单独谈了五脏？况且十二经脉又都联络三百六十五节，节有病也必然波及经脉，经脉所发生的疾病，又都有虚有实，这些虚证和实证，又怎样和五脏的虚证和实证相结合呢？岐伯说：五脏和六腑，本有其表里关系，经络和肢节，各有其所发生的虚证和实证，应根据其病变所在，随其病情的虚实变化，给予适当的调治。如病在脉，可以调治其血；病在血，可以调治其络脉；病在气分，可以调治其卫气；病在肌肉，可以调治其分肉间；病在筋，可以调治其筋；病在骨，可以调治其骨。病在筋，亦可用燔针劫刺其病处，与其筋脉挛急之处；病在骨，亦可用焠针和药烫病处；病不知疼痛，可以刺阳跻阴跻二脉；身有疼痛，而九候之脉没有病象，则用缪刺法治之。如果疼痛在左侧，而右脉有病象，则用巨刺法治之。总之，必须详细地诊察九候的脉象，根据病情，运用针刺进行调治。只有这样，针刺的技术才算完备。

【提要】

本节介绍了虚实证候的取穴刺治原则和补泻手法。就针刺治疗原则而言，一是因人、因时施治，如“用形哉，因四时多少高下”；二是辨证论治，补虚泻实，扶正祛邪。

关于针刺方法，本节仅介绍了虚实补泻手法：一是呼吸补泻，吸气进针为泻，呼气出针为泻；呼气进针为补，吸气出针为补。二是开阖补泻，出针后不闭按针孔，使邪有去路为泻；出针后闭按针孔，使精气内存为补。

因病施治，即所谓“其病所居，随而调之”。具体言之，有根据不同病位，即在相应部位取穴刺之，如“病在脉，调之血；病在血，调之络……病在骨，调之骨”。有根据病之寒热，深浅之异，针刺方法有别，如筋痹者燔针劫刺，寒痹者药物热熨，骨痹者焠刺等。有据病之虚实，刺有补泻之殊，如开阖补泻、呼吸补泻等。

【讨论】

本节强调了因人、因时、因病施治的针刺原则，“用形哉，因四时多少高下”，正是对这一原则的归纳和概括。“用形哉”，强调的是因人而刺，是以患者的体质、年龄、性别、形体肥瘦及生理特点为刺治依据。因时而刺，也称之为“法天则地”针刺原则，这是“天人相应”整体观在针刺治疗中的实际应用。因病而刺，也是本节讨论的一条重要法则，尤其是针刺的深浅，应据病位、病性、病程等而定。“病有浮沉，刺有浅深，各至其理，无过其道。”

素问·标本病传论篇第六十五

【导读】

本篇主要论述疾病的标本、传变和刺法。所谓标本，犹根本之与枝叶。病传，就是病不早治，必致传变。其刺法是或逆治或从治。逆治，即在标治本，在本治标。从治，即在本治本，在标治标。标本的治疗原则应用于临床，确有一定的指导意义。因此本篇所论述的问题，主要是标本和病传两个部分，故名“标本病传”。

本篇指出病有标本阴阳之变，治有先后逆从之理，临床有现实指导意义。故本文说：“知标本者，万举万当；不知标本，是谓妄行。”指出标本的范围比较广泛，因此，标本的运用相当灵活，根据具体情况有病在本取之本、病在本取之标、病在标取之标、病在标取之本等的不同，这就是先后缓急的处理方法。总之，运用标本的一个基本原则是“急则治标，缓则治本。”最后指出疾病的传变，是以五行配五脏，以其相克关系而定。以相克次序的五脏传变预后多不良，若间隔一脏或二、三脏者，预后良好。

【原文】

黄帝问曰：病有标本[1]，刺有逆从[2]，奈何？岐伯对曰：凡刺之方，必别阴阳[3]，前后相应[4]，逆从得施[5]，标本相移[6]，故曰：有其在标而求之于标[7]，有其在本而求之于本[8]，有其在本而求之于标[9]，有其在标而求之于本[10]。故治有取标而得者，有取本而得者，有逆取而得者，有从取而得者。故知逆与从，正行无问[11]；知标本者，万举万当；不知标本，是谓妄行[12]。

【注释】

［1］病有标本：先病为本，后病为标。如原有旧病，后又发生新病，则旧病为本，新病为标。病因为本，病证为标。如太阳伤寒，则寒为本，发热、恶寒、头痛等为标。又如伤寒病邪传阳明而化热，则寒为本，热为标。

［2］刺有逆从：病在本治标，或在标治本，为逆治。病在本治本，在标治标，为从治。

［3］必别阴阳：就是辨别病的在脏在腑，在阴经或阳经，在气在血，阴证阳证等，以上都有阴阳的区别。

［4］前后相应：前后，张志聪：“谓病有先病后病也。”先病后病，即何病在前，何病在后，要适当治疗。如病原有表虚不固，自汗出，复感外邪，发热恶寒，头痛鼻塞，治宜扶正祛邪。既要固护正气，又要驱逐外邪。可用玉屏风散加桂枝等。

［5］逆从得施：就是或逆治或从治，要根据病情，采取适当的治疗措施。吴昆：“逆者反治，从者正治。得施，谓施治无失也。”

［6］标本相移：标病与本病的治疗，其先后次序没有固定，如标急先治标，标缓先治本，视其具体情况，可以互相转移治疗方法。吴昆：“刺者，或取于标，或取于本，互相移易。”

［7］在标而求之于标：求，探求。就是病在标，而从标治疗。如下文“小大不利治其标”。

［8］在本而求之于本：病在本而从本治疗。如下文“先中满而后烦心者治其本”。

［9］在本而求之于标：病在本而从标治疗。如下文“先病而后生中满者治其标”。

［10］在标而求之于本：病在标而从本治疗。如下文“先病而后泄者治其本”。

［11］正行无问：正行，即正确执行。无问，谓无所疑问。就是说只要正确掌握逆治从治的原则，就无所疑问了。

［12］妄行：就是妄行乱施，盲目治疗，无的放矢。

【语译】

黄帝问道：疾病有标和本的分别，刺法有逆和从的不同，是怎么回事？岐伯回答说：大凡针刺的准则，必须辨别其阴阳属性，联系其前后关系，恰当地运用逆治和从治，灵活地处理治疗中的标本先后关系。所以说有的病在标就治标，有的病在本就治本，有的病在本却治标，有的病在标却治本。在治疗上，有治标而缓解的，有治本而见效的，有逆治而痊愈的，有从治而成功的。所以懂得了逆治和从治的原则，便能进行正确的治疗而不必疑虑；知道了标本之间的轻重缓急，治疗时就能万举万当；如果不知标本，那就是盲目行事了。

【提要】

说明标与本在治疗方面必须灵活运用。

【讨论】

标本就主次之意，但其范围非常广泛，所以必须灵活运用。如六气为本，六经为标；人体的正气为本，邪气为标；病因为本，症状为标；病的初起为本，变化为标；病在内为本，在外为标；旧病为本，新病为标等。病的变化虽多，总不出“标本”二字的范围。如能深切了解标本的意义，运用于临床，先后缓急的处理，就不致颠倒错乱。

【原文】

夫阴阳逆从[1]、标本之为道[2]也，小而大，言一而知百病之害[3]；少而多，浅而博，可以言一而知百也。以浅而知深，察近而知远。言标与本，易而勿及[4]。

【注释】

［1］阴阳逆从：阴阳，指病症；逆从，指治法。就是说病有阴证和阳证，治疗有逆治从治之法。如在标治本，在本治标为逆治；在标治标，在本治本为从治。

［2］标本之为道：即标本的道理。是说要通晓标本的道理，灵活运用于临床，通过辨别病症的主次、本末、轻重、缓急，来决定治疗原则。

［3］言一而知百病之害：害，就是要害，关键的意思。言只要将标本这一问题探讨透彻，就可洞晓各种疾病的关键所在。高士宗：“言一标本逆从，而知百病之害”。

［4］易而勿及：言标本的道理，是容易理解的，但临床运用时，就难以达到恰如其分。

【语译】

关于阴阳、逆从、标本的道理，看起来很小，而应用的价值却很大，所以谈一个阴阳标本逆从的道理，就可以知道许多疾病的关键；由少可以推多，执简可以驭繁，所以一句话可以概括许多事物的道理。从浅显入手可以推知深微，观察目前的现象可以了解它的过去和未来。不过，讲标本的道理是容易的，可运用起来就比较难了。

【提要】

说明标本在临床上的重要性。

【讨论】

标本在临床上的运用，非常重要，只要能掌握“标本”这一要点，就可以从小病而知大病，由浅知深，察近知远，这样才能诊断正确，用药就不至于盲无所从。

【原文】

治反为逆[1]，治得为从[2]。先病而后逆者治其本[3]；先逆而后病者治其本[4]；先寒而后生病者治其本[5]；先病而后生寒者治其本[6]；先热而后生病者治其本[7]；先热而后生中满者治其标[8]；先病而后泄者治其本[9]；先泄而后生他病者治其本[10]，必且调之，乃治其他病；先病而后生中满者治其标[11]；先中满而后烦心者治其本[12]。

【注释】

[1] 治反为逆：反，即反其病象的治法。所谓反治法，也就是逆治法，是逆其病象而治的方法。如治寒性病用热药、治热性病用寒凉药治之等，谓之反治。若用针刺法，即在本取标、在标取本的治法。

[2] 治得为从：得，即顺的意思。就是顺其病象而用药，谓之从治法。如真寒假热，顺其假象而仍用温热药治之，或真热假寒，而顺其假象而用寒凉药物以治之，谓之从治。若用针刺，即在本取本、在标取标。

[3] 先病而后逆者治其本：逆，即气血逆乱。先为本，后为标。先病而后逆者，病为本，逆为标，故宜先治其病。如先病肺火热盛，后因热伤肺络，气逆血溢，咳嗽咯血者，则宜先泻肺火，火息则咯血自止。又如先患肠胃病，而后胃气上逆呕吐者，宜和胃降逆，其呕自止。此皆治本之法。

[4] 先逆而后病者治其本：此则逆为本，病为标，宜先治其逆。如先因气逆咳嗽咯血而后引起胸闷肺气不舒者，则宜先治咳血，后舒肺气。或先因呕吐而后引起消化不良者，即宜先治呕吐，后和胃消食。此亦治本之法。

[5] 先寒而后生病者治其本：如《伤寒论》第277条：“自利不渴者，属太阴，以其藏有寒故也，当温之，宜服四逆辈。”此乃先因脾寒为本，后生泄泻为标，治宜温中健脾，寒邪去，脾健运，则泻自止。

[6] 先病而后生寒者治其本：如先因脾虚泄泻，而后脾阳不振，寒从中生，肢冷畏寒等，治宜温阳健脾，而寒自除。

[7] 先热而后生病者治其本：如伤寒病阳明证，症状为发热、口渴、潮热、汗出。则阳明之热为本，症状为标。治用白虎汤清阳明之热，其他症状自除。

[8] 先热而后生中满者治其标：如伤寒阳明腑实证，因热盛伤津，大便秘结，气机壅滞，发为中满，则发热为本，中满为标。治宜大承气汤以除中满，则满除热愈。此为急则治标的法则。

[9] 先病而后泄者治其本：解与“先寒而后病者治本”同。

[10] 先泄而后生他病者治其本：如病大便泻，甚则中气下陷，而后气短不能接续，则泄泻为本，气短为标。治宜健脾益气止泻，泻止健脾，中气渐复则气短自愈。

[11] 先病而后生中满者治其标：如先由脾胃虚弱，而后停食不化，发生中满，则脾胃虚弱为本，停食腹胀为标。治宜先消食除满，后健脾和胃。此为急则治标之法。

[12] 先中满而后烦心者治其本：如先由脾胃郁滞，停食不消，而生中满，引起嘈杂心烦，则中满为本，烦心为标。治宜消食导滞，理气除满，中满除则烦心自愈。

【语译】

逆其病象而治的为逆治，从其病象而治的为从治。先患某病而后发生气血逆适的，先治其本；先气血逆乱而后生病的，先治其本；先有寒而后生病的，先治其本；先有病而后生寒的，先治其本；先有热而后生病的，先治其本；先有热而后生中满腹胀的，先治其标；先有某病而后发生泄泻的，先治其本；先有泄泻而后发生疾病的，先治其本；必须先把泄泻调治好，然后再治其他病；先患某病而后发生中满腹胀的，先治其标；先患中满腹胀而后出现烦心的，先治其本。

【提要】

具体说明治本治标的原则。

【讨论】

标本即主次，根与叶，轻与重，缓与急的含义。治则上应用标本作为治疗疾病的一种方法。临床上必须灵活掌握，有先治本而标病自愈者，有先治标而后治本者，有标本同治者。一般来说治本为先，惟有标病特别严重时，就必须先治其标。能明确标本的意义，则治疗先后缓急自明，就不致犯杂药乱投之弊。

【原文】

人有客气，有同气[1]。小大不利治其标[2]；小大利治其本[3]；病发而有余，本而标之[4]，先治其本，后治其标；病发而不足，标而本之[5]，先治其标，后治其本。谨察间甚，以意调之，间者并行，甚者独行[6]。先小大不利而后生病者治其本[7]。

【注释】

［1］人有客气，有同气：客气，即邪气；同气，即正气。一说同，“固”之误：固气，久留体内之邪气。

［2］小大不利治其标：即先有他病，而后引起大小便不通利，乃先病为本，大小便不利是标。无论何病，凡有大小便不利，是为急症，故先治之。吴昆：“小大二便不利，危急之候也，虽为标，亦先治之。”

［3］小大利治其本：凡病人大小便均利，应治其本病。

［4］病发而有余，本而标之：此是以病势的强弱而言标本的，即强为本，弱为标。有余，指邪气盛，邪气盛则实。此是以邪气为本，正气为标。如《伤寒论》麻黄汤证，是寒邪伤及太阳，发热，恶寒，无汗，头痛，为表实证，用麻黄汤发汗逐邪。若邪去正气虚时，再补正气。又如肝木横逆，必克脾土，宜先泻肝气之实，后补脾虚，这就是本而标之。

［5］病发而不足，标而本之：不足，为正气虚。正虚为标，故治疗先益正气，后治邪气，正气充盛，邪气自除。如卫气虚，表不固，自汗出，易于伤风，治疗宜固表止汗，表固则风邪自除。又如脾土虚弱，则肝木易乘，宜先补脾土，脾气盛，则自不克。这就是标而本之。

［6］间者并行，甚者独行：间，是病轻浅；甚，为病深重。是说病轻浅的可以标本兼顾。如原有正气不足，复感风寒，病又轻浅，可用补正逐邪之法，标本兼治。若病深重的，治疗宜于专一。如正气不足，或邪气有余而偏甚者，治疗则专攻邪或专补正，不可兼治。高士宗：“如邪正之有余不足，迭胜而相间者，则并行其治。并行者，补泻兼施，寒热互同也。如邪气有余，但正气不足，而偏甚者，则独行其治，独行者，专补专泻专寒专热也。”

［7］先小大不利而后生病者治其本：先小大不利为本，后生他病为标，故先治小大不利，后治他病，因小大不利为急症。张景岳：“此一句当在前小大不利之后，必古文脱简，误入于此。”

【语译】

人体疾病过程中有邪气和正气的相互作用，凡是出现了大小便不利的，先通利大小便以治其标；大小便通利则治其本病。疾病发作表现为有余，就用"本而标之"的治法，即先祛邪以治其本，后调理气血、恢复生理功能以治其标；疾病发作表现为正气不足，就用"标而本之"的治法，即先祛邪以治其本，后调理气血、恢复生理功能以治其标；疾病发作表现为正气不足，就用"标而本之"的治法，即先固护正气防止虚脱以治其标，后祛除邪气以治其本。总之，必须谨慎地观察疾病的轻重深浅和缓解期与发作期中标本缓急的不同，用心调理；凡病轻的，缓解期的，可以标本同治；凡病重的，或发作期，应当采用专一的治本或治标的方法。另外，如果先有大小便不利而后并发其他疾病的，应当先治其本病。

【提要】

说明急则治标，缓则治本，或标本兼顾的治疗原则。

【讨论】

人有客气、有同气的问题，诸家注释不相同。马莳注"同气"是有二病之气相同类，而彼此相传者，谓之同气。如中满与大小便不利为同气之病。张景岳以为是四时之主气岁岁相同，故称同气。张志聪谓人身中亦有六气而与天气之相同，故称同气。以上诸注颇难理解，并有些牵强。丹波元简曰："按全元起本'同'作司，司气为真气。"此解颇合经旨。因本文中有邪气盛和正气虚的病理变化，说明人之发病，有外来之客气，有正气之不调，故曰"有客气，有同气"，认为丹波氏之注颇佳，故从之。

【原文】

夫病传者，心病先心痛[1]，一日而咳[2]；三日胁支痛[3]；五日闭塞不通，身痛体重[4]；三日不已，死[5]。冬夜半，夏日中[6]。

【注释】

[1] 心病先心痛：心为火脏，若表病不愈，必至内传，邪传于心，则心火炽盛，郁结于中，气机不利，故为心痛。

[2] 一日而咳：此为心病传肺，火乘肺金，肺热叶焦，不能清肃，则气上逆而为咳。但一日、三日、五日等不可拘泥，宜灵活理解，不可拘于几日，只要有症状出现，就可诊断病邪已传至某脏。其次，病的传变，是先传所胜之脏，如心传肺、肺传肝等。

[3] 三日胁支痛：就是肺病不愈又传于肝之证。肝之经脉布于两胁，肺金克肝木，则肝气抑郁不伸，故胁支撑胀满而作痛。支，即支撑，就是胁胀满如物支撑之状。姚止庵："肺金胜木，传于肝也，以其脉循胁肋，故如此。"

[4] 五日闭塞不通，身痛体重：此乃肝病不愈，而传于脾。脾主运化，主肌肉。肝木乘脾土，脾病不能运化水谷，故心下痞闷，闭塞不通。脾不健运则气机不畅，水湿不化壅于肌肉，故身痛体重。

[5] 三日不已，死：是说再过三日病不愈，则脾病传于肾，五脏俱伤，精气已竭，故死。文中虽不言肾，但按五行传变规律，脾病必传肾，故曰："三日不已，死。"

[6] 冬夜半，夏日中：冬为水旺之季，夜半为水旺之时，火畏水，水盛则火灭。夏为火旺之季，日中为火旺之时，火以助火，则火盛极，盛极必衰，故死。

【语译】

大凡疾病的传变，心病先发心痛，过一日病传于肺而咳嗽；再过三日病传入肝而胁肋胀痛；再过五日病传入脾而大便闭塞不通、身体疼痛沉重；再过三日不愈，就要死亡：冬天死于半夜，夏天死于中午。

【提要】

说明心病的传变情况。

【原文】

肺病喘咳[1]，三日而胁支满痛[2]；一日身重体痛[3]；五日而胀[4]；十日不已，死。冬日入，夏日出[5]。

【注释】

[1] 肺病喘咳：肺主气，性肃降。肺病则气逆不降，故为喘咳。

[2] 三日而胁支满痛：为肺金克肝木所致。

[3] 一日身重体痛：一日，即再一日。乃肝木克脾土所致。

[4] 五日而胀：胀，是胃病。因脾病不愈，则传之于胃，即脏病传腑。先由脾病运化失常，闭塞不通，而致胃不和降，故脘部胀满。

[5] 冬日入，夏日出：吴昆："冬日入申也，夏日出寅也。寅申主相火，金之畏也，故肺病患之。"

【语译】

肺病先发喘咳，三日不好则病传于肝，则胁肋胀满疼痛；再过一日病邪传脾，则身体沉重疼痛；再过五日病邪传胃，则发生腹胀；再过十日不愈，就要死亡。冬天死于日落之时，夏天死于日出之时。

【提要】

说明肺病相传的情况。

【原文】

肝病头目眩[1]，胁支满，三日体重身痛；五日而胀；三日腰脊少腹痛[2]，胫酸[3]；三日不已，死。冬日入，夏早食[4]。

【注释】

[1] 头目眩：眩，即眩晕。头目眩，就是头昏目黑。由于肝开窍于目，肝之经脉与督脉会于巅顶，肝藏血体阴而用阳，阳易动阴易伤。肝病则肝阴亏虚，风阳内动，上扰头目，故头晕目眩。

[2] 腰脊少腹痛：腰为肾之府。肾足少阴之脉，贯脊属肾络膀胱，而膀胱位居小腹。况脾属土，肾属水，土能克水。脾病传肾，湿土必伤肾阳，肾阳虚衰，温运无力，则腰脊膀胱之气不利，故腰脊少腹痛。

[3] 胫酸：肾主骨生髓，髓能养骨，脾病传肾，肾病不能生髓养骨，故胫酸无力。

[4] 冬日入，夏早食：吴昆："冬日入酉也，夏早食卯也。阳明主卯酉，木之畏也，故肝病患之。"卯酉属阳明燥金，金胜克木，故肝病死于此时。

【语译】

肝病则先头疼目眩，胁肋胀满，三日后病传于脾而身体沉重疼痛；再过五日病传于胃，产生腹胀；再过三日病传于肾，产生腰脊少腹疼痛，腿胫发酸；再过三日不愈，就要死亡。冬天死于日落之时，夏天死于吃早饭的时候。

【提要】

说明肝病的传变情况。

【原文】

脾病身痛体重，一日而胀；二日少腹腰脊痛，胫酸；三日背䏚筋痛[1]，小便闭[2]；十日不已，死。冬人定，夏晏食[3]。

【注释】

[1] 背䏚筋痛：䏚，同“膂”，就是脊骨两旁之高肉。足太阳膀胱之脉，挟脊抵腰中，入循䏚。肾病不愈，传入膀胱，波及经脉，经气阻滞，不能通畅，故痛。

[2] 小便闭：肾与膀胱相表里。《灵兰秘典论》：“膀胱者，州都之官，津液藏焉，气化则能出矣。”因病邪由肾传入膀胱，气化无力，津液不化，故小便癃闭。

[3] 冬人定，夏晏食：王冰注：“人定谓申后二十五刻，晏食谓寅后二十五刻。土当旺而不旺，故气绝。”（古人将一昼夜分为一百刻，二十五刻相当于六小时。）

【语译】

脾病则先身体沉重疼痛，一日后病邪传入于胃，发生腹胀；再过二日病邪传于肾，发生少腹腰椎疼痛，腿胫发酸；再过三日病邪入膀胱，发生背脊筋骨疼痛，小便不通；再过十日不愈，就要死亡。冬天死于申时之后，夏天死于寅时之后。

【提要】

说明脾病的传变情况。

【原文】

肾病少腹腰脊痛，胫酸[1]；三日背䏚筋痛，小便闭；三日腹胀[2]；三日两胁支痛[3]；三日不已，死。冬大晨，夏晏晡[4]。

【注释】

[1] 胫酸：胫，即胫骨。胫酸，就是胫骨酸困无力。

[2] 三日腹胀：肾病则相火虚衰，不能上温胃土，胃气虚弱，气化不行，中焦郁滞，故腹胀。吴昆：“腹胀，由肾与膀胱俱病，中宫无能化气，且肾中相火虚衰，不能温胃土故也。”

[3] 三日两胁支痛：由胃传肝，乃土反侮木之症，土壅木郁，胁肋气滞，故胁支痛。

[4] 冬大晨，夏晏晡：大晨，就是日出的时候；晏晡，乃黄昏的时候。吴昆：“冬大晨，辰也，夏晏晡，戌也”。辰戌皆土旺之时，土制水，故死。

【语译】

肾病则先少腹腰脊疼痛，腿胫发酸，三日病邪后病邪传入膀胱，发生背脊筋骨疼痛，小便不通；再过三日病邪传入于胃，产生腹胀；再过三日病邪传于肝，发生两胁胀痛；再过三日不愈，就要死亡。冬天死于天亮时，夏天死于黄昏。

【提要】

说明肾病的传变情况。

【原文】

胃病胀满，五日少腹腰脊痛，胻酸；三日背䏚筋痛，小便闭；五日身体重；六日不已，死。冬夜半后[1]，夏日昳[2]。

【注释】

［1］冬夜半后：即丑时。子为夜半，后即至丑时。高士宗："夜半后其时在丑。"

［2］夏日昳：昳，音蝶，在下午三时左右。高士宗："其时在未，皆土不生旺而死也。"

【语译】

胃病则腹部胀满，五日后病邪传于肾，发生少腹腰脊疼痛，骱部发酸；再过三日病邪传入膀胱，发生背脊筋骨疼痛，小便不通；再过五日病邪传于脾，则身体沉重；再过六日不愈就要死亡。冬天死于半夜之后，夏天死于午后。

【提要】

说明胃先病而传变的情况。

【原文】

膀胱病小便闭，五日少腹胀，腰脊痛，骱酸；一日腹胀；一日身体痛；二日不已，死。冬鸡鸣，夏下晡[1]。

诸病以次是相传，如是者，皆有死期，不可刺，间一藏止[2]，及至三四藏者，乃可刺也。

【注释】

［1］冬鸡鸣，夏下晡：吴昆："冬鸡鸣，丑也。夏下晡，未也。太阴主丑未，乃土气也。膀胱壬水，畏其克制。"鸡鸣，即半夜后，就是夜十二点以后。下晡，下午五时左右。

［2］间一藏止：《甲乙经》无止字。间，指间隔。间脏，就是隔脏相传。间脏相传，就是不按相克规律相传。如肝木不传脾土，而传肾水，为子病及母，为间隔两脏而传心火，为母病及子等。说明脏气尚存，病较轻微，可用刺法。

【语译】

膀胱发病则先小便不通，五日后病邪传于肾，发生少腹胀满，腰脊疼痛、骱部发酸；再过一日病邪传入于胃，发生腹胀；再过一日病邪传于脾，发生身体疼痛；再过二日不愈，就要死亡。冬天死于半夜后，夏天死于下午。

各种疾病按次序这样相传，正如上面所说的，都有一定的死期，不可以用针刺治疗；假如是间脏相传就不易再传下去，即使传过三脏、四脏，还是可以用针刺治疗的。

【提要】

说明膀胱病的传变情况及可刺与否之鉴别。

【讨论】

以上说明脏腑发病的传变次序，如以五行的相克规律传移，病多危重，母子相传多轻浅，示人临床治疗必须审慎甄别。

对某些脏腑发病的症状，各家注释不同。如肾病"三日腹胀，三日两胁支痛"，景岳是以五行的相克次序注释的，认为腹胀是小肠症，两胁支痛是心脏症状。高士宗是以五行反克次序注释的，以为腹胀为胃症，两胁支痛为肝脏症，他并说："我克克我都为逆传。"我们认为疾病的传变形式是复杂的，有传所胜，传所不胜，母子相传等不同，不可能都按相克次序传移。同时最后一节也提到有间一、二、三、四脏相传的，正说明脏腑发病的传变次序是多种形式的，所以应以高士宗之注为优。至于死期的季节和时间，临床尚无此经验，有待进一步探讨。

素问·至真要大论篇第七十四

【导读】

至，极也。真，真切、真确之意。要，重要之意。本篇论述六气分治、六气胜复及其病机变化的一般规律，从而提出“谨察病机，无失气宜”的诊治疾病的原则，并具体论述病机十九条、正治反治、制方法度以及服药禁忌等紧密结合临床的实际问题，故篇名曰“至真要大论”。

【原文】

黄帝问曰：五气交合，盈虚更作[1]，余知之矣。六气分治，司天地者[2]，其至何如？岐伯再拜对曰：明乎哉问也！天地之大纪，人神之通应[3]也。帝曰：愿闻上合昭昭，下合冥冥[4]奈何？岐伯曰：此道之所主，工之所疑[5]也。帝曰：愿闻其道也。岐伯曰：厥阴司天，其化以风；少阴司天，其化以热；太阴司天，其化以湿；少阳司天，其化以火；阳明司天，其化以燥；太阳司天，其化以寒。以所临藏位，命其病者[6]也。帝曰：地化[7]奈何？岐伯曰：司天同候，间气[8]皆然。帝曰：间气何谓？岐伯曰：司左右者，是谓间气也。帝曰：何以异之？岐伯曰：主岁者纪岁，间气者纪步[9]也。帝曰：善。岁主奈何？岐伯曰：厥阴司天为风化，在泉为酸化，司气为苍化，间气为动化；少阴司天为热化，在泉为苦化，不司气化，居气为灼化[10]；太阴司天为湿化，在泉为甘化，司气为黅化，间气为柔化；少阳司天为火化，在泉为苦化，司气为丹化，间气为明化；阳明司天为燥化，在泉为辛化，司气为素化，间气为清化；太阳司天为寒化，在泉为咸化，司气为玄化，间气为藏化。故治病者，必明六化分治，五味五色所生，五藏所宜，乃可以言盈虚病生之绪也。帝曰：厥阴在泉而酸化先，余知之矣。风化之行也，何如？岐伯曰：风行于地，所谓本[11]也，余气同法。本乎天者，天之气也；本乎地者，地之气也。天地合气，六节[12]分而万物化生矣。故曰：谨候气宜，无失病机[13]。此之谓也。

帝曰：其主病[14]何如？岐伯曰：司岁备物[15]，则无遗主矣。帝曰：先岁物[16]何也？岐伯曰：天地之专精[17]也。帝曰：司气者何如？岐伯曰：司气者主岁同，然有余不足也。帝曰：非司岁物何谓也？岐伯曰：散也。故质同而异等也，气味有薄厚，性用有躁静，治保有多少，力化有浅深[18]。此之谓也。

帝曰：岁主藏害[19]何谓？岐伯曰：以所不胜命之，则其要也。帝曰：治之奈何？岐伯曰：上淫于下，所胜平之；外淫于内，所胜治之[20]。帝曰：善。平气[21]何如？岐伯曰：谨察阴阳所在而调之，以平为期[22]，正者正治，反者反治[23]。

帝曰：夫子言察阴阳所在而调之，论言人迎与寸口相应，若引绳小大齐等，命曰平，阴之所在寸口何如？岐伯曰：视岁南北[24]，可知之矣。帝曰：愿卒闻之。岐伯曰：北政之岁，少阴在泉，则寸口不应，厥阴在泉，则右不应，太阴在泉，则左不应；南政之岁，少阴司天，则寸口不应，厥阴司天，则右不应，太阴司天，则左不应。诸不应者，反其诊则见矣。帝曰：尺候何如？岐伯曰：北政之岁，三阴在下，则寸不应，三阴在上，则尺不应；南政之岁，三阴在天，则寸不应，三阴在泉，则尺不应。左右同。故曰：知其要者，一言而终，不知其要，流散无穷。此之谓也。

【注释】

[1] 五气交合，盈虚更作：五气，即五运六气。盈虚，即太过不及。五运六气相互作用，就产生了太过不及的变化。

[2] 六气分治，司天地者：风、寒、暑、湿、燥、火六气，分主一年中的一定时节，司天之气主管上半年，在泉之气主管下半年。

[3] 天地之大纪，人神之通应：人与天地运动变化的基本规律相通应。张介宾："人神运动之机，内外虽殊，其应则一。"

[4] 上合昭昭，下合冥冥：昭，明亮之义。冥，幽暗之义。天高而日月星辰明悬，故谓之昭昭。地深而幽暗不可测，故谓之冥冥。意即人类的生存如何与在上的天、在下之地相应。

[5] 此道之所主，工之所疑：人与天地自然相应，这是宇宙的规律所为，而一般医者对此不甚理解而有所怀疑。

[6] 以所临藏位，命其病者：临，来临，降临。"藏位"，主运所配属的五脏部位。如厥阴风木所临的脏位是肝，少阴君火所临的脏位是心等。意即六气偏盛为病，要根据六气所临的脏位来命名。

[7] 地化：在泉之气的变化。

[8] 间气：六气分治，司天在上，在泉在下，其余四气分司左右，称为间气。

[9] 主岁者纪岁，间气者纪步：岁运主管一年的气候变化，根据岁运可确定司天之气，司天之气主管上半年的气候变化，又根据司天之气可确定在泉之气，在泉之气主管下半年的气候变化，故曰"主岁者纪岁"。左右四间气分主四步之气的变化，故曰"间气者纪步"。一年分六步气，每步六十天零八十七刻半，合而成一周年。

[10] 不司气化，居气为灼化：六气中，火有二：君火、相火。五运中只有一火。五运六气相合，君火不主运，故"不司气化"。少阴君火为间气时称为"居气"，其气化灼热。

[11] 风行于地，所谓本：本，本源之义。马莳曰："司天则风行于天，在泉则风行于地。乃本于地之气，而为风之化也。若时乎司天，则本乎天之气而亦为风化矣。"

[12] 六节：即六步。

[13] 谨候气宜，无失病机：仔细观察六气变化之所宜，分析病变机理时不至于有所失误。

[14] 主病：此指主治疾病的药物。

[15] 司岁备物：根据岁运预测来年的多发病、流行病将要发生的情况，事先准备预防和治疗的药物。

[16] 先岁物：预先准备预防和治疗的药物。

[17] 天地之专精：意即按照岁气所采集的药物，吸收了天地之精气，气味醇厚。

[18] 治保有多少，力化有浅深：治保，治疗的效果。力化，药力在体内的变化。

[19] 岁主藏害：岁主，六气分别主岁。意即主岁之气太过不及，会导致相应的脏腑发生病变。

[20] 上淫于下，所胜平之；外淫于内，所胜治之：上淫，是指司天之气偏盛。外淫，是指在泉之气偏盛。所胜，是指具有克制偏盛之气性味的药物。

[21] 平气：岁气平和，无太过、不及。

[22] 谨察阴阳所在而调之，以平为期：阴阳所在，病变部位所在。平，平常，和平。期，期限。意即仔细诊察病变的部位所在，采用相应的方法调治，使身体恢复到正常状态为期限。

[23] 正者正治，反者反治：疾病的外在征象与本质一致谓之“正”，用“寒者热之”、“热者寒之”、“实者泻之”、“虚者补之”的治疗原则，称之为“正治”。疾病的外在征象与本质不一致谓之“反”，用“热因热用”、“寒因寒用”、“通因通用”、“塞因塞用”的治疗原则，称之为“反治”。

[24] 视岁南北：观察岁气在南还是在北。在南者为南政，在北者为北政。南北政的划分，用十二地支分别配属天体的十二宫，亥、子、丑、寅、卯、辰六宫在南纬；巳、午、未、申、酉、戌六宫在北纬。根据“移光定位”，日光移至南六宫的任何一宫，则为南政主令，移至北六宫的任何一宫，则为北政主令。

【语译】

略。

【提要】

1. 提出“天地合气，六节分而万物化生”的论点，阐明六气分治，司天、在泉、左右间气的生化规律。

2. 阐明“天地之大纪，人神之通应”的论点，指出诊断疾病要“谨候气宜，无失病机”，治疗疾病“必明六化分治，五味五色所生，五藏所宜”。

3. 提出“司岁备物”的论点，即根据岁运预测来年的多发病、流行病将要发生的情况，事先准备预防和治疗的药物，体现“预防为主”的思想。

4. 提出“谨察阴阳所在而调之，以平为期”的论治思想和“正者正治，反者反治”的治疗原则，具有十分重要的临床指导意义。

5. 论述南政之岁、北政之岁司天、在泉之气对人体脉象的影响。

【原文】

帝曰：善。天地之气，内淫而病何如？岐伯曰：岁厥阴在泉，风淫所胜，则地气不明，平野昧[1]，草乃早秀。民病洒洒振寒，善伸数欠，心痛支满，两胁里急，饮食不下，鬲咽不通，食则呕，腹胀善噫，得后与气，则快然如衰，身体皆重。

岁少阴在泉，热淫所胜，则焰浮川泽，阴处反明。民病腹中常鸣，气上冲胸，喘不能久立，寒热皮肤痛，目瞑齿痛䪼肿[2]，恶寒发热如疟，少腹中痛，腹大，蛰虫不藏。

岁太阴在泉，草乃早荣，湿淫所胜，则埃昏岩谷，黄反见黑[3]，至阴之交[4]。民病饮积心痛，耳聋，浑浑焞焞[5]，嗌肿喉痹，阴病血见，少腹痛肿，不得小便，病冲头痛，目似脱，项似拔，腰似折，髀不可以回，腘如结，腨如别[6]。

岁少阳在泉，火淫所胜，则焰明郊野，寒热更至。民病注泄赤白，少腹痛，溺赤，甚则血便。少阴同候。

岁阳明在泉，燥淫所胜，则霿雾清暝。民病喜呕，呕有苦，善太息，心胁痛不能反侧，甚则嗌干面尘，身无膏泽，足外反热。

岁太阳在泉，寒淫所胜，则凝肃惨栗。民病少腹控睾[7]，引腰脊，上冲心痛，血见，嗌痛颔肿。

帝曰：善。治之奈何？岐伯曰：诸气在泉，风淫于内，治以辛凉，佐以苦，以甘缓之，以辛散之。热淫于内，治以咸寒，佐以甘苦，以酸收之，以苦发之。湿淫于内，治以苦热，佐以酸淡，以苦燥之，以淡泄之。火淫于内，治以咸冷，佐以苦辛，以酸收之，以苦发之。燥淫于内，治以苦温，佐以甘辛，以苦下之。寒淫于内，治以甘热，佐以苦辛，以咸写之，以辛润之，以苦坚之。

帝曰：善。天气之变何如？岐伯曰：厥阴司天，风淫所胜，则太虚埃昏，云物以扰，寒生春气，流水不冰。民病胃脘，当心而痛，上支两胁，鬲咽不通，饮食不下，舌本强，食则呕，冷泄腹胀，溏泄，瘕水闭，蛰虫不去，病本于脾。冲阳[8]绝，死不治。

少阴司天，热淫所胜，怫热至，火行其政。民病胸中烦热，嗌干，右胠满，皮肤痛，寒热咳喘，大雨且至，唾血血泄，鼽衄嚏呕，溺色变，甚则疮疡胕肿，肩背臂臑，及缺盆中痛，心痛肺䐜，腹大满，膨膨而喘咳，病本于肺。尺泽[9]绝，死不治。

太阴司天，湿淫所胜，则沈阴且布，雨变枯槁。胕肿骨痛，阴痹，阴痹者，按之不得，腰脊头项痛，时眩，大便难，阴气不用，饥不欲食，咳唾则有血，心如悬，病本于肾。太溪[10]绝，死不治。

少阳司天，火淫所胜，则温气流行，金政不平。民病头痛，发热恶寒而疟，热上皮肤痛，色变黄赤，传而为水，身面胕肿，腹满仰息，泄注赤白，疮疡，咳唾血，烦心，胸中热，甚则鼽衄，病本于肺。天府[11]绝，死不治。

阳明司天，燥淫所胜，则木乃晚荣，草乃晚生，筋骨内变。民病左胠胁痛，寒清于中，感而疟，大凉革候，咳，腹中鸣，注泄鹜溏，名木敛，生菀于下，草焦上首，心胁暴痛，不可反侧，嗌干面尘，腰痛，丈夫㿗疝，妇人少腹痛，目昧眦，疡疮痤痈，蛰虫来见，病本于肝。太冲[12]绝，死不治。

太阳司天，寒淫所胜，则寒气反至，水且冰，血变于中，发为痈疡，民病厥心痛，呕血血泄，鼽衄，善悲，时眩仆，运火炎烈，雨暴乃雹。胸腹满，手热肘挛掖肿，心澹澹大动，胸胁胃脘不安，面赤目黄，善噫嗌干，甚则色炱，渴而欲饮，病本于心。神门[13]绝，死不治。所谓动气，知其藏[14]也。

帝曰：善。治之奈何？岐伯曰：司天之气，风淫所胜，平以辛凉，佐以苦甘，以甘缓之，以酸写之。热淫所胜，平以咸寒，佐以苦甘，以酸收之。湿淫所胜，平以苦热，佐以酸辛，以苦燥之，以淡泄之。湿上甚而热，治以苦温，佐以甘辛，以汗为故而止。火淫所胜，平以酸冷，佐以苦甘，以酸收之，以苦发之，以酸复之，热淫同。燥淫所胜，平以苦湿，佐以酸辛，以苦下之。寒淫所胜，平以辛热，佐以甘苦，以咸写之。

帝曰：善。邪气反胜[15]，治之奈何？岐伯曰：风司于地，清反胜之[16]，治以酸温，佐以苦甘，以辛平之。热司于地，寒反胜之，治以甘热，佐以苦辛，以咸平之。湿司于地，热反胜之，治以苦冷，佐以咸甘，以苦平之。火司于地，寒反胜之，治以甘热，佐以苦辛，以咸平之。燥司于地，热反胜之，治以平寒，佐以苦甘，以酸平之，以和为利。寒司于地，热反胜之，治以咸冷，佐以甘辛，以苦平之。

帝曰：其司天邪胜[17]何如？岐伯曰：风化于天，清反胜之，治以酸温，佐以甘苦。热化于天，寒反胜之，治以甘温，佐以苦酸辛。湿化于天，热反胜之，治以苦寒，佐以苦酸。火化于天，寒反胜之，治以甘热，佐以苦辛。燥化于天，热反胜之，治以辛寒，佐以苦甘。寒化于天，热反胜之，治以咸冷，佐以苦辛。

帝曰：六气相胜奈何？岐伯曰：厥阴之胜，耳鸣头眩，愦愦欲吐，胃鬲如寒，大风数举，倮虫不滋，胠胁气并，化而为热，小便黄赤，胃脘当心而痛，上支两胁，肠鸣飧泄，少腹痛，注下赤白，甚则呕吐，鬲咽不通。

少阴之胜，心下热善饥，脐下反动，气游三焦，炎暑至，木乃津，草乃萎，呕逆躁烦，腹满痛，溏泄，传为赤沃[18]。

太阴之胜，火气内郁，疮疡于中，流散于外，病在胠胁，甚则心痛热格，头痛喉痹项强，独胜则湿气内郁，寒迫下焦，痛留顶，互引眉间，胃满，雨数至，燥化乃见，少腹满，腰脽重强，内不便，善注泄，足下温，头重，足胫胕肿，饮发于中，胕肿于上。

少阳之胜，热客于胃，烦心心痛，目赤欲呕，呕酸善饥，耳痛溺赤，善惊谵妄，暴热消烁，草萎水涸，介虫乃屈，少腹痛，下沃赤白。

阳明之胜，清发于中，左胠胁痛，溏泄，内为嗌塞，外发㿗疝，大凉肃杀，华英改容，毛虫乃殃，胸中不便，嗌塞而咳。

太阳之胜，凝溧且至，非时水冰，羽乃后化，痔疟发，寒厥入胃，则内生心痛，阴中乃疡，隐曲不利，互引阴股，筋肉拘苛，血脉凝泣，络满色变，或为血泄，皮肤否肿，腹满食减，热反上行，头项囟顶脑户中痛，目如脱，寒入下焦，传为濡写。

帝曰：治之奈何？岐伯曰：厥阴之胜，治以甘清，佐以苦辛，以酸写之。少阴之胜，治以辛寒，佐以苦咸，以甘写之。太阴之胜，治以咸热，佐以辛甘，以苦写之。少阳之胜，治以辛寒，佐以甘咸，以甘写之。阳明之胜，治以酸温，佐以辛甘，以苦写之。太阳之胜，治以甘热，佐以辛酸，以咸写之。

帝曰：六气之复[19]何如？岐伯曰：悉乎哉问也！厥阴之复，少腹坚满，里急暴痛，偃木飞沙，倮虫不荣，厥心痛，汗发呕吐，饮食不入，入而复出，筋骨掉眩，清厥，甚则入脾，食痹而吐。冲阳绝，死不治。

少阴之复，燠热内作，烦躁鼽嚏，少腹绞痛，火见燔焫，嗌燥，分注时止，气动于左，上行于右，咳，皮肤痛，暴瘖心痛，郁冒不知人，乃洒淅恶寒，振栗谵妄，寒已而热，渴而欲饮，少气骨痿，隔肠不便，外为浮肿，哕噫。赤气后化，流水不冰，热气大行，介虫不复，病疿胗疮疡，痈疽痤痔，甚则入肺，咳而鼻渊。天府绝，死不治。

太阴之复，湿变乃举，体重中满，食饮不化，阴气上厥，胸中不便，饮发于中，咳喘有声，大雨时行，鳞见于陆，头顶痛重，而掉瘛尤甚，呕而密默，唾吐清液，甚则入肾，窍写无度。太谿绝，死不治。

少阳之复，大热将至，枯燥燔爇，介虫乃耗，惊瘛咳衄，心热烦躁，便数憎风，厥气上行，面如浮埃，目乃瞤瘛，火气内发，上为口糜，呕逆，血溢血泄，发而为疟，恶寒鼓栗，寒极反热，嗌络焦槁，渴引水浆，色变黄赤，少气脉萎，化而为水，传为胕肿，甚则入肺，咳而血泄。尺泽绝，死不治。

阳明之复，清气大举，森木苍干，毛虫乃厉，病生胠胁，气归于左，善太息，甚则心痛否满，腹胀而泄，呕苦咳哕，烦心，病在鬲中，头痛，甚则入肝，惊骇筋挛。太冲绝，死不治。

太阳之复，厥气上行，水凝雨冰，羽虫乃死，心胃生寒，胸鬲不利，心痛否满，头痛善悲，时眩仆，食减，腰脽反痛，屈伸不便，地裂冰坚，阳光不治，少腹控睾，引腰脊上冲心，唾出清水，及为哕噫，甚则入心，善忘善悲。神门绝，死不治。

帝曰：善。治之奈何？岐伯曰：厥阴之复，治以酸寒，佐以甘辛，以酸写之，以甘缓之。少阴之复，治以咸寒，佐以苦辛，以甘写之，以酸收之，辛苦发之，以咸耎之。太阴之复，治以苦热，佐以酸辛，以苦写之，燥之，泄之。少阳之复，治以咸冷，佐以苦辛，以咸耎之，以酸收之，辛苦发之，发不远热，无犯温凉。少阴同法。阳明之复，治以辛温，佐以苦甘，以苦泄之，以苦下之，以酸补之。太阳之复，治以咸热，佐以甘辛，以苦坚之。

治诸胜复，寒者热之，热者寒之，温者清之，清者温之，散者收之，抑者散之，燥者润之，急者缓之，坚者耎之，脆者坚之，衰者补之，强者写之，各安其气，必清必静，则病气衰去，归其所宗，此治之大体也。

【注释】

[1] 平野昧：平野昏暗不明。

[2] 颇肿：颇（zhuō），目下。

[3] 黄反见黑：张隐庵："黄乃土色，黑乃水色，土胜浸淫，故黄反见黑。"

[4] 至阴之交：三气、四气之交，即湿土之气交合。

[5] 浑浑焞焞：浑，浑浊不清。焞（dùn），暗淡不明。形容耳聋不聪，头目不明。

[6] 腘如结，腨如别：腘，膝关节后方，即腘窝。腨（zhuān），腓肠，即小腿肚。

[7] 控睾：控，牵引，睾，睾丸。

[8] 冲阳：穴名，在足跗上，此处动脉称趺阳脉，以候胃气。

[9] 尺泽：穴名，在肘内廉大纹中，此处动脉以候肺气。

[10] 太溪：穴名，在足踝后跟骨上，此处动脉以候肾气。

[11] 天府：穴名，在臂内廉腋下三寸。

[12] 太冲：穴名，在足大趾本节后二寸，此处动脉以候肝气。

[13] 神门：穴名，在手掌后尺骨端，此处动脉以候心气。

[14] 所谓动气，知其藏：气至而动，诊察脉象可知脏腑之气的盛衰。

[15] 邪气反胜：此指司天、在泉之气被其不胜之气抑制而为病。如厥阴风木司天，反被金气所制，而发生疾病。

[16] 风司于地，清反胜之：厥阴风木不及、在泉，则金之清气反胜之。

[17] 司天邪胜：司天之气反被邪气胜之为病。

[18] 赤沃：沃，泡沫。赤沃，即下血赤痢。

[19] 六气之复：复，报复。主岁之气不及，而间气胜之，胜之后，则主气之子气乘而报复，此为复气。

【语译】

略。

【提要】

1. 论述六气在泉，邪气淫胜的病变和治疗法则 见表10。

表 10 六气在泉，邪气淫胜的病变和治疗法则

六气在泉，邪气淫胜	病变	治疗法则
岁厥阴在泉，风淫所胜	民病洒洒振寒，善伸数欠，心痛支满，两胁里急，饮食不下，鬲咽不通，食则呕，腹胀善噫，得后与气，则快然如衰，身体皆重	风淫于内，治以辛凉，佐以苦，以甘缓之，以辛散之
岁少阴在泉，热淫所胜	民病腹中常鸣，气上冲胸，喘不能久立，寒热皮肤痛，目瞑齿痛䪼肿，恶寒发热如疟，少腹中痛，腹大，蛰虫不藏	热淫于内，治以咸寒，佐以甘苦，以酸收之，以苦发之
岁太阴在泉，湿淫所胜	民病饮积心痛，耳聋，浑浑焞焞，嗌肿喉痹，阴病血见，少腹痛肿，不得小便，病冲头痛，目似脱，项似拔，腰似折，髀不可以回，腘如结，腨如别	湿淫于内，治以苦热，佐以酸淡，以苦燥之，以淡泄之
岁少阳在泉，火淫所胜	民病注泄赤白，少腹痛，溺赤，甚则血便。少阴同候	火淫于内，治以咸冷，佐以苦辛，以酸收之，以苦发之
岁阳明在泉，燥淫所胜	民病喜呕，呕有苦，善太息，心胁痛不能反侧，甚则嗌干面尘，身无膏泽，足外反热	燥淫于内，治以苦温，佐以甘辛，以苦下之
岁太阳在泉，寒淫所胜	民病少腹控睾，引腰脊，上冲心痛，血见，嗌痛颔肿	寒淫于内，治以甘热，佐以苦辛，以咸泻之，以辛润之，以苦坚之

2. 论述六气司天，邪气淫胜的病变和治疗法则 见表 11。

表 11 六气司天，邪气淫胜的病变和治疗法则

六气司天，邪气淫胜	病变	治疗法则
厥阴司天，风淫所胜	民病胃脘，当心而痛，上支两胁，鬲咽不通，饮食不下，舌本强，食则呕，冷泄腹胀，溏泄，瘕水闭，蛰虫不去，病本于脾。冲阳绝，死不治	风淫所胜，平以辛凉，佐以苦甘，以甘缓之，以酸泻之
少阴司天，热淫所胜	民病胸中烦热，嗌干，右胠满，皮肤痛，寒热咳喘，大雨且至，唾血血泄，鼽衄嚏呕，溺色变，甚则疮疡胕肿，肩背臂臑，及缺盆中痛，心痛肺䐜，腹大满，膨膨而喘咳，病本于肺。尺泽绝，死不治	热淫所胜，平以咸寒，佐以苦甘，以酸收之

续表

六气司天，邪气淫胜	病变	治疗法则
太阴司天，湿淫所胜	胕肿骨痛，阴痹，阴痹者，按之不得，腰脊头项痛，时眩，大便难，阴气不用，饥不欲食，咳唾则有血，心如悬，病本于肾。太溪绝，死不治	湿淫所胜，平以苦热，佐以酸辛，以苦燥之，以淡泄之。湿上甚而热，治以苦温，佐以甘辛，以汗为故而止
少阳司天，火淫所胜	温气流行，民病头痛，发热恶寒而疟，热上皮肤痛，色变黄赤，传而为水，身面胕肿，腹满仰息，泄注赤白，疮疡，咳唾血，烦心，胸中热，甚则鼽衄，病本于肺。天府绝，死不治	火淫所胜，平以酸冷，佐以苦甘，以酸收之，以苦发之，以酸复之，热淫同
阳明司天，燥淫所胜	民病左胠胁痛，寒清于中，感而疟，大凉革候，咳，腹中鸣，注泄鹜溏。心胁暴痛，不可反侧，嗌干面尘，腰痛，丈夫㿗疝，妇人少腹痛，目昧眦，疡疮痤痈，蛰虫来见，病本于肝。太冲绝，死不治	燥淫所胜，平以苦湿，佐以酸辛，以苦下之
太阳司天，寒淫所胜	血变于中，发为痈疡，民病厥心痛，呕血血泄，鼽衄，善悲，时眩仆。胸腹满，手热肘挛掖肿，心澹澹大动，胸胁胃脘不安，面赤目黄，善噫嗌干，甚则色炲，渴而欲饮，病本于心。神门绝，死不治。所谓动气，知其藏也	寒淫所胜，平以辛热，佐以甘苦，以咸泻之

3. 六气司天、在泉不及邪气反胜的治疗法则　见表 12。

表 12　六气司天在泉不及邪气反胜的治疗法则

六气	在泉不及，邪气反胜治则	司天不及，邪气反胜治则
厥阴风木	风司于地，清反胜之，治以酸温，佐以苦甘，以辛平之	风化于天，清反胜之，治以酸温，佐以甘苦
少阴君火	热司于地，寒反胜之，治以甘热，佐以苦辛，以咸平之	热化于天，寒反胜之，治以甘温，佐以苦酸辛
太阴湿土	湿司于地，热反胜之，治以苦冷，佐以咸甘，以苦平之	湿化于天，热反胜之，治以苦寒，佐以苦酸
少阳相火	火司于地，寒反胜之，治以甘热，佐以苦辛，以咸平之	火化于天，寒反胜之，治以甘热，佐以苦辛
阳明燥金	燥司于地，热反胜之，治以平寒，佐以苦甘，以酸平之，以和为利	燥化于天，热反胜之，治以辛寒，佐以苦甘
太阳寒水	寒司于地，热反胜之，治以咸冷，佐以甘辛，以苦平之	寒化于天，热反胜之，治以咸冷，佐以苦辛

4. 六气胜复的病变和治疗法则　归纳略。

【原文】

帝曰：善。气之上下何谓也？岐伯曰：身半以上，其气三矣，天之分也，天气主之；身半以下，其气三矣，地之分也，地气主之[1]。以名命气，以气命处，而言其病。半，所谓天枢[2]也。故上胜而下俱病者，以地名之；下胜而上俱病者，以天名之。所谓胜至，报气屈伏而未发[3]也。复至则不以天地异名，皆如复气为法也。

帝曰：胜复之动，时有常乎？气有必乎？岐伯曰：时有常位，而气无必也。帝曰：愿闻其道也。岐伯曰：初气终三气，天气主之，胜之常也[4]。四气尽终气，地气主之，复之常也[5]。有胜则复，无胜则否[6]。帝曰：善。复已而胜何如？岐伯曰：胜至则复，无常数也，衰乃止耳。复已而胜，不复则害，此伤生也。帝曰：复而反病何也[7]？岐伯曰：居非其位[8]，不相得也。大复其胜则主胜之，故反病也。所谓火燥热也。

帝曰：治之何如？岐伯曰：夫气之胜也，微者随之，甚者制之。气之复也，和者平之，暴者夺之。皆随胜气，安其屈伏，无问其数，以平为期，此其道也。

帝曰：善。客主之胜复奈何？岐伯曰：客主之气，胜而无复也。帝曰：其逆从何如？岐伯曰：主胜逆，客胜从[9]，天之道也。

帝曰：其生病何如？岐伯曰：厥阴司天，客胜则耳鸣掉眩，甚则咳；主胜则胸胁痛，舌难以言。少阴司天，客胜则鼽嚏，颈项强，肩背瞀热，头痛少气，发热，耳聋目瞑，甚则胕肿血溢，疮疡咳喘；主胜则心热烦躁，甚则胁痛支满。太阴司天，客胜则首面胕肿，呼吸气喘；主胜则胸腹满，食已而瞀。少阳司天，客胜则丹胗外发，及为丹熛疮疡，呕逆喉痹，头痛嗌肿，耳聋，血溢，内为瘛疭；主胜则胸满咳仰息，甚而有血，手热。阳明司天，清复内余，则咳衄嗌塞，心鬲中热，咳不止而白血出[10]者死。太阳司天，客胜则胸中不利，出清涕，感寒则咳；主胜则喉嗌中鸣。

厥阴在泉，客胜则大关节不利，内为痉强拘瘛，外为不便；主胜则筋骨繇并[11]，腰腹时痛。少阴在泉，客胜则腰痛，尻股膝髀腨胻足病，瞀热以酸，胕肿不能久立，溲便变；主胜则厥气上行，心痛发热，鬲中，众痹皆作，发于胠胁，魄汗不藏，四逆而起。太阴在泉，客胜则足痿下重，便溲不时，湿客下焦，发而濡写，及为肿，隐曲之疾；主胜则寒气逆满，食饮不下，甚则为疝。少阳在泉，客胜则腰腹痛而反恶寒，甚则下白溺白[12]；主胜则热反上行而客于心，心痛发热，格中而呕。少阴同候。阳明在泉，客胜则清气动下，少腹坚满而数便写；主胜则腰重腹痛，少腹生寒，下为鹜溏，则寒厥于肠，上冲胸中，甚则喘，不能久立。太阳在泉，寒复内余，则腰尻痛，屈伸不利，股胫足膝中痛。

帝曰：善。治之奈何？岐伯曰：高者抑之，下者举之，有余折之，不足补之，佐以所利，和以所宜，必安其主客，适其寒温，同者逆之，异者从之[13]。

帝曰：治寒以热，治热以寒，气相得者逆之，不相得者从之，余以知之矣。其于正味何如？岐伯曰：木位之主，其写以酸，其补以辛；火位之主，其写以甘，其补以咸；土位之主，其写以苦，其补以甘；金位之主，其写以辛，其补以酸；水位之主，其写以咸，其补以苦[14]。厥阴之客，以辛补之，以酸写之，以甘缓之；少阴之客，以咸补之，以甘写之，以酸收之；太阴之客，以甘补之，以苦写之，以甘缓之；少阳之客，以咸补之，以甘写之，以咸耎之；阳明之客，以酸补之，以辛写之，以苦泄之；太阳之客，以苦补之，以咸写之，以苦坚之，以辛润之。开发腠理，致津液通气也。

【注释】

[1] 身半以上，其气三矣，天之分也，天气主之；身半以下，其气三矣，地之分也，地气主之：以天人相应的观点，将人身上半身比天，司天与左右间气主之；下半身比地，在泉与左右间气主之。

[2] 天枢：穴名，位于人体中腹部，肚脐向左右三指宽处，是、上下半身的分界线。

[3] 报气屈伏而未发：报复之气尚处于潜伏未发的时候。

[4] 初气终三气，天气主之，胜之常也：从初之气到三之气，司天之气通主上半年，此乃胜气常至的时位。

[5] 四气尽终气，地气主之，复之常也：从四之气到终之气，在泉之气通主下半年，此乃复气常至的时位。

[6] 有胜则复，无胜则否：有胜才有复，没有胜就没有复。

[7] 复而反病何也：复气至而复气本身反病。

[8] 居非其位：主运三之气为少阳相火，终之气为太阳寒水。若遇客气阳明燥金司天，金居火位；少阴君火、少阳相火在泉，火居水位，这种情况就称之为“居非其位”。

[9] 主胜逆，客胜从：主气胜客气为逆，客胜主气为从。这是天地的正常现象。

[10] 白血出：张隐庵：“白血出者，血出于肺也。”

[11] 筋骨繇并：繇，同“摇”。即关节挛急，行动振摇。

[12] 下白溺白：大便色白，小便色白浑浊。

[13] 同者逆之，异者从之：张介宾：“客主同气者，可逆而治之，客主异气者，或从于客，或从于主也。”

[14] 木位之主，其写以酸，其补以辛；火位之主，其写以甘，其补以咸；土位之主，其写以苦，其补以甘；金位之主，其写以辛，其补以酸；水位之主，其写以咸，其补以苦：木位，即厥阴风木之位，初之气，在春分前六十一天。主气，即厥阴主气所胜。火位之主、土位之主、金位之主、水位之主皆仿此。木、金、水三气所胜，治用本味为泻，而火、土二气则以甘泻火，以苦燥湿。

【语译】

略。

【提要】

1. 以天人相应的观点，阐述人体上半身，为司天之气主之，下半身为在泉之气主之。

2. 论述六气客主胜复的病变和治疗法则。

3. 论述客主加临，主胜客为逆，客胜主为从。

4. 论述五位主气为病的补泻法则。

【原文】

帝曰：善。愿闻阴阳之三也何谓？岐伯曰：气有多少，异用也。帝曰：阳明何谓也？岐伯曰：两阳合明[1]也。帝曰：厥阴何也？岐伯曰：两阴交尽[2]也。

帝曰：气有多少，病有盛衰，治有缓急，方有大小，愿闻其约奈何？岐伯曰：气有高下，病有远近，证有中外，治有轻重，适其至所为故[3]也。《大要》曰：君一臣二，奇之制[4]也；君二臣四，偶之制[5]也；君二臣三，奇之制也；君二臣六，偶之制也。故曰：近者奇之，远者偶之，汗者不以奇，下者不以偶，补上治上制以缓，补下治下制以急[6]，急则气味厚，缓则气味薄，适其至所，此之谓也。病所远而中道气味之者，食而过之，无越其制度[7]也。是故平气之道，近而奇偶，制小其服也。远而奇偶，制大其服[8]也。大则数少，小则数多。多则九之，少则二之。奇之不去，则偶之，是谓重方。偶之不去，则反佐以取之，所谓寒热温凉，反从其病[9]也。

帝曰：善。病生于本[10]，余知之矣。生于标者[11]，治之奈何？岐伯曰：病反其本，得标之病，治反其本，得标之方[12]。

帝曰：善。六气之胜，何以候之？岐伯曰：乘其至也。清气大来，燥之胜也，风木受邪，肝病生焉；热气大来，火之胜也，金燥受邪，肺病生焉；寒气大来，水之胜也，火热受邪，心病生焉；湿气大来，土之胜也，寒水受邪，肾病生焉；风气大来，木之胜也，土湿受邪，脾病生焉。所谓感邪而生病也。乘年之虚[13]，则邪甚也。失时之和[14]，亦邪甚也。遇月之空[15]，亦邪甚也。重感于邪，则病危矣。有胜之气，其必来复也。

帝曰：其脉至何如？岐伯曰：厥阴之至，其脉弦；少阴之至，其脉钩；太阴之至，其脉沈；少阳之至，大而浮；阳明之至，短而涩；太阳之至，大而长。至而和则平，至而甚则病，至而反者病，至而不至者病，未至而至者病，阴阳易者危。

帝曰：六气标本，所从不同[16]奈何？岐伯曰：气有从本者，有从标本者，有不从标本者也。帝曰：愿卒闻之。岐伯曰：少阳太阴从本[17]，少阴太阳从本从标[18]，阳明厥阴不从标本，从乎中[19]也。故从本者，化生于本；从标本者，有标本之化；从中者，以中气为化也。帝曰：脉从而病反者，其诊何如？岐伯曰：脉至而从，按之不鼓，诸阳皆然。帝曰：诸阴之反，其脉何如？岐伯曰：脉至而从，按之鼓甚而盛也。是故百病之起，有生于本者，有生于标者，有生于中气者，有取本而得者，有取标而得者，有取中气而得者，有取标本而得者，有逆取而得者，有从取而得者[20]。逆，正顺也；若顺，逆也。故曰：知标与本，用之不殆，明知逆顺，正行无问。此之谓也。不知是者，不足以言诊，足以乱经。故《大要》曰：粗工嘻嘻，以为可知，言热未已，寒病复始，同气异形，迷诊乱经。此之谓也。夫标本之道，要而博[21]，小而大，可以言一而知百病之害。言标与本，易而勿损[22]，察本与标，气可令调，明知胜复，为万民式，天之道毕矣。

帝曰：胜复之变，早晏何如？岐伯曰：夫所胜者，胜至已病，病已愠愠，而复已萌[23]也。夫所复者，胜尽而起，得位而甚，胜有微甚，复有少多，胜和而和，胜虚而虚，天之常也。帝曰：胜复之作，动不当位[24]，或后时而至，其故何也？岐伯曰：夫气之生，与其化衰盛异也。寒暑温凉，盛衰之用，其在四维[25]。故阳之动，始于温，盛于暑；阴之动，始于清，盛于寒。春夏秋冬，各差其分。故《大要》曰：彼春之暖，为夏之暑，彼秋之忿，为冬之怒，谨按四维，斥候皆归[26]，其终可见，其始可知。此之谓也。帝曰：差有数乎？岐伯曰：又凡三十度[27]也。帝曰：其脉应皆何如？岐伯曰：差同正法，待时而去也。《脉要》曰：春不沈，夏不弦，冬不涩，秋不数，是谓四塞。沈甚曰病，弦甚曰病，涩甚曰病，数甚曰病，参见曰病，复见曰病，未去而去曰病，去而不去曰病，反者死。故曰：气之相守司也，如权衡之不得相失也。夫阴阳之气，清静则生化治，动则苛疾起。此之谓也。

帝曰：幽明[28]何如？岐伯曰：两阴交尽故曰幽，两阳合明故曰明。幽明之配，寒暑之异也。帝曰：分至[29]何如？岐伯曰：气至之谓至，气分之谓分，至则气同，分则气异[30]，所谓天地之正纪也。

帝曰：夫子言春秋气始于前，冬夏气始于后，余已知之矣。然六气往复，主岁不常也，其补写奈何？岐伯曰：上下所主，随其攸利[31]，正其味，则其要也，左右同法。《大要》曰：少阳之主，先甘后咸；阳明之主，先辛后酸；太阳之主，先咸后苦；厥阴之主，先酸后辛；少阴之主，先甘后咸；太阴之主，先苦后甘。佐以所利，资以所生，是谓得气。

【注释】

［1］两阳合明：太阳为阳气最盛，阳明次之，少阳又少，阳明在中，故曰两阳合明。

［2］两阴交尽：厥阴在太阴、少阴之后，故曰两阴交尽。

［3］适其至所为故：使药气到达病所为原则，勿太过不及。

［4］君一臣二，奇之制：奇，单数。一味君药，二味臣药，共三味，为奇方。

［5］君二臣四，偶之制：偶，双数。二味均药，四味臣药，共六味，为偶方。

［6］汗者不以奇，下者不以偶，补上治上制以缓，补下治下制以急：王冰："汗药不以偶方，气不足以外发。泻下药不以奇制，药毒攻而致过。"吴昆："补上治上制以缓，恐其下迫也。补下治下制以急，恐其中留也。"

［7］病所远而中道气味之者，食而过之，无越其制度：马莳："病所远，而药食气味止于中道，则累及其中，即如肾之药入心，则心反为肾药所凌也。当食之而过此中道，无越制度，自然能至远所矣。"

［8］近而奇偶，制小其服也。远而奇偶，制大其服：张介宾："近而奇偶，制小其服，小则数多，而尽于九，盖数多则分两轻，分两轻则性力薄而仅及于近处也。远而奇偶，制大其服，大则数少而止于二，盖数少则分两重，分两重则性力专而直达深远也。"

［9］寒热温凉，反从其病：高世栻："反佐以取者，以寒治寒，以热治热，以温治温，以凉治凉，所谓寒热温凉，反从其病而取治也。"

［10］病生于本：高世栻："风热湿火燥寒六气，所谓本也。"

［11］生于标者：高世栻："三阴三阳之气为标。"

［12］病反其本，得标之病，治反其本，得标之方：张志聪："病反其本者，如病寒而反得太阳之热化，病热而反见少阴之阴寒，病在阳而反见清肃之虚寒，病在阴而反得中见之火热。所谓病反其本，得标之病也。治反其本者，如病本寒而化热，则反用凉药以治热。如病本热而化寒，则反用热药以治寒。"

［13］乘年之虚：张志聪："乘年之虚者，主岁之气不及也。如木运不及，则清气胜之。"

［14］失时之和：张志聪："失时之和者，四时之气衰也。如春气不足，则秋气胜之。夏气不足，则冬气胜之。"

［15］遇月之空：月轮中空。

［16］六气标本，所从不同：高世栻："三阴三阳，六气之标也。风火湿热燥寒，六气之本也。标本阴阳不同，则所从亦不同。"

［17］少阳太阴从本：王冰："少阳之本火，太阴之本湿，本末同，故从本也。"

［18］少阴太阳从本从标：吴昆："少阴之本热，其标阴。太阳之本寒，其标阳。标本异气，是从本化，又从标化也。"

［19］阳明厥阴不从标本，从乎中：王冰："阳明之中，太阴厥阴之中，少阳本末与中不同，故不从标本从乎中也。"

［20］有取本而得者，有取标而得者，有取中气而得者，有取标本而得者，有逆取而得

者，有从取而得者：张介宾："取，求也。病生于本者，必求其本而治之。病发于标者，必求其标而治之。病生于中气者，必求中气而治之。"

［21］夫标本之道，要而博：张志聪："此极言标本之用也。言标本之道，虽为要约，而其用则广博。"

［22］言标与本，易而勿损：张志聪："言标与本，则施治平易无伤损。"

［23］病已愠愠，而复已萌：愠，缊积。萌，萌发。吴昆："胜气方至，即病矣。病方已，尚愠愠未除，而复气已萌。此胜复之早晏也。"

［24］动不当位：张介宾："气有盛衰，则复气之动，有不当位而后先至矣。"

［25］四维：即辰、戌、丑、未之月。

［26］斥候皆归：吴昆："言占步四时景侯，皆归于四维之月。"

［27］三十度：即一个月。

［28］幽明：张介宾："幽明者，阴阳盛极之象也。"

［29］分至：即春分、秋分，夏至、冬至。

［30］至则气同，分则气异：张志聪："言二至之时，总属寒暑阴阳二气。气分之时，则有温凉之不同。"

［31］上下所主，随其攸利：上下，指司天、在泉之气。攸，所也。

【语译】

略。

【提要】

1. 提出阳明、厥阴的概念。阳明在太阳、少阳之间。厥阴在太阴、少阴之后。

2. 阐述大、小、缓、急、奇、偶、重方的制方法度及应用。

3. 论述六气胜复所致的病变及用药防治疾病的规律。

4. 论述六气标本从化的规律。

【原文】

帝曰：善。夫百病之生也，皆生于风寒暑湿燥火，以之化之变[1]也。经言盛者写之，虚者补之，余锡以方士[2]，而方士用之，尚未能十全，余欲令要道[3]必行，桴鼓相应[4]，犹拔刺雪汙[5]，工巧神圣[6]，可得闻乎？岐伯曰：审查病机[7]，无失气宜[8]，此之谓也。

帝曰：愿闻病机何如？岐伯曰：诸风掉眩[9]，皆属于肝；诸寒收引[10]，皆属于肾；诸气膹郁[11]，皆属于肺；诸湿肿满，皆属于脾；诸热瞀瘛[12]，皆属于火；诸痛痒疮，皆属于心；诸厥固泄[13]，皆属于下[14]；诸痿喘呕，皆属于上[15]；诸禁鼓慄[16]，如丧神守[17]，皆属于火；诸痉项强[18]，皆属于湿；诸逆冲上[19]，皆属于火；诸胀腹大[20]，皆属于热；诸躁狂越[21]，皆属于火；诸暴强直[22]，皆属于风；诸病有声，鼓之如鼓[23]，皆属于热；诸病胕肿[24]，疼酸惊骇，皆属于火；诸转反戾[25]，水液[26]浑浊，皆属于热；诸病水液，澄澈清冷[27]，皆属于寒；诸呕吐酸，暴注下迫[28]，皆属于热。故《大要》[29]曰：谨守病机，各司其属，有者求之，无者求之[30]，盛者责之，虚者责之[31]。必先五胜[32]，疏其血气，令其条达，而致和平，此之谓也。

【注释】

［1］之化之变：化，化生，气化。变，变动。指风寒暑湿燥火的化生和变异。

［2］锡以方士：锡，通“赐”，传授之意。方士，即医生。谓将虚实补泻之治法传授给医生们。

［3］要道：要，重要。道，道理。指医学中重要的理论与技术。

［4］桴鼓相应：桴鼓，即鼓槌。用桴打鼓而声相应，比喻疗效显著。

［5］雪汙：汙，同“污”。雪，洗也。即洗雪污垢。

［6］工巧神圣：指医生高明的诊断技术。

［7］病机：机，机要，机理。病机，指疾病发生发展变化的机理。

［8］无失气宜：气宜，六气主时之所宜。无失气宜，指审察病机要从六气主时出发，治疗也不要违背这一规律。

［9］掉眩：掉，摇也，指身体不由自主地摇摆或震颤。眩，眩晕，指视物动幻不定。

［10］收引：收，收敛。引，拘急。谓筋脉收缩牵引拘急。

［11］膹郁：膹，气逆喘急。郁，痞闷。指胸闷喘息之证。

［12］瞀瘛：瞀，昏闷不清。瘛，抽掣，手足时伸时缩。

［13］厥固泄：厥，在病证多指昏厥和肢厥。固，二便不通，闭经精窍不利等症。泄，二便泻利不禁，崩漏，滑精、遗精等症。

［14］下：指人体下部的脏腑，如肝、肾、膀胱、大小肠、子宫等。

［15］上：指人体上部的脏腑，如肺、心、胃上口等。

［16］禁鼓慄：禁，通“噤”，即牙关紧闭。鼓，敲击，指上下牙叩击。慄，战栗，指身体战抖。

［17］如丧神守：形容鼓颔战栗而不能自控。

［18］痉项强：痉，病名，症见牙关紧闭，项背强急，角弓反张。项强，项部强硬不舒，转动困难。

［19］逆冲上：指气机急促上逆而致的病症，如急性呕吐、呃逆等。

［20］胀腹大：指腹部胀满膨隆。

［21］躁狂越：躁，躁扰不宁。狂，言语行为错乱。越，举止越常。

［22］暴强直：暴，猝然。强直，四肢伸而不屈，身躯仰而不俯。暴强直，指突然发生的全身筋脉挛急。

［23］诸病有声，鼓之如鼓：有声，指腹中肠鸣。鼓之如鼓，形容叩击腹部如打鼓一样作响。

［24］胕肿：胕，通“腐”。指局部红肿溃烂。

［25］转反戾：转，扭转。反，背反张。戾，身体屈曲。转反戾，指身体扭转、背反张、身体屈曲等症状。

［26］水液：主要指尿液，也包括涕、泪、唾、涎、痰、白带等分泌物。

［27］澄澈清冷：形容水液清稀而寒冷。

［28］暴注下迫：暴注，形容突发剧烈的泄泻。下迫，即里急后重，欲便不能，肛门窘迫疼痛。

［29］《大要》：古医经名。

［30］有者求之，无者求之：求，探求。有、无，指有无邪气的存在。有者求之，指有邪气的要进一步探求是何种邪气。无者求之，指无邪气的要进一步探求是何脏腑之病。

[31] 盛者责之，虚者责之：责，追究，分析。谓分析疾病的虚实的机理。

[32] 必先五胜：五，五运五行之气。胜，更胜。即必须首先掌握天之五气与人之五脏间的五行更胜关系。

【语译】

略。

【提要】

本段原文论述了审察病机的重要性和原则，提出了十九条基本病机作为临床的范例。

1. 审察病机的重要性　病机概括了疾病发生、发展、变化的机理，掌握病机是正确诊断、治疗疾病的关键。一般医生都知道“盛者泻之，虚者补之”，但临床效果却不理想，关键原因在于没有掌握疾病的病机。

2. 审察病机的原则　一是各司其病机所属，分辨虚实证候的不同，分别病位的不同，即“各司其属，有者求之，无者求之，盛者责之，虚者责之”。二是无失气宜，必先五胜，了解天之六气与人之五脏之间的五行更胜规律，并在治疗时不要违背这些规律。

3. 病机十九条　原文列举的十九条病机，并不能概括临床所有病机变化，只是起到示范作用。学者可以从中执简驭繁、触类旁通。现将十九条病机归纳如下。

(1) 六淫病机（共12条）

属火（5条）——诸热瞀瘛；诸禁鼓慄、如丧神守；诸逆冲上；诸躁狂越；诸病胕肿、疼酸惊骇。

属热（4条）——诸胀腹大；诸病有声，鼓之如鼓；诸转反戾，水液浑浊；诸呕吐酸，暴注下迫。

属湿（1条）——诸痉项强。

属风（1条）——诸暴强直。

属寒（1条）——诸病水液，澄澈清冷。

(2) 五脏病机（共5条）

属心——诸痛痒疮。

属肺——诸气膹郁。

属肝——诸风掉眩。

属脾——诸湿肿满。

属肾——诸寒收引。

(3) 上下部位病机（2条）

属上焦——诸痿喘呕。

属下焦——诸厥固泄。

【原文】

帝曰：善。五味阴阳之用何如？岐伯曰：辛甘发散为阳，酸苦涌泄为阴，咸味涌泄为阴，淡味渗泄为阳。六者或收或散，或缓或急，或燥或润，或耎或坚，以所利而行之，调其气，使其平也。

……

寒者热之，热者寒之[1]，微者逆之[2]，甚者从之[3]，坚者削之[4]，客者除之[5]，劳者温之[6]，结者散之[7]，留者攻之[8]，燥者濡之[9]，急者缓之[10]，散者收之[11]，损者温之[12]，逸者行之[13]，惊者平之[14]，上之下之[15]，摩之浴之[16]，薄之劫之[17]，开之发之[18]，适事为故[19]。

帝曰：何谓逆从？岐伯曰：逆者正治，从者反治[20]，从少从多，观其事也。帝曰：反治何谓？岐伯曰：热因寒用，寒因热用[21]，塞因塞用，通因通用[22]。必伏其所主，而先其所因[23]，其始则同，其终则异[24]，可使破积，可使溃坚，可使气和，可使必已。

【注释】

[1] 寒者热之，热者寒之：寒病用温热法治疗，热病用寒凉法治疗，即以热治寒、以寒治热的正治法。

[2] 微者逆之：微，指病势轻浅、病情单纯无假象。逆，指治法，逆其病象而治。意即针对病势轻、病情单纯无假象的病证，可以逆其病象而治疗。

[3] 甚者从之：甚，指病势较重、病情复杂或有假象。从，指治法，顺从其病象而治。意即针对病势较重、病情复杂或有假象的病证，要顺从其病象而治疗。

[4] 坚者削之：体内有坚积之病，如积聚肿块等，当用削伐之法，如用三棱、莪术、青皮、枳实等消伐药物治疗。

[5] 客者除之：客，外邪侵犯。外邪入侵，当用驱除病邪的方法，如用麻黄、连翘、银花等解表散邪药物治疗。

[6] 劳者温之：虚劳之病当用温补法，如用黄芪、党参等药物治疗。

[7] 结者散之：气血郁结，或痰浊、邪气内结等病证，当用消散法，如用桃仁、半夏、芒硝、枳实等药物治疗。

[8] 留者攻之：病邪留而不去，如留饮、蓄血、停食、便秘等，当用攻下法，如用大黄、甘遂、桃仁、虻虫等药物治疗。

[9] 燥者濡之：津液亏损一类的病证，当用滋润生津之法，如用生地、麦冬、玉竹等药物治疗。

[10] 急者缓之：筋脉拘急痉挛一类的病证，当用舒缓法，如用芍药、甘草等药物治疗。

[11] 散者收之：精气耗散一类的病证，如自汗、盗汗、遗精、虚喘气短等，当用收敛法，如用五味子、金樱子、龙骨、牡蛎等药物治疗。

[12] 损者温之：虚损怯弱之病，当用温补法。

[13] 逸者行之：由于过度安逸造成的气血不畅、肢体痿废等病证，当用行气活血通络法，如用川芎、香附、地龙等药物治疗。

[14] 惊者平之：惊悸不安一类的病证，当用镇静安神法，如用朱砂、酸枣仁、珍珠母等药物治疗。

[15] 上之下之：上之，指病邪在上的，用涌吐法使病邪上越而解。下之，指病邪在下的，用攻下法使病邪从下而解。是因势利导、驱邪愈病的方法。

[16] 摩之浴之：摩之，指用按摩法。浴之，指药物浸洗和水浴法。

[17] 薄之劫之：薄之，指用药物侵蚀的方法，如古代外用药膏称为“薄贴”。劫之，指用峻猛的药物或治疗手法劫夺病邪的方法。如火针发汗、刺络放血法等。

[18] 开之发之：开之，指开泄法。发之，指发散法。

[19] 适事为故：选用各种方法，以适应病情为原则。

[20] 逆者正治，从者反治：逆者正治，逆其病象而治，为正治法，如以寒治热，以热

治寒。从者反治，顺从其病象而治，为特殊的治法，如以热治热，以寒治寒。

[21] 热因寒用，寒因热用：前一个“热”、“寒”，指药物的热、寒之性；后一个“寒”、“热”指疾病的寒、热之象。以温热药物治疗真寒假热证，以寒凉药物治疗真热假寒证。如用通脉四逆汤治疗阴盛格阳证，用白虎汤治疗里热炽盛的手足厥冷证。

[22] 塞因塞用，通因通用：塞因塞用，前一“塞”指补益药物，后一“塞”指阻塞不通的病证。“塞因塞用”是指用补益药物治疗虚性阻塞不通的病证，又叫“以补开塞”。如用四物汤治疗血枯经闭证，用理中汤治疗脾虚腹满证。通因通用，前一“通”指通利药物，后一“通”指通利过度的病证。“通因通用”指用通利药物治疗实性通利过度的病证，如大承气汤治疗热结旁流证。

[23] 必伏其所主，而先其所因：伏，制服。主，指疾病的本质。要从疾病的本质来治疗，首先要探求疾病的原因。

[24] 其始则同，其终则异：反治的初始阶段，药性与疾病的假象相同，随着药效的发挥，最终假象消失，真相显露，则药性与病象相反了。

【语译】

略。

【提要】

本段原文论述了正治法和反治法的理论。

正治法，又称“逆治法”，逆病象而治的方法，是临床常用的方法。主要内容包括寒者热之、热者寒之、劳者温之、客者除之、坚者削之等。此类治法适用于病情单纯无假象的病证。

反治法，又称“从治法”，顺从病象而治的方法，是临床特殊的治法。主要内容包括热因热用、寒因寒用、塞因塞用、通因通用。此类治法适用于病情复杂有假象的病证。反治法顺从的只是疾病出现的假象，其本质还是针对疾病根本病机而设的，所以它也是治病求本的方法。

【原文】

帝曰：善。气调而得者何如？岐伯曰：逆之从之，逆而从之，从而逆之，疏气令调，则其道也。

帝曰：善。病之中外何如？岐伯曰：从内之外者，调其内；从外之内者，治其外；从内之外而盛于外者，先调其内而后治其外；从外之内而盛于内者，先治其外而后调其内；中外不相及，则治主病。

帝曰：善。火热复，恶寒发热，有如疟状，或一日发，或间数日发，其故何也？岐伯曰：胜复之气，会遇之时，有多少也。阴气多而阳气少，则其发日远；阳气多而阴气少，则其发日近。此胜复相薄，盛衰之节，疟亦同法。

【语译】

略。

【提要】

1. 论述病邪由内向外发展的，先治其内。病邪由外向内发展的，先治其外。但内盛、外盛者，必须先治。内病与外病无因果关系的，则治其主要病证。

2. 论述疟疾一日发、间日发、数日发的机理。

【原文】

帝曰：论言治寒以热，治热以寒，而方士不能废绳墨[1]而更其道也。有病热者，寒之而热[2]；有病寒者，热之而寒[3]。二者皆在，新病复起，奈何治？岐伯曰：诸寒之而热者取之阴，热之而寒者取之阳[4]，所谓求其属[5]也。

【注释】

[1] 绳墨：木匠用的墨线、墨斗。此为准则之意。

[2] 有病热者，寒之而热：有些病，表现为热象，用“热者寒之”的治疗方法，其热象反而不退，因病的本质是阴虚而热。

[3] 有病寒者，热之而寒：有些病，表现为寒，用“寒者热之”的治疗方法，其寒象反而不减，因病的本质是阳虚而寒。

[4] 诸寒之而热者取之阴，热之而寒者取之阳：凡用寒性药物治疗热象病证，其热不退的，是其病本为阴虚内热，当用滋阴以退热。凡用热性药物治疗寒象病证，其寒不减，是其病本为阳虚，当用温阳以消寒。正如王冰所说：“益火之源以消阴翳，壮水之生以制阳光。”

[5] 求其属：探求疾病本质之所属。

【语译】

略。

【提要】

本段原文论述了治病求本的原则。疾病的寒、热有虚实表里之分，表寒者，辛温发散；里实寒者，温热祛寒；阳虚生寒者，当温阳以消寒。表热者，辛凉发散；里实热者，苦寒清热；阴虚生热者，当滋阴以退热。应辨别疾病的本质而治疗。

【原文】

帝曰：善。服寒而反热，服热而反寒，其故何也？岐伯曰：治其王气[1]，是以反也。帝曰：不治王而然者何也？岐伯曰：悉乎哉问也！不治五味属[2]也。夫五味入胃，各归所喜攻[3]，酸先入肝，苦先入心，甘先入脾，辛先入肺，咸先入肾。久而增气，物化之常也。气增而久，夭之由[4]也。

帝曰：善。方制君臣何谓也？岐伯曰：主病之谓君，佐君之谓臣，应臣之谓使，非上下三品[5]之谓也。帝曰：三品何谓？岐伯曰：所以明善恶之殊贯[6]也。

帝曰：善。病之中外[7]何如？岐伯曰：调气之方，必别阴阳，定其中外，各守其乡。内者内治，外者外治，微者调之[8]，其次平之[9]，盛者夺之，汗者下之[10]，寒热温凉，衰之以属，随其攸利，谨道如法，万举万全，气血正平，长有天命。帝曰：善。

【注释】

[1] 王气：王，旺也。旺气，亢盛之病气。张介宾：“治其旺气者，谓病有阴阳，气有衰旺，不明衰旺，则治之反甚。如阳盛阴衰者，阴虚火旺也，治之者不知补阴以配阳，而专用苦寒治火之旺，岂知苦寒皆沉降，沉降皆阴亡，阴愈亡则火愈盛，故服寒而反热者，阴虚不宜降也。又如阳衰阴盛者，气弱生寒也，治之者不知补阳以消阴，而专用辛温治阴之旺，岂知辛温多耗散，耗散则亡阳，阳愈亡则寒愈盛，故服热而发寒者，阳虚不宜耗也。”

[2] 五味属：五味归于五脏。

［3］喜攻：专入之意。

［4］气增而久，夭之由：脏气偏盛过久，是疾病发生的缘由。

［5］上下三品：指《神农本草经》上、中、下三品。

［6］善恶之殊贯：张志聪："善恶殊贯，谓药有有毒无毒之分。"

［7］中外：表里。

［8］微者调之：张介宾："微者调之，谓小寒之气，和之以温，小热之气，和之以凉也。"

［9］其次平之：张介宾："谓大寒之气，平之以热，大热之气，平之以寒也。"

［10］汗者下之：汗者，诸本作"汗之"。

【语译】

略。

【提要】

1. 进一步论述治病要探求疾病的本质。

2. 论述组方中的君、臣、使药的作用。

3. 论述治病要辨表里，明虚实。

素问·疏五过论篇第七十七

【导读】

马莳云："疏，陈也。内有五过，故名篇。"本篇主要讨论了临床上一般容易犯的五种过错，故以此为篇名。文章在陈述五过的同时，指出应如何正确地诊治，特别是最后归纳为四德。因此本文可以说是从正反两方面阐述了医务工作中的五过、四德问题。

【原文】

黄帝曰：呜呼远哉！闵闵乎[1]若视深渊，若迎浮云，视深渊尚可测，迎浮云莫知其际。圣人之术，为万民式[2]，论裁志意，必有法则，循经守数[3]，按循医事，为万民副[4]，故事有五过四德，汝知之乎？雷公避席再拜曰：臣年幼小，蒙愚以惑，不闻五过与四德，比类形名，虚引其经，心无所对。

【注释】

［1］闵闵乎：言妙用之不穷，为深奥的形容词。

［2］圣人之术，为万民式：圣人的医术，是众人的模式。

［3］循经守数：遵循经旨，依守法则。

［4］按循医事，为万民副：按照这些原则来行医，就能为万民解除疾苦。

【语译】

黄帝说：深远啊！道之远大幽深，好像视探深渊，又好像迎看浮云，视探深渊，尚可以测量，迎看浮云，却看不到其边际。圣人的医术，是万民的榜样，判断人的志意，必有法则，应遵循经旨，依守法则，为万民诊治疾病，所以医事有五过和四德，你知道吗？雷公离开席位再拜回答说：我年幼小，蒙昧无知，不曾听说过五过和四德，虽然也能从病的症状和名目上来比类，但只是虚引经义而已，心里还不明白不能回答。

【提要】

通过黄帝与雷公问答，说明医学的道理是很深奥的，至今有些问题仍不清楚。但是经过长期的医疗实践，积累了丰富的经验。高明的医生，就能遵循这些医疗常规和法则来诊治疾病，从而能为群众解除疾苦。"五过"、"四德"就是属于这类医疗常规法则之一，因此作为良医不可不知。

【原文】

帝曰：凡未诊病者，必问尝贵后贱[1]，虽不中邪，病从内生，名曰脱营[2]。尝富后贫，名曰失精[3]，五气留连，病有所并。医工诊之，不在藏府，不变躯形，诊之而疑，不知病名。身体日减，气虚无精，病深无气，洒洒然时惊，病深者，以其外耗于卫，内夺于荣。良工所失，不知病情，此亦治之一过也。

凡欲诊病者，必问饮食居处，暴乐暴苦，始乐后苦，皆伤精气，精气竭绝，形体毁沮。暴怒伤阴，暴喜伤阳，厥气上行，满脉去形。愚医治之，不知补写，不知病情，精华日脱，邪气乃并[4]，此治之二过也。

善为脉者，必以比类奇恒，从容知之[5]，为工而不知道，此诊之不足贵。此治之三过也。

诊有三常[6]，必问贵贱，封君败伤，乃欲侯王。故贵脱势，虽不中邪，精神内伤，身必败亡。始富后贫，虽不伤邪，皮焦筋屈，痿躄为挛。医不能严，不能动神，外为柔弱，乱至失常，病不能移，则医事不行[7]，此治之四过也。

凡诊者，必知终始，有知余绪[8]，切脉问名，当合男女[9]。离绝菀结，忧恐喜怒，五藏空虚，血气离守，工不能知，何术之语[10]。尝富大伤，斩筋绝脉，身体复行，令泽不息[11]。故伤败结，留薄归阳，脓积寒炅[12]。粗工治之，亟刺阴阳，身体解散，四支转筋，死日有期，医不能明，不问所发，唯言死日[13]，亦为粗工，此治之五过也。

【注释】

[1] 尝贵后贱：贵贱指地位的高低。尝贵后贱，意思是过去的地位很高，而现在失势了。

[2] 脱营：张景岳："尝贵后贱者，其心屈辱，神气不伸，虽不中邪，而病生于内。营者阴气也。营行脉中，心之所主，心志不舒，败血无以生，脉日以竭，故为脱营。"

[3] 失精：张景岳："尝富后贫者，忧煎日切，奉养日廉，故其五脏之精，日加消败，是为失精。精失则气衰，气衰则不远。故为留聚而病有所并矣。"

[4] 精华日脱，邪气乃并：张景岳："不明虚实，故不知补泻。不察所因，故不知病情。以致阴阳败竭，故精华日脱。阳脱者，邪并于阴；阴脱者，邪并于阳，故曰邪气乃并。"

[5] 比类奇恒，从容知之："比类"就是别异比类，将同名同形的脉症，加以分类比较、鉴别，在同中求异。"奇恒"就是分析奇恒，将异常的与正常的相比，如只有事先掌握了正常的色、脉，然后退到反常的色、脉，与正常的相比较，才能知道异常之所在。"从容"就是形容安详、缓慢的详察细审。这句话的意思是说，善于诊脉的医生，必然能够别异比类，分析奇恒，细致深入地诊察，才能得出正确的诊断。

[6] 诊有三常：诊病通常有三种情况需要了解：一是病人社会地位的贵贱；二是病人是否遭遇到地位的变迁；三是病人是否有升官发财的妄想。

[7] 医不能严，不能动神，外为柔弱，乱至失常，病不能移，则医事不行：意思是说，对这些疾病，如果医生没有严肃的态度，不能说服教育，转变患者的精神意识，表现得柔弱无能，手足无措，病人的情志不能有所转移，那么医疗也就不会有效果。

[8] 必知终始，有知余绪：末端叫做余绪。有知余绪，就是察其本而知其末。凡是诊病，必须了解发病的原因和发病后的经过情况，才能够知本末，掌握病情。

[9] 切脉问名，当合男女：张景岳："切共脉必问其名，欲得其素履之详也。男女有阴阳之殊，脉色有逆顺之别，故必辨男女，而察其所合也。"

[10] 离绝菀结，忧恐喜怒，五藏空虚，血气离守，工不能知，何术之语：张景岳："离者，失其亲爱。绝者，断其所怀。菀谓思虑抑郁，结谓深情难解。忧则气沉，恐则气怯，喜则气缓，恚则气逆。凡此皆伤其内。不知此，何术之有。"

[11] 尝富大伤，斩筋绝脉，身体复行，令泽不息：尝富之人，突然大伤，以致经脉之荣养断绝，身体虽依旧能行动，但是津液已不能润泽滋生。

[12] 故伤败结，留薄归阳，脓积寒炅：张景岳："故，旧也。言旧之所伤，有所败结，血气留薄不散，则郁而成热，归于阳分，故脓血蓄积，令人寒炅交作也。"

[13] 不问所发，唯言死日：不问病之所以发生的原因，只说病的预后不良。

【语译】

黄帝说：在未诊病前，应问病人的生活改变情况，如果是先贵后贱，虽然没有感受外邪，也会病从内生，这种病叫“脱营”。如果是先富后贫，发病叫做“失精”，由于五脏之气留连不运，积并而为病。医生诊察这种病，病的初期，由于病不在脏腑，形体也无改变，医生常诊而疑之，不知是什么病。日久则身体逐渐消瘦，气虚而精无以生，病势深重则真气被耗，阳气日虚，因洒洒恶寒而心怯时惊，其所以病势日益深重，是因为在外耗损了卫气，在内劫夺了营血。这种病即便是技术高明的医生，若不问明病人的情况，不知其致病的原因，更不能治愈，这是诊治上的第一个过失。

凡欲诊治疾病时，一定要问病人的饮食和居住环境，以及是否有精神上的突然欢乐、突然忧苦，或先乐后苦等情况，因为突然苦乐都能损伤精气，使精气竭绝，形体败坏。暴怒则伤阴，暴喜则伤阳，阴阳俱伤，则使人气厥逆而上行，充满于经脉，而神亦浮越，去离于形体。技术低劣的医生，在诊治这种疾病时，既不能恰当地运用补泻法治之，又不了解病情，致使精气日渐耗散，邪气得以积并，这是诊治上的第二个过失。

善于诊脉的医生，必将病之奇恒、比类辨别，从容分析，得知其病情。如果医生不懂得这个道理，他的诊治技术就没有什么可贵之处，这是诊治上的第三个过失。

诊病时须注意三种情况，即必须问其社会地位的贵贱，及是否曾有被罢官失势之事，以及是否有欲当王侯的妄想。因为原来地位高贵，失势以后，其情志必抑郁不伸，这种人，虽然未中外邪，但由于精神已经内伤，身体必然败亡。先富后贫的人，虽未伤于邪气，也会发生皮毛焦枯，筋脉拘屈，足痿弱拘挛不能行走。对这类病人，医生如果不能严肃地对其开导，不能动其思想改变其精神面貌，而一味地对其柔弱顺从，任其发展下去，则必然乱之而失常，致病不能变动，医治也不发生效果，这是诊治上的第四个过失。

凡诊治疾病，必须了解其发病初期和现在的病情，又要知其病之本末，在诊脉问证时，应结合男女在生理及脉证上的特点。如因亲爱之人分离而怀念不绝，致情志郁结难解，及忧恐喜怒等，都可使五脏空虚，血气离守，医生如不知道这些道理，还有什么诊治技术可言。曾富之人，一旦失去财势，必大伤其心神，致筋脉严重损伤，形体虽依然能够行动，但津液已不再滋生了。若旧伤败结，致血气留聚不散，郁而化热，归于阳分，久则成脓，脓血蓄积，使人寒热交作。技术低劣的医生治疗这种病，由于他不了解病系劳伤脓积，而多次刺其阴阳经脉，使其气血更虚，致身体懈散，四肢转筋，死期已不远了，医生对此既不能明辨，又不问其发病原因，只是说病已危重，便是技术低劣的医生，这是诊治上的第五个过失。

【提要】

本节分别阐述了五过：

(1) 不善于问诊：特别是对于情志内伤的病，在初期就更难判断，以致延误病情。

(2) 不清楚补泻：这还是由于对病情了解得不够，不知是外感还是内伤，因此虚实不清，补泻难定，易犯“虚虚实实”之过失。

(3) 不知道比类奇恒：这样诊断就很难做到深入细致，全面准确。

(4) 不通晓三常之诊：就不能针对病人的思想情况做好说服教育，使其转变精神，治疗效果就不会好。

(5) 不知终始，不问所发：这样就不了解发病的原因和经过，做不到察其本而知其末，治疗也就不能“伏其所主，而先其所因”。

【原文】

凡此五者，皆受术不通，人事不明也。故曰：圣人之治病也，必知天地阴阳，四时经纪，五藏六府，雌雄表里，刺灸砭石，毒药所主，从容人事，以明经道，贵贱贫富，各异品理，问年少长，勇怯之理[1]，审于分部，知病本始，八正九候，诊必副矣[2]。治病之道，气内为宝，循求其理，求之不得，过在表里[3]。守数据治，无失俞理，能行此术，终身不殆[4]。不知俞理，五藏菀熟[5]，痈发六府。诊病不审，是谓失常，谨守此治，与经相明，上经下经，揆度阴阳，奇恒五中，决以明堂，审于终始，可以横行[6]。

【注释】

［1］从容人事，以明经道，贵贱贫富，各异品理，问年少长，勇怯之理：张景岳："经道，常道也。不从容人事，则不知常道。不能知常，焉能知变。人事有不齐，品类有同异，知之则随方就圆，因变而施，此人事之不可不知也。"

［2］审于分部，知病本始，八正九候，诊必副矣：张景岳："八正，八节之正气也。副，称也。能察形色于分部，则病之本始可知。能察邪正于九候，则脉之顺逆可据。明斯二者，诊必称矣。此色脉之不可不知也。"

［3］治病之道，气内为宝，循求其理，求之不得，过在表里：张景岳："气内者，气之在内者也即元气也。凡治病者，当先求元气之强弱。元气既明，大意见矣。求元气之病而无所得，然后察其过之在表在里以治之，斯无误也。此下五节，亦皆四德内事。"

［4］守数据治，无失俞理，能行此术，终身不殆：张景岳："此承上文而言，表里阴阳、经络藏府，皆有其数，不可失也。俞理，周身俞穴之理也。殆，危也。"

［5］五藏菀熟：王冰："菀，积也。熟，热也。"即五脏之热郁积，可导致痈发于六腑。

［6］上经下经，揆度阴阳，奇恒五中，决以明堂，审于终始，可以横行：张景岳："上经下经，古经名也。《病能论》曰：上经者，言气之通天。下经者，言病之变化也。揆度，切度之也。奇恒，言奇病也。五中，五内也。明堂，面鼻部位也。《终始》，《灵枢》篇名也。凡诊病者，能明上经下经之理以揆度阴阳，能察奇恒五中之色而决于明堂，能审脉候针刺之法于《终始》等篇之义。夫如是则心通一贯，应用不容，目牛无全，万举万当，斯则高明无敌于天下，故可横行矣。"

【语译】

上述的五种过失，都是由于医术不精，人情事理不明所造成的。所以说：圣人治病，必须懂得自然界阴阳的变化，四时寒暑的规律，五脏六腑之间的关系，经脉的阴阳、表里，刺灸、砭石、药物治病之所宜，依从人事之情理，明晓医学之常道。贵贱贫富，品类资质不同。问年龄长幼、性情勇怯，审察病色的部位，以知发病之根本。结合四时八节正气及三部九候脉象进行分析，如此，诊疗技术就全备了。治病的原则，保养元气为重要。依据元气的强弱，探求发病的机理，如果求之不得，其病便是在阴阳表里之间。治病时应遵守气血多少及针刺深浅等常规，不要违背取穴的理法，能这样来进行医疗，则终生可不发生差错。如果不知取穴的理法，而妄施针石，可使五脏积热，痈发于六腑。若诊病不能详审周密，便是失常。遵守这些诊治法则，自会与经旨相通，能通晓《上经》、《下经》、《揆度》、《阴阳》、《奇恒》、《五中》、《明堂》、《终始》等篇经义，则医术高明，可遍行于天下。

【提要】

五过的发生，主要是医术不通，人事不明。因此，有修养的医生，必须做到四德：

（1）“必知天地阴阳，四时经纪”，要通晓天道，了解天地阴阳，四时节气等多方面的自然知识。

（2）必知“五藏六府，雌雄表里，刺灸砭石，毒药所主”，要全面地学习掌握医药卫生各方面知识。

（3）“从容人事，以明经道”，要明白人情事理，了解社会知识。

（4）“审于分部，知病本始，八正九候，诊必副矣”，要充分地掌握运用有关色脉等诊断知识。

只要具备这四德，在治疗当中，又能把握住元气强弱这个关键，寻求邪正变化的规律，遵循医疗常规大法，在临床上就能与经旨“心通一贯，应用无穷。”

【讨论】

1. 从本文阐述远“五过”、近“四德”的过程中，可以看出《内经》对于问诊是很重视的，而且内容很全面、细致，包括：姓名、性别、年龄、职业、经济情况、体质营养状况、性情特点、饮食喜好、既往史和现病史，与现代病历中问诊的内容大致相同。特别强调要从容不迫地详细诊察，在下篇《徵四失论》中又明确提出：“诊病不问其始，忧患饮食之失节，起居之过度，或伤于毒，不先言此，卒持寸口，何病能中，妄言作名，为粗所穷，此治之四失也。”把那种不详细问诊，只凭“卒持寸口”的做法，列为必须惩处的四失之一。这些论述，至今对于那种粗枝大叶、三言两语或只凭诊脉、故弄玄虚的医疗作风，仍是有力的鞭挞，因此，认真学习医史典籍，对于今天的医疗工作具有现实指导意义。

2. 指出五过的产生，原因之一是“人事不明”，而四德之一就是要“从容人事，以明经道”。说明远在两千多年前的古人就已认识到，人不仅应与天地相应，受自然环境的影响，而且又生长在阶级社会中，受社会环境的影响。因此诊察疾病要特别注意社会环境的变化，包括政治地位、经济状况和“离绝菀结、忧恐喜怒”等思想情感的变化及其对于病变的影响。在治疗疾病时，尤其是情志内伤所造成的病变，就要特别注意做好病人的思想教育，使其转变精神意识，才能很好地配合治疗，否则只靠针药“病不能移，则医事不行，”是不会收到好的效果的。

素问·徵四失论篇第七十八

【导读】

徵，即惩，惩戒的意思。四失，指医生易违犯的四种过失和毛病，“徵四失论”就是惩戒医生在临床工作中常常易犯的四种过失。

【原文】

黄帝在明堂[1]，雷公侍坐。黄帝曰：夫子所通书受事众多矣，试言得失之意，所以得之，所以失之[2]。雷公对曰：循经受业[3]，皆言十全[4]，其时[5]有过失者，请闻其事解也。

帝曰：子年少，智未及邪[6]，将言以杂合[7]耶？夫经脉十二，络脉三百六十五，此皆人之所明知，工之所循用[8]也。所以不十全者，精神不专，志意不理，外内相失[9]，故时疑殆[10]。

诊不知阴阳逆从之理，此治之一失矣。

受师不卒，妄作杂术[11]，谬言为道[12]，更名自功[13]，妄用砭石，后遗身咎[14]，此治之二失也。

不适贫富贵贱之居，坐之薄厚，形之寒温，不适饮食之宜，不别人之勇怯，不知比类，足以自乱，不足以自明，此治之三失也。

诊病不问其始，忧患饮食之失节，起居之过度，或伤于毒，不先言此，卒持寸口，何病能中，妄言作名，为粗所穷[15]，此治之四失也。

是以世人之语者，驰千里之外，不明尺寸之论，诊无人事[16]。治数之道，从容之葆[17]，坐持寸口，诊不中五脉，百病所起，始以自怨，遗师其咎[18]。是故治不能循理，弃术于市，妄治时愈，愚心自得。呜呼，窈窈冥冥[19]，熟知其道。道[20]之大者，拟于天地，配于四海，汝不知道之谕[21]，受以明为晦[22]。

【注释】

[1] 明堂：黄帝日常执政议事的场所。

[2] 所以得之，所以失之：得，获得成功之意；失，失败之意。所以“得失”即指医疗上的成功与失败。

[3] 循经受业：经，指医学上的经典著作。受，同“授”，传授之意。“循经受业”即医学经典书籍的论述和老师们的传授。

[4] 十全：指疗效十全十美。

[5] 其时：指在临床实际工作时。

[6] 邪：在古文中“邪”、“耶”通用。

[7] 将言以杂合：人云亦云、不加以综合分析判断。

[8] 工之所循用：工即医生，“工之所循用”就是医生们所遵循而常用的。

[9] 外内相失：外，指外在症状。内，指内在病变。“外内相失”就是不明确外在症状表现与内在病理变化之间的相互关系。

[10] 故时疑殆：因此时常产生不可理解的疑难。

[11] 妄作杂术：盲目施行各种疗法。

[12] 谬言为道：以荒谬之谈而为真理。

［13］更名自功：巧立名目，夸耀自己。

［14］后遗身咎：咎，错误之意。“后遗身咎”就是其结果给自己造成一身过失的错误。

［15］为粗所穷：因为粗枝大叶造成的恶果。

［16］诊无人事：诊治疾病时不考虑患者的人事关系。

［17］从容之葆：从容分析的镇静态度。

［18］遗师其咎：归罪于老师传授的不好。

［19］窈窈冥冥：形容医学理论是很微妙深奥的。

［20］道：在此当医学理论讲。

［21］谕：通晓的意思。

［22］受以明为晦：（老师）传授的明白清楚。（你）也是不能彻底理解。

【语译】

黄帝坐在明堂，雷公侍坐于旁，黄帝说：先生所通晓的医书和所从事的医疗工作，已经是很多的了，你试谈谈对医疗上的成功与失败的看法，为什么能成功，为什么会失败。雷公说：我遵循医经学习医术，书上都说可以得到十全的效果，但在医疗中有时还是有过失的，请问这应该怎样解释呢？

黄帝说：你是由于年纪轻智力不足，考虑不及呢？还是对众人的学说缺乏分析呢？经脉有十二，络脉有三百六十五，这是人们所知道的，也是医生所遵循应用的。治病所以不能收到十全的疗效，是由于精神不能专一，志意不够条理，不能将外在的脉证与内在的病情综合一起分析，所以时常发生疑惑和危殆。

诊病不知阴阳逆从的道理，这是治病失败的第一个原因。

随师学习没有卒业，学术未精，乱用杂术，以错误为真理，变易其说，而自以为功，乱施砭石，给自己遗留下过错，这是治病失败的第二个原因。

治病不了解病人的贫富贵贱、居处环境、形体的寒温、饮食之所宜，不区别个性的勇怯，不知道用比类异同的方法进行分析，这种做法，只能扰乱自己的思想，不足以自明，这是治病失败的第三个原因。

诊病时不问病人开始发病的情况，是否曾有过忧患等精神上的刺激，饮食是否失于节制，生活起居是否超越正常规律，或者是否曾伤于毒，如果诊病时不首先问清楚这些情况，便仓促去诊视寸口，怎能诊中病情，只能是乱言病名，使病情因为这种粗率的诊治而不治，这是治病失败的第四个原因。

社会上有些人讲的话，能流传到千里之远，影响很大，但他们不懂得切尺肤、诊脉治病的道理。诊治疾病，不知参考人事。更不知诊病之道应以能作到比类从容为最宝贵的道理，只知诊察寸口。这种做法，既诊不中五脏之脉，更不知疾病的起因，开始埋怨自己的学术不精，继而归罪于老师传授不明。所以治病如果不能遵循医理，必为群众所不信任，乱治中偶然治愈疾病，不知是侥幸，反自鸣得意。啊！医道之精微深奥，有谁能彻底了解其中的道理？医道之大，可以比拟于天地，配于四海，你若不能通晓道之教谕，则所接受之道理，虽很明白，但也不会彻底理解。

【提要】

本文严肃批评了某些医生的四种过失：

（1）诊断时不明白阴阳逆从等医学基本理论，强调医学理论的重要。

(2) 妄作杂术，妄用砭石等违反辨证论治的基本原则。

(3) 不适贫富贵贱之居，不问饮食之宜，不别人之勇怯，不善于运用取类比象等综合分析的基本方法。

(4) 诊病不问其始，卒持寸口，忽视问诊，只凭切脉就“妄言作名”，忘记了四诊合参的基本要求。

这四个方面的问题，是应该引以为戒的。

【讨论】

本文以精练的文字论述了临床诊疗工作“所以得之、所以失之”的根本原因，指出了治疗失败的四种过失，从反面教诲医生要注意医学理论的研究，实事求是的科学作风，要四诊合参，辨证论治，不要违犯文中再三强调的四种过失。这是多么发人深省的现象，就有关问题讨论如下；

1. 注重医学理论的学习和研究的问题　医学的基本理论是指导临床实践的武器，如果不把握医学理论就不可能正确从事医疗实践。所以本文特别指出学习医学理论的重要。几处批评那种不注意医学理论的不良倾向，如：“诊不知阴阳逆从之理”、“不明尺寸之论”、“治不能循理”等，这样怎么能做一个良好的医生呢？正如文中所说：“夫经脉十二，络脉三百六十五，此皆人之所明知，工之所循用也。”如果像这些基本理论都不掌握，不就正像前人所论不明脏腑经络，开口动手便错。不仅治不会十全，而且会后遗身咎、足以自乱。因此该文最后呼吁医学理论是窈窈冥冥，作为一个医生要特别注意医学理论的学习和研究，要理论联系实际，才能不断提高医学水平。

2. 关于问诊的重要意义　问诊是四诊中较为重要的诊法，应特别重视问诊。本文指出：“诊病不问其始，忧患饮食之失节，起居之过度，或伤于毒。不先言此，卒持寸口，何病能中，”指明卒持寸口，忽视问诊是不能正确诊断疾病的。因为病人的一切自觉症状，以及疾病的发生、发展过程等，只有通过病人的主诉才能全面确切地反映出来。医生根据病人（或了解病人情况的人）的主诉加上其他检查才能正确判断疾病。如果诊断疾病不问病史，不问其起病于何时，不问其寒热、全身等自觉症状，不问其精神情志方面是否受到刺激，是否有暴饮暴食，或伤于五味或中毒等情况，以及生活起居是否超越常规等。不首先问清楚这些问题，就只凭切脉怎么能诊察出各种病症呢？如果这样，只能是信口胡言，杜撰病名，欺人之谈。正确的治疗来源于正确的诊断，正确的诊断又来源于四诊合参，诊断最高明的办法当属问诊，尤其是它能获得和占有大量重要材料。张景岳的“十问歌诀”提示了进行问诊的重要和方法程序，所以至今仍被临床医者常用。

灵枢选读

灵枢·邪气藏府病形第四

【导读】

本篇重点论述了邪气侵入部位和五脏六腑为邪气所伤而出现的病形，故篇名。

本篇详细论述了邪气中人的部位，有高下阴阳的不同，这是由于脏腑经络的部位不同，因而表现的症状也就复杂多变，所以在诊病时，必须色、脉、尺肤结合起来观察，才能做出正确的判断。同时，将多变的疾病，以缓、急、大、小、滑、涩六脉概括五脏的病变，是执简驭繁的五脏病归类法。

在治疗上，指出了针刺脏腑“合”穴的道理，最后指出了六腑病形的取穴法和针刺法。

【原文】

黄帝问于岐伯曰：邪气[1]之中[2]人也，奈何？岐伯答曰：邪气之中人高也。黄帝曰：高下有度乎？岐伯曰：身半已上者，邪中之也。身半已下者，湿中之也。故曰：邪之中人也，无有常，中于阴则溜[3]于府，中于阳则溜于经。

【注释】

[1] 邪气：这里指的是风、寒、暑等外感之邪而言。

[2] 中：音 zhòng，侵袭。

[3] 溜：通“流”。

【语译】

黄帝问岐伯：外邪伤人的情况是怎样的？岐伯说：邪伤人，先侵犯人体的上部。黄帝问：邪侵部位在上在下，有一定的标准吗？岐伯答：上半身，多为外邪易侵。下半身，多为湿邪所侵。以上所说的是一般情况，但也不是绝对的规律。阴经受邪，会传变到六腑；阳经受邪，会传变到阴经。

【原文】

黄帝曰：阴之与阳也，异名同类，上下相会，经络之相贯，如环无端。邪之中人，或中于阴，或中于阳，上下左右，无有恒常，其故何也？岐伯曰：诸阳之会[1]，皆在于面。中人也，方乘虚时及新用力，若饮食汗出，腠理开而中于邪。中于面，则下阳明。中于项，则下太阳。中于颊，则下少阳。其中于膺[2]背两胁，亦中其经。

【注释】

[1] 诸阳之会：诸阳，指手足三阳经；之会，交会。

[2] 膺：这里指胸部。

【语译】

黄帝说：经脉虽有阳经阴经之分，但它们都是属于经络内连脏腑，外络肢节，内外上下相互贯通，好像一个圆环找不到头一样。至于外邪的伤人，有的伤在阴经，有的伤在阳经，或在上部或在下部，或在左或在右，这是什么道理呢？岐伯说：手足三阳经的经脉，都汇聚于头面部。邪气的伤人，往往是乘虚而入，如刚在劳累用力之后，或饮食后出了汗，腠理开泄，就会很容易被邪气侵袭。若外邪侵入面部，则循经下行入阳明经；外邪侵入项部，则循经下行入太阳经；外邪侵入颊部，则循经下行入于少阳经。外邪侵袭胸、背、两胁的，也就分别入于三阳经。

【原文】

黄帝曰：其中于阴，奈何？岐伯答曰：中于阴者，常从臂胻[1]始。夫臂与胻，其阴皮薄，其肉淖泽[2]，故俱受于风，独伤其阴。

【注释】

［1］臂胻：臂即上肢，肘关节以上称上臂，肘关节以下，称前臂。胻，音杭，即膝下胫部。

［2］淖泽：淖，音闹。淖泽，柔润的意思。

【语译】

黄帝问：外邪侵入阴经的情况是怎样的呢？岐伯回答说：外邪侵入阴经，一般是从手臂或足胫开始的。由于手臂和足胫的内侧皮肤较薄，肌肉也较柔润，因此，同样感受风邪，而阴经容易受侵而致病。

【原文】

黄帝曰：此故伤其藏乎？岐伯答曰：身之中于风也，不必动藏。故邪入于阴经，则其藏气实，邪气入而不能客，故还之于府。故中阳则溜于经，中阴则溜于府。

【语译】

黄帝说：阴经受了风邪后，还能伤及五脏吗？岐伯答：人感受了风邪，不一定伤及五脏，虽阴经通于脏，但外邪侵入了阴经，五脏若坚实，也不能侵入，而还归于六腑。因此，阳经受了邪，能直接在本经脉发病，而阴经受了邪，就会流注到与它相为表里的六腑发病。

【原文】

黄帝曰：邪之中人藏，奈何？岐伯曰：愁忧恐惧则伤心，形寒寒饮则伤肺。以其两寒相感，中外皆伤，故气逆而上行。有所堕坠[1]，恶血留内；若有所大怒，气上而不下，积于胁下，则伤肝。有所击仆[2]，若醉入房，汗出当风，则伤脾。有所用力举重，若入房过度，汗出浴水，则伤肾。

【注释】

［1］堕坠：即从高处坠下之意。

［2］击仆：即被人打倒的意思。

【语译】

黄帝说：病邪伤及人体内脏是什么原因呢？岐伯答：愁忧恐惧的情志冲动则伤心。若体表受到寒邪，再吃了寒冷的饮食，就使肺脏受伤。固两寒相感，内外都受侵犯，就会出现气逆而喘咳的症状。若从高处跌下来，就会有瘀血在内。再加上大怒，气机就会上冲，血气郁结在胸胁之下，就会伤肝。若被人击打或跌倒，或酒醉后行房，出汗之后，当风受凉，就会使脾脏受伤。若用力过度或提举重物，或房事过度，汗出即洗浴，就会使肾脏受伤。

【原文】

黄帝曰：五藏之中风，奈何？岐伯曰：阴阳俱感，邪乃得往。黄帝曰：善哉。

【语译】

黄帝说：五脏中于风邪是怎样的呢？岐伯答：阴阳经脉同时感受邪气，邪才能侵入内脏。黄帝说：你说的对。

【原文】

黄帝问于岐伯曰：首面与身形也，属骨连筋，同血合于气耳。天寒则裂地凌冰[1]，其卒[2]寒，或手足懈惰[3]，然而其面不衣，何也？岐伯答曰：十二经脉，三百六十五络，其血气皆上于面而走空窍。其精阳气上走于目而为睛。其别气走于耳而为听。其宗气[4]上出于鼻而为臭。其浊气出于胃，走唇舌而为味。其气之津液，皆上熏于面，而皮又厚，其肉坚，故天气甚寒，不能胜之也。

【注释】

[1] 凌冰：结冰。

[2] 卒：同“猝”，突然的意思。

[3] 懈惰：不灵活。

[4] 宗气：亦称大气，积于胸中，在左乳下的动气。

【语译】

黄帝问岐伯：人的头面和整个身体的筋骨都密切联系着，气和血合行。天气寒冷，大地冰裂。若天气突然寒冷，手足都冻得不灵活，而面部没有衣物遮盖而不受伤，是什么道理呢？岐伯回答说：人身的十二经脉，与其相通的三百六十五络脉，所有的气血运行，都上达于头面部，而分别入于各个孔窍之中。其中脏腑的精微，上注于目，使眼睛能够看到东西。脏腑的精气上行于耳，使耳能够有听觉。宗气上出于鼻，使鼻能有嗅觉。其浊气出于胃，上达于唇舌，使唇舌能有味觉。总之，诸气所化的津液皆上蒸于面部，而面部的皮肤较厚，肌肉也坚实，所以虽然在极寒冷的天气中，寒不能伤面。

【原文】

黄帝曰：邪之中人，其病形何如？岐伯曰：虚邪[1]之中身也，洒淅动形。正邪[2]之中人也，微，先见于色，不知于身，若有若无，若亡若存，有形无形，莫知其情。黄帝曰：善哉。

【注释】

[1] 虚邪：指四时反常的风，即《素问·上古天真论》所谓“虚邪贼风”。古人认为感受这种风邪其病较剧。

[2] 正邪：指四时正常的风，一般是乘人体汗出腠理开泄而入侵，感受这种风邪发病较轻。

【语译】

黄帝说：外邪侵入人体，其发病的形态是怎样呢？岐伯说：虚邪伤人较剧，其发病时有寒栗怕冷的现象；正邪伤人较轻，其发病多由于劳动汗出后腠理开泄，乘虚而入，先只有在气色方面略有所见，在身体上是没有什么感觉的，好像有病，也好像没有病，这种似有似无的情况，很容易被人忽略。黄帝说：你讲得好。

【原文】

黄帝问于岐伯曰：余闻之，见其色，知其病，命曰明。按其脉，知其病，命曰神。问其病，知其处，命曰工。余愿闻见而知之，按而得之，问而极之，为之奈何？岐伯答曰：夫色脉与尺之相应也，如桴[1]鼓影响之相应也，不得相失也，此亦本末根叶之出候也，故根死则叶枯矣。色脉形肉[2]，不得相失也。故知一则为工，知二则为神，知三则神且明矣。

【注释】

［1］桴：音浮，击鼓的槌。

［2］形肉：这里是指前臂靠近手腕处的皮肤而言，即尺部的皮肤。

【语译】

黄帝问岐伯：我听说观察人的气色，就知道病情的，叫做明；按切脉象，而知道病情的，叫做神；问其病情而知病之所在部位的，叫做工。我愿听你讲讲察色、切脉、问病情，为何知道疾病的所在呢？岐伯回答说：由于色、脉、尺肤，都是相应的，这种关系好像用木槌击鼓，随之而发生声响一样。色、脉必须一致，如同本和末、根和叶的关系，树根死了，树叶自然也就枯萎了。病人的色泽脉象以及形体肌肉的变化是一致的。据此，在察色、辨脉、诊尺肤三个方面，知其中之一的为工，知其中之二的为神，三者全能掌握的为高明的医生。

【原文】

黄帝曰：愿卒闻之。岐伯答曰：色青者，其脉弦也，赤者，其脉钩[1]也，黄者，其脉代[2]也，白者，其脉毛[3]，黑者，其脉石[4]。见其色而不得其脉，反得其相胜之脉[5]则死矣；得其相生之脉[6]，则病已矣。

【注释】

［1］脉钩：脉来盛去衰称钩脉，即洪脉。为心脉。

［2］脉代：此“代”系“更代”之意，因脾不主时，分旺于四季之末，其脉舒缓，即为之代脉。

［3］脉毛：即浮脉。轻虚以浮的脉称毛，为肺脉。

［4］脉石：即沉脉。重按始得的脉称石。

［5］相胜之脉：相胜即相乘。如春脉当弦，而见毛（浮）脉，即为金乘木，此为相胜之脉，余类推。

［6］相生之脉：即五行相生。如春脉当弦，而见冬脉石（沉）脉，即为水生木，称相生之脉，余类推。

【语译】

黄帝说：愿听你详尽地解释。岐伯回答说：病人出现青色，他的脉象是弦脉；出现红色，他的脉象是钩脉；出现黄色，他的脉象是代脉；出现白色，他的脉象是浮脉；出现黑色，他的脉象是沉脉。以上是色、脉相应的现象。如果发现色、脉不相符合，而反得相乘的脉象，其病危殆。若得相生之脉，其病即将痊愈。

【原文】

黄帝问于岐伯曰：五藏之所生，变化之病形何如？岐伯答曰：先定其五色五脉之应，其病乃可别也。黄帝曰：色脉已定，别之奈何？岐伯说：调其脉之缓、急、小、大、滑、涩，而病变定矣。

【语译】

黄帝问岐伯：五脏所生的疾病，它的内在变化，表现于体表的形状，是怎样的呢？岐伯说：首先明确五色和五脉相应关系，疾病就可以辨别了。黄帝问：已经确定了色、脉之后，又怎样分辨呢？岐伯说：只要诊察出脉势的缓急，脉形的大小，脉态的滑、涩等情况，就可以确定病情的变化了。

【原文】

黄帝曰：调之奈何？岐伯答曰：脉急者，尺之皮肤亦急；脉缓者，尺之肤亦缓；脉小者，尺之皮肤亦减而少气；脉大者，尺之皮肤亦贲[1]而起；脉滑者，尺之皮肤亦滑；脉涩者，尺之皮肤亦涩。凡此变者，有微有甚。故善调尺者，不待于寸，善调脉者，不待于色。能参合而行之者，可以为上工，上工十全九。行二者，为中工，中工十全七。行一者，为下工，下工十全六。

【注释】

[1] 贲：音愤。高起的意思。

【语译】

黄帝说：怎样辨别这些脉象呢？岐伯回答说：脉象急促的，尺部皮肤也必现紧急；脉象徐缓的，其尺部皮肤也必现松缓；脉象小的，尺部皮肤也瘦薄而少气；脉象大，尺部皮肤好像突起似的；脉象滑的，尺部的皮肤亦滑利；脉象涩的，尺部皮肤必枯而不润。此类的变化有轻微的，也有比较严重的，所以善于观察尺肤的医生，有时候可以不诊寸口脉；善于诊察脉象的医生，有时候也可以不望色。假若察色、辨脉以及诊察尺肤，三者结合起来进行诊察的，就可以称为高明的医生，高明医生治病，十个能治愈九个；对色、脉、尺肤三方面诊察能进行两种的，称为中等医生，中等医生，十个病人能治愈七个；对色、脉、尺肤诊察，仅能进行其中之一的，称下等医生。下等医生，十个病人只能治愈六个。

【原文】

黄帝曰：请问脉之缓、急，小、大，滑、涩之病形何如？岐伯曰：臣请言五藏之病变也。心脉急甚者，为瘛疭[1]；微急为心痛引背，食不下。缓甚为狂笑，微缓为伏梁[2]，在心下，上下行，时唾血。大甚为喉吤[3]；微大为心痹引背，善泪出。小甚为善哕[4]；微小为消瘅。滑甚为善渴；微滑为心疝，引脐，小腹鸣。涩甚为喑；微涩为血溢，维厥[5]，耳鸣，颠疾。

【注释】

[1] 瘛疭：音炽纵。筋脉引急曰瘛，弛长曰疭，即手足抽搐现象。

[2] 伏梁：病名，为五积之一，属心积，在脐旁或脐上突起大如手臂。

[3] 喉吤：吤，音介，有芥蒂之意，形容喉中如有阻塞的现象。

[4] 哕：音月。因气上逆所发生的声音，有声无物的作呕。

[5] 维厥：维，即四维，也就是四肢。维厥即四肢厥逆。

【语译】

黄帝说：请问缓、急、小、大、滑、涩的脉象，它所出现的疾病形态是怎样呢？岐伯说：让我从五脏病变来说：心脉急甚，手足抽搐；微急为心痛牵及脊背，饮食不下。心脉缓甚，为狂笑不止；微缓为伏梁，在心下，有气在腹中上下行走，有时唾血。心脉大甚，为火热结痰，喉间如有物梗塞；微大，是心痹症，痛则牵引脊背，时流眼泪。心脉小甚，为胃气上逆，故发呃逆；微小为消瘅症。心脉滑甚，为阳盛有热，故善渴；微滑为心疝，牵引脐腹而肠鸣。心脉涩甚，为声哑而不能言；微涩，是血溢而发生吐血、衄血，四肢厥逆，以及耳鸣和头部疾患。

【原文】

肺脉急甚，为癫疾；微急，为肺寒热，怠惰，咳唾血，引腰背胸，若鼻息肉不通。缓甚，为多汗；微缓，为痿瘘，偏风，头以下汗出不可止。大甚，为胫肿；微大，为肺痹，引胸背，起恶见日光。小甚，为泄；微小，为消瘅。滑甚，为息贲[1]上气；微滑，为上下出血。涩甚，为呕血；微涩，为鼠瘘，在颈支腋之间，下不胜其上，其应善酸矣。

【注释】

[1] 息贲：五积之一，为肺积。由于肺气不舒，结于胁下，致使喘息上贲，故称息贲。

【语译】

肺脉急甚的，为癫疾；微急，是肺有寒热，倦怠无力，咳而唾血，并牵引腰背胸部作痛，若鼻中有息肉则阻塞呼吸不通畅。脉缓甚，为表虚而多汗；微缓，为手足软弱无力的痿证，瘘疮，半身不遂，以及头部以下汗出不止的症候。肺脉大甚，为足胫部发肿；微大，肺热，为肺痹证，牵引胸背作痛，怕见日光。肺脉小甚，为泄泻；微小，为消瘅病。肺脉滑甚，为息贲证的喘息上气。肺脉微滑为全身出血。肺脉涩甚，为呕血；微涩，为鼠瘘病，多生于颈腋之处。下虚上实，下肢无力，故足膝酸软。

【原文】

肝脉急甚者为恶言；微急为肥气[1]在胁下，若覆杯。缓甚为善呕，微缓为水瘕痹[2]也。大甚为内痈，善呕衄；微大为肝痹[3]，阴缩，咳引小腹。小甚为多饮；微小为消瘅。滑甚为㿗疝[4]；微滑为遗溺。涩甚为溢饮；微涩为瘈挛筋痹[5]。

【注释】

[1] 肥气：五积之一，为肝积。《难经·五十六难》杨注："肥气者，肥盛也，言肥气聚于左胁之下，如覆杯，突出如肉，肥盛之状。"

[2] 水瘕痹：瘕，是腹内包块。假物形成，聚散无常的称瘕。痹，即闭塞不通之意。水瘕痹，就是水积胸下，结聚成形而小便不利的病。

[3] 肝痹：内脏痹证之一。由于筋痹日久不愈，复感外邪，或恼怒伤肝，肝气郁滞所致。其症渴饮、多惊、小便数、胁痛、腹部胀大等。

[4] 㿗疝：㿗（tuí），为七疝之一，阴囊肿大为㿗疝。

[5] 筋痹：是痹病的一种，多发于春季。

【语译】

肝脉急甚，是肝气旺盛，故多怒而言恶；微急，是肝气积于胁下，状若覆杯。缓甚为热气上逆，故时时呕吐；微缓则肝热乘土，土不制水，积久而为水瘕痹。肝脉大甚，是肝气郁结而内发痈肿，时时呕吐，鼻出血；微大为肝痹，阴器收缩，咳而牵引少腹部作痛。肝脉小甚，是血少口渴而多饮；微小，为消瘅病。肝脉滑甚，为阴囊肿大的㿗疝；微滑是遗尿症。肝脉涩甚，是水湿溢于肢体的溢饮；微涩，为筋脉引急和拘挛的筋痹。

【原文】

脾脉急甚为瘈疭；微急为膈中[1]，食饮入而还出，后沃沫[2]。缓甚为痿厥；微缓为风痿，四支不用，心慧然若无病。大甚为击仆；微大为疝气，腹里大[3]，脓血在肠胃之外。小甚为寒热；微小为消瘅。滑甚为㿗癃[4]；微滑为虫毒蛕蝎[5]，腹热。涩甚为肠㿗；微涩为内㿗，多下脓血。

【注释】

[1] 膈中：是肝邪侮脾，脾失健运的病变，其主症是食入反出。

[2] 后沃沫：吐出饮食之后，又吐唾沫。

[3] 腹里大：据《脉经》"里"字为"裹"字。指腹部胀大，其中有脓血，但在肠胃之外。本文所谓"腹里大"与此意相同。

[4] 㿗癃：为七疝之一。睾丸肿大为㿗，小便不利为癃。

[5] 虫毒蛕蝎：蛕，音回，与"蛔"同。蝎是木中蠹虫。这里是指寄生于肠道中的各种寄生虫而言。

【语译】

脾脉急甚的，多为四肢抽搐；微急，为饮食入而复吐的膈中，吐出饮食之后复吐涎沫。脾脉缓甚为四肢无力的痿厥证；微缓，为风痿病，四肢痿废不用，但神志清楚若无病一样。脾脉大甚，为猝然昏仆；微大为疝气，腹部胀大，必有脓血在胃肠之外。脾脉小甚，故为寒热；微小，为消瘅病。脾脉滑甚，为阴囊肿大，小便不通的㿗癃疝；微滑，是肠道寄生虫病，腹内有热感。脾脉涩甚，为肠㿗；微涩，是肠内㿗，下脓血较多。

【原文】

肾脉急甚为骨癫疾[1]；微急为沉厥[2]奔豚[3]，足不收，不得前后。缓甚为折脊[4]；微缓为洞，洞者，食不化，下嗌还出。大甚为阴痿；微大为石水[5]，起脐已下至小腹腄腄[6]然，上至胃脘，死不治。小甚为洞泄；微小为消瘅。滑甚为癃㿗；微滑为骨痿，坐不能起，起则目无所见。涩甚为大痈；微涩为不月，沉痔[7]。

【注释】

[1] 骨癫疾：指寒邪在骨，邪气壅闭而胀满，汗出，烦闷。《甲乙经》作"骨痿巅疾"可参。

[2] 沉厥：指肾气衰弱，沉昏无知觉的意思。

[3] 奔豚：五积之一，为肾之积。发自少腹，上至心下，状如豚奔，或上或下，疼痛难忍，故称奔豚。《难经·五十六难》："肾之积，名曰奔豚，发于少腹上至心若豚状。"

[4] 折脊：指脊背疼痛似折的意思。

[5] 石水：水肿病的一种。《金匮要略》："石水，其脉自沉，外证腹满不喘。"

[6] 腄腄：腄，音垂，重而下坠的意思，这里是形容腹大胀满，好像下坠的样子。

[7] 不月，沉痔：月，为月经，不月，即月经闭止。沉痔，沉，为日久。形容病程较长的痔疮。

【语译】

肾脉急甚的，是骨癫疾；微急，是肾积奔豚，足难屈伸，大小便不通。肾脉缓甚，为腰脊疼痛似折；微缓，是洞泄证，这种洞泄，食物不消化，即从大便排出。肾脉大甚，为阴痿证；微大为石水，其状从脐下至少腹肿满，有重坠的感觉，若肿满上达于胃脘部，死不治。肾脉小甚，则为洞泄；微小，是消瘅。肾脉滑甚，小便癃闭，睾丸肿大；微滑，为骨痿，不能直立，坐不能起，目无所见。肾脉涩甚，是发大痈，微涩，妇女闭经，或为痔日久不愈。

【原文】

黄帝曰：病之六变[1]者，刺之奈何？岐伯曰：诸急者多寒；缓者多热；大者多气少血；小者血气皆少；滑者阳气盛，微有热；涩者多血少气，微有寒。是故刺急者，深内[2]而久留之；刺缓者，浅内而疾发针，以去其热；刺大者，微泻其气，无出其血；刺滑者，疾发针而浅内之，以泻其阳气而去其热；刺涩者，必中其脉，随其逆顺而久留之，必先按而循之，已发针，疾按其痏[3]，无令其血出，以和其脉；诸小者，阴阳形气俱不足，勿取以针而调以甘药[4]也。

【注释】

[1] 六变：从急、缓、大、小、滑、涩六种脉象的变化，测知内脏的病变。

[2] 内：与“纳”相同，即以针刺入皮肤的意思。

[3] 痏：音委，是针后瘢痕。这里代表穴位与针孔的意思。

[4] 甘药：指甘温药物而言，甘味属土，也就是用甘药充实脾胃，脾胃强则五脏之气俱盛，因此对阴阳俱虚的病人，不用针刺而应调以甘药。

【语译】

黄帝说：五脏有病所呈现六种不同脉象，都应该怎样刺法呢？岐伯答：凡见到各种脉象紧急的多主有寒，脉象缓的多主有热；脉象大的，为阳气有余，而血少；脉象细小的，为气血皆少；滑脉是阳气盛实，微有热；涩脉是多血少气，并且微有寒象。用针刺治疗时，对脉急有寒的病，应深刺，留针的时间要稍长一些。对缓脉有热的病，应浅刺而速出针，以去其热。刺大脉，应微泄其气，无使出血，血调和。刺滑脉，应浅刺快出针，以泻其阳热之气。刺涩脉，必刺中其脉，观察其经脉循行之顺逆，可久留针，还需要按摩导引其脉气；出针后，以手急按其针孔，不使血出。若见到细小的脉，是阴阳形气俱不足，因而不宜用针刺，而应当以甘味的药物来调治。

【原文】

黄帝曰：余闻五藏六府之气，荥俞所入为合，令何道从入，入安连过，愿闻其故。岐伯答曰：此阳脉之别入于内，属于府者也。

【语译】

黄帝说：我听说五脏六腑的脉气，均出于井，流注于荥、俞、原、经、合各穴，最后所注入的是合穴，它是从哪一条通路进入合穴的？从何注入，又联结、经过何处？愿听听你讲述其中的道理。岐伯回答说：这就是因手足各阳经，由别络而入，向内又连属于六腑的道理。

【原文】

黄帝曰：荥俞与合，各有名乎？岐伯曰：荥俞治外经，合治内府。

黄帝曰：治内府奈何？岐伯曰：取之于合。

黄帝曰：合各有名乎？岐伯答曰：胃合于三里，大肠合入于巨虚上廉，小肠合入于巨虚下廉，三焦合入于委阳，膀胱合入于委中央，胆合入于阳陵泉。

【语译】

黄帝说：荥俞与合穴在主治上是怎样呢？岐伯回答说：荥、俞穴的气脉浅，故可治外部经脉的病，合穴的气脉较深，故可治内部脏腑的病。

黄帝说：治内部脏腑的病是怎样呢？岐伯说：主要取三阴三阳各经的合穴。

黄帝说：合穴都有它的名称吗？岐伯回答说：胃的合穴在本经的足三里，大肠的合穴在下肢的上巨虚穴，小肠的合穴在下肢的下巨虚穴，三焦的合穴在下肢的委阳穴，膀胱的合穴在本经的委中，胆的合穴在本经阳陵泉穴。

【原文】

黄帝曰：取之奈何？岐伯答曰：取之三里者，低跗取之；巨虚者，举足取之；委阳者，屈伸而索之；委中者，屈而取之；阳陵泉者，正竖膝予之齐下，至委阳之阳取之；取诸外经者，揄申而从之[1]。

【注释】

[1] 揄申而从之：指明确的判断，方可从而治之。《类经》注："揄，引也；申，明也。取外经者，在荥俞，然必引正详明，方可从而治也。"

【语译】

黄帝说：这些合穴怎样取法呢？岐伯回答说：足三里的取穴法，是要正坐屈膝低其足背取之；巨虚穴要举足取之；委阳的取穴法，是屈股后先测定承扶穴，按其阴纹直下，再伸足来确定委阳穴的；委中的取穴法，俯卧伸腿取之；阳陵泉的取穴法，是正身坐位，竖起小腿垂直，按取腓骨小头之前下部取之。至于取浅表经脉荥俞各穴，也必判断各穴所在的部位，从而进行针刺。

【原文】

黄帝曰：愿闻六府之病。岐伯答曰：面热者，足阳明病，鱼络血[1]者，手阳明病，两跗之上脉竖陷[2]者，足阳明病，此胃脉也。

【注释】

[1] 鱼络血：手鱼际部的血络郁滞不通，或有斑点。

[2] 竖陷：竖，即坚实之意；陷，即络脉内陷之意。

【语译】

黄帝说：愿听你讲六腑病变的情况是怎样的？岐伯回答说：面部有热象的，是足阳明胃经的病变；在手鱼际部的络脉有瘀血现象的，是手阳明大肠经的病变。两个脚背上的冲阳脉，若出现坚实或陷下的现象，便知是足阳明经的病。这是胃脉所过之处。

【原文】

大肠病者，肠中切痛，而鸣濯濯。冬日重感于寒即泄，当脐而痛，不能久立，与胃同候，取巨虚上廉。

【语译】

大肠病的症状，是肠中阵阵剧痛，肠咕噜作响，冬天若再感受寒邪，就会引起腹泻，脐部作痛，不能久立。与胃经同候治疗应当取大肠经合穴的上巨虚穴。

【原文】

胃病者，腹䐜胀，胃脘当心而痛，上肢两胁，膈咽不通，食饮不下，取之三里也。

【语译】

胃病症状，是腹部胀满，胃脘正中部发生疼痛，气逆，支撑两胁，胸膈及咽喉间，气滞不通，饮食不进，当取足阳明胃经三里穴，进行针刺治疗。

【原文】

小肠病者，小腹痛，腰脊控睾而痛，时窘之后，当耳前热，若寒甚，若独肩上热甚，及手小指次指之间热，若脉陷者，此其候也。手太阳病也，取之巨虚下廉。

【语译】

小肠病的症状，少腹部疼痛，腰脊引睾丸疼痛，同时大小便窘急，或耳前发热，或耳前发冷，或肩上热甚，以及手小指及无名指间发热。如果络脉有下陷的现象，这就说明手太阳小肠经有了病变。在针刺时可取本经的合穴，即足阳明胃经的下巨虚穴。

【原文】

三焦病者，腹气满，小腹尤坚，不得小便，窘急，溢则水留，即为胀。候在足太阳之外大络，大络在太阳少阳之间，亦见于脉，取委阳。

【语译】

三焦病的症状，腹胀满，少腹部尤为坚实，小便不通而便意窘迫，腹中蓄水，水溢于皮肤之间，便成为水胀病。诊此病时，要在足太阳经外侧之大络观察，大络在足太阳之外、足少阳之后，出于腘中央外缘两筋间的委阳穴。

【原文】

膀胱病者，小腹偏肿而痛，以手按之，即欲小便而不得，肩上热，若脉陷，及足小趾外廉及胫踝后皆热，若脉陷，取委中央。

【语译】

膀胱病的症状，少腹部偏肿而发生疼痛，用手按揉痛处，就有尿意，但又尿不出来，肩背上发热，或脉下陷，以及足小趾外侧，胫骨与足踝后都出现热象，或有络脉陷下的情况，治疗以上的病，都可取本经的合穴委中进行治疗。

【原文】

胆病者，善太息[1]，口苦，呕宿汁，心下澹澹[2]，恐人将捕之，嗌中吤吤[3]然数唾。在足少阳之本末，亦视其脉之陷下者灸之；其寒热者，取阳陵泉。

【注释】

［1］太息：深长呼吸，即俗谓长出气的意思。

［2］澹澹：澹同“憺”，动的意思。

［3］吤吤：吤音介，喉中有异物感。

【语译】

胆病的症状，时时长出气，口苦，呕出夹有胆汁的苦水，心跳不安，恐惧，好像有人要逮捕他一样，喉咽如有物梗塞，吐不出来也咽不下去，经常吐涎沫。这些病变都属于足少阳经脉本末的病变。若观察到络脉有陷下的情况，可以用灸法治疗，若有寒热往来的症状，当取本经合穴阳陵泉来治疗。

【原文】

黄帝曰：刺之有道乎？岐伯答曰：刺此者，必中气穴[1]，无中肉节[2]。中气穴，则针游于巷[3]；中肉节，即皮肤痛；补泻反，则病益笃。中筋则筋缓，邪气不出，与其真相搏乱而不去，反还内著[4]。用针不审，以顺为逆也。

【注释】

[1] 气穴：泛指全身针刺的穴位，由于它是脏腑经脉之气所注，故称。

[2] 肉节：肌肉骨节相连的地方。

[3] 针游于巷：形容针刺下去，沿着经脉循行的通路上有酸、麻、胀、重的感觉。巷，如街巷，指经脉的通路；游，是游行。

[4] 反还内著：邪气不去，反与真气在内相搏的意思。

【语译】

黄帝说：针刺上述穴位，有一定的法则吗？岐伯回答说：针刺这些穴位，必须刺准穴位，绝不可刺入皮肉骨节相连之处。刺准了穴位，如针游于巷，脉道经络易通，针感易至。如果取穴不正确而刺在肉节之处，皮肤必痛。病当补而误用泻，当泻而误用补，这就是补泻反用，病必加重。若误刺在筋上，则筋被伤而弛缓，因而邪气不去反与真气相搏结，留著于体内。这都是不明“往者为逆，来者为顺”的刺法道理的缘故。

【讨论】

本篇开始提出了“邪气之中人也，奈何?”指出由于邪气的性质不同，其侵袭人体的部位也不同，其传变也有一定的规律。如“身半已上者，邪之中也；身半已下者，湿之中也。”这对临床辨证有很大的指导价值。一般地讲，风为阳邪多侵人体上部，湿为阴邪易侵人体的下部。邪气侵入五脏，须内外合邪始能发病。如本文“愁忧恐惧则伤心，形寒寒饮则伤肺。以其两寒相感，中外皆伤，故气逆而上行。”临床上也的确如此，若没有内在因素，外邪是不会入侵的。《内经》这一思想是符合辩证法的。

本文着重指出察色、切脉、问病在诊断上是结合应用的，所以文中强调色脉结合运用的是谓“上工”。

文中论述了对五脏六腑病的刺法，并特别指出脏腑病当刺各经的合穴，如“胃合于三里，大肠合入于巨虚上廉，小肠合入于巨虚下廉，三焦合入于委阳，膀胱合入于委中央，胆合入于阳陵泉。”这些穴位不仅是目前常用的穴位，而且是有效的穴位。这给后世针灸的发展奠定了基础。

灵枢·寿夭刚柔第六

【导读】

本篇着重讨论了人体的形气体质类型，以阴阳刚柔相对的两个方面，其中包括了形体的缓急、元气的盛衰、皮肤的厚薄、骨骼的大小、肌肉的坚脆、脉气的坚大弱小等方面的内容，以此来阐述辨别生死、寿夭的方法，所以篇名叫做“寿夭刚柔”。

其次阐述风和痹的病因症状与治法。同时介绍了“刺法三变”，以及根据不同病情和不同体质确定针刺多少。另外，还对药物的熨贴也作了说明。

【原文】

黄帝问于少师曰：余闻人之生也，有刚有柔，有弱有强，有短有长，有阴有阳，愿闻其方。

少师答曰：阴中有阴，阳中有阳，审知阴阳，刺之有方，得病所始，刺之有理，谨度病端，与时相应，内合于五藏六府，外合于筋骨皮肤。是故内有阴阳，外亦有阴阳。在内者，五藏为阴，六府为阳，在外者，筋骨为阴，皮肤为阳。故曰病在阴之阴者，刺阴之荥俞[1]；病在阳之阳者，刺阳之合[2]；病在阳之阴者，刺阴之经[3]；病在阴之阳者，刺络脉[4]。故曰病在阳者名曰风，病在阴者名曰痹，阴阳俱病名曰风痹。病有形而不痛者，阳之类也；无形而痛者，阴之类也。无形而痛者，其阳完而阴伤之也。急治其阴，无攻其阳。有形而不痛者，其阴完而阳伤之也。急治其阳，无攻其阴。阴阳俱动，乍有形，乍无形，加以烦心，命曰阴胜其阳，此谓不表不里，其形不久。

【注释】

[1] 阴之荥俞：指手三阴经和足三阴经的荥穴（属火）及俞穴（属土）。

[2] 阳之合：指手三阳经和足三阳经的合穴（属土）。

[3] 阴之经：指手三阴经和足三阴经的经穴（属金）。

[4] 络脉：即十五络脉，在此代指手三阳经和足三阳经的络穴。

【语译】

黄帝问少师说：我听说人生在世，由于各人的禀赋不同，性情有刚有柔，体质有强有弱，形体有高有矮，一切生理病理的现象，就其性质来说，都是有阴有阳的。愿闻其中的大概。

少师回答说：阴之中还可以再分出阴，阳之中还可以再分出阳，只有明确了解和掌握了阴阳的规律，针刺治疗才有法度；只有知晓了发病的原因，治疗起来才能有法则。此外，还要认真诊察致病的原因，根据四季时令的变化来把握发病的性质和特点，分析内与五脏六腑、外与筋骨皮肤之间的生理病理关系。不仅身体的内部有阴阳之分，身体的外部也有阴阳之分。在体内，五脏属阴，六腑属阳；在体表，筋骨属阴，皮肤属阳。病在阴中之阴的，就应当针刺阴经的荥穴和俞穴；病在阳中之阳的，就应当针刺阳经的合穴；病在阳中之阴的，就应当针刺阴经的经穴；病在阴中之阳的，就应当针刺阳经的络脉。病邪在体表阳分的疾患叫做风；病邪在体表阴分的疾患叫做痹；体表的阴分和阳分都有病的疾患，叫做风痹。有外邪病症而无疼痛的，是属于阳的一类疾病；无外邪病症而有疼痛的，是属于阴的一类疾病。

在外表没有病形的表现却感到疼痛的这一类病证，其属阳的体表完好如常，只是属阴的五脏六腑有病，应该急速治疗其属阴的五脏六腑，而不要治疗其属阳的皮肉筋骨。反之，在外表有病形的表现而不感到疼痛的这一类病证，其属阴的五脏六腑是没有病的，只是属阳的体表受到了损伤，应该急速治疗其属阳的皮肉筋骨，而不要治疗其属阴的五脏六腑。至于表里阴阳经都发生病患时，则有时会在体表出现病形的表现，有时就会因病在脏腑而在体表不出现病形的表现。倘若此时再感到心中烦躁不安，那就叫做阴病甚于阳病，即属阴的五脏受病比较厉害，这时的病情就是所谓的既不全是在表，又不全是在里，表里阴阳都已受病的情况，病患发展到了这个阶段，就难以治疗了，而离其形体的败坏也就不久远了。

【提要】

本段主要从以下几个方面说明审别病之阴阳：

(1) 审别病人体质的阴阳：即从病人性格刚柔、体质的强弱、身材的长短等，以明辨病人的阴阳属性体态。

(2) 审别病位的阴阳：即外为阳，内为阴；病在五脏为阴中之阴，病在六腑为阳中之阳；病在筋骨为阳中之阴，病在皮肤为阳中之阳。

(3) 审别病邪的阴阳属性：风邪中人多在上在外，其性属阳；寒湿之邪中人多在下在内，其性属阴。

(4) 审别病状的阴阳属性：有形而不痛，是病在外尚浅，属阳；无形而痛，是病在内且深，属阴。若病乍有形，乍无形，是病半表半里的表现。

【讨论】

1. 阴阳对立　自然界的任何事物都包括阴和阳相互对立的两个方面，而对立的双方又是相互统一的。中医学的阴阳，是中医学方法的一对范畴，是对与中医理论体系有关的某些事物和现象对立双方的概括。所谓“水火者，阴阳之征兆也”，一般来说，凡是剧烈运动着的、外向的、上升的、温热的、明亮的，都属于阳；相对静止着的、内守的、下降的、寒冷、晦暗的，都属于阴。以天地而言，天气轻清为阳，地气重浊为阴；以水火而言，水性寒而润下属阴，火性热而炎上属阳。阴阳本身的属性是绝对的，但阴阳所代表的事物和现象的属性是相对的，故朱丹溪《局方发挥》曰：“阴阳两字，固以对待而言，所指无定在。”

2. “审别阴阳，刺之有方”　提出了针刺疗法的一个重要原则，使用刺法要依循一定的原则进行，要从各方面对病症的阴阳属性审别清楚。

(1) 要审别病人体质、形态：对病人体质的强弱、形态的肥瘦、性格的刚柔等均要明辨，并以此判明病人体态的阴阳属性。如是阴虚之体，针刺之时当顾其阴；阳虚之体又当顾其阳。

(2) 要审别病位阴阳：要分辨病之内外，在脏在腑，或筋骨或皮毛。根据病位的不同阴阳属性，采用适当的刺法。如病在阴之阴者，刺阴经之荥俞；病在阳之阳者，刺阳经之合穴。

(3) 要审别病邪的阴阳属性：如“病在阳者名曰风，病在阴者名曰痹，阴阳俱病名曰风痹。”

(4) 要审别症状的阴阳：如“病有形而不痛者，阳之类也；无形而痛者，阴之类也。”并根据不同的临床表现，采用适当的刺法。如“无形而痛者……急治其阴，无攻其阳。有形而不痛者……急治其阳，无攻其阴。”总之使用刺法，必须综合地审别阴阳，辨明病人疾病的阴阳属性，并以此为据，才能刺之有方而提高临床疗效。

【原文】

黄帝问于伯高曰：余闻形气病[1]之先后，外内之应奈何？伯高答曰：风寒伤形，忧恐忿怒伤气。气伤藏，乃病藏，寒伤形，乃应形；风伤筋脉，筋脉乃应。此形气外内之相应也。黄帝曰：刺之奈何？伯高答曰：病九日者，三刺而已；病一月者，十刺而已；多少远近，以此衰[2]之。久痹不去身者，视其血络[3]，尽出其血。黄帝曰：外内之病，难易之治奈何？伯高答曰：形先病而未入藏者，刺之半其日[4]。藏先病而形乃应者，刺之倍其日[5]。此外内难易之应也。

【注释】

[1] 形气病：指形病、气病。如皮肤、筋骨之病为形病，脏腑、精气与功能紊乱之病为气病等。

[2] 衰：在此是祛除的意思。

[3] 血络：即指浅部静脉。大的浅静脉，有肘部的曲池、腘部的委中等；小的浅静脉，有掌部的鱼际、跖部的然谷等。

[4] 半其日：此言因病情轻且浅，针刺时间需一般标准的一半就可痊愈。

[5] 倍其日：因病情重而且深，针刺时间需比一般标准多一倍才能痊愈。

【语译】

黄帝问伯高说：我听说外表的形体和体内的气机发生病变时，其发病之先后以及所发之在内、在外的病证都是与其病因相应的，这之中的情形是怎样的？伯高回答说：风寒之邪外袭，必先侵袭于在外的形体；忧恐愤怒等情志刺激，必先影响到体内气机的运行。气机的活动失于协调，就会造成五脏不和，而使五脏发病；寒邪侵袭形体，就会使在外的形体受伤，而在肌表出现相应的病证；风邪伤及筋脉，就会在筋脉出现相应的病证。这就是形体与气机受到了伤害，而相应地在外与内发病的情况。黄帝问：怎样去合理使用针刺治疗呢？伯高回答说：得病已经九天的，针刺三次就可以痊愈；得病已经一个月的，针刺十次也可以痊愈。不论病程时日的多少长短，都可以根据这一病三日就针刺一次的原则，来估计出祛除病邪最适当的治疗次数。如果有久患痹病而不能治愈的，就应当诊察他的血络，在有瘀血的地方用刺络放血的方法出尽恶血。黄帝问：在外与在内的疾病，在针刺时有难治与易治的不同，其具体情况是怎样的？伯高回答说：外邪伤人，形体先病而尚未传入内脏的，是病在浅表，其针刺的次数可以按照一般的标准减去一半；内脏先病，再由里达表而影响到在外的形体也相应地出现病证的，这时其针刺的次数就要按照一般的标准加上一倍。这是外病内病难治易治的区别。

【提要】

本段主要说明三个问题：

(1) 风寒外邪中人多先伤皮肉筋骨，容易先发生形病。情志因素则容易影响脏腑的功能，使之气机紊乱而病。

(2) 病程长短不一，针刺次数亦有不同。

(3) 形先病的病情较轻，治疗较为容易。脏先病的病情较重，治疗比较困难。

【临床应用】

“久痹不去身者，视其血络，尽出其血。”指出久病邪气深入有在经在络之别，清代医家叶天士在《临证指南医案》中主张"经主气，络主血"，"初为气结在经，久则血伤入络"，即初病在经为气分病，久病入络为血分病，由此提出了"久病入络"学说。后又提出久病多瘀、怪病多瘀等，此皆外感六淫或七情内伤入侵人体，久而不治，邪气从表而及里，由皮毛而及脏腑，自气血而达经络，于经络之间产生血瘀，而至久而不愈，临床表现为患处刺痛，固定不移，舌暗，脉涩不畅等，医家以虫蚁搜络治之，就是用土鳖虫、蜈蚣等药性猛烈的虫类药以"取虫蚁迅速飞走诸灵"来"松透病根"，以达到通利经脉的目的。

【原文】

黄帝问于伯高曰：余闻形有缓急，气有盛衰，骨有大小，肉有坚脆，皮有厚薄，其以立寿夭奈何？伯高答曰：形与气相任[1]则寿，不相任则夭。皮与肉相裹[2]则寿，不相裹则夭。血气经络，胜形则寿，不胜形则夭。

黄帝曰：何谓形之缓急？伯高答曰：形充而皮肤缓者则寿，形充而皮肤急者则夭。形充而脉坚大者顺也，形充而脉小以弱者气衰，衰则危矣。若形充而颧不起者骨小，骨小则夭矣。形充而大肉[3]䐃[4]坚而有分者[5]肉坚，肉坚则寿矣；形充而大肉无分理不坚者肉脆，肉脆则夭矣。此天之生命，所以立形定气而视寿夭者，必明乎此立形定气，而后以临病人，决生死。

黄帝曰：余闻寿夭，无以度之。伯高答曰：墙基[6]卑，高不及其地[7]者，不满三十而死。其有因加疾者，不及二十而死也。

黄帝曰：形气之相胜，以立寿夭奈何？伯高答曰：平人而气胜形者寿；病而形肉脱，气胜形者死，形胜气者危矣。

【注释】

［1］相任：就是相称、相互适应的意思。

［2］相裹：因皮在外以裹肉而名。相裹，在此指皮厚肉坚而言；皮厚肉脆或皮薄肉坚的，叫做"不相裹"。

［3］大肉：指人体腿、臂、臀等肌肉较肥厚之处的肌肉。

［4］䐃：音窘，肌肉结聚之处叫做䐃，在此指人体肩、肘、髀、膝等肌肉突起的部位。

［5］有分者：就是分肉明显的意思。

［6］墙基：面部的骨骼。

［7］地：面部的肌肉。

【语译】

黄帝问伯高说：我听说人的形体有缓有急，元气有盛有衰，骨骼有大有小，肌肉有坚有脆，皮肤有厚有薄，从这几方面去观察，怎样可以断定一个人是长寿还是短命？伯高回答说：形体与元气相称，就会长寿；反之，不相称，就会短命。皮厚肉坚，能够相称的，就会长寿；皮厚肉脆，互不相称的，就会短命。血气经络旺盛充实，胜过外表形体的，就会长寿；反之，血气经络衰退空虚，其情况还不及形体的，就会短命。

黄帝问：什么叫做形体的缓急？伯高回答说：形体充实而皮肤和缓的人，就会长寿；形体充实而皮肤紧张的人，就会短命。形体充实而脉气坚大的，属表里如一，内外俱强，就叫做顺；形体充实而脉气弱小的，属外实内虚，脉气不足，是气衰的征象，出现气衰就表明其寿命不长了。形体充实而面部颧骨低平不起的，是骨骼弱小，这种人，就会短命。形体充实而臀部肌肉丰满且在其肩、肘、髀、膝等肌肉突起的地方也都是肌肉坚实而肤纹清楚的，就叫做肉坚，像这样的人，就会长寿；形体充实而臀部肌肉瘦削，没有肤纹且不坚实的，就叫做肉脆，像这样的人，就会短命。这些都是由各人的先天禀赋不同所造成的，所以通过判定在外之形体和在内之元气的盛衰，就可以推测出人的寿命长短。作为医生必须明了这个道理，才能在临床上诊察病人，决定治疗措施，判断生死预后。

黄帝说：我听说人的寿命长短可以通过观察某些部位而大致估计出来，但究竟能活到多少岁数，我还是无法测度。伯高回答说：就面部来说，如果面部四周的骨骼塌陷，低平窄小，高度还不及面部的肌肉，这样的人不满三十岁就会夭亡；倘若再加上因外感内伤等原因而患了其他疾病，那么不到二十岁就会夭亡了。

黄帝问：形体与气两者相比有过与不及之时，怎样用它来辨别一个人长寿还是短命？伯高回答说：平常之人，气足神全胜过形体的，会长寿。得了病的人，如果形体肌肉已消瘦不堪而脱陷，气胜形者，死亡；形胜气者，病危。也不会长寿。

【提要】

本段讲如何通过观察病人的刚柔强弱和气血阴阳盛衰的情况来判断人的寿命长短。具体如下：

1. 形气与精神活动相适应者寿，不相适应者夭。
2. 形体充盛且皮肤和缓柔软，脉坚大，肌肉发达者寿，反之形体似乎充盛但皮肤紧迫拘急无弹性，脉反弱小，肌肉不发达，颧骨矮小者夭。
3. 耳廓薄小，寿命较短，若又受病害侵扰，则寿命更短。
4. 注意把健康人精神焕发的表现与危重病人的回光返照区别。

【原文】

黄帝曰：余闻刺有三变，何谓三变？伯高答曰：有刺营者，有刺卫者，有刺寒痹之留经者。

黄帝曰：刺三变者奈何？伯高答曰：刺营者出血，刺卫者出气，刺寒痹者内热[1]。

黄帝曰：营卫寒痹之为病奈何？伯高答曰：营之生病也，寒热少气，血上下行。卫之生病也，气痛时来时去，怫忾[2]贲响[3]，风寒客于肠胃之中。寒痹之为病也，留而不去，时痛而皮不仁。

黄帝曰：刺寒痹内热奈何？伯高答曰：刺布衣者，以火焠[4]之；刺大人者，以药熨之。

黄帝曰：药熨奈何？伯高答曰：用淳酒二十升，蜀椒一升，干姜一斤，桂心一斤，凡四种，皆㕮咀[5]，渍酒中，用绵絮[6]一斤，细白布四丈，并内酒中，置酒马矢煴中[7]，盖涂封，勿使泄。五日五夜，出布绵絮，曝干之，干复渍，以尽其汁，每渍必晬其日[8]，乃出干。干，并用滓与绵絮，复布为复巾[9]，长六七尺，为六七巾，则用之生桑炭炙巾，以熨寒痹所刺之处，令热入至于病所，寒复炙巾以熨之，三十遍而止。汗出以巾拭身，亦三十遍而止。起步内中，无见风。每刺必熨，如此病已矣，此所谓内热也。

【注释】

[1] 内热：内通“纳”。内热，就是纳热的意思，即纳热于内，驱散寒邪。

[2] 怫忾：怫，作郁讲；忾，作气满讲。怫忾，就是气满郁塞的意思。

[3] 贲响：即指腹鸣。

[4] 焠：音翠，用火烧灼的意思。火焠，就是指火针法，即将针用火烧热后，迅速刺入，随即拔出。

[5] 㕮咀：就是嚼的意思，古人把将药咬成粗块的过程叫做㕮咀。李杲说㕮咀是古人炮制药物的方法，使之变细，像芝麻豆粒一样大小。后世根据这个意思，虽然已经改用了刀

锉，但对药物的炮制，仍称㕮咀。

［6］绵絮：在此指用蚕茧制成的丝绵。

［7］马矢煴中：指用燃烧的干马粪去煨，取其火微。

［8］晬其日：晬，音最，就是一周的意思。晬其日，即指一日一夜。

［9］复布：就是双层布巾，重布为巾，是指夹袋一类的东西；复巾，就是用双层布制成夹袋的意思。

【语译】

黄帝说：我听说刺法中有“三变”的说法，什么叫做三变？伯高回答说：所谓三变，就是根据不同的病证而设立的三种不同的针刺方法。其中有刺病在营分的，有刺病在卫分的，还有刺寒痹留滞在经络之中的。

黄帝问：针刺这三种病的方法都是怎样的？伯高回答说：刺病在营分的，是用点刺放血的方法，使营分的病邪随瘀血而外泄；刺病在卫分的，是用摇大针孔的方法，以疏泄卫气，并使卫分的病邪得以消散；刺寒邪留滞经络而形成痹证的，是用针后药熨的方法，使热气入内温煦经脉并驱散寒邪。

黄帝问：营分病、卫分病以及寒痹的症状表现都是怎样的？伯高回答说：营分病的症状表现，主要是寒热往来，气弱无力，邪在营血而上下妄行的现象。卫和气是一体的，卫分病的症状，主要是因气机不畅所致的气痛，表现为无形而痛，时来时去，忽痛忽止，此外还有腹部胀满不舒，或腹中肠鸣作响等症状，这些都是因风寒外袭，客于肠胃之中，气机不通而导致的。寒痹的症状，是因寒邪停留于经络之间，血脉凝滞不行所产生的，故而其症状表现为久病难去，肌肉时常疼痛并伴有皮肤麻木不仁的感觉。

黄帝问：刺寒痹时使热气入内的方法是怎样的？伯高回答说：对于普通劳动者，可以用火针或艾灸的方法来进行治疗；而对于那些王公贵族，则适宜采用针后药熨的方法来进行治疗。

黄帝问：药熨的制法及其应用是怎样的？伯高回答说：取醇酒二十升，蜀椒一升，干姜一斤，桂心一斤，共四种药料。将后三种药都咬碎成豆粒一样大小，然后一起浸泡在酒中；再取丝绵一斤，细白布四丈，也一起浸泡在酒中。此后再把盛有酒的容器，放到燃烧的干马粪上去煨，盛酒容器的盖子必须用泥土涂抹密封，不能让它漏气。待到煨了五天五夜之后，将白布和丝绵取出晒干；晒干之后，再重复浸入酒中，不计次数，直到把酒吸尽为止。每浸泡一次，都要泡够一天一夜的时间，再取出晒干。待酒汁已被吸尽之后，就把药渣也取出来晒干，并将药渣与丝棉都放在夹袋内。这种夹袋，就是将双层的布再对折之后而制成的，每个夹袋都有六七尺长，一共要做六七个夹袋。使用的时候，先将夹袋放在生桑炭火上烤热，再用它来温熨寒痹局部施针的部位，使温热传入病所；夹袋冷了，就放到生桑炭火上去烤热，烤热后再来熨，一共要熨三十次才能停止。熨后就会出汗，汗出来了，要用夹袋来擦拭身体，也是要擦三十次才能停止。擦干汗液之后，要在没有风的室内活动。每次针刺都必须配合药熨，这样治疗，寒痹才能痊愈。这就是所谓的用药熨使热气入内的方法。

【提要】

本段介绍“三变”的含义及其针刺方法。

1. 说明刺营病要出血，刺卫病要疏其气，刺寒痹要使针下有热感。

2. 叙述营病、卫病、寒痹的主要症状。

3. 指出刺“布衣”与刺“大人”应采用不同的火焠与药熨的方法。并说明了药熨具体治疗方法。

【临床应用】

药熨，系一种外治法。用热药装在容器内熨按身体局部的治法。与现代之热敷相似。有疏通腠理、改善循环的作用。尤对局部病症有效。《素问·玉机真藏论》：“或痹不仁肿痛，当是之时，可汤熨及火灸刺而去之。”《史记·扁鹊仓公列传》中扁鹊亦曰：“疾之居腠理也，汤熨之所及也。”病在皮肤、肌肉，可以通过敷药、熏洗而治愈。临床中如痹症之类，多因风寒湿邪入侵，致气滞血瘀、脉络闭阻而发病，取祛风胜湿，活血通络之剂以成药熨方，或伍以针刺、推拿及内服汤药等治疗，往往能收到更好的临床效果。

【讨论】

因人制宜：本段论述了应根据人的体质不同而予以不同治疗的思想，患者有其不同的个体特点，因先天禀赋与后天生活环境的不同，个体体质存在着差异，一方面不同体质有着不同的病邪易感性，另一方面，患病之后，由于机体的体质差异与反应性不同，病证就有寒热虚实之别或“从化”的倾向。因而治法方药也应有所不同：偏阳盛或阴虚之体，当慎用温热之剂；偏阴盛或阳虚之体，则当慎用寒凉之品；体质壮实者，攻伐之药量可稍重；体质偏弱者，则应采用补益之剂。应根据每个患者的年龄、性别、体质等不同的个体特点来制订适宜的治则。如清·徐大椿《医学源流论》指出：“天下有同此一病，而治此则效，治彼则不效，且不惟无效，而及有大害者，何也？则以病同人异也。”

灵枢·本神第八

【导读】

本篇首先论述神的概念及分类，然后论述了神志异常所产生的病变，从而强调“神”对生命活动的重要性，并提示实施针刺及其他治法都必须重视病人的神气变化，充分调动病人的神气，这样才能取得最佳治疗效果。因开篇即言“凡刺之法，先必本于神”，故名。

【原文】

黄帝问于岐伯曰：凡刺之法，先必本于神[1]。血、脉、营、气、精神，此五藏之所藏也。至其淫泆离藏[2]则精失、魂魄飞扬、志意恍乱、智虑去身者，何因而然乎？天之罪与？人之过乎？何谓德、气、生、精、神、魂、魄、心、意、志、思、智、虑？请问其故。

岐伯答曰：天之在我者德也，地之在我者气也[3]，德流气薄而生者也[4]。故生之来谓之精[5]，两精相搏谓之神[6]，随神往来者谓之魂，并精而出入者谓之魄[7]，所以任物[8]者谓之心，心有所忆谓之意[9]，意之所存谓之志[10]，因志而存变谓之思[11]，因思而远慕[12]谓之虑，因虑而处物谓之智。故智者之养生也，必顺四时而适寒暑，和喜怒而安居处，节阴阳而调刚柔[13]。如是，则僻邪[14]不至，长生久视[15]。

【注释】

[1] 本于神：神，神气。是生命活动的主宰，包括精神意志等。本于神，指刺法能否发挥作用，本源于患者的神气。

[2] 淫泆离藏：淫，满溢或过分。泆，是放恣之意。淫泆，指七情过度，任情放恣。离藏，指五脏之精气散耗，失守而不藏。

[3] 天之在我者德也，地之在我者气也：德，这里指自然界的气候，包括日光、雨露等。气，指地上生物生存的必要条件。意谓天赋予人们生存的是气候、日光等，地赋予人们生存的是五气、五味等必需的条件。

[4] 德流气薄而生者也：薄，交的意思。言天德下流，地气上交，阴阳相应，升降自如，始能为生物提供生存的自然物质条件。人亦为生物，其生存当然亦不能例外，故《素问·六节藏象论》说：“天食人以五气，地食人以五味。……气和而生，津液相成，神乃自生。”

[5] 生之来谓之精：杨上善注：“雄雌两神相搏，共成一形，先我身生，故谓之精也。”

[6] 两精相搏谓之神：张介宾注：“两精者，阴阳之精也。搏，交结也。……凡万物生成之道，莫不阴阳交而神明见。故人之生也，必合阴阳之气，构父母之精，两精相搏，形神乃成，所谓天地合气，命之曰人也。”

[7] 随神往来者谓之魂，并精而出入者谓之魄：张介宾注：“精对神而言，则神为阳而精为阴；魄对魂言，则魂为阳而魄为阴，故魂则随神往来，魄则并精出入。”汪昂说：“魂属阳，肝藏魂，人之知觉属魂；魄属阴，肺藏魄，人之运动属魄。”二说可互参。

[8] 任物：任，担当的意思。任物，指能担当和处理事物的能力。

[9] 心有所忆谓之意：张介宾注：“忆，思忆也。谓一念之生，心有所向而未定者，曰意。”

[10] 意之所存谓之志：杨上善注："志亦神之用也，所忆之意，有所专存，谓之志也。"志，记忆。

[11] 因志而存变谓之思：李中梓注："志虽定而反复计度者，思也。"

[12] 远慕：指对事物进行多方分析，深思远虑，亦即人有远见之谓。

[13] 节阴阳而调刚柔：杨上善注："阴以致刚，阳以起柔，两者有节，则刚柔得矣。"

[14] 僻邪：僻，不正的意思。僻邪，即致病的邪气。

[15] 长生久视：《吕氏春秋·重己》注："视，活也。"长生久视，指寿命绵长，不易衰老。

【语译】

黄帝问岐伯：凡是使用针刺的治法，必须以神气作为根本。神气是血、脉、营、气、精神的外在表现，而这五种物质又为五脏所藏。如果七情过度，任性放纵，则五脏的精气耗散，失守而不藏，以致魂魄飘扬，志意恍惚迷乱，智慧和思虑能力丧失，这是什么原因呢？是天赋的灾难，还是人为的过失？什么叫德、气、生、精、神、魂、魄、心、意、志、思、智、虑？请问其中的道理。

岐伯回答说：天所赋予人的是德（如自然界的气候、日光、雨露等），地所赋予人的是气（如地面上的产物）。由于天德的下流，地气的上交，阴阳相应，升降自如，才能使万物化生，人才能生存；产生人的生命的最初物质，叫做精；男女交媾，两精结合而形成的生命，叫做神；随从神气往来的精神活动，叫做魂；依靠精气出入而产生的器官功能活动，叫做魄；担当认识和处理事物的能力，叫做心；心有忆念但所向未定的，叫做意；意念保存，叫做记忆；在记忆的基础上反复思考的，叫做思；对思考内容作由近及远的分析，叫做虑；通过深思熟虑，毅然确定了处理方法，叫做智。聪明人保养身体的方法，是能适应四时气候的寒暑变化，不时地调整自己的情绪，过着安定而有规律的生活，通过以阴制刚、以阳起柔的方法，使阴阳有节，刚柔相济。如是则四时不正之气难以侵袭，自然就延长寿命而不易衰老了。

【提要】

本段论述了神的本源、概念、分类，以及与治疗、养生的关系。

1. 神的本源　源于天地阴阳之气，即自然界的"德"与"气"，这不仅对生命的起源给予了唯物主义的科学解释，也显示了人与自然的关系。

2. 神的概念　就其内容而言，包括三个层次。第一层次，指自然之神，即泛指自然界事物的运动变化及其规律，此神为广义之神。《素问·天元纪大论》中说："阴阳不测谓之神"，《素问·阴阳应象大论》中说："阴阳者，天地之道也，……神明之府也。"说明万事万物的生长变化，都源于事物内部阴阳二气的运动变化，这种运动变化具有规律性，但是高深莫测，是人类一直探求的问题，此即古人所谓的广义上的"神"的概念。第二层次，指生命之神，本段"两精相搏谓之神"，以及《灵枢·天年》中说的"何者为神？岐伯曰：血气已和，荣卫已通，五藏已成，神气舍心，魂魄毕具，乃成为人。"皆指出"神"是对人体生命活动及现象的高度概括，其包括人体生命活动和外在的各种生理、病理表现。第三层次，指心理之神，即人的精神、意识、思维、情志活动，此神多指狭义之神。

3. 神的分类　本篇把狭义之神一分为五，即神、魂、魄、意、志，分别藏于五脏之中，故五脏又被称为"五神脏"，并按照人的思维活动过程，划分出了五个阶段，即意、志、思、智、虑。人类的逻辑思维活动是在心的主导之下，由五脏配合完成的，所以“任物者谓之心”，人类接受外界刺激，并作出分析、判断的认知过程表述为：

“意”：心有所忆，即心接受事物的刺激，对事物产生初步的印象。

“志”：意之所存，志，通“记”。

“思”：因志而存变，在记忆的基础上对事物反复分析、比较。

“智”：因虑而处物，在深谋远虑的基础上正确地处理事物。

“虑”：因思而远慕，即通过周密思考来计划未来的行动。

本段对人类思维过程的论述，与现代心理学所表达的认知活动过程十分接近，如“任物”类似于感觉，“意”、“志”类似于知觉、记忆，“思”类似于比较、分析，“智”类似于判断，“虑”类似于综合。通过这五个阶段，人类完成了对外界事物的认知全过程，使认识从感性到理性，从低级到高级，由表象到实质，实现质的飞跃。

4. 神与治疗的关系　开篇“凡刺之法，先必本于神”，提示了“神”与治疗的关系，即实施针刺及其他治法都必须重视病人的神气变化，充分调动病人的神气，这样才能取得最佳治疗效果。

5. 神与养生的关系　人类思维的最高层次是“智”，智者能在深谋远虑的基础上处理事物，也能以意志调控养生，采取正确的方法，如顺应四时以避邪气，调和情志以免过激，生活规律以安居处，从而和调阴阳，健康长寿。

【原文】

是故怵惕[1]思虑者则伤神，神伤则恐惧流淫而不止[2]。因悲哀动中[3]者，竭绝而失生[4]。喜乐者，神惮散[5]而不藏。愁忧者，气闭塞而不行。盛怒者，迷惑而不治[6]。恐惧者，神荡惮[7]而不收。

心怵惕思虑则伤神，神伤则恐惧自失[8]，破䐃脱肉[9]，毛悴色夭，死于冬[10]。脾忧愁而不解则伤意，意伤则悗乱[11]，四肢不举，毛悴色夭，死于春。肝悲哀动中则伤魂，魂伤则狂忘不精，不精则不正[12]，当人阴缩而挛筋，两胁骨不举，毛悴色夭，死于秋。肺喜乐无极则伤魄，魄伤则狂，狂者意不存人[13]，皮革焦，毛悴色夭，死于夏。肾盛怒而不止则伤志，志伤则喜忘其前言，腰脊不可以俛仰屈伸，毛悴色夭，死于季夏[14]。恐惧而不解则伤精，精伤则骨酸痿厥，精时自下。是故五藏主藏精者也，不可伤，伤则失守而阴虚，阴虚则无气，无气则死矣。是故用针者，察观病人之态，以知精神魂魄之存亡得失之意，五者以伤[15]，针不可以治之也。

【注释】

[1] 怵惕：《广雅·释训》说：“怵惕，恐惧也。”

[2] 神伤则恐惧流淫而不止：流淫，此处作滑精解。张介宾注：“思虑而兼怵惕，则神伤而心怯，恐惧则伤肾，肾伤则精不固。”

[3] 动中：伤及内脏的意思。

[4] 竭绝而失生：指内脏精气衰竭而丧失生命。张介宾注：“恐则气消，悲哀太甚则胞络绝，故致伤生。竭者绝之渐，绝者尽绝无余矣。”

[5] 神惮散：指神劳而致精气耗散。

[6] 迷惑而不治：不治，乱也。此言盛怒之下，木旺生火，扰乱神明，造成神志迷乱，难以自制。

［7］荡惮：动荡耗散。

［8］自失：有不能自主之意。

［9］破䐃脱肉：形容肌肉极度消瘦。

［10］毛悴色夭，死于冬：毛悴色夭，即皮毛憔悴，色泽枯暗。死于冬，因水克火，故心病死于冬。下文中脾病死于春，肝病死于秋，肺病死于夏，肾病死于季夏等，是古人以五行相克的规律，来预测五脏病的死期。

［11］悗乱：悗，同“闷”。悗乱，即胸膈苦闷而烦乱的意思。

［12］魂伤则狂忘不精，不精则不正：忘，《甲乙经》、《脉经》均作“妄”。不精，指处事不能精详。不正，指神志妄乱，行越常轨。张介宾注：“肝藏魂，悲哀过甚则伤魂，魂伤则为狂为妄而不精明，精明失则邪妄不正。”

［13］意不存人：张介宾注：“意不存人者，傍若无人也。”

［14］季夏：指夏季末了一个月。也就是农历的六月。

［15］五者以伤：以，通“已”。《太素》作“五藏已伤”。

【语译】

所以过分的恐惧、惊惕、思索、焦虑就会伤神，神被伤则时时表露恐惧的情绪。因悲哀太过而伤内脏的，能使正气耗竭以致绝灭而死亡。过于喜乐，神气就会消耗涣散而不能内藏。过于愁忧，会使气机闭塞而不通。过于恚怒，会使神志昏迷惶惑，心乱而不能自主。过于恐惧，神气就流荡损耗而散失不收。

心藏神，恐惧和思虑过度会损伤心神，神受伤则心怯恐惧，失去了主宰自身的能力，久而大肉瘦削，皮毛憔悴，气色枯夭，到了冬季会病情加重，甚至死亡。脾藏意，过分愁忧，经久不解会损伤脾意，意受伤则胸膈烦闷，四肢不能举动，皮毛憔悴，气色枯夭，到了春季会病情加重，甚至死亡。肝藏魂，过分悲哀会伤肝魂，魂受伤则发狂，妄动而不精明，不精明则行越常轨，或使人前阴萎缩，筋脉拘挛，两胁肋不能上举；皮毛憔悴，气色枯夭，到了秋季会病情加重，甚至死亡。肺藏魄，如喜乐过度，亦会伤魄，魄受伤则神乱而发狂，行为反常，毫不顾忌旁人，皮肤干枯憔悴，毛发零落，气色枯夭，到了季夏会病情加重，甚至死亡。肾藏志，若大怒不止则伤志，志受伤则记忆力减退，腰脊不能俯仰屈伸，皮毛憔悴，气色枯夭，到了夏季就会病情加重，甚至死亡。如果恐惧日久不解除，就会损伤精气，精气受伤则骨节酸软，痿弱无力，四肢发冷，精液时时外流。所以说，五脏是贮藏阴精的，不能损伤，如果损伤则所藏之精失于固守而表现为阴精不足，阴精不足则气无以化生，气无以化生则绝，人无气则死。因此，用针治病，应当仔细观察病人的形态，以测知精、神、魂、魄、意、志的存亡得失情况，如果五脏精气已经耗伤，精神魂魄等活动不正常，就不能用针刺治疗了。

【提要】

本段论述了神志异常对五脏及形体的损伤。七情由五脏产生，但情志太过令神志异常，会损伤五脏，表现在以下几方面：

（1）神志异常首先伤心：心藏神，故五志过极均能伤及心脏，表现出心功能失调的病证，如“怵惕思虑则伤神，神伤则恐惧流淫而不止”，“盛怒者，迷惑而不治”，“恐惧者，神荡惮而不收”等。说明不仅暴喜伤心，恐惧、盛怒、思虑等情志太过亦可伤心。

（2）五志自伤本脏：五志分属五脏所主管，若五志过极，均会直接伤及本脏，即喜伤心，怒伤肝，悲伤肺，思伤脾，恐伤肾。

(3) 五志过极互伤他脏：五脏之间有生克制化规律，生理上密切相关，所以情志过极既可伤本脏，也可伤他脏，如本段列举的“怵惕思虑”伤心、“愁忧不解”伤脾、“悲哀动中”伤肝、“喜乐无极”伤肺、“盛怒不止”伤肾，均属此例。从其所伤来看，没有五行的生克规律，但是依据“邪之所凑，其气必虚”这一观点，可以认为，脏虚之处，即为情志所伤。因此，五志过极互伤他脏，多为本脏不虚而他脏先虚所致。

(4) 情志过极轻则引发神志异常，病重（或病久）则累及形体、精气。如心神伤则“破䐃脱肉，毛悴色夭”，脾意伤则“四肢不举，毛悴色夭”，肝魂伤则“阴缩而筋挛，两胁骨不举，毛悴色夭”，肺魄伤则“皮革焦，毛悴色夭”，肾志伤则“骨酸痿厥，精时自下”。从其表现来看，五志过极伤脏太重，则导致本脏精气匮乏，不能濡养形体官窍，从而出现形体的病变。

五脏神伤各有病症，但死证皆为“毛悴色夭”，提示精气衰败。形神俱伤的重病，“针不可以治之也”，因为此时精气衰败，形销骨立，仅用针刺难以奏效，必须寻求各种有效的疗法，针药并治，内外合治，或移情药治并施，方有可能力挽颓势。

【原文】

肝藏血，血舍魂[1]，肝气虚则恐，实则怒。脾藏营，营舍意，脾气虚则四支不用，五藏不安，实则腹胀，经溲不利[2]。心藏脉，脉舍神，心气虚则悲，实则笑不休。肺藏气，气舍魄，肺气虚则鼻塞不利，少气，实则喘喝胸盈仰息[3]。肾藏精，精舍志，肾气虚则厥，实则胀。五藏不安。必审五藏之病形，以知其气之虚实，谨而调之也。

【注释】

[1] 血舍魂：舍，居处的意思。血舍魂，是倒装句，即魂舍于血，是指魂居于肝血之中。下文“营舍意”、“脉舍神”等均仿此。

[2] 经溲不利：经，通“泾”，小便。溲，指大便。《史记·扁鹊仓公列传》：“令人不得前后溲。”司马贞《索隐》说：“前溲谓小便，后溲谓大便也。”泾溲不利，指大小便不利的病证。

[3] 喘喝胸盈仰息：即喘促有声，胸部胀满，仰而呼吸。

【语译】

肝主藏血，魂寄附于血中，肝气虚怯就会产生恐惧的情绪；肝气盛实就容易发怒。脾主藏营，意念寄附于营中，脾气虚弱就会使手足不能随意运动，五脏不能安和；脾气壅实就会使腹部胀满，大小便不利。心主藏脉，神寄附于脉中，心气虚弱会产生悲哀的情绪；心气亢盛会喜笑不止。肺主藏气，魄寄附于气中，肺气虚弱就会感觉鼻孔阻塞，呼吸不利，气短；肺气壅实就会呼吸急促，喝喝有声，胸膺盈满，仰面而喘。肾主藏精，志寄附于精中，肾气虚弱就会手足厥冷，肾气壅实会下焦发胀，并波及五脏不得安和。所以在用针刺治病时，必须审察五脏疾病的表现，测候各脏的虚实，谨慎地加以调治。

【提要】

本段论述了五脏所藏精气、所舍神志，以及五脏虚实的不同表现和病理机制，并提出“必审五脏之病形，以知其气之虚实，谨而调之”的观点。

本段提出五脏藏五神，后世因此把五脏称为“五神脏”，其含义有二：一指五神活动以五脏功能活动为前提，二指五神状态是五脏功能活动的体现。故五神过用则伤五脏，五脏病变则五神异常，体现了“形神合一”的学术思想。现代精神医学研究认为，原发性精神疾病大多源于情志所伤而诱发，而继发性精神疾病多因内脏病变继而导致精神失常，可见《内经》理论是建立在长期医疗临床观察基础之上的。

内伤杂病的辨证重点，必须分清虚实，以免犯“虚虚实实”之错。一般情况下，神志病变侧重于心、肝，躯体病变侧重于肺、脾、肾。其中脾、肾病变皆有“五脏不安”的表现，说明了先、后天之本在发病中的重要地位，李东垣在《脾胃论》中就提出过“治脾可以安五藏”的论述，与本文观点可互参。

【临床应用】

“心气虚则悲，实则笑不休”案例：1961年夏，于广东省中医院治一中年女教师，患笑证已近半载，发无定时，久则半个月一发，频则一日两次，笑发时内心明白，但未能抑制，3～7分钟后复常。诊其舌尖偏红，脉弦略数，饮食、二便如常。自觉发时痰多，未发时无所苦。治以清火、化痰、解郁。处方：黄连、甘草各3g，黄芪、胆南星各5g，羚羊角骨（先煎）25g，麦冬、炒栀子、法半夏各10g，郁金6g。3剂，每日1剂，水煎服。药后症状明显好转，再服5剂而愈。半年随访，未见复发。(《湖南省老中医医案选·胡天海》)

本例病人患笑证，属于神志异常病变，从其症状看，虽中年但并无明显气血阴阳虚损之证，“舌尖偏红，脉弦略数”说明有内热，病主在上焦，且神志异常，发则笑不休，据此可定病位在心，发作时痰多，是痰浊闭阻心窍，符合本文“心气实”的证候，故用清火、化痰、解郁之法，8剂治愈。

“心怵惕思虑则伤神，神伤则恐惧自失”案例：赵某夫人，年近三旬，症状：家中诸事皆自理，劳心过度，因得不寐兼惊悸病。初苦不寐时，不过数日偶然，过半夜犹能睡，继则常如此，又继则彻夜不寐。一连七八日困顿已极，仿佛若睡，陡觉心中怦怦而动，即然惊醒，醒后心犹怔忡，移时始定。心常发热，呼吸似觉短气，懒于饮食，大便燥结，四五日一行。脉左部弦硬，右部近滑，重诊不实，一息数近六至。辨证为心阴不足，痰热扰神，治法：利痰降胃，滋阴养心，安神。方药：生赭石八钱（25g）轧细，大甘枸杞八钱（25g），生怀山药六钱（18g），生怀地黄八钱（25g），瓜蒌仁六钱（18g）炒捣，天冬六钱（18g），生杭芍五钱（15g），清半夏四钱（12g），枣仁四钱（12g）炒捣，生远志二钱（6g），茵陈钱半（5g），甘草钱半（5g），朱砂二分（0.6g）研细。药共十三味，将前十二味煎汤一大盅，送服朱砂末。连服药4剂，心中已觉不热，夜间可睡两点钟，惊悸已愈十之七八，气息亦较前调顺，大便之燥结亦见愈。脉左部稍见柔和，右部仍有滑象，至数稍缓。原方略为加减，再服。生赭石八钱（25g）轧细，大甘枸杞八钱（25g），生怀地黄八钱（25g），生怀山药六钱（18g），龙眼肉五钱（15g），瓜蒌仁五钱（15g）炒捣，玄参五钱（15g），生杭药五钱（15g），枣仁四钱（12g）炒捣，生远志二钱（6g），甘草二钱（6g）。共煎汤一大盅温服，连服药6剂，彻夜安睡，诸病皆愈。(《张锡纯医案》)

此病例为用心过度，心热耗血，更因热生痰，心神受损，从而出现神志惊恐、失眠之证。血液因热暗耗，阴虚不能潜阳，是以不寐，痰停心下，火畏水刑（心属火，痰属水），是以惊悸。呼吸觉短气者，上焦凝滞之痰碍气之升降。大便燥结者，火盛血虚，肠中津液短少。用利痰降胃、滋阴养心安神法治愈，说明五志过极会伤脏，脏伤调节情志功能失调，更加重了精神情志病变，因此治疗神志病变当调理脏腑，使脏腑精气血恢复，方能行使“五神脏”的功能。

【讨论】

“凡刺之法，先必本于神”的理论意义。

神是生命活动的主宰与集中体现，神在脏腑精气的基础上产生，同时神能主导脏腑精气的化生，因此，精气神是构成生命活动的三个基本要素，神伤，驾驭精气的功能失司，最终必然导致精气衰败，这对治疗带来极大的难度。本篇开篇即提出“凡刺之法，先必本于神”，在下段讨论了五志过极伤脏之后，再次强调“是故用针者，察观病人之态，以知精神魂魄之存亡得失之意，五者以伤，针不可以治之也。”说明五脏的精气与神气损伤，会对治疗造成十分严重的后果。临床上不仅针刺治疗要观察病人的神气，所有治疗都要以此为本，这是医生医疗决策及判断预后的重要依据。《内经》的多部篇章中都提到了察神的重要性，如《素问·汤液醪醴论》中就说“针石，道也。精神不进，志意不治，故病不可愈。今精坏神去，荣卫不可复收，何者？嗜欲无穷，而忧患不止，精气弛坏，荣泣卫除，故神去之而病不愈也。”可见，“精神不进，志意不治”，“嗜欲无穷，而忧患不止”等不良的精神心理状态，可以导致“精气弛坏，荣泣卫除”等心身变化，从而影响治疗效果。

以神为本，不仅指注重病人的神气和心理精神状态，也包括医生的神气及精神状态在内。医生诊治疾病的时候，要求全神贯注、宁心静气，这样才能提高辨证论治的质量。诊法和治疗都要求做到精细入微，在《素问·脉要精微论》中对医生提出过“持脉有道，虚静为保”的要求，在针刺治疗时也提出“全神”治疗的要求，如本文开篇所云，以及《灵枢·终始》篇列举的治法要求“深居静处，……必一其神，令志在针，浅而留之，微而浮之，以移其神，气至乃休。”因此，针刺治疗“得气”与否，直接关系到疗效，而“得气”是要求医生专注操作，病人心态平和，双方密切配合，才容易达到良好的治疗效果。医生不仅针刺治疗要求以神为本，其他所有治疗都要求贯彻以神为本的原则。

以神为本的诊治原则，临床实施的具体做法有三个：一是察病人之神，以观机体状态；二是调动病人之情，用语言开导劝慰，解除其心理障碍，发挥病人的主观能动作用，即《素问·汤液醪醴论》中所说的“病为本，工为标”，“标本不得，邪气不服”；三是调整医生之神，使医患合作，密切配合。

灵枢·经脉第十

【导读】

经脉，是人体内运行气血、联系体内各部分的主要干线。经脉可分为正经和奇经两大类。正经，指十二经脉；奇经，指奇经八脉。本篇指出了经脉具有“决死生，处百病，调虚实”的重要作用，从生理、病症、诊断和治疗等方面全面系统地讨论了有关经脉的问题，故以“经脉”为篇名。其主要内容有：详述了十二经脉的循行径路，列举了各经的“是动病”、“所生病”、虚实证候及其脉象，提出了治疗原则；叙述了五阴经气绝时的证候，说明了十五络脉的名称、径路和虚实证候。

【原文】

雷公问于黄帝曰：禁服之言[1]，凡刺之理，经脉为始，营其所行[2]，制其度量，内次五藏，外别六府[3]，愿尽闻其道。

黄帝曰：人始生，先成精[4]，精成而脑髓生[5]，骨为干，脉为营，筋为纲，肉为墙，皮肤坚而毛发长[6]，谷入于胃，脉道以通，血气乃行[7]。

雷公曰：愿卒[8]闻经脉之始生。黄帝曰：经脉者，所以能决死生，处百病，调虚实[9]，不可不通。

【注释】

［1］禁服之言：指《灵枢·禁服》。因所言六句，详载于《灵枢·禁服》，为黄帝授书予雷公时的一段训言：“慎之慎之，吾为子言之，凡刺之理，经脉为始，营其所行，知其度量，内刺五藏，外刺六府……”本篇首雷公即以此发问。

［2］营其所行：张景岳：“言经络之营行也。”丹波元简：“营与制对言，疑非营行之义。营，度也。”张景岳笼统解释了全句的意思，丹波元简解释了“营”的含义。营，有“求”的意思。“营其所行，制其度量”可解释为：寻求经脉的循行径路，度量经脉的长短、大小。

［3］内次五藏，外别六府：经脉，在内依一定次序与五脏相属，在外分别与六腑相联络。

［4］人始生，先成精：生，指生命的开始。精，指构成生命的基本物质。《素问·金匮真言论》：“夫精者，身之本也。”《灵枢·本神》：“生之来谓之精。”《灵枢·决气》：“两神相搏，合而成形，常先身生，是谓精。”指男女之精相合，这是生命现象的开始，所以说：“人之生，先成精”。它反映了祖国医学对人的生命起源的朴素的唯物主义观点。

［5］精成而脑髓生：张景岳：“精藏于肾，肾通于肺，脑者阴也，髓者骨之充也，诸髓皆属脑，故精成而后脑髓生。”

［6］骨为干，脉为营，筋为纲，肉为墙，皮肤坚而毛发长：骨骼好比树木的枝干支撑人体，脉道是血气运行的通路，筋来约束骨骼使人刚劲有力，伸屈自如，肉好比墙垣护卫于外，皮肤坚韧，毛发生长复益固护于体表，则人的形体就形成了。这一段讲述了在精成脑髓生的基础上，形成形体的过程，说明了“骨、脉、筋、肉、皮毛”五体的作用。

［7］谷入于胃，脉道以通，血气乃行：张景岳：“前言成形始于精，此言养形在于谷。如营卫生会篇曰，人受气于谷，谷入于胃，以传于肺，五藏六府皆以受气，其清者为营，浊

者为卫，故脉道通，血气行。”这里说明了人脱离母体之后，有赖于水谷的营养，血气行于脉以营养全身。

[8] 卒：在此作“尽”讲。

[9] 决死生，处百病，调虚实：决断死生，诊断百病，调和虚实。

【语译】

雷公问黄帝说：在《禁服》篇中，您曾说过，要掌握针刺治病的原理，首先就应该熟悉经脉系统，了解经脉循行的部位和起止所在，知道经脉之长、短、大、小的标准，明了经脉在内依次与五脏相属，在外分别与六腑相通的关系。对于这些道理，我愿意听您更详细、更全面地讲解一下。

黄帝说：人在开始孕育的时候，首先是源自于父母的阴阳之气会合而形成精，精形成之后再生成脑髓，此后人体才会逐渐成形，以骨骼作为支柱，以脉道作为营藏气血的处所，以筋的刚劲来约束和强固骨骼，以肌肉作为保护内在脏腑和筋骨血脉的墙壁；等到皮肤坚韧之后，毛发就会生长出来，如此，人的形体就长成了。人出生以后，五谷入胃，化生精微而营养全身，就会使全身的脉道得以贯通，从此血气才能在脉道中运行不息，濡养全身，而使生命维持不息。

雷公说：我希望能够全面地了解经脉的起始所在及其在周身循行分布的情况。黄帝说：经脉不但能够运行气血，濡养周身，而且还可以用来决断死生，诊断百病，调和虚实，所以不能不通晓有关它的知识。

【提要】

说明经脉具有运行血气以营养全身的生理功能，在诊断和治疗上具有决死生、处百病、调虚实的主要作用。因此，必须通晓经脉理论。

【原文】

肺手太阴之脉，起于中焦，下络大肠，还循胃口，上膈属肺，从肺系横出腋下，下循臑内，行少阴心主之前，下肘中，循臂内上骨下廉，入寸口，上鱼，循鱼际，出大指之端；其支者，从腕后直出次指内廉，出其端。

是动则病肺胀满，膨膨而喘咳，缺盆中痛，甚则交两手而瞀[1]，此为臂厥[2]。是主肺所生病[3]者，咳，上气，喘，渴，烦心，胸满，臑臂内前廉痛厥，掌中热。气盛有余，则肩背痛，风寒汗出中风，小便数而欠[4]。气虚则肩背痛寒，少气不足以息，溺色变。为此诸病，盛则泻之，虚则补之，热则疾之，寒则留之，陷下则灸之[5]，不盛不虚，以经取之[6]。盛者，寸口大三倍于人迎，虚者，则寸口反小于人迎也。

【注释】

[1] 瞀（冒）：目眩，眼花迷乱。

[2] 臂厥：臂，指肘以下，腕部以上的部分。厥，气逆。

[3] 所生病：指本经脏腑所发生的病变。

[4] 小便数而欠：张景岳：“肺为肾母，邪伤其气，故小便数而欠。”

[5] 陷下则灸之：王冰：“脉虚气少，故陷下也。”阳气内衰，脉陷下而不起的用灸法。

[6] 不盛不虚，以经取之：如果不是因血气的虚实而发病的，而是由于经气不和顺引起的，就取治于所在之经而调之。

【语译】

肺的经脉手太阴经，起始于中焦胃脘部，向下行，联络于大肠，然后自大肠返回，循行环绕胃的上口，向上穿过横膈膜，联属于肺，再从气管横走并由腋窝部出于体表，沿着上臂的内侧，在手少阴心经与手厥阴心包经的前面下行，至肘部内侧，再沿着前臂的内侧、桡骨的下缘，入于动脉搏动处的寸口部位，上至手拇指本节后手掌肌肉隆起处的鱼际部，再沿鱼际部的边缘到达手拇指的指端；另有一条支脉，从手腕后方分出，沿着食指拇侧直行至食指的桡侧前端（与手阳明大肠经相衔接）。

手太阴肺经之经气发生异常的变动，就会出现肺部胀满、气喘、咳嗽、缺盆部疼痛等症状；在咳嗽剧烈的时候，病人常常会交叉双臂按住胸前，并感到眼花目眩、视物不清，这就是臂厥病，是由肺经之经气逆乱所导致的一种病证。手太阴肺经上的腧穴主治肺脏所发生的疾病，其症状是咳嗽气逆、喘促、口渴、心中烦乱、胸部满闷、上臂内侧前缘的部位疼痛、厥冷、手掌心发热。本经经气有余时，就会出现肩背部遇风寒而作痛，自汗出而易感风邪，以及小便次数增多而尿量减少等症状。本经经气不足时，就会出现肩背部遇寒而痛，呼吸气少不能接续，小便颜色改变等症状。治疗上面这些病证时，属于经气亢盛的就要用泻法，属于经气不足的就要用补法；属于热的就要用速针法，属于寒的就要用留针法；属于阳气内衰以致脉道虚陷不起的就要用灸法；既不属于经气亢盛也不属于经气虚弱，而仅仅只是经气运行失调的，就要用本经所属的腧穴来调治。属于本经经气亢盛的，其寸口脉的脉象要比人迎脉的脉象大三倍；而属于本经经气虚弱的，其寸口脉的脉象反而会比人迎脉的脉象小。

【提要】

本段介绍了肺经的循行路线，所属之“是动病”、“所生病”，以及其经气盛、经气虚时的症状表现和治疗方法。

【原文】

大肠手阳明之脉，起于大指次指之端，循指上廉，出合谷两骨之间，上入两筋之中，循臂上廉，入肘外廉，上臑外前廉，上肩，出髃骨之前廉，上出于柱骨之会上，下入缺盆，络肺，下膈，属大肠；其支者，从缺盆上颈，贯颊，入下齿中，还出挟口，交人中，左之右，右之左，上挟鼻孔。

是动则病齿痛，颈肿。是主津液所生病者[1]，目黄，口干，鼽衄，喉痹，肩前臑痛，大指次指痛不用，气有余则当脉所过者热肿；虚则寒栗不复。为此诸病，盛则泻之，虚则补之，热则疾之，寒则留之，陷下则灸之，不盛不虚，以经取之。盛者，人迎大三倍于寸口，虚者，人迎反小于寸口也。

【注释】

[1] 主津液所生病者：津液，泛指体内的一切水液。均由水谷化生。其清而稀者为津，随气出入于肌肤腠理之间，以温养肌肉，充润皮肤；其油而稠者为液，亦随气流行于关节、脑髓、孔窍，以滑润关节，补益脑髓，溉濡目耳口鼻。主津液所生病者，张隐庵认为：“大肠传导水谷，变化精微，故主所生津液。病则津液竭而火热盛，故为目黄、口干、鼽衄、喉痹诸证。”张景岳认为：“大肠与肺为表里，肺主气而津液由于气化，故凡大肠之或泄或秘，皆津液所生之病，而主征大肠也。”以张隐庵的解释较直接。

【语译】

大肠的经脉手阳明经，起始于食指的指端，沿着食指拇侧的上缘，通过拇指、食指歧骨之间的合谷穴，向上行至拇指后方、腕部外侧前缘两筋之中的凹陷处，再沿前臂外侧的上缘，进入肘外侧，然后沿上臂的外侧前缘，上行至肩，出于肩峰的前缘，再向后上走到脊柱骨之上而与诸阳经会合于大椎穴，然后再折向前下方，进入缺盆，并下行而联络于肺，再向下贯穿膈膜，而联属于大肠；另有一条支脉，从缺盆处向上走至颈部，并贯通颊部，而进入下齿龈中，其后再从口内返出而挟行于口唇旁，左右两脉在人中穴处相交汇，相交之后，左脉走到右边，右脉走到左边，再上行挟于鼻孔两侧（而在鼻翼旁的迎香穴处与足阳明胃经相衔接）。

手阳明大肠经之经气发生异常的变动，就会出现牙齿疼痛、颈部肿大等症状。手阳明大肠经上的腧穴主治津液不足的疾病，其症状是眼睛发黄、口中干燥、鼻塞或出鼻血、喉头肿痛以致气闭、肩前与上臂疼痛、食指疼痛而不能活动。本经经气有余时，就会出现经脉所过之处发热而肿的病象。本经经气不足时，就会出现发冷颤抖，不易恢复温暖等病象。治疗上面这些病证时，属于经气亢盛的就要用泻法，属于经气不足的就要用补法；属于热的就要用速针法，属于寒的就要用留针法；属于阳气内衰以致脉道虚陷不起的就要用灸法；既不属于经气亢盛也不属于经气虚弱，而仅仅只是经气运行失调的，就要用本经所属的腧穴来调治。属于本经经气亢盛的，其人迎脉的脉象要比寸口脉的脉象大三倍；而属于本经经气虚弱的，其人迎脉的脉象反而会比寸口脉的脉象小。

【提要】

本段介绍了大肠经的循行路线，所属之“是动病”、“所生病”，以及其经气盛、经气虚时的症状表现和治疗方法。

【原文】

胃足阳明之脉，起于鼻之交頞中，旁纳太阳之脉，下循鼻外，入上齿中，还出挟口环唇，下交承浆，却循颐后下廉，出大迎，循颊车，上耳前，过客主人，循发际，至额颅；其支者，从大迎前下人迎，循喉咙，入缺盆，下膈，属胃，络脾；其直者，从缺盆下乳内廉，下挟脐，入气街中；其支者，起于胃口，下循腹里，下至气街中而合，以下髀关，抵伏兔，下膝膑中，下循胫外廉，下足跗，入中趾内间；其支者，下廉三寸而别，下入中趾外间；其支者，别跗上，入大趾间，出其端。

是动则病洒洒振寒[1]，善呻，数欠，颜黑[2]，病至则恶人与火[3]，闻木声则惕然而惊，心欲动，独闭户塞牖而处，甚则欲上高而歌，弃衣而走，贲响腹胀，是为骭厥。是主血所生病者，狂疟温淫，汗出[4]，鼽衄，口喎，唇胗，颈肿，喉痹，大腹水肿，膝膑肿痛，循膺乳、气街、股、伏兔、骭外廉、足跗上皆痛，中趾不用。气盛则身以前皆热，其有余于胃，则消谷善饥，溺色黄。气不足则身以前皆寒栗，胃中寒则胀满。为此诸病，盛则泻之，虚则补之，热则疾之，寒则留之，陷下则灸之，不盛不虚，以经取之。盛者，人迎大三倍于寸口，虚者，人迎反小于寸口也。

【注释】

[1] 洒洒振寒：形容寒冷发抖的样子。

[2] 善呻，数欠，颜黑：肾在声为呻，五气所病为欠，在色为黑。胃属土，土病则水晦土，所以出现呻吟，呵欠，额部发黑。

[3] 恶人与火：足阳明经主肌肉，它的经脉多血多气，外邪侵袭，血气壅滞而易发热，热甚所以恶火。足阳明经气厥逆而不下行，就会呼吸喘促，心中郁闷，郁闷所以不喜欢人来

烦扰。《素问·阳明脉解篇》："阳明主肉，其脉血气盛，邪客之则热，热甚则恶火。……阳明厥则喘而惋，惋则恶人。"

[4] 狂疟温淫，汗出：张景岳："阳明热胜则狂，风胜则疟，温气淫泆则汗出。"

【语译】

胃的经脉足阳明经，起于鼻孔两旁（迎香穴），由此上行，左右相交于鼻根部，并缠束旁侧的足太阳膀胱经的经脉，到达内眼角（睛明穴）之后再向下行，沿鼻的外侧，入于上齿龈内，继而返出来挟行于口旁，并环绕口唇，再向下交会于口唇下方的承浆穴处，此后再沿腮部后方的下缘退行而出于大迎穴，又沿着下颌角部位的颊车，上行至耳的前方，通过足少阳胆经所属的客主人穴，沿着发际，上行至额颅部；它有一条支脉，从大迎穴的前方，向下走行至颈部的人迎穴处，再沿喉咙进入缺盆，向下贯穿横膈膜，而联属于胃，并联络于脾；其直行的经脉，从缺盆处下行至乳房的内侧，再向下挟行于脐的两侧，最后进入阴毛毛际两旁的气街部位（气冲穴）；另有一条支脉，起始于胃的下口处（即幽门，大约相当于下脘穴所在的部位），再沿着腹部的内侧下行，到达气街的部位，而与前面所讲的那条直行的经脉相会合，再由此下行，沿着大腿外侧的前缘到达髀关穴处，而后直达伏兔穴，再下行至膝盖，并沿小腿胫部外侧的前缘，下行至足背部，最后进入足次趾的外侧间（即足中趾的内侧部）；还有一条支脉，在膝下三寸的地方分出，下行到足中趾的外侧间；又有一条支脉，从足背面（冲阳穴）别行而出，向外斜走至足厥阴肝经的外侧，进入足大趾，并直行到大趾的末端（而与足太阴脾经相衔接）。

足阳明胃经之经气发生异常的变动，就会出现全身一阵阵发冷战栗，就好像被冷水淋过一样，以及频频呻吟，时作呵欠，额部暗黑等症状。发病时怕见人和火光，听到木器撞击所发出的声音，就会神慌惊恐，心中跳动不安，因此病人喜欢关闭门窗而独处室内。在病情严重时，就会出现病人想要爬到高处去唱歌，脱了衣服而乱跑，以及腹胀肠鸣等症状，这时的病证就被称做骭厥病。足阳明胃经上的腧穴主治血所发生的疾病，如高热神昏的疟疾，温热之邪淫胜所致的大汗出，鼻塞或鼻出血，口角歪斜，口唇生疮，颈部肿大，喉部闭塞，腹部因水停而肿胀，膝髌部肿痛，足阳明胃经沿着胸膺、乳部、气街、大腿前缘、伏兔、胫部外缘、足背等处循行的部位都发生疼痛，足中趾不能活动自如等。本经经气有余时，就会出现胸腹部发热；若气盛而充于胃腑，使胃腑之气有余，就会出现胃热所导致的谷食易消而时常饥饿，以及小便颜色发黄等症状。本经经气不足时，就会出现胸腹部发冷而战栗；若胃中阳虚有寒，以致运化无力，水谷停滞中焦，就会出现胀满的病象。治疗上面这些病证时，属于经气亢盛的就要用泻法，属于经气不足的就要用补法；属于热的就要用速针法，属于寒的就要用留针法；属于阳气内衰以致脉道虚陷不起的就要用灸法；既不属于经气亢盛也不属于经气虚弱，而仅仅只是经气运行失调的，就要用本经所属的腧穴来调治。属于本经经气亢盛的，其人迎脉的脉象要比寸口脉的脉象大三倍；而属于本经经气虚弱的，其人迎脉的脉象反而会比寸口脉的脉象小。

【提要】

本段介绍了胃经的循行路线，所属之"是动病"、"所生病"，以及其经气盛、经气虚时的症状表现和治疗方法。

【原文】

脾足太阴之脉，起于大趾之端，循趾内侧白肉际，过核骨后，上内踝前廉，上端内，循胫骨后，交出厥阴之前，上膝股内前廉，入腹，属脾络胃，上膈，挟咽，连舌本，散舌下；其支者，复从胃，别上膈，注心中。

是动则病舌本强，食则呕，胃脘痛，腹胀，善噫，得后与气[1]，则快然如衰，身体皆重。是主脾所生病者，舌本痛，体不能动摇，食不下，烦心，心下急痛，溏瘕泄，水闭，黄疸，不能卧[2]，强立，股膝内肿厥，足大趾不用。为此诸病，盛则泻之，虚则补之，热则疾之，寒则留之，陷下则灸之，不盛不虚，以经取之。盛者，寸口大三倍于人迎，虚者，寸日反小于人迎世。

【注释】

[1] 得后与气：后，指大便；气，矢气。

[2] 溏瘕泄，水闭，黄疸，不能卧：溏者水泄也。瘕者痢疾也。水闭者上病不能治水也。水闭则湿热壅而为疸，为不卧。

【语译】

脾的经脉足太阴经，起始于足大趾的末端，沿着足大趾内侧的白肉处，通过足大趾本节后方的核骨，上行到达内踝的前缘，再上行至小腿的内侧，然后沿胫骨的后缘，与足厥阴肝经相交会并穿行至其前方，此后再上行经过膝部、大腿之内侧的前缘，进入腹内，而联属于脾，并联络于胃，然后再向上穿过横膈膜，挟行于咽喉两侧，连于舌根，并散布于舌下；它的支脉，在胃腑处分出，上行穿过膈膜，注入心中（而与手少阴心经相衔接）。

足太阴脾经之经气发生异常的变动，就会出现舌根强直，食则呕吐，胃脘疼痛，腹部胀满，时时嗳气等症状；在排出大便或矢气后，就会感到脘腹轻快，就好像病已祛除了一样。此外，还会出现全身上下均感沉重等病象。足太阴脾经上的腧穴主治脾脏所发生的疾病，如舌根疼痛，身体不能活动，食物不能下咽，心中烦躁，心下牵引作痛，大便溏薄，痢疾，水闭于内以致小便不通，面目皮肤发黄之黄疸，不能安静睡卧等。勉强站立时，就会出现股膝内侧经脉所过之处肿胀而厥冷的病象。此外，还有足大趾不能活动等症状。治疗上面这些病证时，属于经气亢盛的就要用泻法，属于经气不足的就要用补法；属于热的就要用速针法，属于寒的就要用留针法；属于阳气内衰以致脉道虚陷不起的就要用灸法；既不属于经气亢盛也不属于经气虚弱，而仅仅只是经气运行失调的，就要用本经所属的腧穴来调治。属于本经经气亢盛的，其寸口脉的脉象要比人迎脉的脉象大三倍；而属于本经经气虚弱的，其寸口脉的脉象反而会比人迎脉的脉象小。

【提要】

本段介绍了脾经的循行路线，所属之“是动病”、“所生病”，以及其经气盛、经气虚时的症状表现和治疗方法。

【原文】

心手少阴之脉，起于心中，出属心系，下膈，络小肠；其支者，从心系，上挟咽，系目系；其直者，复从心系却上肺，出腋下，下循臑内后廉，行太阴心主之后，下肘内，循臂内后廉，抵掌后锐骨之端，入掌内后廉，循小指之内，出其端。

是动则病嗌干[1]，心痛，渴而欲饮，是为臂厥。是主心所生病者，目黄，胁痛，臑臂内后廉痛厥，掌中热痛。为此诸病，盛则泻之，虚则补之，热则疾之，寒则留之，陷下则灸之，不盛不虚，以经取之。盛者，寸口大再倍于人迎，虚者，寸口反小于人迎也。

【注释】

［1］嗌干：咽喉部有干燥的感觉。

【语译】

心的经脉手少阴经，起始于心中，从心出来以后就联属于心的脉络，然后就向下贯穿横膈膜，而联络于小肠；它的支脉，从心的脉络向上走行，并挟行于咽喉的两旁，此后再向上行而与眼球相联系；它直行的经脉，从心的脉络上行至肺部，然后再向下走行而横出于腋窝下，此后再向下沿着上臂内侧的后缘走行，且循行于手太阴肺经和手厥阴心包络经的后方，一直下行而至肘内，再沿着前臂内侧的后缘循行，直达掌后小指侧高骨的尖端，并进入手掌内侧的后缘，再沿着小指内侧到达小指的前端（而与手太阳小肠经相衔接）。

手少阴心经之经气发生异常的变动，就会出现咽喉干燥、头痛、口渴而想要喝水等症状，这样的病证就叫做臂厥证。手少阴心经上的腧穴主治心脏所发生的疾病，其症状是眼睛发黄，胁肋疼痛，上臂及下臂的内侧后缘处疼痛、厥冷，掌心处发热、灼痛。治疗上面这些病证时，属于经气亢盛的就要用泻法，属于经气不足的就要用补法；属于热的就要用速针法，属于寒的就要用留针法；属于阳气内衰以致脉道虚陷不起的就要用灸法；既不属于经气亢盛也不属于经气虚弱，而仅仅只是经气运行失调的，就要用本经所属的腧穴来调治。属于本经经气亢盛的，其寸口脉的脉象要比人迎脉的脉象大两倍；而属于本经经气墟弱的，其寸口脉的脉象反而会比人迎脉的脉象小。

【提要】

本段介绍了心经的循行路线，所属之“是动病”、“所生病”，以及其经气盛、经气虚时的症状表现和治疗方法。

【原文】

小肠手太阳之脉，起于小指之端，循手外侧，上腕，出踝中，直上循臂骨下廉，出肘内侧两筋之间，上循臑外后廉，出肩解，绕肩胛，交肩上，入缺盆，络心，循咽，下膈，抵胃，属小肠；其支者，从缺盆循颈上颊，至目锐眦，却入耳中；其支者，别颊上䪼，抵鼻，至目内眦，斜络于颧。

是动则病嗌痛，颔肿，不可以顾，肩似拔，臑似折。是主液所生病者[1]，耳聋，目黄，颊肿，颈、颔、肩、臑、肘、臂外后廉痛。为此诸病，盛则泻之，虚则补之，热则疾之，寒则留之，陷下则灸之，不盛不虚，以经取之。盛者，人迎大再倍于寸口，虚者，人迎反小于寸口也。

【注释】

［1］是主液所生病者：小肠为受盛之官，它的主要功能是承接胃中腐熟的水谷，经过消化和分别清浊，使精华部分营养全身，糟粕归于大肠，水液归于膀胱，所以认为小肠能产生液体。本经是主治由液所生的病症。

【语译】

小肠的经脉手太阳经，起始于手小指外侧的末端，沿着手的后缘循行而向上到达腕部，并出于腕后小指侧的高骨，由此再沿着前臂尺骨的下缘直行而上，出于肘后内侧两筋的中间，再向上沿着上臂外侧的后缘，出于肩后的骨缝处，绕行肩胛部，再前行而相交于肩上，继而进入缺盆，深入体内而联络于心脏，此后再沿着食管下行并贯穿横膈，到达胃部，最后再向下行而联属于小肠；它的一条支脉，从缺盆部分出，沿着颈部向上走行而到达颊部，再从颊部行至外眼角，最后从外眼角斜下而进入耳内。它的另一条支脉，从颊部别行而出，走向眼眶下方，并从眼眶下方到达鼻部，然后再抵达内眼角，最后再从内眼角向外斜行并络于颧骨（而与足太阳膀胱经相衔接）。

手太阳小肠经之经气发生异常的变动，就会出现咽喉疼痛，下巴发肿，颈项难以转动而不能回顾，肩部就像在被人拉拔一样紧张疼痛，上臂部就像已被折断一样剧痛难忍等症状。手太阳经上的腧穴主治由液所发生的疾病，其症状是耳聋、眼睛发黄、面颊肿胀，以及颈部、颔部、肩部、上臂、肘部、前臂等部位的外侧后缘处疼痛。治疗上面这些病证时，属于经气亢盛的就要用泻法，属于经气不足的就要用补法；属于热的就要用速针法，属于寒的就要用留针法；属于阳气内衰以致脉道虚陷不起的就要用灸法；既不属于经气亢盛也不属于经气虚弱，而仅仅只是经气运行失调的，就要用本经所属的腧穴来调治。属于本经经气亢盛的，其人迎脉的脉象要比寸口脉的脉象大两倍；而属于本经经气虚其人迎脉的脉象反而会比寸口脉的脉象小。

【提要】

本段介绍了小肠经的循行路线，所属之“是动病”、“所生病”，以及其经气盛、经气虚时的症状表现和治疗方法。

【原文】

膀胱足太阳之脉，起于目内眦，上额，交巅[1]；其支者，从巅至耳上角[2]；其直者，从巅入络脑，还出别下项，循肩髆[3]内，挟脊，抵腰中，入循膂[4]，络肾，属膀胱；其支者从腰中下挟脊，贯臀；入腘中；其支者，从髆内左右，别下，贯胛，挟脊内，过髀枢[5]，循髀外，从后廉下合腘中，以下贯踹（腨）内，出外踝之后，循京骨[6]，至小趾外侧。

是动则病冲头痛，目似脱，项如拔，脊痛，腰似折，髀不可以曲，腘如结，踹（腨）如裂，是为踝厥[7]。是主筋所生病者[8]，痔、疟，狂、癫疾、头囟[9]、项痛，目黄、泪出，鼽衄，项、背、腰、尻[10]、腘踹（腨）、脚皆痛，小趾不用。为此诸病，盛则泻之，虚则补之，热则疾之，寒则留之，陷下则灸之，不盛不虚，以经取之。盛者，人迎大再倍于寸口，虚者，人迎反小于寸口也。

【注释】

［1］巅：是指头顶正中的最高处，也就是百会穴所在的位置。

［2］耳上角：就是指耳尖上方所对之头皮的部位。

［3］肩髆：髆，音勃。即指肩胛骨。

［4］膂：音吕，挟行于脊柱两旁的浅层肌肉叫做膂。

［5］髀枢：髀，音毕，指大腿。髀枢，即指髋关节，又称大转子，为环跳穴所在的部位。

［6］京骨：就是指足小趾本节后向外侧突出的半圆骨，也即京骨穴所在的部位。

［7］踝厥：是指结等症状而言；这些症状都是由本经经气自外踝部向上逆行而导致的，故名踝厥。

［8］是主筋所生病者：《素问·生气通天论》中说：“阳气者，精则养神，柔则养筋。”即说明阳气可以濡养经筋。太阳经为阳气最充足的经脉，其阳气不足则经筋无以所养，所以足太阳膀胱经可以主治筋所发生的病证。

[9] 囟：音信，即指顶门。婴儿头顶骨缝未合之处称为囟门。

[10] 尻：即指骶骨的末端。自腰以下至骶尾骨通称为尻。

【语译】

膀胱的经脉足太阳经，起始于内眼角，向上经过额部而交会于头部的最高处——巅顶；它的一条支脉，从巅顶走行至耳的上角；它直行的经脉，从顶巅向内深入而络于脑髓，然后返还出来，再下行到达颈项的后部，此后就沿着肩胛的内侧，挟行于脊柱的两旁，抵达腰部，再沿着脊柱旁的肌肉深入腹内，而联络于肾脏，并联属于膀胱；另有一条支脉，从腰部分出，挟着脊柱的两侧下行并贯穿臀部，而直入于膝部的腘窝中；还有一条支脉，从左右的肩胛骨处分出，向下贯穿肩胛骨，再挟着脊柱的两侧，在体内下行，通过髀枢部，然后再沿着大腿外侧的后缘向下走行，而与先前进入腘窝的那条支脉在腘窝中相会合，由此再向下走行，通过小腿肚的内部，出于外踝骨的后方，再沿着足小趾本节后的圆骨，到达足小趾外侧的末端（而与足少阴肾经相衔接）。

足太阳膀胱经之经气发生异常的变动，就会出现伴有气上冲之感觉的头痛，眼睛疼痛得就好像要从眼眶中脱出似的，颈项就好像在被牵拔一样紧张疼痛，脊柱和腰部就好像已被折断一样疼痛难忍，髋关节不能屈曲，膝腘部就好像已被捆绑住一样紧涩结滞，不能运动自如，小腿肚疼痛得就好像要裂开一样，以上这些病证就叫做踝厥病。足太阳膀胱经上的腧穴主治筋所发生的疾病，如痔疮、疟疾、狂病、癫病、头囟与颈部疼痛、眼睛发黄、流泪、鼻塞或鼻出血，项、背、腰、尻、腘、小腿肚、脚等部位都发生疼痛，足小趾不能活动。治疗上面这些病证时，属于经气亢盛的就要用泻法，属于经气不足的就要用补法；属于热的就要用速针法，属于寒的就要用留针法；属于阳气内衰以致脉道虚陷不起的就要用灸法；既不属于经气亢盛也不属于经气虚弱，而仅仅只是经气运行失调的，就要用本经所属的腧穴来调治。属于本经经气亢盛的，其人迎脉的脉象要比寸口脉的脉象大两倍；而属于本经经气虚弱的，其人迎脉的脉象反而会比寸口脉的脉象小。

【提要】

本段介绍了膀胱经的循行路线，所属之“是动病”、“所生病”，以及其经气盛、经气虚时的症状表现和治疗方法。

【原文】

肾足少阴之脉，起于小趾之下，邪走足心[1]，出于然谷之下，循内踝之后，别入跟中，以上踹（腨）内，出腘内廉，上股内后廉，贯脊，属肾，络膀胱；其直者，从肾上贯肝膈，入肺中，循喉咙，挟舌本；其支者，从肺出络心，注胸中。

是动则病饥不欲食，面如漆柴[2]，咳唾则有血，喝喝[3]而喘，坐而欲起，目䀮䀮[4]如无所见，心如悬若饥状，气不足则善恐，心惕惕如人将捕之，是为骨厥。是主肾所生病者，口热，舌干，咽肿，上气，嗌干及痛，烦心，心痛，黄疸，肠澼[5]，脊股内后廉痛，痿厥，嗜卧，足下热而痛。为此诸病，盛则泻之，虚则补之，热则疾之，寒则留之，陷下则灸之，不盛不虚，以经取之。灸则强食生肉，缓带披发[6]，大杖重履[7]而步。盛者，寸口大再倍于人迎，虚者，寸口反小于人迎也。

【注释】

[1] 邪走足心：邪，读音、意义均与“斜”相同。邪走足心，就是指肾经的经脉从膀胱

经经脉的终点出发后，斜行走向足心部的涌泉穴。

[2] 漆柴：漆，指黑色。漆柴，是形容患者的面色黯黑无泽，就好像烧焦了的黑色木炭一样。

[3] 喝喝：是形容喘息之声。

[4] 𥆨𥆨：𥆨音荒，是形容视物不清的样子。

[5] 肠澼：是指病邪积于肠中，即今天所说的痢疾。

[6] 缓带披发：缓带，就是放松衣带；披发，就是披散头发。其目的是使身体不受束缚，气血得以畅行无阻。

[7] 大杖重履：大杖，就是粗而结实的拐杖；重履，就是在睡鞋外面再套上一双鞋子。因古人睡觉时多需另换睡鞋，起床后再将睡鞋换下，但体弱的人起床后不脱换睡鞋，而是在睡鞋外面再套上一双鞋子，故称重履。大杖重履，在此用以形容动作徐缓的样子。

【语译】

肾的经脉足少阴经，起始于足小趾的下方，斜行走向足心部，出于内踝前下方之然谷穴所在的部位，然后沿着内踝的后方，别行向下，入于足跟部，再由足跟部上行至小腿肚的内侧，并出于腘窝的内侧，此后再沿着大腿内侧的后缘，贯穿脊柱，而联属于肾脏，并联络于膀胱；其直行的经脉，从肾脏向上行，贯穿肝脏和横膈膜，而进入肺脏，再从肺脏沿着喉咙上行并最终挟傍于舌的根部；另有一条支脉，从肺脏发出，联络于心脏，并贯注于胸内（而与手厥阴心包络经相衔接）。

足少阴肾经之经气发生异常的变动，就会出现虽觉饥饿却不想进食，面色像木炭一样黯黑无泽，咳唾带血，喘息喝喝有声，刚坐下去就想站起来，视物模糊不清，就好像看不见东西一样，以及心中如悬挂在空中似的空荡不宁，其感觉就好像处于饥饿状态一样等症状；气虚不足的，就常常会有恐惧感，其病证发作时，患者心中怦怦跳动，就好像有人要来逮捕他一样，以上这些病证就叫做骨厥病。足少阴肾经上的腧穴主治肾脏所发生的疾病，其症状是自觉口中发热，舌头干，咽部肿胀，气息上逆，喉咙干燥而疼痛，心中烦乱，心痛，黄疸，痢疾，脊柱及大腿内侧后缘疼痛，足部痿软而厥冷，嗜睡，足底发热并疼痛。治疗上面这些病证时，属于经气亢盛的就要用泻法，属于经气不足的就要用补法；属于热的就要用速针法，属于寒的就要用留针法；属于阳气内衰以致脉道虚陷不起的就要用灸法；既不属于经气亢盛也不属于经气虚弱，而仅仅只是经气运行失调的，就要用本经所属的腧穴来调治。要使用灸法的患者，都应当增强饮食以促进肌肉生长，同时还要结合适当的调养——放松身上束着的带子，披散头发而不必扎紧，从而使全身气血得以舒畅；此外，即使病患尚未痊愈，也要经常起床——手扶较粗的拐杖，足穿重履，缓步行走，作轻微的活动，从而使全身筋骨得以舒展。属于本经经气亢盛的，其寸口脉的脉象要比人迎脉的脉象大两倍；而属于本经经气虚弱的，其寸口脉的脉象反而会比人迎脉的脉象小。

【提要】

本段介绍了肾经的循行路线，所属之“是动病”、“所生病”，以及其经气盛、经气虚时的症状表现和治疗方法。

【原文】

心主手厥阴心包络之脉，起于胸中，出属心包络，下膈，历络三焦[1]；其支者，循胸出胁，下腋三寸，上抵腋下，循臑内，行太阴、少阴之间，入肘中，下臂，行两筋之间，入掌中，循中指，出其端；其支者，别掌中，循小指次指[2]，出其端。

是动则病手心热，臂肘挛急，腋肿，甚则胸胁支满，心中憺憺大动，面赤，目黄，喜笑不休。是主脉所生病者[3]，烦心，心痛，掌中热。为此诸病，盛则泻之，虚则补之，热则疾之，寒则留之，陷下则灸之，不盛不虚，以经取之。盛者，寸口大一倍于人迎，虚者，寸口反小于人迎也。

【注释】

[1] 历络三焦：历络，就是经过的意思。历络三焦，是指心包络经自胸至腹，顺次经过并联络上、中、下三焦。

[2] 小指次指：即指小指旁侧的第二个手指，也就是无名指。

[3] 是主脉所生病者：心主血脉，而心包络为心的外卫，代心受邪并代心行令，所以心包络经可以主治脉所发生的疾病。

【语译】

心主的经脉手厥阴心包经，起始于胸中，向外走行而联属于心包络，然后再下行贯穿横膈膜，由此而经过并联络于三焦；它的一条支脉，从胸中横出至胁部，再走行到腋下三寸处，此后再向上循行，抵达腋窝部，然后再沿着上臂的内侧，在手太阴肺经与手少阴心经这两条经脉的中间向下循行，进入肘中，再沿着前臂内侧两筋的中间下行，入于掌中，再沿着中指直达其末端；它的另一条支脉，从掌心别行而出，沿着无名指到达其末端（而与手少阳三焦经相衔接）。

手厥阴心包经之经气发生异常的变动，就会出现掌心发热、臂肘关节拘挛、腋下肿胀等症状；更严重的还会出现胸部、胁肋部胀满，心中惊恐不安以致心脏跳动剧烈，面色发赤，眼睛发黄，嘻笑不止。手厥阴心包经上的腧穴主治本经所主的脉发生的疾病，其症状是心中烦躁、心痛、掌心发热。治疗上面这些病证时，属于经气亢盛的就要用泻法，属于经气不足的就要用补法；属于热的就要用速针法，属于寒的就要用留针法；属于阳气内衰以致脉道虚陷不起的就要用灸法；既不属于经气亢盛也不属于经气虚弱，而仅仅只是经气运行失调的，就要用本经所属的腧穴来调治。属于本经经气亢盛的，其寸口脉的脉象要比人迎脉的脉象大一倍；而属于本经经气虚弱的，其寸口脉的脉象反而会比人迎脉的脉象小。

【提要】

本段介绍了心包经的循行路线，所属之“是动病”、“所生病”，以及其经气盛、经气虚时的症状表现和治疗方法。

【原文】

三焦手少阳之脉，起于小指次指之端，上出两指之间，循手表腕[1]，出臂外两骨之间[2]，上贯肘，循臑外，上肩，而交出足少阳之后，入缺盆，布膻中，散落心包[3]，下膈，循属三焦；其支者，从膻中上出缺盆，上项，系耳后直上，出耳上角，以屈下颊至䪼；其支者，从耳后入耳中，出走耳前，过客主人前，交颊，至目锐眦。

是动则病耳聋浑浑焞焞[4]，嗌肿，喉痹。是主气所生病者[5]，汗出，目锐眦痛，颊痛，耳后、肩臑、肘、臂外皆痛，小指次指不用。为此诸病，盛则泻之，虚则补之，热则疾之，寒则留之，陷下则灸之，不盛不虚，以经取之。盛者，人迎大一倍于寸口，虚者人迎反小于寸口也。

【注释】

[1] 手表腕：即手腕的外侧，也就是指手背。在此是指手背上从小指与无名指的分叉处到腕部阳池穴处的部分。

[2] 两骨之间：在此指的是桡骨与尺骨的中间。

[3] 散落心包：当为“散络心包”之误。

[4] 浑浑焞焞：浑，音魂；焞，音纯。浑浑焞焞，是形容听不清楚声音的样子。

[5] 是主气所生病者：因为三焦腑具有气化功能以通行水液，故其所络属的经脉——三焦经也就可以调治气所发生的病证。

【语译】

三焦的经脉手少阳经，起始于无名指的末端，向上走行而出于小指与无名指的中间，再沿着手背到达腕部，并出于前臂外侧两骨的中间，再向上循行，穿过肘部，沿着上臂的外侧，上行至肩部，而与足少阳胆经相交叉，并出行于该经的后方，此后再进入缺盆，分布于两乳之间的膻中处，并散布联络于心包络，再向下穿过横膈膜，而依次联属于上、中、下三焦。它的一条支脉，从胸部的膻中处上行，出于缺盆，并向上走行到颈项，连系于耳后，再直上而出于耳上角，并由此屈折下行，绕颊部，而到达眼眶的下方；它的另一条支脉，从耳的后方进入耳中，再出行至耳的前方，经过足少阳胆经所属之客主人穴的前方，与前一条支脉交会于颊部，由此再上行至外眼角（而与足少阳胆经相衔接）。

手少阳三焦经之经气发生异常的变动，就会出现耳聋、听声音模糊、咽喉肿痛、喉咙闭塞等症状。手少阳三焦经上的腧穴主治气所发生的疾病，其症状是自汗出，外眼角疼痛，面颊疼痛，耳后、肩部、上臂、肘部、前臂等部位的外缘处都发生疼痛，无名指不能活动。治疗上面这些病证时，属于经气亢盛的就要用泻法，属于经气不足的就要用补法；属于热的就要用速针法，属于寒的就要用留针法；属于阳气内衰以致脉道虚陷不起的就要用灸法；既不属于经气亢盛也不属于经气虚弱，而仅仅只是经气运行失调的，就要用本经所属的腧穴来调治。属于本经经气亢盛的，其人迎脉的脉象要比寸脉的脉象大一倍；而属于本经经气虚弱的，其人迎脉的脉象反而会比寸口脉的脉象小。

【提要】

本段介绍了三焦经的循行路线，所属之“是动病”、“所生病”，以及其经气盛、经气虚时的症状表现和治疗方法。

【原文】

胆足少阳之脉，起于目锐眦，上抵头角[1]，下耳后，循颈，行手少阳之前，至肩上却交出手少阳之后，入缺盆；其支者，从耳后入耳中，出走耳前，至目锐眦后；其支者，别锐眦，下大迎，合于手少阳，抵于頔下，加颊车，下颈，合缺盆，以下胸中，贯膈，络肝，属胆，循胁里，出气街，绕毛际[2]，横入髀厌[3]中；其直者，从缺盆下腋，循胸，过季胁[4]，下合髀厌中以下，循髀阳[5]，出膝外廉，下外辅骨[6]之前，直下抵绝骨[7]之端，下出外踝之前，循足跗上，入小趾次趾之间；其支者，别跗上，入大指之间，循大指歧骨[8]内，出其端，还贯爪甲，出三毛[9]。

是动则病口苦，善太息，心胁痛，不能转侧，甚则面微有尘，体无膏泽[10]，足外反热，是为阳厥[11]。是主骨所生病者[12]，头痛，颌痛，目锐眦痛，缺盆中肿痛，腋下肿，马刀侠瘿[13]，汗出振寒，疟，胸、胁、肋、髀、膝外至胫、绝骨、外踝前及诸节皆痛，小趾次趾不用。为此诸病，盛则泻之，虚则补之，热则疾之，寒则留之，陷下则灸之，不盛不虚，以经取之。盛者，人迎大一倍于寸口，虚者，人迎反小于寸口也。

【注释】

[1] 头角：就是指前额之上缘的两端处，即额角。

[2] 毛际：就是指耻骨部阴毛的边缘。

[3] 髀厌：就是髀枢，即髋关节，俗称大转子，为环跳穴所在的部位。

[4] 季胁：就是指两侧胸胁下方的软肋部。

[5] 髀阳：髀，就是股，俗名大腿。内为阴，外为阳；髀阳，就是指大腿的外侧。

[6] 外辅骨：即指腓骨。胫骨为内辅骨。

[7] 绝骨：在外踝直上三寸许腓骨凹陷处。它又是悬钟穴的别名。

[8] 歧骨：足之大趾与次趾本节后方的骨缝处叫做歧骨。

[9] 三毛：是指足大趾背面，趾甲后方，第一趾关节处，有毛的部位。

[10] 膏泽：膏，就是指膏脂；泽，就是润泽的意思。膏泽，就是形容油润有光泽的样子。

[11] 阳厥：是指由少阳之气上逆所导致的病证。古人认为凡是足少阳胆经之经气发生异常变动而出现的病证，都是由胆木生火，火气冲逆所致，故其病证都称为阳厥病。

[12] 是主骨所生病者：胆之味为苦，苦味入骨；又骨为干，其质刚，胆为中正之官，其气亦刚，故胆腑有病，可伤及于骨。所以胆腑所络属的经脉——胆经也就可以调治骨所发生的病证。

[13] 马刀侠瘿：就是指瘰疬，相当于现在所说的淋巴结核，俗称疬串；其生于腋下，状似马刀形者，叫做马刀；而生于颈部者，叫做侠瘿。

【语译】

胆的经脉足少阳经，起始于外眼角，向上循行至额角，再折而下行，绕至耳的后方，然后沿着颈部，在手少阳三焦经的前方向下走行，到达肩上，再与手少阳三焦经相交叉并出行到其后方，而进入缺盆；它的一条支脉，从耳的后方进入耳中，再出行至耳的前方，最后到达外眼角的后方；它的另一条支脉，从外眼角处别出，下行至大迎穴处，再由此上行而与手少阳三焦经相合，并到达眼眶的下方，折行，到达颊车的部位，再向下循行至颈部，并与前述之本经的主干会合于缺盆部，然后再由缺盆部下行至胸中，穿过横膈膜，而联络于肝脏，并联属于胆，此后再沿着胁部的里面向下走行，出于少腹两侧的气街部，再绕过阴毛的边缘，而横行进入环跳穴所在的部位；其直行的经脉，从缺盆部下行至腋部，再沿着胸部通过季肋，并与前一支脉相合于环跳穴所在的部位，由此向下行，沿着大腿的外侧到达膝部的外缘，再下行到腓骨的前方，然后一直下行，抵达外踝上方之腓骨末端的凹陷处，再向下行而出于外踝的前方，并由此沿着足背，进入足之第五趾与第四趾的中间；还有一条支脉，从足背别行而出，进入足之大趾与次趾的中间，并沿着足大趾的外侧（靠近次趾的那一侧）行至其末端，然后再回转过来，穿过足大趾的爪甲部分，出于趾甲后方的三毛部位（而与足厥阴肝经相衔接）。

足少阳胆经之经气发生异常的变动，就会出现口苦、时常叹气、胸胁部作痛以致身体不能转动等症状；病情严重时，还会出现面部像有灰尘蒙罩着一样黯无光泽，全身皮肤干燥而失去润泽之色，以及足外侧反觉发热等症状，以上这些病证就叫做阳厥病。足少阳胆经上的腧穴主治骨所发生的疾病，其症状是头痛，颔部疼痛，外眼角痛，缺盆中肿痛，腋下肿胀，腋下或颈部病发瘰疬，自汗出而战栗怕冷，疟疾，胸胁、肋部、大腿、膝盖等部位的外侧，直至小腿外侧、绝骨、外踝前等部位以及胆经经脉循行所经过的各个关节都发生疼痛，足小趾旁侧之足趾（即第四足趾）不能活动。治疗上面这些病证时，属于经气亢盛的就要用泻法，属于经气不足的就要用补法；属于热的就要用速针法，属于寒的就要用留针法；属于阳气内衰以致脉道虚陷不起的就要用灸法；既不属于经气亢盛也不属于经气虚弱，而仅仅只是经气运行失调的，就要用本经所属的腧穴来调治。属于本经经气亢盛的，其人迎脉的脉象要比寸口脉的脉象大一倍；而属于本经经气虚弱的，其人迎脉的脉象反而会比寸口脉的脉象小。

【提要】

本段介绍了胆经的循行路线，所属之“是动病”、“所生病”，以及其经气盛、经气虚时的症状表现和治疗方法。

【原文】

肝足厥阴之脉，起于大趾丛毛[1]之际，上循足跗上廉；去内踝一寸，上踝八寸，交出太阴之后，上腘内廉，循股阴[2]，入毛中，过阴器，抵小腹，挟胃，属肝，络胆，上贯膈，布胁肋，循喉咙之后，上入颃颡[3]，连目系，上出额，与督脉会于巅；其支者，从目系下颊里，环唇内；其支者，复从肝，别贯膈，上注肺。

是动则病腰痛不可以俛仰，丈夫㿗疝，妇人少腹肿，甚则嗌干，面尘，脱色。是主肝生病者，胸满，呕逆，飧泄，狐疝[4]，遗溺，闭癃。为此诸病，盛则泻之，虚则补之，热则疾之，寒则留之，陷下则灸之，不盛不虚，以经取之。盛者，寸口大一倍于人迎，虚者，寸口反小于人迎也。

【注释】

[1] 丛毛：指足大趾背面第一趾关节处多毛的部位，也就是前文所提到的“三毛”。

[2] 股阴：即大腿的内侧部。

[3] 颃颡：音航嗓，即鼻腔后部之鼻后孔所在的部位，它是鼻腔与咽部相通的部位，也是鼻的内窍。

[4] 狐疝：是疝气的一种。睾丸时大时小，时上时下，如狐之出入无常者，叫做狐疝，又名偏坠。

【语译】

肝的经脉足厥阴经，起始于足大趾趾甲后方之丛毛的边缘，然后沿着足背的上缘向上走行，到达内踝前一寸的地方，再向上循行至内踝上方八寸的部位，而与足太阴脾经相交叉并出行到其后方，此后再上行至膝部腘窝的内缘，并沿着大腿的内侧，进入阴毛之中，然后环绕并通过阴器，而抵达少腹部，由此再挟行于胃的两旁，并联属于肝脏，再联络于胆，此后再向上走行，贯穿横膈膜，并散布于胁肋，然后再沿着喉咙的后方，向上进入于鼻腔后部之鼻后孔的地方，由此再向上走行，而与眼球相联系，再向上行，出于额部，与督脉会合于头顶的最高处（即百会穴所在的部位）；它的一条支脉，从眼球处别行而出，向下行至颊部里面，再环绕口唇的内侧；它的另一条支脉，从肝脏别行而出，贯穿横膈膜，再向上走行并注于肺脏（而与手太阴肺经相衔接）。

足厥阴肝经之经气发生异常的变动，就会出现腰部作痛以致不能前后俯仰，男子患㿗疝，女子患少腹肿胀；病情严重时，还会出现喉咙干燥、面部像蒙着灰尘一样黯无光泽等症状。足厥阴肝经上的腧穴主治肝脏所发生的疾病，如胸中满闷、呕吐气逆、完谷不化的泄泻、睾丸时上时下的狐疝、遗尿、小便不通等。治疗上面这些病证时，属于经气亢盛的就要用泻法，属于经气不足的就要用补法；属于热的就要用速针法，属于寒的就要用留针法；属于阳气内衰以致脉道虚陷不起的就要用灸法；既不属于经气亢盛也不属于经气虚弱，而仅仅只是经气运行失调的，就要用本经所属的腧穴来调治。属于本经经气亢盛的，其寸口脉的脉象要比人迎脉的脉象大一倍；而属于本经经气虚弱的，其寸口脉的脉象反而会比人迎脉的脉象小。

【提要】

本段介绍了肝经的循行路线，所属之“是动病”、“所生病”，以及其经气盛、经气虚时的症状表现和治疗方法。

【原文】

手太阴气绝，则皮毛焦，太阴者，行气温于皮毛者也。故气不荣，则皮毛焦；皮毛焦，则津液去皮节；津液去皮节者，则爪枯毛折；毛折者，则毛先死，丙笃丁死，火胜金也。

手少阴气绝，则脉不通[1]；脉不通，则血不流；血不流，则髦[2]色不泽，故其面黑如漆柴者，血先死。壬笃癸死，水胜火也。

足太阴气绝者，则脉不荣肌肉[3]，唇舌者，肌肉之本也。脉不荣，则肌肉软；肌肉软，则舌萎人中满；人中满，则唇反[4]；唇反者，肉先死。甲笃乙死，木胜土也。

足少阴气绝，则骨枯[5]。少阴者，冬脉也，伏行而濡骨髓者也[6]，故骨不濡，则肉不能著[7]也；骨肉不相亲，则肉软却；肉软却，故齿长而垢[8]，发无泽；发无泽者，骨先死。戊笃己死，土胜水也。

足厥阴气绝，则筋绝[9]。厥阴者，肝脉也，肝者，筋之合也，筋者，聚于阴气，而脉络于舌本[10]也。故脉弗荣，则筋急；筋急则引舌与卵，故唇青舌卷卵缩，则筋先死。庚笃辛死，金胜木也。

五阴气俱绝，则目系转，转则目运；目运者，为志先死[11]，志先死，则远一日半死矣。六阳气绝，则阴与阳相离，离则腠理发泄，绝汗乃出[12]，故旦占夕死，夕占旦死。

【注释】

[1] 手少阴气绝，则脉不通：《素问·五藏生成篇》：“心之合脉也，其荣色也。”心主血脉，其华在面，手少阴心经的脉气竭绝，则脉不通，血不流。

[2] 髦（毛）：《说文》：髦，发也。

[3] 足太阴气绝者，则脉不荣肌肉：《素问·五藏生成篇》：“脾之合肉也，其荣唇也。”脾主肌肉，其华在唇，足太阳脾经脉气竭绝，就不能输布水谷精微以营养肌肉。

[4] 舌萎人中满；人中满，则唇反：张景岳：“萎，音威，色蔫枯也。”足太阴经连舌本，散舌下，足太阳气绝，则舌枯萎。脾之华在唇，气绝则人中部皮肤肌肉不滑泽而紧急，口唇外翻，是为肉已先死的征象。

[5] 足少阴气绝，则骨枯：《素问·五藏生成篇》：“肾之合骨也，其荣发也。”肾主骨，其华在发。足少阴肾经脉气竭绝，则不能生髓以充养骨骼，则骨枯，发无泽。

［6］少阴者，冬脉也，伏行而濡骨髓者也：《素问·玉机真藏论》："冬脉者肾也，北方水也，万物之所生合藏也，故其气来沉以搏。"少阴脉沉而搏，深伏而行所以能濡养骨髓。

［7］肉不能著：著，附着。肉不能附着于骨。

［8］肉软却，故齿长而垢：肾主骨，肾之精气竭绝，则骨枯而肉不能附。齿为骨之余，齿龈之肉萎缩，齿显得长，齿枯槁而燥而易积垢。

［9］足厥阴气绝，则筋绝：《素问·五藏生成》："肝之合筋也，其荣爪也。"《素问·经脉别论》："食气入胃，散精于肝，淫气于筋。"足厥阴肝经脉气竭绝，则筋失所养而丧失其功能。

［10］筋者，聚于阴气，而脉络于舌本：阴气，《难经》作"阴器"。王冰注《素问·诊要经终论》引本篇亦作"阴器"，各注家亦同。

［11］目运者，为志先死：张景岳："五藏之精，皆上注于目，故五阴气绝则目转而运，志先死矣。盖志藏于肾，阴之神也。真阴已竭，死在周日间耳。"

［12］绝汗乃出：张景岳："汗本阴精，固于阳气，阳气绝则阴阳相离而腠理不闭，脱汗乃出，其死在顷刻间也。"

【语译】

手太阴肺经之经气竭绝，就会出现皮毛焦枯的病象。因为手太阴肺经能够运行气血而温润肌表的皮肤和毫毛，所以倘若肺经之经气不足，不能运行气血以荣养皮肤和毛发，就会使皮毛焦枯。出现了皮毛焦枯的病象，就表明皮毛已经丧失了津液；皮毛丧失了津液的润泽，进而就会出现爪甲枯槁、毛发断折等现象。出现了毛发折断脱落的现象，就表明毛发已经先行凋亡了。这种病证，逢丙日就会加重，逢丁日就会死亡。这都是因为丙、丁属火，肺属金，火能克金的缘故。

手少阴心经之经气竭绝，就会使血脉不通；血脉不通，就会使血液不能流行，血液不能流行，头发和面色就会没有光泽。所以倘若病人的面色黯黑，就好像烧焦的木炭一样，那就表明其营血已经先行衰败了。这种病证，逢壬日就会加重，逢癸日就会死亡。这都是因为壬、癸属水，心属火，水能克火的缘故。

足太阴脾经之经气竭绝，就会使经脉不能输布水谷精微荣养肌肉。脾主肌肉，其华在唇，其脉连于舌本、散于舌下，因此由唇舌就能够观察出肌肉的状态，所以说唇舌为肌肉的根本。经脉不能输布水谷精微以荣养肌肉，就会使肌肉松软；肌肉松软，就会导致舌体萎缩，人中部肿满；人中部肿满，就会使口唇外翻。出现了口唇外翻的病象，就表明肌肉已经先行衰痿了。这种病证，逢甲日就会加重，逢乙日就会死亡。这都是因为甲、乙属木，脾属土，木能克土的缘故。

足少阴肾经之经气竭绝，就会出现骨骼枯槁的病象。因为足少阴肾经是应于冬季的经脉，它走行于人体深部而濡养骨髓，所以足少阴肾经之经气竭绝，就会使骨髓得不到濡养，进而就会导致骨骼枯槁。倘若骨骼得不到濡养而枯槁，那么肌肉也就不能再附着于骨骼上了；骨与肉分离而不能相互结合，就会使肌肉松软短缩；肌肉松软短缩，就会使牙齿显得长长了一些，并使牙齿上积满污垢，同时，还会出现头发失去光泽等现象。出现了头发枯槁无泽的病象，就表明骨骼已经先行衰败了。这种病证，逢戊日就会加重，逢己日就会死亡。这都是因为戊、己属土，肾属水，土能克水的缘故。

足厥阴肝经之经气竭绝，就会出现筋脉挛缩拘急、不能活动的病象。因为足厥阴肝经，是络属于肝脏的经脉，且肝脏外合于筋，所以足厥阴肝经与筋的活动有着密切的联系；再者，各条经筋都会聚于生殖器部，而其脉又都联络于舌根，所以倘若足厥阴肝经之经气不足以致不能荣养筋脉，就会使筋脉拘急挛缩。筋脉拘急挛缩，就会导致舌体卷屈以及睾丸上缩。所以如果出现了唇色发青、舌体卷屈以及睾丸上缩等病象，那就表明筋脉已经先行败绝了。这种病证，逢庚日就会加重，逢辛日就会死亡。这都是因为庚、辛属金，肝属木，金能克木的缘故。

五脏所主的五条阴经之经气都已竭绝，就会使眼球内连于脑的脉络扭转；眼球联络于脑的脉络扭转，就会使目睛上翻。出现了这种目睛上翻的病象，就表明病人的神志已经先行败绝了。倘若病人的神志已经败绝，那么他离死亡也就只剩下一天半的时间了。六腑所主的六条阳经之经气都已竭绝，就会使阴气和阳气相互分离；阴阳分离，就会使皮表不固，精气外泄，而流出大如串珠、凝滞不流的绝汗；这是人体精气败绝的病象，所以如果病人在早晨出现了这种病象，那就表明他将在当天晚上死亡，如果病人在晚上出现了这种病象，那就表明他将在第二天早晨死亡。

【提要】

列举五阴经脉气竭绝时的一些证候，并预测病人死期。在叙述五阴经气绝的证候时，主要是从皮、筋、脉、骨、肉“五体”的变化和毛发、面、唇、齿、舌、目等五脏之外的反应来诊察说明；在预测死亡日期时，则是根据脏气和疾病合于五行的生克规律。

【原文】

经脉十二者，伏行分肉之间，深而不见；其常见者，足太阴过于外踝之上[1]，无所隐故也。诸脉之浮而常见者，皆络脉[2]也。六经络[3]，手阳明少阳之大络，起于五指间，上合肘中。饮酒者，卫气先行皮肤，先充络脉，络脉先盛。故卫气已平，营气乃满，而经脉大盛[4]。脉之卒然动者，皆邪气居之，留于本末，不动则热，不坚则陷且空，不与众同，是以知其何脉之动也[5]。

雷公曰：何以知经脉之与络脉异也？黄帝曰：经脉者，常不可见也，其虚实也，以气口知之。脉之见者，皆络脉也。

雷公曰：细子无以明其然也。黄帝曰：诸络脉皆不能经大节之间，必行绝道而出入，复合于皮中，其会皆见于外[6]。故诸刺络脉者，必刺其结上[7]甚血者。虽无结，急取之，以泻其邪而出其血。留之发为痹也。凡诊络脉，脉色青，则寒且痛；赤则有热。胃中寒，手鱼之络多青矣；胃中有热，鱼际络赤；其暴黑者，留久痹也。其有赤、有黑、有青者，寒热气也。其青短者，少气也。凡刺寒热者，皆多血络，必间日而一取之，血尽而止，及调其虚实。其小而短者，少气，甚者，泻之则闷，闷甚则仆，不得言，闷则急坐之也[8]。

【注释】

[1] 足太阳过于外踝之上：张景岳则认为“足太阴，当作手太阴，经脉深而直行，故手足十二经脉，皆伏行分肉之间，不可得见，其有见者，惟手太阴一经。过于手外踝之上，因其骨露皮浅，故不能隐。下文云经脉者，常不可见也，其虚实也，以气口知之，正谓此耳。此外诸脉，凡浮露于外而可见者，皆络脉也。分肉，言肉中之分理也。”至于“外踝”一词，有时不指足踝，如本篇小肠手太阳之脉的循行一段：“起于小指之端，循手外侧，上腕，出踝中，直上循臂骨下廉，……”“踝”即指尺骨茎突。此处指桡侧寸口部分。

[2] 络脉：络脉是由经脉分出来的，呈网状的大小分支。络脉又可分为别络、浮络和孙

络。别络较大，全身最大的络脉有十五条，即十四经各有一条络脉，再加上脾之大络，合称十五别络。比十五络脉较小的络脉，浮行于全身体表部位的称为浮络。比浮络更细小的分支称为孙络。络脉的主要作用是配合经脉，网络全身组织，运行营卫气血。

[3] 六经络：指手足六经之络脉。

[4] 饮酒者，卫气先行皮肤，先充络脉，络脉先盛，故卫气已平，营气乃满，而经脉大盛：张景岳："卫气者，水谷之悍气也。其气慓疾滑利，不入于经。酒亦水谷之悍气，其慓疾之性亦然。故饮酒者必随卫气，先达皮肤，先充络脉，络脉先盛，则卫气已平，而后营气满，经脉乃盛矣。平，犹潮平也，即盛满之谓。"

[5] 脉之卒然动者，皆邪气居之，留于本末，不动则热，不坚则陷且空，不与众同，是以知其何脉之动也：前言外邪侵袭，先络后经。如经脉突然变动而充盛，这是邪气已从络脉侵入经脉而留阻于经络的表现。如经脉虽未亢盛而有发热，那是邪尚在络脉而未入于经脉。如经脉不现坚实，那是由于经气空虚病邪已深陷经脉，而不同于其他经脉。根据这一规律，可以诊断是哪一条经脉受邪而发生了异常变动。

[6] 诸络脉皆不能经大节之间，必行绝道而出入，复合于皮中，其会皆见于外：张景岳："大节，大关节也。绝道，间道也。凡经脉所行，必由共谿谷大节之间。络脉所行，乃不经大节，而于经脉不到之处，出入联络以为流通之用。然络有大小，大者曰大络，小者曰孙络。大络犹木之干，行有出入。孙络犹木之枝，放于肤腠，放其会皆见于外。"

[7] 必刺其结上：凡刺络脉，一定要刺个血集聚为结的地方。

[8] 其小而短者，少气，甚者，泻之则闷，闷甚则仆，不得言，闻则急坐之也：张景岳："视其络脉之小而短者，气少故也。不可刺之。虚甚而泻，其气重虚，必致昏闷，甚则运仆暴脱不能出言。急扶坐之，使得气转以渐而变。若堰卧则气滞，恐致不救也。"

【语译】

手足阴阳十二经脉，大都是隐伏在里而循行于分肉之间的，其位置都较深而不能在体表看到；通常可以看见的，只有手太阴肺经之脉经过于手外髁骨之上的那一部分，这都是因为该处的皮肤细薄，使经脉无所隐匿的缘故。所以大多数浮现在浅表以致平常可以看见的经脉，都是络脉。在手之阴阳六经的络脉之中，最明显突出而易于诊察的就是手阳明大肠经和手少阳三焦经这两条经脉的大络，它们分别起于手部五指之间，由此再向上会合于肘窝之中。饮酒之后，因为酒气具有慓疾滑利之性，所以它就会先随着卫气行于皮肤，充溢于浅表的络脉，而使络脉首先满盛起来。此后，倘若在外的卫气已经充溢有余，就会使在内的营气也随之满盛，进而就会使经脉中的血气也大大地充盛起来。倘若没有饮酒，经脉就突然充盛起来，发生异常的变动，那么就说明有邪气侵袭于内，并停留在了经脉自本至末的循行通路上。因为外邪侵袭人体，都是先入络后入经，所以如果经脉没有出现异常的变动，那就说明外邪尚在浮浅的络脉，此时的邪气不能走窜，就会郁而发热，从而使脉形变得坚实；如果络脉的脉形不显坚实，那就说明邪气已经深陷于经脉，并使络脉之气空虚衰竭了。凡是被邪气所侵袭了的经脉，都会出现与其他正常经脉不同的异常表现，由此我们也就可以测知是哪一条经脉感受到了邪气而发生了异常的变动。

雷公问：怎样才能知道经脉或是络脉之中发生了病变呢？黄帝说：经脉隐伏在内，因此即使其发生了病变，在体表常常也是看不到的，其虚实的变化情况只能从气口部位的脉象变化来测知。而在体表可以看到的那些经脉的病变，其实都是络脉的病变。

雷公说：我还是不能明白这样做的道理。黄帝说：所有的络脉都不能通过大关节所在的部位，因此在走行到大关节的部位时，络脉都要经过经脉所不到的地方，出于皮表，越过大关节后，再入里而与经脉相合于皮中，此外，它们相合的部位还都会在皮表部显现出来。因此，凡是针刺络脉的病变，都必须刺中其有瘀血结聚的地方，才能取得良好的疗效。而对于血气郁积的病证，虽然它还没有出现瘀血结聚的现象，但也应该尽快采用刺络的方法去进行治疗，以泻除其病邪而放出其恶血；如果把恶血留在体内，就会导致血络凝滞、闭塞不通的痹证。在诊察络脉病变的时候，如果络脉所在的部位呈现青色，那就表明这是寒邪凝滞于内，气血不通而痛的病证；如果络脉所在的部位呈现红色，那就表明这是体内有热的病证。例如，胃中有寒的病人，其手鱼际部的络脉大多都会呈现出青色；而胃中有热的病人，其鱼际部的络脉就会呈现出红色。络脉所在部位突然呈现出黑色的，那就说明这是留滞已久的痹病。络脉所在部位的颜色时而发红、时而发黑、又时而发青的，那就说明这是寒热相兼的病证。颜色发青且脉络短小的，那是元气衰少的征象。一般在针刺邪在浅表以致寒热并作的病证时，因为病邪尚未深入于经，所以就应该多刺浅表的血络，同时还必须隔日一刺，直到把恶血完全泻尽才能停止，然后才可以再根据病证的虚实来进行调治。络脉色青且脉形短小的，是属于元气衰少的病证。如果对元气衰少很严重的病人使用了泻法，就会使他感到心胸烦闷，烦闷至极就会出现昏厥倒地、不能言语等症状。因此，对于这种病人，在他已有烦闷感而尚未昏仆的时候，就应该立即将他扶起，成半坐半卧位，再施以急救。

【提要】

本段说明了经脉与络脉的关系及其受邪时的不同表现，以及经脉病变和络脉病变的诊治方法。

【讨论】

对于本节中“足太阴过于外踝之上”一句，马莳认为其意是指其通常可以见到的，只有足太阴脾经的经脉经过于足部外踝上方的那一部分；而张介宾则认为“足太阴”应当改作“手太阴”，此句的意思应该是指其通常可以见到的，只有手太阴肺经的经脉经过于手外髁骨之上的那一部分。因下文中有“经脉者，常不可见也，其虚实也，以气口知之”等句，从侧面证明了在经脉之中只有手太阴肺经的经脉是可以在体表被诊察到的，所以在马、张两人的注释中，以张氏的见解较为合理。此外，“踝”字也并非都是指脚踝的意思，如前文中在介绍手太阳小肠经的循行路线时，就有“出踝中”之句，而这里的踝字就是指手腕后方尺侧部隆起的骨头，而非脚踝，其意与“髁”相通。所以，本注释从张氏之说。

【原文】

手太阴之别，名曰列缺[1]。起于腕上分间[2]，并太阴之经，直入掌中，散入于鱼际。其病实则手锐[3]掌热；虚则欠㰦[4]，小便遗数，取之去腕半寸[5]。别走阳明也。

手少阴之别，名曰通里。去腕一寸半[6]，别而上行，循经入于心中，系舌本，属目系。其实则支膈[7]，虚则不能言。取之掌后一寸，别走太阳也。

手心主之别，名曰内关。去腕二寸，出于两筋之间，循经以上，系于心包络。心系实则心痛，虚则为头强。取之两筋间也。

手太阳之别，名曰支正。上腕五寸，内注少阴；其别者，上走肘，络肩髃。实则节弛肘废；虚则生肬[8]，小者如指痂疥[9]，取之所别也。

手阳明之别，名曰偏历。去腕三寸，别入太阴；其别者，上循臂，乘肩髃，上曲颊[10]

偏齿；其别者，入耳，合于宗脉[11]。实则龋聋，虚则齿寒痹隔[12]。取之所别也。

手少阳之别，名曰外关，去腕二寸，外绕臂，注胸中，合心主。病实则肘挛，虚则不收。取之所别也。

【注释】

[1] 手太阴之别，名曰列缺：每经之络脉，都以其从正经分出之处的腧穴的名字来命名。

[2] 分间：就是指分肉之间。

[3] 手锐：即指手的锐骨部，也就是指手掌后方之小指侧的高骨。

[4] 欠𠲿：欠，就是呵欠；𠲿，音去，是形容张口的样子。欠𠲿，就是形容呵欠时张口伸腰的样子。

[5] 去腕半寸：列缺穴在手掌后方距离腕关节一寸五分的地方，因此原文中之“去腕半寸”当为“去腕寸半”之误。

[6] 去腕一寸半：通里穴在手掌后方距离腕关节一寸的地方，因此原文中之“去腕一寸半”当为“去腕一寸”之误。

[7] 支膈：就是指胸膈间支撑做胀以致感觉不舒畅的病证。

[8] 肬：音油，通“疣”，即指赘肉。

[9] 痂疥：是古代的一种皮肤病。

[10] 曲颊：即指下颌后方之下颌骨的弯曲处，在耳垂的下方。因其形状屈曲，故名。

[11] 宗脉：即指聚结于耳中的经脉。

[12] 痹隔：痹，就是闭塞不通的意思。痹隔，就是胸膈间闭塞不通的意思。

【语译】

手太阴肺经别出的络脉，名叫列缺。它起始于手腕上部的分肉之间，由此而与手太阴肺经的正经并行，直入于手掌内侧，并散布于鱼际的部位。倘若它发生病变，其属于实证的，就会出现腕后之锐骨部与手掌部发热的症状；而其属于虚证的，就会出现张口呵欠、小便失禁或频数等症状。对于以上这些病证，都可以取用位于腕后一寸半处的列缺穴来进行治疗。这条络脉就是手太阴肺经走向并联络于手阳明大肠经的主要分支。

手少阴心经别出的络脉，名叫通里。它从手掌后方距离腕关节一寸处别行分出，由此而沿着手少阴心经的正经向上走行，并进入心中，然后再向上循行而联系于舌根，并连属于眼球内连于脑的脉络。倘若它发生病变，其属于实证的，就会出现胸膈间支撑不舒的症状；而其属于虚证的，就会出现不能言语的症状。对于以上这些病证，都可以取用位于手掌后方一寸处的通里穴来进行治疗。这条络脉就是手少阴心经走向并联络于手太阳小肠经的主要分支。

手厥阴心包经别出的络脉，名叫内关。它在距离腕关节两寸处，从两筋的中间别行分出，由此再沿着手厥阴心包经的正经向上走行，而联系于心，并包绕联络于心脏与其他脏腑相联系的脉络。倘若它发生病变，其属于实证的，就会出现心痛的症状；而其属于虚证的，就会出现头颈部僵硬强直的症状。对于以上这些病证，都可以取用位于手掌后方、两筋之间的内关穴来进行治疗。

手太阳小肠经别出的络脉，名叫支正。它从腕关节上方五寸的地方别行分出，由此再向内走行而注于手少阴心经之中；它有一条别行的支脉，在支正穴处别行而出，此后就向上走行，到达肘部，然后再向上循行，而联络于肩髃穴所在的部位。倘若它发生病变，其属于实证的，就会出现骨节弛缓，肘关节痿废而不能活动等症状；而其属于虚证的，就会在皮肤上生出赘疣，其中小的就像指头中间干结作痒的痂疥一样大小。对于以上这些病证，都可以取用手太阳小肠经的络脉从其本经所别出之处的络穴——支正穴来进行治疗。

手阳明大肠经别出的络脉，名叫偏历。它在手掌后方距离腕关节三寸的部位从本经分出，由此而别行并进入于手太阴肺经的经脉；它的一条别行的支脉，在偏历穴处别行而出，然后就沿着手臂上行，经过肩髃穴所在的部位，再向上走行，而到达曲颊的部位，进而斜行到牙根部并联络之；它的另一条别出的支脉，走入耳中，而与耳部的宗脉相会合。倘若它发生病变，其属于实证的，就会发生龋齿、耳聋等病证；而其属于虚证的，就会出现牙齿发冷，胸膈间闭塞不畅等症状。对于以上这些病证，都可以取用手阳明大肠经的络脉从其本经所别出之处的络穴——偏历穴来进行治疗。

手少阳三焦经别出的络脉，名叫外关。它在手掌后方距离腕关节两寸的部位从本经分出，由此而向外绕行于臂部，然后再向上走行，注于胸中，而与手厥阴心包经相会合。倘若它发生病变，其属于实证的，就会出现肘关节拘挛的症状；而其属于虚证的，就会出现肘关节弛缓不收的症状。对于以上这些病证，都可以取用手少阳三焦经的络脉从其本经所别出之处的络穴——外关穴来进行治疗。

【提要】

本段介绍了各手经之络脉的名称、循行路线及其发病时的症状表现。

【原文】

足太阳之别，名曰飞扬。去踝七寸，别走少阴。实则鼽窒，头背痛；虚则鼽衄。取之所别也。

足少阳之别，名曰光明。去踝五寸，别走厥阴，下络足跗。实则厥，虚则痿躄[1]，坐不能起。取之所别也。

足阳明之别，名曰丰隆。去踝八寸，别走大阴；其别者，循胫骨外廉，上络头项，合诸经之气，下络喉嗌。其病气逆则喉痹瘁喑[2]。实则狂巅[3]，虚则足不收，胫枯。取之所别也。

足太阴之别，名曰公孙。去本节之后一寸，别走阳明；其别者，入络肠胃。厥气上逆则霍乱[4]，实则肠中切痛，虚则鼓胀[5]。取之所别也。

足少阴之别，名曰大钟。当踝后绕跟，别走太阳；其别者，并经上走于心包下，外贯腰脊。其病气逆则烦闷，实则闭癃[6]，虚则腰痛。取之所别者也。

足厥阴之别，名曰蠡沟。去内踝五寸，别走少阳；其别者，经胫上睾，结于茎。其病气逆则睾肿卒疝。实则挺长，虚则暴痒。取之所别也。

任脉之别，名曰尾翳[7]。下鸠尾，散于腹。实则腹皮痛，虚则痒搔。取之所别也。

督脉之别，名曰长强，挟膂上项，散头上，下当肩胛左右，别走太阳，入贯膂。实则脊强，虚则头重，高摇之，挟脊之有过者[8]。取之所别也。

脾之大络，名曰大包，出渊腋[9]下三寸，布胸胁，实则身尽痛，虚则百节尽皆纵。此脉若罗络之血者，皆取之脾之大络脉也。

凡此十五络者，实则必见，虚则必下。视之不见，求之上下。人经不同，络脉异所别也。

【注释】

［1］痿躄：痿，就是痿软无力的意思；躄，音毕，就是足不能行的意思。痿躄，是指一种以下肢痿软无力，以致不能行走为特征的病证。

［2］瘁喑：马莳认为“瘁”字应该作“猝”字解，也就是突然的意思。瘁喑，就是突然失音，不能言语的意思。

［3］巅：同“癫”字。

［4］霍乱：病名。其发作时上吐下泻，挥霍缭乱，故名霍乱。

［5］鼓胀：就是腹胀如鼓的意思。

［6］闭癃：闭，是指大便闭结；癃，是指小便不通。

［7］尾翳：是鸠尾穴的别名。

［8］挟脊之有过者：过，在此就是发生病变的意思。挟脊之有过者，是指夹行于脊柱两侧部位的络脉发生病变而引起的病证。

［9］渊腋：穴位名。其穴在腋下三寸处，属于足少阳胆经。因为大包穴在腋下六寸处，正好位于渊腋穴下方三寸的地方，所以就用“渊腋下三寸”来作为寻取大包穴的标准。

【语译】

足太阳膀胱经别出的络脉，名叫飞扬。它在足之上方、距离外踝七寸的部位从本经分出，由此而别行并走向足少阴肾经的经脉。倘若它发生病变，其属于实证的，就会出现鼻塞不通、头背部疼痛等症状；而其属于虚证的，就会出现鼻塞或鼻出血。对于以上这些病证，都可以取用足太阳膀胱经的络脉从其本经所别出之处的络穴——飞扬穴来进行治疗。

足少阳胆经别出的络脉，名叫光明。它在足之上方、距离外踝五寸的部位从本经分出，由此而别行并走向足厥阴肝经的经脉，然后再向下走行，而联络于足背部。倘若它发生病变，其属于实证的，就会出现下肢厥冷的症状；而其属于虚证的，就会出现下肢痿软无力以致难以步行，以及坐下后就不能再起立等症状。对于以上这些病证，都可以取用足少阳胆经的络脉从其本经所别出之处的络穴——光明穴来进行治疗。

足阳明胃经别出的络脉，名叫丰隆。它在足之上方、距离外踝八寸的部位从本经分出，由此而别行并走向足太阴脾经的经脉；它有一条别行的支脉，在丰隆穴处别行而出，然后就沿着胫骨的外缘向上走行，一直走到头项部，与其他各经的经气相会合，然后再向下走行，并最终联络于咽喉部。如果它的脉气向上逆行，就会导致咽喉肿闭、突然失音而不能言语等病证。如果它的经脉发生病变，其属于实证的，就会出现神志失常的癫狂证；而其属于虚证的，就会出现两足弛缓不收，小腿部肌肉枯痿等症状。对于以上这些病证，都可以取用足阳明胃经的络脉从其本经所别出之处的络穴——丰隆穴来进行治疗。

足太阴脾经别出的络脉，名叫公孙。它在足大趾本节后方一寸远的地方从本经分出，由此而别行并走向足阳明胃经的经脉；它有一条别行的支脉，向上走行，进入腹部而联络于肠胃。如果它的脉气厥逆上行，就会导致吐泻交作的霍乱。如果它的经脉发生病变，其属于实证的，就会出现腹部痛如刀绞的病证；而其属于虚证的，就会出现腹胀如鼓的病证。对于以上这些病证，都可以取用足太阴脾经的络脉从其本经所别出之处的络穴——公孙穴来进行治疗。

足少阴肾经别出的络脉，名叫大钟。它从足内踝的后方别行分出，由此再环绕足跟至足的外侧，而走向足太阳膀胱经的经脉；它有一条别行的支脉，与足少阴肾经的正经并行而上，抵达心包络，然后再向外下方走行，贯穿腰脊。如果它的脉气上逆，就会出现心烦胸闷的症状。如果它的经脉发生病变，其属于实证的，就会出现二便不通的症状；而其属于虚证的，就会出现腰痛的症状。对于以上这些病证，都可以取用足少阴肾经的络脉从其本经所别出之处的络穴——大钟穴来进行治疗。

足厥阴肝经别出的络脉，名叫蠡沟。它在足之上方、距离内踝五寸的部位从本经分出，由此而别行并走向足少阳胆经的经脉；它有一条别行的支脉，经过胫部而上行至睾丸，并聚结于阴茎。如果它的脉气上逆，就会导致睾丸肿大，突发疝气。如果它的经脉发生病变，其属于实证的，就会导致阴茎勃起而不能回复；其属于虚证的，就会出现阴部奇痒难忍等症状。对于以上这些病证，都可以取用足厥阴肝经的络脉从其本经所别出之处的络穴——蠡沟穴来进行治疗。

任脉别出的络脉，名叫尾翳。它起始于胸骨下方的鸠尾穴处，由此再向下散于腹部。倘若它发生病变，其属于实证的，就会出现腹部皮肤疼痛的症状；而其属于虚证的，就会出现腹部皮肤瘙痒的症状。对于以上这些病证，都可以取用任脉的络脉从其本经所别出之处的络穴——尾翳穴来进行治疗。

督脉别出的络脉，名叫长强。它起始于尾骨尖下方的长强穴处，由此再夹着脊柱两旁的肌肉向上走行到项部，并散于头上，然后再向下走行到肩胛部的附近，此后就别行走向足太阳膀胱经，并深入体内，贯穿脊柱两旁的肌肉。倘若它发生病变，其属于实证的，就会出现脊柱强直以致不能俯仰的症状；而其属于虚证的，就会出现头部沉重、振摇不定等症状。以上这些症状都是由本条络脉之夹行于脊柱两侧的部分发生病变而引起的；对于这些病证，都可以取用督脉的络脉从其本经所别出之处的络穴——长强穴来进行治疗。

脾脏的大络，名叫大包。它起始于渊腋穴下方三寸处，由此再散布于胸胁。倘若它发生病变，其属于实证的，就会出现全身各处都疼痛的症状；而其属于虚证的，就会出现周身骨节都弛纵无力的症状。此外，当它发生病变时，还会使大包穴附近出现网络状的血色斑纹。对于以上这些病证，都可以取用脾之大络从其本经所别出之处的络穴——大包穴来进行治疗。

以上所说的十五条络脉，它们在发病时，凡是属于脉气壅盛所致之实证的，其脉络都必然会变得明显突出而容易看到；凡是属于脉气虚弱所致之虚证的，其脉络都必然会变得空虚下陷而不易察知。如果在络穴所在部位的体表处看不到任何异常的现象，那么就应当到该穴所在部位的附近去仔细观察。人的形体有高矮胖瘦的区别，因而其经脉就会有长短的不同，而其络脉所别行分出的部位也就多少会有一些差异（所以医者在诊察病情时，都应当灵活变通，而不能执一而求）。

【提要】

本段介绍了各足经、任督二脉之络脉以及脾之大络的名称、循行路线及其发病时的症状表现。介绍了络脉在发生虚实病变时所出现的不同外在表现，并说明了在诊察病情时应当因人而异的原因。

【讨论】

关于经络辨证问题。

本篇是《内经》中论述经脉最完整、系统的一篇。它依次详细地说明了十二经脉的名称、循行径路，列举了每经的“是动病”、“所生病”和虚实病候及其脉象，提出了治疗原则，还讲述了五阴经气绝时的病候，说明了十五络脉的名称、循行径路和虚实病候。本篇指出，经脉具有“决死生，处百病，调虚实”的重要作用，并从生理、病理、诊断、治疗四个方面全面讨论了有关经脉的问题，因此，比较完整地提出了一个经络辨证的纲领，具有重要的指导意义。

1. 经络辨证的依据　经络是人体内气血运行的通路。人体的五脏六腑、四肢百骸、五官九窍、皮肉脉筋骨，所以能够发挥正常的生理功能，都要依靠水谷精微化生的血气来濡养灌溉，而血气布达全身，必须通过经络才能运行不息和传注全身。关于经脉、血气和全身生理功能的关系，本篇说："谷入于胃，脉道以通，血气乃行。"《灵枢·九针论》说："人之所以生成者，血脉也。"《灵枢·本藏》说："人之血气精神者，所以奉生而周于性命者也；经脉者，所以行血气而营阴阳，濡筋骨，利关节者也。"

经络又是联系脏腑、肢节，沟通表里、上下的独特系统。人体不但依靠经脉和络脉运行气血，而且也依靠经络网络交错、循行全身，把人体的上下内外、五脏六腑联系起来。《灵枢·海论》说："夫十二经脉者，内属于藏府，外络于肢节。"本篇指出，经脉"内次五藏，外别六府"。《难经·二十三难》说："经脉者，行血气，通阴阳，以荣于身者也。……别络十五，皆因其原，如环无端，转相灌溉。"这些论述，都说明了经络是人体各部分的联络通路。

经脉运行血气、联系沟通全身是有一定部位和顺序的，这就是经脉的循行径路和走向规律。每一条经脉，都通过其循行把所属的脏腑和构成表里关系的脏腑联系起来。如手太阴肺经起于中焦，止于大指次指之端，中间经过并联络所主的肺和与肺相互表里的大肠。十二经脉之间的承接也是有一定顺序的，总是表里相接，阴阳相承。它的顺序是：手太阴肺经——手阳明大肠经——足阳明胃经——足太阴脾经——手少阴心经——手太阳小肠经——足太阳膀胱经——足少阴肾经——手厥阴心包经——手少阳三焦经——足少阳胆经——足厥阴肝经，周而复始。手经足经、阴经阳经的走向也是有一定规律的，即：手之三阴，从脏走手；手之三阳，从手走头，足之三阳，从头走足，足之三阴，从足走腹。手三阴经分布在手臂臑部的内侧：太阴在前，厥阴居中，少阴在后。手三阳经分布在手臂臑部的外侧：阳明在前，少阳居中，太阳在后。足三阳经从头面部下行，在躯干部的分布是：太阳行身之背，阳明行身之前，少阳行身之侧。至下肢部则循行于股胫外侧：阳明在前，少阳在中，太阳在后。足三阴经在下肢部循行于胫股内侧，上行于胸腹，在内踝八寸以下：厥阴在前，太阴在中，少阴在后；在内踝八寸以上：太阴在前，厥阴在中，少阴在后。本篇对每一经脉的循行和走向，都作了详细、完整的叙述。

在生理状态下，经脉依照循行径路和走向规律运载血气而流行不息。脉道通，血气和，则全身脏腑、肢节维持正常的生理功能。但是，在致病因素的作用下，经脉运行血气和沟通联系功能就会出现异常变化，而出现病变。由于经络内属脏腑，外络肢节，因此，不但经络本身可以受邪，而且可以成为病邪出表及里、由里出表的传变途径。《素问·缪刺论》说："夫邪之客于形也，必先舍于皮毛，留而不去，入舍于孙脉，留而不去，入舍于络脉，留而不去，入舍于经脉，内连五藏，散于肠胃，阴阳俱感，五藏乃伤，此邪之从皮毛而入，极于五藏之次也。"同时，内部脏腑的病变，也可以循经络反映于体表。如《素问·藏气法时论》说："肝病者，两胁下痛引少腹。"所述疼痛部位，正是足厥阴肝经循行之处。又如《灵枢·邪客》说："肺心有邪，其气留于两肘；肝有邪，其气留于两腋；脾有邪，其气留于两髀；肾有邪，其气留于两腘。"肘、腋、髀、腘正是该脏所属经络在肢体上必经之处。从中可以看出，脏腑发病，可以反映于经脉。正是由于经络内属脏腑，外络肢节，循行有序，在病理状态下，成为病邪传变的途径，因此，它所出现的病候，就表现出一定的规律性，即：每一经脉的生理活动范围与病理反应部位基本上是一致的。经络系统能够有规律地反映出若干病候。据此总结出了经络辨证的方法。根据病证和部位，就可诊断病邪所在的部位和深浅程度，如任何经络，在何脏腑，或在经络，或在脏腑，还可以辨别疾病的性质属虚或属实，从而确定治疗原则。如出现下齿痛、颈肿、大指次指不用等病候，其病候出现的部位，恰好是在手阳明大肠经的循行径路上，可以诊断疾病位是在手阳明大肠经。如经脉所过之处，发热而肿，进一步还可以诊断疾病的性质属于该经经气有余的实证。根据这一诊断，依经选穴或按经用药。如果病变到了严重阶段，还可以根据各经经绝时出现的证候，判断预后。这就是本篇所说“经脉者，所以能决死生，处百病，调虚实”的道理，也是经络辨证的依据。

2. 关于“是动病”、“所生病” 十二经脉内属脏腑，外络肢节，循行有序。因此，在病因作用下，受累的经脉以及所络属的脏腑必然会产生相应的病理变化。本篇在详述十二经脉循行径路的基础上，列举了每一经脉在病因作用下产生的一系列病候，提出了“是动病”、“所生病”的问题。关于“是动病”、“所生病”的含义，历代注家从不同的角度作了许多有益的探讨和解释。其中代表性的观点，有以下几种：

（1）是动在气，所生在血之说：《难经·二十二难》说：“经言脉有是动，有所生病。一脉辄变为二病者，何也？然经言是动者，气也；所生病者，血也。邪在气，气为是动；邪在血，血为所生病。气生煦之，血主濡之。气留而不行者，为气病也；血壅而不濡者，为血后病也。故先为是动，后所生病也。”这一观点，后世注家多认为是不符合经文本意的。如马莳说：“难经二十二难，以是动为气，所生为血，即动二宇，分为气血，乃难经之臆说耳。”张景岳说：“观此以是动为气，所生为血，先病为气，后病为血，若乎近理，然细察本篇之义，凡在五藏，则各言藏所生病，凡在六府，则或言气或言血，或脉或筋，或骨或津液，共所生病，本各有所主，非以血气二字，统言十二经者也。难经之言，似非经旨。”

（2）是动在经络，所生在脏腑之说：张景岳认为：是动病，“则变常而为病”；所生病，即脏腑所生病。如在肺，即为肺所生病，在心，即为心所生病。对是动、所生病并没有加以严格的区分。但是，对足阳明胃经的虚实病候所作的两条注释却值得注意。一条是在“气盛则身以前皆热，其有余于胃，则消谷善饥，溺色黄”文下，张注：“此阳明实热，在经在藏之辨也。”另一条在“气不足则身以前皆寒栗，胃中寒则胀满”文下，张注：“此阳明虚寒，在经在藏之辨也。”这两条注释本身是无可非议的，提出了一个辨别病位在经在脏的问题。但是，后人加以延伸扩大，推论出是动病在经络，所生病在脏腑的观点，就难以自圆其说了。试以手太阴肺经的病变为例：“是动则病肺胀满，膨膨而喘咳，缺盆中痛，甚则交两手而瞀，此为臂厥。是主肺所生病者，咳，上气，喘，渴，烦心，胸满，臑臂内廉痛厥，掌中热。”在是动病中，既有“喘咳”、“肺胀满”这样一些在脏的病候，也有“缺盆中病”、“臂厥”这样一些在经络的病候。在所生病中，既有“喘渴”、“胸满”这样一些在脏的病候，也有“臑臂内前廉痛”、“掌中热”这样一些在经络的病候。其他各经均有这类情况。因此，很难以是动在经络，所生在脏腑的观点来统论十二经之“是动病”、“所生病”。

（3）是动因于外，所生因于内之说：张隐庵认为：是动者病因于外，所生者病因于内。凡病有因于外者，有因于内者。有因外而及于内者，有因于内而及于外者。有外内之兼病者。本篇统论脏腑经气，故曰“肺手太阴之脉”，曰是动，曰所生。治病者，当随其所见之证，以别内外之因，又不必先为是动，后及所生，而病证之毕具也。张隐庵虽然提出了从病因不同来区别是动病、所生病，但是，在临床上，他又主张不必拘执。实际上也无法拘执，因为，从经文本身看不出是动病因于外，所生病因于内。

（4）《灵枢经白话解》（陈璧琉，郑卓人合编）认为，是动病，就是"指本经经脉因外邪的引动而发生的疾病"；所生病，"指与本经相连属的脏腑所发生的疾病。张隐庵说：'所生者，病因于内。'就是说明因'内因'而发的意思。"简言之，"是动病"，病因是外邪，病位在经脉；"所生病"，病因是内伤，病位在脏腑。所以看出，这实际上是（2）、（3）两种观点的综合。

总观各家之说，大致是从病位和病因两个方面来解释和区分"是动病"、"所生病"。如《难经》的在气在血之说，后世的在经在脏之说，都是从病位上来解释的。张隐庵则是从病因上来解释的。但是，不论从病因或从病位上，都没有能够圆满地解释或区分"是动病"和"所生病"，正如丹波元简所说："盖是动所生，其义不明晰，亦未知孰是。"学习本篇后，笔者的一点粗浅看法是，列举十二经脉是动病、所生病和虚实病候的意义，在于提出经络辨证的诊断方法和纲领。古人根据丰富的临床经验和当时的人体知识，把大量的、常见的病候，与经脉的循行规律，结合经脉所络属的脏腑的生理病理特点，以及经气的逆顺和调作了广泛的联系，进行了粗略的定位归类，分属于十二经脉。又结合人迎、气口脉象的变化进一步诊断疾病的虚实分类。这一归类，对临床的指导意义是很大的。因为，这样基本上就能够通过经络辨证诊断出疾病的部位和性质，为治疗提供依据，如选择针刺的穴位和手法，还可以根据药物的归经规律，按经选药。这样，就有效地指导了临床。如出现"身以前皆热"的病候，就可以判断病在足阳明胃经，性质为实热症，治以阳明胃经的穴位，用泻法。

至于"是动病"和"所生病"的定义，由于当时对人体实际知识的不足，还不大可能从病位或病因上作出严格的区分和严密的定义。同时，由于经络和脏腑在生理上、病理上密切相关，因此，在"是动病"中，必然既有在经络的病候，又有在脏腑的病候。在"所生病"中，也是如此。学习这一部分，笔者认为，应该着重理解和掌握本篇所揭示的经络辨证的方法和纲领，并注意把经络辨证和脏腑辨证结合起来运用。至于所列举的"是动病"、"所生病"的病候，仍属举例性质。如果我们用现代的观点，给"是动病"、"所生病"下一个严密的定义，勉强去区分"是动病"、"所生病"，往往会导致脱离经文本义。

3. 学习经络学说的重要意义　经络学说是中医基础理论的重要组成部分，它和脏象学说相辅相成，构成了中医生理病理学的主要内容。就以《内经》而论，不但《灵枢》专论经络，就在《素问》八十一篇中，论及经络的就有六十余篇之多，其中还有不少是专论，可见其重要地位。从生理方面来看，五脏六腑、四肢百骸，都要依靠经脉运行气血来营养灌溉。《素问·调经论》说："人之所有者，血与气耳。"《灵枢·本藏》说："血和则经脉流行，营复阴阳，筋骨劲强，关节清利矣。"脉道通，血气和，是维持人体正常生理功能的基本条件之一。从病理方面来看，血气运行的障碍，必然会影响脏腑和全身的功能而发生一系列病变。所以，《素问·调经论》说："五藏之道，皆出于经隧，以行血气，血气不和，百病乃变化而生。"在诊断和治疗方面，经络学说的运用和指导意义就更加广泛和重要。由于经脉在正常状况下进行有规律的生理活动，在发生病变的情况下，能够有系统、有规律地反映出若干病理现象，因此，可以作为诊断的依据，而且形成了经络辨证的诊断方法。本篇一开始就强调"经脉者，所以能决死生，处百病，调虚实，不可不通。"《灵枢·卫气》说："能别阴阳十二经者，知病之所生；候虚实之所在者，能得病之高下；知六府之气街者，能知解结契绍于门户；能知虚实之坚软者，知补泻之所在；能知六经标本者，可以无惑于天下。"充分说明了通晓经脉的重要性。关于经络辨证和脏腑辨证的关系，二者是相互补充、相辅相成的。因为经络和脏腑，在生理上相互连络，相互为用，在病理变化上相互影响。本篇每一经脉的“是动病”、“所生病”，都是把经络辨证和脏腑辨证结合起来运用的。

从祖国医学的发展历史来看，在相当长的时间内，是以针灸作为主要治疗手段的，并形成了我国独特的一门治疗学——针灸学。而针灸学则是以经络学说作为其理论指导的。在这种特殊的历史条件下，大大促进了经络学说的形成和发展，使其在生理、病理、诊断和治疗各方面都具有相当的完整性和系统性，成为中医理论中最完整、丰富和独具特点的一部分，必须努力继承和发扬。《灵枢·经别》指出：“夫十二经脉者，人之所以生，病之所以成，人之所以治，病之所以起，学之所始，工之所止也。”后世医家更有“凡治病不明脏腑经络，开口动手便错”的告诫。学习和研究经络学说，对研究中医理论，及指导各科临床和中西医结合都具有重要意义。

经络学说对临床的指导意义，已越来越被实践所证实和被人们所重视。既然在实践中证明了经络系统是确实存在的，用以指导临床又是行之有效的，那么，在人体中就应该能够找到它的物质基础。经络的实质是什么？它的物质基础又是什么？国内外研究者进行了许多实验研究和经络敏感的观察。但是，直到目前，从神经、血管、体液等不向角度都还不能圆满地解释经络实质及其物质基础。这里，值得注意的一个问题是，研究经络实质，不能脱离开经络学说形成的社会历史条件和中医理论的特点。经络学说是几千年前，在农业、手工业的经济基础上形成和发展起来的。它对人体的了解，是在直观的条件下，从整体和活体进行观察的。这就形成了中医理论包括经络和脏象学说在内的许多优点和不足之处。这一问题，这里不作更多的阐述。不可忽视的一点是，中医关于脏腑、经络等组织器官的概念，是从其表现出来的整体功能上来进行观察和归纳的。因此，它和从解剖实体人而建立起来的关于组织器官的概念有很大的差异。这样，就很难用单一的物质结构来探讨经络的物质基础，不好用中西医对照和对号的简单方法来说明经络的实质。笔者认为，把握了这个特点，也许会有助于加快经络研究的步伐。相信在探讨经络实质的研究过程中，必然会促进中西医理论的发展、提高和结合，而经络实质的揭示，也必将使古老的经络学说放射出新的光辉。

灵枢·营卫生会第十八

【导读】

生，指生成；会，指会合。本篇主要论述了营气与卫气的生成、运行、会合以及营卫运行与睡眠的关系，并提出了三焦的部位划分、功能特点。

【原文】

黄帝问于岐伯曰：人焉受气？阴阳焉会？何气为营？何气为卫？营安从生？卫于焉会？老壮不同气，阴阳异位，愿闻其会。

岐伯答曰：人受气于谷，谷入于胃，以传与肺[1]，五藏六府，皆以受气，其清者为营，浊者为卫[2]，营在脉中，卫在脉外，营周不休，五十而复大会[3]，阴阳相贯，如环无端[4]。卫气行于阴二十五度，行于阳二十五度[5]，分为昼夜，故气至阳而起，至阴而止[6]。故曰：日中而阳陇[7]为重阳，夜半而阴陇为重阴。故太阴主内，太阳主外[8]，各行二十五度，分为昼夜。夜半为阴陇，夜半后而为阴衰，平旦阴尽而阳受气[9]矣。日中而阳陇，日西而阳衰，日入阳尽而阴受气矣。夜半而大会，万民皆卧，命曰合阴[10]，平旦阴尽而阳受气，如是无已，与天地同纪[11]。

黄帝曰：老人之不夜瞑[12]者，何气使然？少壮之人，不昼瞑者，何气使然？岐伯答曰：壮者之气血盛，其肌肉滑，气道[13]通，营卫之行不失其常，故昼精[14]而夜瞑。老者之气血衰，其肌肉枯，气道涩，五藏之气相抟[15]，其营气衰少而卫气内伐[16]，故昼不精，夜不瞑。

【注释】

［1］以传与肺："以"，《甲乙经》和王冰注《素问·平人气象论》引《灵枢》文均作"气"，可从。气传与肺，指水谷精气经脾的"升清"作用上传于肺。

［2］清者为营，浊者为卫：清浊，指营卫之气的性质而言。唐宗海《中西汇通医经精义》说："清浊以刚柔言，阴气柔和为清，阳气刚悍为浊。"

［3］五十而复大会：营卫之气一昼夜各自运行五十周后，会合一次。因为是五十周之后的会合，故名"大会"。

［4］阴阳相贯，如环无端：张介宾注："其十二经脉之次，则一阴一阳，一表一里，迭行相贯，终而复始，故曰如环无端也。"

［5］卫气行于阴二十五度，行于阳二十五度：指卫气循行的部位，阳指体表，阴指体内。二十五度即二十五周。

［6］气至阳而起，至阴而止：体表为阳，体内为阴。卫气行于体表，则人寤而起来活动；行于体内，则人停止活动，寐而休息。

［7］陇：通"隆"，盛大。

［8］太阴主内，太阳主外：太阴指手太阴肺经，太阳指足太阳膀胱经。内，指营气；外，指卫气。营气行于脉中，始于手太阴肺经而复合于手太阴，故说"太阴主内"。卫气行于脉外，始于足太阳膀胱经而复合于足太阳，故说"太阳主外"。

［9］平旦阴尽而阳受气：平旦之时，卫气从阴出于阳，阴分之卫气已衰，而阳分开始接受卫气。

［10］夜半而大会，万民皆卧，命曰合阴：夜半子时阴气最盛，营卫二气俱行于阴分而大会，故曰“合阴”，此时机体处于休息状态，故说“万民皆卧”。

［11］与天地同纪：纪，法则，规律。意指人体营卫二气运行与天地阴阳变化规律相统一。

［12］瞑：通“眠”，睡眠。

［13］气道：营卫之气运行的道路。

［14］昼精：指白天精神清爽，精力充沛。

［15］五藏之气相抟：抟，《医统》作“搏”，可从。“五藏之气相抟”，指五脏功能不协调。

［16］营气衰少而卫气内伐：营气衰少，指营卫之气俱少；卫气内伐，指卫气内扰而营卫运行紊乱。

【语译】

黄帝问岐伯说：人体的精气是从何处来的？阴阳二气是怎样交会的？什么气叫营气？什么气叫卫气？营气是从何而来？卫气如何与营气交会？老年人与壮年人气的盛衰不同，阴阳二气的循行位置也不同，我想知道它们是怎么交会的。

岐伯回答说：人的精气来源于饮食水谷，水谷先入胃，经过消化吸收，化生精微，其精微上传到肺，通过肺气的输布，使五脏六腑都能得到精气的充养。精气中具有柔和精粹性质的是营气，具有剽悍性质的是卫气，营气运行于脉中，卫气运行于脉外，营运全身，周流不止，一昼夜各在人身循行五十周，然后会合一次，这样沿着十二经脉阴阳表里的次序运行，如环一样循环无端。卫气夜行于阴分二十五周，日行于阳分二十五周，分为白天与黑夜各行一半。卫气运行到人体阳经时人醒而起来活动，运行到阴经时人卧而睡眠。所以说，中午阳气最盛，称为重阳；夜半子时阴气最盛，称为重阴。营气的循行，始于手太阴而复会于手太阴，故太阴主内；卫气循行始于足太阳而复会于足太阳，故太阳主外。营气和卫气白天和黑夜在全身各运行二十五周。夜半是阴气最盛的时候，夜半以后阴气渐衰，至黎明时分阴气尽而阳气渐盛；中午阳气最盛，日西则阳气渐衰，日落阳气衰而阴气渐盛。到了半夜，人的营气在阴分，卫气也在阴分，是相互会合的时候，人们都已经入睡，称为“合阴”。到天明时分阴气衰尽，阳气渐盛。营卫的运行，就是如此循环不止，和天地阴阳变化的规律相统一。

黄帝说：老人夜不能眠，是什么气使他这样呢？少壮之人白天不睡眠，又是什么气使他这样呢？岐伯回答说：少壮之人气血充盛，肌肉润滑，营卫之气运行的道路通畅，营卫之气运行正常，所以白天精神清爽，精力充沛，晚上睡眠安稳。老年人气血衰弱，肌肉干枯，营卫之气运行的道路涩滞，五脏的功能不协调，营卫之气衰少，卫气内扰，营卫运行紊乱，所以白天精神不饱满，夜晚睡眠不安稳。

【提要】

本段论述了营卫之气的生成、特性、循行、会合规律，并以老人与少壮之人的精神和睡眠为例，说明营卫二气与人体生理活动的关系。

1. 营卫之气的生成、特性、循行、会合规律

（1）生成：均为水谷精气所化，即“受气于谷，谷入于胃，以传与肺，五藏六府，皆以受气。”

(2) 特性："清者为营，浊者为卫"，即营气特性柔和，卫气特性刚悍。

(3) 循行：本篇提出"营在脉中，卫在脉外"，营气行于脉中，与津液结合化为血液，奉养周身，昼夜共行五十周；卫气行于脉外，散行于肌肉、皮肤、胸腹、脏腑，昼夜共行五十周。营卫具体运行线路各不相同，《内经》多部篇章中都有记载。营气运行，据《灵枢·营气》所述，其运行主体线路循十二经脉之顺序进行，始于手太阴肺，终于足厥阴肝，复还于手太阴肺，其支别线路是从足厥阴别出，循督脉，过任脉，复入于手太阴肺经。此外，据《灵枢·脉度》和《灵枢·五十营》等篇，还提出了营气行于二十八脉之说。卫气慓疾滑利，运行不受血脉约束而散行全身，归纳《内经》多篇文章，大致有三种线路：其一，据《灵枢·卫气》载："其浮气之不循经者，为卫气，其精气之行于经者，为营气。阴阳相随，外内相贯，如环之无端。"即卫气行于脉外，与营气并行。其二，据《灵枢·卫气行》：卫气运行线路为白天在足太阳、手太阳、足少阳、手少阳、足阳明、手阳明运行二十五周，夜晚经阳跻脉入于阴，沿肾、心、肺、肝、脾经依次循行二十五周，至天明经阴跻脉出阴入阳，往复循环。其三，据《灵枢·邪客》载："卫气者，出其悍气之慓疾，而先行于四末分肉皮肤之间，而不休也。"《素问·痹论》亦说："其气慓疾滑利，不能入于脉也，故循皮肤之中，分肉之间，熏于肓膜，散于胸腹。"故卫气运行散行于全身，分布广泛。

(4) 会合：营卫的会合包括自会与大会。

(5) 营气自会：营气运行始于手太阴，终于足厥阴，而复会于手太阴。运行一周后在手太阴相会一次，一昼夜共会合五十次。

(6) 卫气自会：卫气始于足太阳，终于足少阴，而复会于足太阳，运行一周后在足太阳相会一次，一昼夜共相会五十次。

(7) 营卫大会：营卫各自运行五十周后，在夜半子时相会于手太阴。

2. 营卫运行与睡眠的关系

本段指出，老人昼不精、夜不瞑，少壮之人昼精、夜瞑，与营卫运行密切相关。人体正常睡眠的条件是气血盛，营卫和调，气血运行的道路通畅，营卫能够正常运行而阴阳相交。若年老气血不足，营卫之气衰少，卫阳失养而内扰营阴，营卫运行不畅，阴阳失交，导致五脏气血紊乱，神志不安而睡眠异常。

【原文】

黄帝曰：愿闻营卫之所行，皆何道从来？岐伯答曰：营出于中焦，卫出于下焦[1]。黄帝曰：愿闻三焦之所出[2]。岐伯答曰：上焦出于胃上口[3]，并咽以上，贯膈而布胸中，走腋，循太阴之分而行[4]，还至阳明，上至舌，下足阳明，常与营俱行于阳二十五度，行于阴亦二十五度，一周也。故五十度而复大会于手太阴矣。

黄帝曰：人有热饮食下胃，其气未定，汗则出[5]，或出于面，或出于背，或出于身半，其不循卫气之道而出，何也？岐伯曰：此外伤于风，内开腠理，毛蒸理泄，卫气走之[6]，固[7]不得循其道，此气慓悍滑疾，见开而出，故不得从其道，故命曰漏泄[8]。

黄帝曰：愿闻中焦之所出。岐伯答曰：中焦亦并胃中[9]，出上焦之后[10]，此所受气[11]者，泌糟粕，蒸津液[12]，化其精微，上注于肺脉，乃化而为血，以奉生身，莫贵于此，故独得行于经隧，命曰营气。

黄帝曰：夫血之与气，异名同类，何谓也？岐伯答曰：营卫者，精气也[13]，血者，神气也[14]，故血之与气，异名同类焉。故夺血者无汗，夺汗者无血[15]，故人生有两死而无两生[16]。

黄帝曰：愿闻下焦之所出。岐伯答曰：下焦者，别回肠，注于膀胱，而渗入焉。故水谷者，常并居于胃中，成糟粕，而俱下于大肠，而成下焦，渗而俱下，济泌别汁，循下焦而渗入膀胱焉。

黄帝曰：人饮酒，酒亦入胃，谷未熟而小便独先下，何也？岐伯答曰：酒者，熟谷之液也，其气悍以清，故后谷而入，先谷而液出焉。黄帝曰：善。余闻上焦如雾，中焦如沤，下焦如渎，此之谓也。

【注释】

［1］卫出于下焦：《太素》、《千金要方》、《外台秘要》等“下”均作“上”，可从。卫出于上焦，指卫气从上焦输出。

［2］三焦之所出：三焦输出水谷精微的情况。

［3］胃上口：即胃的贲门部位。

［4］循太阴之分而行：循，沿着。分，指循行部位。卫气自腑中经腋，沿着手太阴肺经循行的部位运行。

［5］其气未定，汗则出：气，指水谷之气。其气未定，指饮食水谷在胃中尚未完全化生成精微。汗则出，指随汗外出。

［6］毛蒸理泄，卫气走之：风热外侵，蒸迫皮毛，腠理开泄，卫气外散。

［7］固：《甲乙经》作“故”，可从。

［8］漏泄：病证名，外伤于风，内有热饮食入胃，而致腠理开泄，汗出如漏的病证。

［9］中焦亦并胃中：胃中，《甲乙经》及《太素》均作“胃口”，可从。中焦亦并胃中，指中焦之营气亦从胃中输出。

［10］出上焦之后：中焦营气输出的部位，在于上焦所出部位的下方。

［11］受气：接受水谷之气。

［12］泌糟粕，蒸津液：泌，滤出。蒸，蒸化、腐熟。

［13］营卫者，精气也：精，水谷精微。营卫之气都由水谷精微之气所化，故名。

［14］血者，神气也：血是水谷精微上输，经心神化赤而来，所以说血是神气所化。

［15］夺血者无汗，夺汗者无血：夺，脱失。无，通“毋”，“勿”。“无汗”、“无血”之“汗”、“血”二字，作动词用，指发汗、动血破血。血、津、汗同源，津血互化，汗源于津，故血大伤者不要再发其汗，汗大出伤津者，不要再伤其血。

［16］人生有两死而无两生：“人”后的“生”字，《甲乙经》无，可从。两，指夺血、夺汗，汗血两夺，阴阳俱失，故为危证。

【语译】

黄帝说：想听听营卫的运行，都是从什么地方开始的？岐伯回答说：营气始于中焦，卫气始于上焦。黄帝问：希望了解三焦之气输出的情况。岐伯回答说：上焦之气发出于胃上口，循食管上行，穿过膈膜，散布胸中，横走于腋下，沿手太阴肺经下行至手，从手注入手阳明大肠经上行至舌，下行交于足阳明，常与营气并行，白天运行二十五周，夜晚亦运行二十五周，昼夜循行五十周为一大周，然后总会于手太阴肺经。

黄帝说：人在热饮食下胃以后，还未完全将水谷化生为精气，可是身上就先出汗了，有的出在面部，有的出在背部，有的出于半身，并不循着卫气运行的道路而出汗，这是什么道理？岐伯说：这是外伤风邪，内有热食，使腠理开泄，皮毛被风热之邪所蒸，腠理开而汗出，卫气亦随之走泄，因此不能按正常道路循行，这种现象叫漏泄。

黄帝说：希望了解中焦之气是从哪里发出的？岐伯回答说：中焦也是出自胃上口，在上焦之下，它接受的水谷之气经过滤除糟粕，蒸发津液，将化生的精微上注入肺脉，化生出血液以奉养全身，这种最宝贵的物质能够独自通行于十二经脉之中，名叫营气。黄帝说：血与气，名字不同，但却是同一类物质，为什么这样说呢？岐伯回答说：营卫之气源于水谷精气，血液是神气的物质基础，也是由水谷精气化生而来，因此血与营卫之气，名虽不同但属同类。因此，伤了血的人不要再发其汗，伤了汗的人也不要再动其血。所以，如果伤血又脱汗则死，如果仅有伤血或仅有脱汗，则尚有生机。

黄帝说：希望了解下焦是从什么地方发出的？岐伯回答说：下焦是沿着回肠下行，下渗水液注入膀胱。因此水谷一般是在胃中消化，经过脾胃运化后的糟粕全部下行进入大肠，从而形成下焦，下行的同时水液不断过滤，分出清浊，清者渗入膀胱，浊者进入大肠。

黄帝说：人饮酒的时候，酒也随食物一起入胃，但是水谷尚未消化腐熟而小便已经先下来了，这是为什么？岐伯回答说：酒是粮食酿造的，已经是腐熟了的，所以即使在水谷之后食入，也会在食物消化之前就形成水液排出。黄帝说：太好了。我明白了，上焦弥散营养物质至全身的功能如雾露灌溉一样，中焦运化水谷功能如沤浸食物一样使之发生变化，下焦排泄糟粕功能如沟渠一样畅通无阻，这就是三焦的功能和特点。

【提要】

本段论述了三焦的部位划分、三焦之气的分布及其功能特点，并提示了血与汗之间的关系与临床意义。

1. 上焦　上焦的部位在胃上口至咽部，其气贯膈走腋，循手太阴之经而行，还至手阳明经而上至舌，下足阳明。上焦主要发挥作用的脏腑是心肺，其功能为“上焦如雾”，即上焦心肺布散水谷精微与气血的功能如同雾露一样灌溉全身。

2. 中焦　中焦的部位在胃上口之下至回肠。中焦主要发挥作用的脏腑是脾胃，其功能为“中焦如沤”，即中焦脾胃腐熟、化生水谷为精微，化生血液，并将营养上输上焦。

3. 下焦　下焦的部位在回肠以下。功能为将胃传下来的食糜经小肠分清别浊，其清者渗入膀胱，浊者注入大肠，最终将糟粕由膀胱、大肠排出体外。下焦发挥作用的脏腑有小肠、大肠、肾、膀胱，其功能为“下焦如渎”，即下焦大肠、膀胱排泄糟粕如同沟渠一样畅通无阻。

4. 血与汗之间的关系与临床意义　汗血同源，汗由阳气蒸腾津液，经汗孔排出的液体，而津血同源于水谷精微，血与津液可以互生互化，所以血与汗在生理方面同源，在病理方面可以互相影响，故临床伤了血的病人不要再发其汗，伤了汗的病人也不要再动其血，否则会使病人阴液枯竭而死。

【临床运用】

1. 营卫运行与睡眠关系的临床意义　人体正常睡眠的条件是气血盛，营卫和调，气血运行的道路通畅，营卫能够正常运行而阴阳相交。营卫之气的运行，是昼行于阳，夜行于阴。行于阳则阳分之气盛，阳主动而兴奋，故白天精力充沛，神气健旺；行于阴则阴分之气盛，阴主静而抑制，故夜晚目瞑而安寐。若营卫失调，运行之道路不通，阴阳不能相交，故白天精神疲惫，夜晚不能安睡。《灵枢·大惑论》说：“卫气不得入于阴，常留于阳。留于阳则阳气满，阳气满则阳跻盛，不得入于阴则阴气虚，故目不瞑矣。”《灵枢·邪客》亦说：“今厥气客于五藏六府，则卫气独卫于外，行于阳，不得入于阴。行于阳则阳气盛，阳气盛则阳跻陷；不得入于阴，阴虚，故目不瞑。”说明卫气不能入于阴分而与营气相交，导致阳分之气盛，而阴分之气虚是失眠的重要机制。因此，凡外感、内伤等因素，扰乱了营卫的正常运行，均有可能导致睡眠异常，如失眠、嗜睡等。临床治疗睡眠障碍，除了治疗心、肝、脾、肾之外，还应当辨证运用调和营卫之法，如《内经》用半夏秫米汤治失眠，《金匮要略》用桂枝龙骨牡蛎汤治失眠、女子梦交、男子失精、目眩等，《三因极一病证方论》用温胆汤治虚烦失眠、惊悸不宁等，皆是与应用了调和营卫之法有关。

病案一：某女，40 岁，半年前因与人吵架而致心烦不寐，难以入睡，甚至彻夜不眠，伴有头痛，头沉，五心烦热，半年来服用安定（地西泮）、舒乐安定（艾司唑仑），效果不佳，给以半夏小米汤。处方：半夏 6 g，小米适量，加水 800 毫升，沸后小火熬 20 分钟，喝粥，每晚一次。七天后睡眠大为改善；继用七天，诸症若失，随访半年无复发。[张涛等. 单方治失眠. 中医药临床杂志，2004，16（3）：291]

患者因恼怒伤肝，肝气上逆扰乱心神，使卫气行于阳而无法在夜晚入阴分，阳分亢盛，阴阳失交，故睡眠失常。本方即半夏秫米汤，半夏味辛，能直驱少阴厥逆之气，使卫气行于阴中，小米甘寒，两药合用，能起到调和阴阳的功效。《景岳全书·不寐》说：“如痰如火，如寒气水气，如饮食忿怒之不寐者，此皆内邪滞逆之扰也。总属真阴精血不足，阴阳不交，而神有不安其室耳。”故凡不寐属于阳盛阴衰、阴阳失交者，皆可服用该方。

2. “夺血者无汗，夺汗者无血”的临床指导意义　津血同源，汗血同源，从病理方面而言，若汗出太过，必然损伤津液，化血无源而血液亦亏，因此，汗脱患者，临床不可妄用耗血、破血之法伤其血，如使用活血化瘀、破血逐瘀药物，或者采用针刺放血法；同样道理，出血太多，必然伤其津液，津伤则汗液乏源。因此，血脱患者，临床不可妄用发汗之法。若不注意这点，血脱病人采用峻汗，汗脱病人伤其血，则使人津液枯竭，阴亏而亡。故文中提出“人有两死而无两生”的警示。此论点对后世医家有较大启发，张仲景在《伤寒论》中据此提出，对于平素阴血不足又有外感表证的病人禁用汗法，在其“麻黄汤”的使用中明确指出“衄家不可发汗”，“疮家不可发汗”，“亡血家不可发汗”等汗法治疗禁忌。若血虚、阴虚外感者，非汗法不得解外邪，则后世医家创立了养血解表法和滋阴解表法，如《温病条辨·汗论》中所说“汗之为物，以阳气为运用，以阴精为材料。……阳气有余，阴精不足，又为温热升发之气所铄，而汗自出，……用甘凉甘润培养其阴精为材料，以为正汗之地。”

【讨论】

“卫出于下焦”讨论。

1. 认为卫气出于上焦　《太素》、《千金要方》、《外台秘要》等“下”均作“上”。《灵枢·决气》说：“上焦开发，宣五谷味，熏肤充身泽毛，若雾露之溉，是谓气。”《灵枢·五味论》说：“辛入于胃，其气走上焦，上焦者，受气而荣诸阳者也。”卫气为阳明水谷悍气，从上焦而出，布于表阳。因为卫气有赖于上焦肺气的宣散，才能输布周身，发挥肥腠理、司开合、温分肉、充皮肤、保卫肌表、防御外邪的作用，故曰“卫出于上焦”。

2. 认为卫气出于下焦　从卫气运行来看，平旦卫气始于足太阳膀胱经而行于阳分，夜晚至足少阴肾经始，循行于五脏阴分，止于足少阴肾，而太阳膀胱与少阴肾均属于下焦，气自膀胱和肾，由下而出。张介宾解释说：“卫气属阳，乃出于下焦，下者必升，故其气自下而上，亦犹地气上为云也。”卫气属阳，以下焦肾阳为其根本，赖肾阳推动自下而上行遍全身，故曰“卫出于下焦”。

综合上述观点，卫气由中焦水谷精微所化，依赖下焦肾阳的推动运行，借助上焦肺气的宣发布散，它与全身脏腑机能密切相关。因此，可以认为，卫气“化生于中焦，关联于下焦，宣发于上焦”。

灵枢·决气第三十

【导读】

决，裁决，判断之意。本篇主要讨论了精、气、津、液、血、脉六气的区别、生成、生理功能，并举例说明了六气脱失的病理证候，以及六气与水谷之气的关系。故名“决气”。

【原文】

黄帝曰：余闻人有精、气、津、液、血、脉，余意以为一气耳，今乃辨为六名，余不知其所以然。岐伯曰：两神相搏[1]，合而成形，常先身生，是谓精。何谓气？岐伯曰：上焦开发，宣五谷味，熏肤、充身、泽毛，若雾露之溉，是谓气。何谓津？岐伯曰：腠理发泄，汗出溱溱[2]，是谓津。何谓液？岐伯曰：谷入气满[3]，淖泽[4]注于骨，骨属[5]屈伸，泄泽[6]补益脑髓，皮肤润泽，是谓液。何谓血？岐伯曰：中焦受气取汁[7]，变化而赤，是谓血。何谓脉？岐伯曰：壅遏营气，令无所避，是谓脉。

黄帝曰：六气者，有余不足，气之多少，脑髓之虚实，血脉之清浊，何以知之？岐伯曰：精脱[8]者，耳聋；气脱者，目不明；津脱者，腠理开，汗大泄；液脱者，骨属屈伸不利，色夭，脑髓消，胫酸，耳数鸣；血脱者，色白，夭然不泽，其脉空虚[9]，此其候也。

黄帝曰：六气者，贵贱何如？岐伯曰：六气者，各有部主[10]也，其贵贱善恶，可为常主[11]，然五谷与胃为大海[12]也。

【注释】

[1] 两神相搏：两神，指男女两性。搏，交合。两神相搏，指男女两性精气相合。

[2] 溱溱：众盛貌，此形容汗出很多。

[3] 谷入气满：气满，胃中水谷精气满溢。张介宾注：“谷入于胃，其气满而化液。”

[4] 淖泽：淖，泥沼。泽，液也。淖泽指水谷津液中质地较稠浊的部分。

[5] 骨属：骨与骨连接处，即关节。

[6] 泄泽：即渗出汁液。

[7] 受气取汁：受气，接受水谷精气。取汁，吸取水谷精微中精粹之汁液。

[8] 精脱：脱，失去。精脱，指精气耗散、亏损。

[9] 其脉空虚：此文前面，《甲乙经》有“脉脱者”三字，可从。

[10] 六气者，各有部主：张介宾注：“部主谓各部所主也。”指六气各有其所属之脏，如精属肾所主，气属肺所主，津液属脾所主，血属肝所主，脉属心所主。

[11] 其贵贱善恶，可为常主：贵贱，指地位主次。善恶，指正常、异常。主，指主六气的脏腑。此句意为，六气的主次、常变，分别由其所主的脏腑决定。

[12] 五谷与胃为大海：指六气以胃受纳腐熟的水谷精微作为生化的源泉。

【语译】

黄帝说：我听说人体中有精、气、津、液、血、脉，我认为是一气，现在却分作六种不同的气，我不知道这是为什么？岐伯说：阴阳二气相合产生了新的生命，在形体出现之前就存在的物质叫做精。什么是气呢？上焦开发，宣散五谷精微之气，温养皮肤，充实形体、润泽毛发，像雾露灌溉生物一样，叫做气。什么是津？腠理发泄，出很多汗，这些汗就是津。

什么是液？水谷入胃，化成精微之气充满全身，润泽的汁液渗入骨髓，使骨骼关节屈伸自如，内流补益脑髓，外渗皮肤，润泽皮肤，叫做液。什么是血？中焦脾胃消化饮食，吸收其中稠浊的精微物质，经过心神变化为赤色的液体，叫做血。什么是脉？围住营气，使其无所回避而不外溢的通道，叫做脉。

黄帝说：六气中，有的有余，有的不足，关于精气的多少，脑髓的虚实，血脉的清浊，怎么才能知道呢？岐伯说：精虚的，会耳聋；气虚的，会视物模糊不清；津亏的，会腠理开，汗大量外泄；液亏的，会使骨节屈伸不利，面色无华，脑髓不充，小腿发酸，耳鸣；血虚的，会肤色苍白而欠光泽；脉虚的，会脉中空虚。这就是六气不足的表现。

黄帝说：六气的主次是怎样的呢？岐伯说：六气各有其所属之脏，六气的主次、常变，分别由其所主的脏腑决定。但六气是以胃中水谷精微作为生化的源泉的。

【提要】

1. 精、气、津、液、血、脉六气的生成、生理功能　六气皆源于先天，依赖后天水谷精微的不断充养，其生成与生理功能分别归纳如下：

（1）精来自先天，由父母阴阳二气交合而成，是孕育新生命的原始物质，依赖后天之精的不断培育。

（2）气源于水谷精微，在上焦宣发作用下，如雾露的灌溉一般滋润全身，发挥温养皮肤，充实形体、润泽毛发的作用。

（3）津源于水谷，是质地较清稀、能滋润肌肤、并能化为汗的物质。

（4）液亦源于水谷，是质地较稠浊、能渗入骨髓使骨骼关节屈伸自如、内流补益脑髓、外渗皮肤、润泽皮肤的物质。

（5）血是水谷所化的稠浊的精微物质，经过心神变化而成的赤色液体。

（6）脉是约束营气，使其无所回避而不外溢的通道。

2. 六气脱失的病理证候表现

（1）精脱：肾藏精，开窍于耳，肾精亏损，耳失濡养，则出现耳鸣、耳聋之症。治宜补肾填精，方选耳聋左慈丸等，临床可酌加丹参、当归、石菖蒲、远志等和血开窍之品，以提高疗效。

（2）气脱：目的视觉功能除了依靠肝血滋养、肝气的条达外，也与五脏六腑功能密切相关，气是水谷精微所化，气虚则精微不布，无法上养头目，故视力功能下降。临床治疗可以采用补气升阳法，如补中益气汤等方剂皆可治疗。同时，目的功能与全身脏腑有关，若因肝肾亏损导致病变，则当补益肝肾，方选杞菊地黄丸加减。

（3）津液脱：津液是人体正常水液的总称，理论上津与液有所不同，临床也有“伤津”和“脱液”之说，但是二者之间很难截然区分，津液耗伤以脏腑组织、肌肤孔窍、筋骨经脉失于滋润濡养为主，故临床表现为多汗，骨节屈伸不利，面色无华，脑髓不充，小腿发酸，耳鸣等，治疗以养阴生津增液为大法，方可选用增液汤、生脉饮之类化裁。

（4）血脱与脉脱：血液是人体最基本的物质成分之一，发挥着濡养全身的作用，血的濡养作用可以从面色、唇舌、肌肤、毛发等方面反映出来。血液亏损则上述部位出现色泽枯槁、淡白无华，治宜补血生血，方选四物汤、八珍汤之类化裁。脉为血液运行的通道，主要起着约束血液、不让其无故溢出脉外的作用，脉脱失则血少，临床表现与治疗与“血脱”基本一致。

【临床应用】

1. 血脱临床验案

黄某，40岁，初诊1938年9月。症状：突然晨崩，血多如注，持续不止，昏厥在家，其夫急，请往诊。检查见患妇仰卧床上，昏迷不醒，面色苍白，呼吸微弱，床下置一小木盆，已盛半盆血水，四肢厥冷，脉微细无力。辨证为气血大脱，治法为益气摄血，挽阳固脱。方药：党参，附片，阿胶，黄芪，山萸肉，地榆炭。日服3剂，急煎，频频灌服。翌日往诊，言药后渐复苏，流血基本止住，精神委顿，身弱乏力，头眩心悸，舌淡苔薄，脉细无力，仍以益气摄血继进，处方：党参，黄芪，阿胶，乌贼骨，茜根炭。连服上方6剂，流血全止，神气渐复，思进饮食，后拟归脾汤合傅青主固气汤为丸巩固收功。(《中国现代名中医医案精华一·陆剑尘医案》)

本案患者因崩漏急性失血，主症见昏迷不醒，面色苍白，呼吸微弱，四肢厥冷，脉微细无力，属于《灵枢·决气》之“血脱”、“脉脱”之候，因大失血，气随血脱，故治疗当气血并治，以益气摄血固脱为大法，并以“日三剂”的剂量，频频灌服，待大失血势头缓解，再用归脾汤合傅青主固气汤巩固疗效，一方面体现补益气血的根本大法，一方面顾及气血与水谷胃气的关系，健脾益气养血，最终以丸剂调养治愈。

2. 精脱临床验案

崇川钱某，年72岁。耳鸣有年，欲求来复，其势诚难，但得稍缓，即已幸矣。其惟调理得宜，而日培根本乎。方用桂附八味丸一料，加灵磁石一两五钱（47 g)，用西党参、嫩黄芪各六两（188 g）煎膏代蜜为丸。每服四钱（12 g)，清晨滚水送下。服此一料，耳鸣大减。(《中医古籍珍稀抄本精选·竹亭医案》)

此病案属于典型的“精脱”证候，患者年老肾亏，精气虚衰，不能充养耳窍，致听力异常。治疗以填补肾精为主，配灵磁石固肾摄纳，党参、黄芪益气，服完一料即显效。

【讨论】

“六气各有部主”、“五谷与胃为大海也”探讨。

从六气的生成而言，皆以水谷之海“胃”中的水谷精微为化源，故六气可以合为一气，其间关系密切，所以在病变过程中，六气之间异常必然会互相影响，如：血虚导致津亏，气虚导致血少，津伤出现血燥，气滞出现血瘀、经停等，故临证时要从六气的相互关系上去追本溯源，分清主次，方能施治得当，取得满意疗效。此外，六气都化源于胃，若六气不足，可从补益脾胃入手，资其化源。

六气各有部主，说明六气各有所属之脏，如精藏于肾，气属于肺，津液属于脾，血属于肝，脉统于心。因此临床在治疗六气病变时，既要看到六气相互影响的一面而整体调理，又要看到六气各有五脏所属的一面，若六气脱失是其所主之脏病变直接导致，治疗就当直治所主之脏，使治疗目的明确、药效集中，以提高疗效。

灵枢·胀论第三十五

【导读】

“胀”，指从形体上可以观察到的胸腹胀大、皮肤浮肿等一类疾病。本篇列举了各种类型的胀病，如脉胀、肤胀、五脏胀、六腑胀等，讨论了这些胀病的发生原因、病理机制、症状特征、诊断和治法，故名“胀论”。

【原文】

黄帝曰：脉之应于寸口[1]，如何而胀？岐伯曰：其脉大坚以涩者，胀也[2]。黄帝曰：何以知藏府之胀也。岐伯曰：阴为藏，阳为府[3]。

【注释】

[1] 脉之应于寸口：脉，指脉象。“脉之应于寸口”，意为反应于寸口之脉象。为了强调脉象，而将“脉”字提前，放在句首。

[2] 脉大坚以涩者，胀也：张景岳：“脉大者，邪之盛也。脉坚者，邪之实也。涩因气血之虚而个能流利也。大都洪大之脉，阴气必衰。坚强之脉，胃气必损。故大坚以涩，则病当为胀。”就是说，胀病是因邪气盛实而气血两虚形成的，故在寸口表现为大坚以涩的脉象。

[3] 阴为藏，阳为府：张隐庵：“以脉之阴阳，知藏府之胀矣。”就是说，若出现滞涩之阴脉为五脏之胀，出现大坚之阳脉为六腑之胀。

【语译】

黄帝说：脉象在寸口的反应，什么脉象是胀病呢？岐伯说：凡脉洪大、坚实而滞涩的，就是胀病的脉象。黄帝说：怎样来测知五脏六腑的胀病呢？岐伯说：阴脉胀在五脏，阳脉胀在六腑。

【提要】

本节指出了胀病的脉诊问题。即胀病反应于寸口的是“大坚以涩”的脉象。根据脉象的阴阳，可以辨别是属于五脏胀或六腑胀。由此可以看出，胀病的形成是由于邪气盛实而正气虚衰。

【讨论】

本段是关于胀病的脉诊问题。指出，胀病反应于寸口的脉象是“大坚以涩。”由于胀病是因邪气盛实而气血两虚形成的，所以可以见到“大坚以涩”的脉象是无可非议的。由于疾病是极其复杂的，不可能在所有患胀病的人中，或在胀病的任何阶段，都一律见到“大坚以涩”的脉象。本篇之所以这样论述，应当认为是用“大坚以涩”的脉象，来说明胀病的邪气盛实、营卫逆乱、气血两虚的病机，决非所有胀病都必见“大坚以涩”脉象的意思。

【原文】

黄帝曰：夫气之令人胀[1]也，在于血脉之中耶，藏府之内乎？岐伯曰：三者皆存焉[2]，然非胀之舍[3]也。黄帝曰：愿闻胀之舍。岐伯曰：夫胀者，皆在于藏府之外，排藏府而郭胸胁[4]，胀皮肤[5]，故命曰胀。

【注释】

[1] 气之令人胀：气机滞涩而使人发生胀病。

［2］三者皆存焉："三者"，一血脉，二五脏，三六腑也。"三"，《甲乙经》、《太素》均作"二"，若改为"二者"，则一血脉、二脏腑。两说均通。

［3］胀之舍：指胀之病邪留止之处。

［4］排藏府而郭胸胁：排，排挤也。郭，古通"廓"字，扩也，大也。"排藏府而郭胸胁"，是说胀病之邪气舍于脏腑之外、胸胁之内，故对内排挤脏腑，对外压迫胸胁。

［5］胀皮肤：胀于外者，则在皮肤腠理之间。

【语译】

黄帝说：气机不畅，就会使人发生胀病，是在血脉之中呢？还是在脏腑里面呢？岐伯说：血脉、脏腑二者，都可以存留，但这并不是胀病的病所。黄帝说：我希望听到胀病的病所。岐伯说：这胀病的部位，一般都在脏腑之外，对内排挤脏腑，对外压迫胸胁，或胀在皮肤腠理，因此叫做胀。

【提要】

本段叙述了胀病病邪舍于人体的部位。气机滞涩而发生胀病，虽然血脉、五脏、六腑中都可留存，但这不是胀病的病所。其病所一为皮肤腠理之间，一为胸胁之内、脏腑之外的空扩之处。

【讨论】

关于胀病的临床意义。

本段对胀病症状的记载中所谓的"排"、"郭"、"胀"，是形容胀病有排挤、撑胀、浮肿等表现。由此可知，本篇所论胀病的范围是比较广泛的，它除包括有气或水停留脏腑之外、胸腹之内所引起的胸腹胀大等一类疾病之外，还包括有皮肤浮肿等一类疾病。这与后世所说的胀病在意义上是不尽相同的。后世所谓胀病，多指胸腔膨大、有形的一类疾病，是从"诸腹胀大"、"腹满瞋胀"等《内经》经文的意义而来的。而皮肤浮肿等一类疾病则多归到"水肿"、"痰饮"等病中。

本篇将胸腹胀满和皮肤浮肿均列为胀，说明二者是不能截然分开的。我们临床所见，胸腹胀满常可引起皮肤浮肿，皮肤浮肿也常引起胸腔胀满，故此二者常可互为因果。所以本篇将二者统称为胀，是有道理的。我们临床上也必须将二者密切联系起来，才能完整全面地诊疗疾病。

【原文】

黄帝曰：藏府之在胸胁腹里之内也，若匣匮[1]之藏禁器[2]也，名有次舍[3]，异名而同处，一域之中，其气各异，愿闻其故。黄帝曰：未解其意，再问[4]。岐伯曰：夫胸腹，藏府之郭[5]也。膻中者，心主之宫城也；胃者，太仓也；咽喉、小肠者，传送也[6]；胃之五窍者，闾里门户也[7]；廉泉、玉英[8]者，津液之道[9]也。故五藏六府者，各有畔界[10]，其病各有形状。营气循脉，卫气逆为脉胀[11]；卫气并脉循分为肤胀[12]。三里而泻[13]，近者一下，远者三下[14]，无问虚实，工在疾泻[15]。

【注释】

［1］匣匮：匮，古通"柜"。匣匮，即藏物之器具。大者为匮，小者为匣。

［2］禁器：泛指珍秘之器。

［3］各有次舍：指五脏在人的胸腹之内，各有一定的次序和部位。

［4］黄帝曰：未解其意，再问：此九个字《甲乙经》、《太素》均无，且和上下文意不符，故钱熙祚云："其为衍文无疑。"应删去。

［5］郭：谓外郭，与上文之"郭"不同义。

［6］咽喉、小肠者，传送也：张景岳："咽喉传送者，谷气自上而入，小肠传送者，清浊自下而出。"

［7］胃之五窍者，闾里门户也：张景岳："闾，巷门也。里，邻里也。胃之五窍，为闾里门户者，非言胃有五窍，正以上自胃脘，下至小肠大肠，皆属于胃，故曰闾里门户。如咽门、贲门、幽门、兰门、魄门，皆胃气之所行也，故总属胃之五窍。"

［8］廉泉、玉英：二穴俱在任脉。玉英，即玉堂穴。

［9］津液之道：谓廉泉、玉英二穴是津液之通道。张隐庵："盖水谷入胃，其味有五，津液各走其道：酸先入肝，苦先入心，甘先入脾，辛先入肺，咸先入肾。五藏主藏水谷之精者也，其流溢于下焦之津液，从任脉而出于廉泉、玉英，以濡上之空窍。"

［10］五藏六府者，各有畔界：畔，边际也。五脏六腑的位置，彼此各有边际和界限。

［11］营气循脉，卫气逆为脉胀：张景岳："清者为营，营在脉内，其气精专，未即致胀。浊者为卫，卫行脉外，其气慓疾滑利，而行于分肉之间，故必由卫气之逆，而后病及于营，则为脉胀。是以凡病胀者，皆发于卫气也。"

［12］卫气并脉循分为肤胀：《甲乙经》："循分"为"循分肉"。张景岳："卫气逆而并于脉，复循分肉之间，故为肤胀。"

［13］三里而泻：张景岳："三里，足阳明经穴。阳明为五藏六府之海而主肌肉，故胀在肌肤者当以针泻之。"

［14］近者一下，远者三下：张景岳："一下三下，谓一次再次三次也。盖邪有远近，故泻有难易耳。"

［15］无问虚实，工在疾泻：脉胀、肤胀为病邪客于肌表，这时医者应不必拘于虚实，立即采用泻法以驱表邪，避免其内传而客于脏腑。

【语译】

黄帝说：脏腑在胸胁腹腔里面的内层，好像禁器藏在匣柜一样，各有一定的部位，名称不同，而居处相同，在同一个区域里面，它的活动机能又各不相同，希望听到其中的原因。岐伯说：胸腹是脏腑的外廓，膻中是心包络的宫城；胃是贮藏水谷的仓库；咽喉和小肠是主管传导的，胃肠中的五窍就像巷子里的门户一样；廉泉、玉英二穴，是津液的通路。因此，五脏六腑，各有它的疆界，它的病变，也是各有不同的形状。营气循脉而行，就会发为脉胀；卫气并入于脉，循行分肉之间，就会发生肤胀。在针治胀病时，就取三里穴而用泻法，新病可针泻一次，久病可针泻三次，胀就可消。不问胀的属虚属实，取效就在速用泻法。

【提要】

本段主要说明脏腑居于胸腹之中，彼此的部位和功用各不同，因而五脏六腑之胀将有不同的症状。

本段还论述了脉胀和肤胀的发病机制与治法，提出此两种胀病都是卫气逆乱造成的，卫气逆乱而影响营气的正常运行，则为脉胀。卫气逆而并于血脉，复循皮肤分肉之间，则为肤胀。因脉胀和肤胀均为邪在肌表，所以应立即取三里穴以泻之，使在表之邪被迅速祛除，不致久留而内传脏腑。

【讨论】

本段在讲到脉胀、肤胀的治疗时说："三里而泻，近者一下，远者三下，无问虚实，工在疾泻。"这是说病邪尚在肌表，不必拘于虚实，而应立即采用泻法去其肌表之邪，勿使其内传入脏腑而致病势加重。这里的"无问虚实，工在疾泻"是积极治疗、防其内传之意，决非一遇胀病，均用泻法。相反，本书论述针刺治疗胀病时对补泻的选择是相当严格的。如经文中说："当泻则泻，当补则补。"告诫人们不可犯"泻虚补实"的错误，否则将造成"神去其室，致邪失正，真不可定，粗之所败，谓之天命"的严重后果。只有采用正确的治疗方法，"补虚泻实"，使"神归其室，久塞其空"，才能称得上高明的医生。

【原文】

黄帝曰：愿闻胀形。岐伯曰：夫心胀者，烦心短气，卧不安；肺胀者，虚满而喘咳；肝胀者，胁下满而痛引小腹；脾胀者，善哕，四肢烦悗[1]，体重不能胜衣[2]，卧不安[3]；肾胀者，腹满引背央央然，腰髀痛[4]。六府胀，胃胀者，腹满，胃脘痛，鼻闻焦臭[5]，妨于食，大便难；大肠胀者，肠鸣而痛濯濯[6]，冬日重感于寒，则飧泄不化[7]；小肠胀者，少腹䐜胀，引腰而痛[8]；膀胱胀者，少腹而气癃[9]；三焦胀者，气满于皮肤中，轻轻然而不坚[10]；胆胀者，胁下痛胀，口中苦，善太息。

凡此诸胀者，其道在一[11]，明知逆顺，针数不失[12]，泻虚补实，神去其室[13]，致邪失正[14]，真不可定[15]，粗之所败，谓之天命；补虚泻实，神归其室，久塞其空[16]，谓之良工。

【注释】

[1] 四肢烦悗：悗：闷乱也。脾主四肢，故脾胀则四肢烦扰闷胀。

[2] 体重不能胜衣：身体重滞异常，好像连衣服的重量也承受不了。

[3] 卧不安：脾胀不时呃逆，四肢烦扰闷胀，故不得安卧。

[4] 肾胀者，腹满引背央央然，腰髀痛：肾胀而腹满，大概有如下几种情况：①肾为水脏，故肾胀则水泛，停蓄于腹部而腹胀满。②脾胃失肾阳之温煦，则消食、运化之功能失常，水或气积于腹部而腹胀满。②肾脉络膀胱，肾病则膀胱气不化，使水液蓄积于小腹而不出，造成小腹胀满。又因膀胱之经脉行于背，肾之经脉过髀股，腰又为肾府，故肾胀可引起腹满引背、腰髀痛。"央央然"，张景岳注为"困苦貌"，是指非常困倦痛苦的意思。

[5] 鼻闻焦臭：指鼻有异样嗅觉而言。但若说系胃胀引起，可能是指胃胀之消化力减弱，致食物停积胃中，其焦腐之气从口鼻嗳出，使其鼻常闻及焦腐之气味。

[6] 濯濯：濯（zhuó）。张景岳："濯濯，肠鸣水声也。"

[7] 冬日重感于寒，则飧泄不化："飧泄不化"，指完谷而泄。《素问·灵兰秘典论》中说："大肠者，传道之官，变化出焉。"患大肠胀之病人，本来就有"肠鸣而痛濯濯"等症状，更加冬令重感于寒，大肠传道、变化之功能复受其伤，故成完谷而泄。

[8] 小肠胀者，少腹䐜胀，引腰而病：小肠居于腹中，前临少腹，后系腰脊，故小肠胀则少腹䐜胀，引腰而痛。

[9] 气癃：张景岳："膀胱气闭，小水不通也。"

[10] 三焦胀者，气满于皮肤中，轻轻然而不坚：《金匮要略》说："腠者，是三焦通会元真之处，为血气所注理者，是皮从藏府之文理也。"由此可知，三焦的功能之一是通会元

真到皮肤腠理。故三焦之气化不利，决渎失司，则水气满溢于皮肤之中。“轻轻然”，《甲乙经》作“壳壳然”，是形容浮而不实的意思。

［11］凡此诸胀者，其道在一：张景岳：“胀有虚实，而当补当泻，其道唯一，无二歧也。”就是说，诸如以上所说的五脏胀、六腑胀，只能用虚则补之、实则泻之的治疗原则，而绝不能相反。

［12］明知逆顺，针数不失：针数，即针术。是说医生应明了病人营卫气血的逆顺关系，采用和病机相符合的针刺方法。

［13］神去其室：神，指神气。去，指离去、离开。由于用了虚虚实实的错误刺法，因而造成神气耗散，离开了它内守的地方。

［14］致邪失正：导致病邪深入，正气丧失。

［15］真不可定：真，指真气，又称真元。真不可定指真气动摇，不能稳定地内守而充养全身。

［16］久塞其空：“空”，与“孔”同，指皮肤孔窍而言。马莳说：“久塞其空，虚则补之，其穴空皆正气充塞。”是说要经常保持皮肤穴窍致密，使正气充塞而不外泄。

【语译】

黄帝说：希望听到胀病的症状。岐伯说：心胀的症状，心烦气短，睡眠不能安宁；肺胀的症状，胸中虚闷，气喘咳嗽；肝胀的症状，胁下胀满、疼痛，牵引小腹；脾胀的症状，常呃逆，四肢不轻快，身体懒重的像承受不起衣服，睡眠不安；肾胀的症状，腹部满，牵引背部不舒畅，腰和髀股都感到疼痛。至于六腑的胀病，胃胀的症状，腹满，胃脘痛，鼻似闻到焦腐气味，妨害吃东西，大便困难；大肠胀的症状，肠鸣作痛，受些寒冷，就会发生完谷不化的泄泻；小肠胀的症状，少腹胀满，影响大腹作痛；膀胱胀的症状，少腹胀满，小便不通；三焦胀的症状，气满于皮肤而肿起来，按之空而不坚；胆胀的症状，胁下痛，口苦，经常叹息。

所以以上所说的各种胀病，它们的治疗原则是一致的，只要明确知道逆顺的关系，针刺的次数不差就可以了。如果虚证而用泻法，实证而用补法，那神气就会离散，一定引邪深入，伤了正气，正气也就不稳定了。庸医往往因此致败，可以说他使人夭殇；若虚证用补法，实证用泻法，神气内藏，孔穴固密，这可以说他可称为高明的医生。

【提要】

本段论述了五脏胀、六腑胀的症状以及针刺治疗的注意事项。提出医生应对胀病患者作细致的诊断，明确其营卫气血的逆顺关系，从而采用和病机相符合的针刺方法。倘若粗枝大叶，泻虚补实，就会造成“神去其室，致邪失正，真不可定”的不良后果，严重的还会使人夭折。只有采用正确的治疗方法，使神气充沛于内，皮肤孔窍经常固密而不使真气耗泄，才能称之为高明的医生。

【临床应用】

（1）胃胀：本文论述“胃胀者，腹满，胃脘痛，鼻闻焦臭，妨于食，大便难。”《医醇賸义·胀》：“胃为水谷之腑，职司出纳。阴寒之气上逆，水谷不能运行，故胀满而胃痛，水谷之气腐于胃中，故鼻闻焦臭，而妨食便难也。”胃胀的产生主要是由于各种病因影响到胃腑，使胃气不能正常和降，气机停滞于胃脘而形成的。治疗胃胀，首先应辨其疼痛的虚、实、寒、热性质及病在气在血，然后审证求因，给予恰当的治疗。大抵新病暴痛，痛势急迫而痛处拒按者多属实证；久病痛缓，病势绵绵而痛处喜按者，多属虚证；寒证疼痛，喜温熨热饮，遇寒则疼增；热症疼痛，喜凉熨冷饮，遇热则痛剧；以胀痛为主，或痛引胸胁，疼痛每因情志变化而增减，此多为气滞；痛处固定不移，多为刺痛者，常属久病血瘀；若烦热似饥，舌红无苔或少津者，多属胃阴不足之证。胃胀的治法，古虽有“通则不痛”的原则，但决不限于“通”之一法，临证之时，应运用四诊八纲，详加审察，根据病者的不同情况，确立恰当的治疗方法。

(2) 胆胀：本文论述“胆胀者，胁下痛胀，口中苦，善太息。”不仅提出了病名，而且对症状描述也很准确。胆胀为肝胆系病证中常见的疾病。其临床表现以右胁胀痛为主，也可兼有刺痛、灼热痛，久病者也可表现为隐痛，常伴有脘腹胀满、恶心、口苦、嗳气、善太息等胆胃气逆之症，病情重者可伴往来寒热、呕吐、右胁剧烈胀痛、痛引肩背等症。本病一般起病缓慢，多反复发作，时作时止，部分病例为急性起病。复发者多有诸如过食油腻、恼怒、劳累等诱因。好发年龄多在40岁以上。与西医学所称的慢性胆囊炎、慢性胆管炎、胆石症等相似。本病病机主要是气滞、湿热、胆石、瘀血等导致胆腑气郁，胆失通降。病位在胆腑，与肝胃关系最为密切。临床上应与胃痛、真心痛等病证相鉴别。辨证上以辨虚实和缓急为要点。胆胀的治疗原则为疏肝利胆、和降通腑。临床当据虚实而施治，实证宜疏肝利胆通腑，根据病情的不同，分别合用理气、化瘀、清热、利湿、排石等法；虚证宜补中疏通，根据虚损的差异，合用滋阴或益气温阳等法，以扶正祛邪。应注意疗程要足，除邪务尽。

【讨论】

本篇所指的胀病，有脉胀、肤胀、五脏胀、六腑胀等。但无论是五脏胀或六腑胀，都绝非一定是其脏器本身发生肿胀，而实际上是指胸腹胀满、皮肤浮肿等症。这里提到的心、肺、肝、脾、肾、胃、大肠、小肠、膀胱、三焦、胆等诸胀，主要精神是以脏腑为提纲，就可将胀病的复杂症状加以分析归类，在临床治疗上是有一定意义的。

实际上胀病与肺、脾、肾和三焦的关系最为密切。如张景岳说：“《至真要大论》曰：诸湿肿满，皆属于脾。《水热穴论》曰：其本在肾，其末在肺，皆积水也。又曰：肾者，胃之关也。关门不利，故聚水而从其类也。由此言之，则诸经虽皆有胀，然无不干于脾、肺、肾三脏。盖脾属土，其主运化；肺属金，其主气；肾属水，其主五液。凡五气所化之液，悉属于肾；五液所化之气，悉属肺；转输于二脏之中，以致水生金者，悉属于脾。所以肿胀之生，无不由此三者。”另外，三焦乃决渎之官而通水道，若三焦气化不利、决渎不能，也往往引起胀满水肿。所以，肺、脾、肾、三焦四者，乃是与水肿胀满病有直接关系。本篇所述五脏六腑皆能致胀，主要精神无非有以下两方面：一是因其他脏腑的原发病影响及肺、脾、肾、三焦等脏器的功能，从而继发肿胀之病；二是原患胀病而累及其他脏腑，致使胀病患者同时又有其他脏腑之兼症。如心脏病日久而传及肺、脾、肾、三焦诸脏腑而继发肿胀，或原患肿胀而邪犯心脏而继发烦心短气、卧不安等心经症状，均可称之为心胀。这样就将胀病按脏腑加以归类，使辨证、用药均有所依据，不致见症治症，在临床治疗中，是有一定意义的。

【原文】

黄帝曰：胀者焉生？何因而有？岐伯曰：卫气之在身也，常然并脉，循分肉，行有逆顺[1]，阴阳相随，乃得天和[2]，五藏更始[3]，四时循序[4]，五谷乃化[5]。然后厥气在下，营卫留止，寒气逆上，真邪相攻，两气相搏，乃合为胀也[6]。黄帝曰：善。何以解惑[7]？岐伯曰：合之于真[8]，三合而得[9]。帝曰：善。

【注释】

[1] 常然并脉，循分肉，行有逆顺：卫气在人体的循环运转，经常和血脉并行，循行于分肉之间，而它的走向有逆有顺。

[2] 阴阳相随，乃得天和：人体营卫之气由阴出阳、由阳入阴，往返相随，和自然界阴阳交替的和合之气是一致的。

[3] 五藏更始：张隐庵：“五藏更始者，谓营行于藏府经脉，外内出入，阴阳递更，终而复始也。”

[4] 四时循序：张隐庵：“四时有序者，谓卫气日行于阳、夜行于阴，应四时寒暑之往来也。”这里的四时，是将一日的平旦、日中、日西、夜半喻为春夏秋冬四时，循序是指一日的昼夜变化中，人体卫气日行于阳、夜行于阴，有规律地循序运行着。

[5] 五谷乃化：阴阳和平，就能将饮食化生精微以养人体。这里的五谷泛指一切饮食物。

[6] 厥气在下，营卫留止，寒气逆上，真邪相攻，两气相搏，乃合为胀也：罗东逸说：“厥气在下者，此病根也，……大气既厥，则营卫之流行经络者留止，而无根之阴气于是逆上，与真气相搏，寒气流（留）而不行，乃为胀也。”

[7] 何以解惑：通过岐伯以上的解释，胀病的病机弄清楚了，但病邪留存于何处，仍是个疑惑的问题，对此应该怎样辩解呢？

[8] 合之于真：谓胀病是邪气与真气相合，互相参错而形成的。

[9] 三合而得：此是根据前文“三者皆存焉”的意义，认为胀病之邪气可能留守于血脉、五脏或六腑之中。如张景岳云：“胀虽由于卫气，然有合于血脉之中者，在经络也。有合于藏者，在阴分也。有合于府者，在阳分也。三者既明，得其真矣。”

【语译】

黄帝说：胀是从何而生？因为什么有了胀的病名？岐伯说：卫气在人身，经常随着血脉循行于分肉之间。卫气运行，有逆有顺，阴阳和顺，就会受到自然的和气。五脏之气不紊，四时循着次序流转，食物入腹，正常地消化吸收，人体一定健康。如果寒厥之气潜藏于下，留于营卫之间，因而，营卫运行失常，就会寒气上逆，正邪相争，由于正气与邪相搏，那就要形成胀病了。黄帝说：讲得好。怎样使我去掉疑惑呢？岐伯说：用泻法是正确的，久病用三泻之法也是恰当的。黄帝说：讲得好。

【提要】

本段论述了胀病的成因和病理机制。“厥气在下”是本病的病根，大气既厥，则营卫流行失常，在下的寒水之气上逆，与真气相搏，阴邪聚而不散，留而不行，伤及人体血脉和五脏六腑，乃成为胀。

【讨论】

凡外感风寒热湿，或饮食起居失节或脏腑本身功能不足，都可引起胀病发生。因于上述各种因素，造成人体营卫气血之逆乱，就能发生胀病。如本篇说：“营气循脉，卫气逆为脉胀，卫气并脉循分为肤胀。”这就说明胀病的病理机制是：厥气在下，营卫留止，寒气逆上，真邪相攻，两气相搏，则为胀。

“厥气在下，”这是病根，大气既厥，则营卫流行失其常度，于是寒气上进，与真气相搏，寒气留而不行，乃成为胀。

【原文】

黄帝问于岐伯曰：胀论言无问虚实，工在疾泻，近者一下，远者三下[1]，今有其三而不下[2]者，其过焉在？岐伯对曰：此言陷于肉肓，而中气穴者也[3]。不中气穴，则气内闭，针不陷肓，则气不行[4]，上越中肉，则卫气相乱，阴阳相逐[5]。其于胀也，当泻不泻，气故不下，三而不下，必更其道[6]，气下乃止，不下复始，可以万全，乌有殆者乎[7]？其于胀也，必审其胗[8]，当泻则泻，当补则补，如鼓应桴，恶[9]有不下者乎？

【注释】

［1］近者一下，远者三下：一下、三下指一次、三次。胀病有轻有重，只要针刺得法，轻的一次即愈，重的不过三次。

［2］不下：张景岳：“不下者，言胀不退也。”

［3］陷于肉肓，而中气穴者也：杨上善：“肉肓者，皮下肉上之膜也。”陷于肉肓，指针刺深度应达到肌内空隙之处。气穴，是全身穴位的总称。因每一个穴位，都与脏腑经络之气相通，故又称为气穴。此句是说，针刺治疗胀病，要想取得较好疗效，必须陷于肉肓，并须中于气穴。

［4］不中气穴，则气内闭，针不陷肓，则气不行：言针刺若不刺中穴位，或没有达到应有的深度，则气不畅行而邪气仍然郁闭于内。

［5］上越中肉，则卫气相乱，阴阳相逐：上越，指针不陷肓而言，谓针入其皮，不透其肓。中肉，指不中气穴而言，谓误中于分肉之间也。如张景岳云：“不中穴，不陷肓，则妄中于分肉之间矣。故卫气相乱，而阴阳之邪，反相逐以乘之也。”

［6］必更其道：杨上善：“必须更取余穴，以行补泻。”

［7］乌有殆者乎：乌，疑问词，和现代的“哪”相当。殆，危殆也，“乌有殆者乎”，是说哪里会有什么危险的病情发生呢？

［8］必审其胗：胗，与“诊”同。《甲乙经》、《太素》均作“诊”。“必审其胗”，谓必须详细地诊断病情。

［9］恶：在此处为疑问词，同“乌”，作“哪”讲。“恶有不下者乎”意为哪里会有不消退的呢？

【语译】

黄帝问岐伯说：你说不问胀的虚实，针治取效在于速用泻法，新病刺泻一次，久病刺泻三次。但现在已泻过三次，胀还不消，它的错误在哪里？岐伯回答说：这里所说的针一次、针三次，是必须针刺到皮下肉上之膜，并且要刺中发胀的穴位。若是不能刺中穴位，那么气就会内闭不泄，针没刺到皮下肉上之膜，那么真气就不运行，针不陷肓，误中分肉之间，就会卫气乱行，阴阳相争于内。若针治胀病，当泻不泻，胀气就不会消退，在此情况下，必须更换穴位再刺，直到胀气消退为止。倘不见消，应再从新针刺，这样，是不会出事故的。哪里会有危险的事情发生呢？关于治疗胀病，必须经察病者的胀形，是属于脏，是属于腑，当泻则泻，当补则补，它的效果，就像用木槌击鼓，一定会有响声一样，哪里会有胀气不消的呢？

【提要】

本段论述了针刺治疗胀病的原则。说明治疗胀病必须明确诊断，“当泻则泻，当补则补”，并注意用针要“陷于肉肓”、“中气穴”，才能取得较好的疗效。如果针不陷肓，或不中气穴，则不但胀病不愈，还可引起“卫气相乱，阴阳相逐”的不良后果。

【临床应用】

李×，男，63岁，入院日期：2002年9月10日。主诉：腹胀2年，加重3个月。病史：自1970年8月始感上腹发胀，夜间明显，矢气频多。2001年6～7月逐渐加重，腹胀如鼓，伴有胀痛，影响工作，食欲减退，体重减轻，大便每日一次，为软便，曾到新疆某部队医院初诊为“结核性腹膜炎”，经服中西药治疗症状未见好转，故来京诊治，因病情逐渐加重，尚待确诊，故收入院。检查：血压130/90 mmHg，体温36.2℃，脉搏70次/分。一般情况好，精神尚可，表浅淋巴结不肿大，心肺正常，肝脾（一），腹膨隆如鼓，揉面感，测腹围103 cm，全腹均有压痛，叩之为鼓音，移动性浊音阴性。超声波检查：示腹部未探及腹水，全腹呈气体杂乱回波，肝脾未见异常，诊断为肠功能紊乱，于2002年9月25日请中医会诊。现证：腹胀如鼓，按之不坚，腹皮绷急，叩之空空，矢气则舒，脘腹胀痛，食后更著，且有凉感，纳少便干。苔薄白，脉弦细。辨证：寒阻气滞，中焦失运而成单腹胀。治法：温中理气消胀。处方：制川朴、炒枳壳、莪术、炒莱菔子、大腹皮、干姜各9g，广木香6g，砂仁6g（杵），云苓15g，水煎，每日2次分服。2002年10月1日二诊：药后症不减，腑气不畅，脘腹凉感仍甚。舌脉如故，仍予原法出入。处方：肉桂、干姜、制川朴、紫苏各9g，广木香6g。2002年10月9日三诊：腹胀稍减，纳增，但脘腹凉感同前，苔薄脉弱。希取得进一步疗效。原方加附子12g，陈皮、茯苓各9g。2002年10月15日四诊：腹胀再减，腹围由103 cm减至96 cm，大便稍溏，苔净脉缓，前方有效，再加槟榔15g。2002年11月2日五诊：腹胀十减八九，大便日二次成形，脱肛。再以健脾理气升提法。处方：制莪术、制川朴、陈皮、枳壳、紫苏叶、升麻、柴胡、鸡内金、生三仙各9g。2002年11月11日六诊：腹胀全消，食增神健，大便已调，腹围为93 cm，痊愈出院。带方继服，以资巩固。随访：自出院后，身体一直较好，至今已7年余未反复。

按：本例腹胀2年，曾在门诊服中西药物疗效不显，近年来逐渐加重，腹胀如鼓。审证求因乃寒凝气滞所引起，故始按温中理气论治初见成效；中以行气除满之厚朴三物汤连进10余剂而获显效；后以健脾理气升提之剂而收全功。共治疗近2个月，诸证皆除，腹围减去10 cm，痊愈出院。《灵枢·胀论》曰：“厥气在下，营卫留止，寒气逆上，真邪相攻，两气相搏，乃合为胀也。”“其于胀也，必审其胗，当泻则泻，当补则补。”故大凡治胀病，必须识别脏腑所属，邪之盛衰，明辨寒热、虚实，以制订相应的治则。寒者温之，热者清之，虚者补之，实者泻之，灵活运用，才能获得满意疗效。

灵枢·五癃津液别第三十六

【导读】

本篇主要阐述津液同源于水谷，输布全身，分别发挥着不同的功能作用。指出津液代谢发生障碍后可出现闭阻不通的为癃证。由于本篇专论津液分而为五及其生理作用与病理变化，故以“五癃津液别”名篇。

【原文】

黄帝问于岐伯曰：水谷入于口，输于肠胃，其液别为五，天寒衣薄，则为溺与气，天热衣厚则为汗，悲哀气并则为泣，中热胃缓[1]则为唾。邪气内逆，则气为之闭塞而不行，不行则为水胀[2]，余知其然也，不知其何由生？愿闻其道。

岐伯曰：水谷皆入于口，其味有五，各注其海[3]。津液各走其道，故三焦出气[4]，以温肌肉，充皮肤，为其津，其流而不行者为液。

【注释】

[1] 中热胃缓：中焦有热，胃气松缓，胃气不降而气逆为唾。

[2] 水胀：病名。指三焦气化失职，水液停留下焦，不得渗于膀胱、产生下焦胀满、水流四溢为水胀病。

[3] 各注其海：指水谷精微（包括津液）分别输注于人体的四海以营养周身。所以张景岳云：“各注其海者，人身有四海，脑为髓海，冲脉为血海，膻中为气海，胃为水谷之海也。五藏四海，各因经以受水谷之气味，故津液随化而各走其道。”

[4] 三焦出气：出饮食所化生的营、卫、气、血、津液等精气均由三焦输出而散布全身，如宗气出上焦、营气出中焦、卫气出下焦皆属三焦出气。

【语译】

黄帝问岐伯说：水谷进入胃里，输送到肠胃，其中的液体分为五种，如天寒衣薄，就多化为尿与气；暑天衣厚，就多出汗；情绪悲痛，气合于心，就化为泪；中焦有热，胃气弛缓，就多化为唾。邪气内阻，因而阳气闭塞，不能行，就成为水胀之病。我知道它的这些情况，但不知道为什么会发生，希望听到它的道理。

岐伯说：饮食都是进入口中，它有酸、苦、甘、辛、咸五味，分别注入人身四海。由水谷化生的津液，分别沿着一定的道路布散。因此，上焦发出的卫气，可以润肌肉，养皮肤的，就是津，留而不行的就是液。

【提要】

本节主要叙述两个问题：

1. 关于人体津液的正常转输生理过程　水谷入口，输于肠胃，水谷的精微化生为营、卫、气、血、津液，则经三焦的气化各走其道以营养全身。如果受外界环境寒暑影响或衣着的厚薄、情志所伤或内在病变，则津液可变化为气、溺、汗、泣、唾五种代谢产物。

2. 概括说明了水胀病的病机是邪气内逆，气为之闭塞而不行、气不行则水亦停留则为水胀。

3. 简述了津与液的区别：以温肌肉、充皮肤为其津，流而不行者为液。

【讨论】

1. 津液的含义　一是泛指体内一切水液而言。二是指由饮食水谷精微通过胃、脾、肺、肾、三焦等脏腑的共同作用所化生的营养物质。

2. 津、液的区别　津和液在性质上均属流动的、液状的营养物质或代谢产物或腺体的分泌液（如唾液、汗液、胃液、肠液等），所以津、液常常并称。但二者在性质、分布部位及具体功能方面又都有所不同，又常常把其较清者称津（如汗、尿、泪等），将其较稠浊者称液（如腺体的分泌液、唾、髓等）。分布于肌肤之间，以温润肌肤者为津，分布于关节、脑髓孔窍而濡润之者称液。正如该篇指出："以温肌肉，充肌肤，为其津，其流而不行者为液。"另外，又有津属阳，随卫气运行于周身体表；液属阴，随营气循经脉运行于体内的分别。

【原文】

天暑衣厚则腠理开[1]，故汗出，寒留于分肉之间，聚沫[2]则为痛。天寒则腠理闭，气湿不行，水下流于膀胱，则为溺与气[3]。

【注释】

[1] 腠理：此处作汗孔解。吴昆："腠，汗孔也；理，肉纹也。"

[2] 聚沫：津液凝聚而为沫。

[3] 为溺与气：天寒则腠理闭，内之气与湿俱不行，其水下流于膀胱，则为溺；上出于口鼻，则为汽。

【语译】

暑天穿的衣服厚些，则汗孔开，因此出汗。寒邪留止于分肉里面，使津液凝聚为沫，就会发生疼痛。在冷天汗孔闭，气涩而运行不畅，水液下流于膀胱，就成为了尿，上出于口鼻为汽。

【原文】

五藏六府，心为之主[1]，耳为之听[2]，目为之候[3]，肺为之相[4]，肝为之将[5]，脾为之卫[6]，肾为之主外[7]。故五藏六府之津液，尽上渗于目[8]，心悲气并，则心系急[9]。心系急则肺举，肺举则液上溢[10]。夫心系与肺，不能常举，乍上乍下[11]，故欬而泣出矣。

【注释】

[1] 心为之主：在五脏六腑当中，心起主导作用。在心的主导下其他脏腑、组织、器官才能发挥正常的功能。

[2] 耳为之听：耳的听觉功能，也是在心的主导作用下才能正常。

[3] 目为之候：候，伺望、视察之意，此处指眼睛的视觉功能。

[4] 肺为之相：肺主治节，能调节一身之气，好像宰相一样。

[5] 肝为之将：肝主谋虑决断、好像是智勇双全的将军。

[6] 脾为之卫：脾主运化水谷精微，营养五脏六腑、肌肉组织、四肢百骸乃卫护全身。

[7] 肾为之主外：肾主藏精，并灌精于与外界相通的空窍而濡养之。正如张隐庵所说："肾主外者，肾主藏津液，所以灌精濡孔窍者也。"

[8] 尽上渗于目：眼目是十二经脉会聚上注之处，所以五脏之精气、津液都上渗而灌注于目。

[9] 心悲气并，则心系急：心受悲哀情绪的精神刺激，则五脏六腑之气皆上并于心，就会使心的脉络（心系）出现紧张状态。

[10] 肺举则液上溢：肺主气，肺举是肺叶张大，肺叶张大则水液随着气行而充溢（满）于上。

[11] 乍上乍下：伴随呼吸运动使气行忽上忽下。

【语译】

五脏六腑，心是其中的主宰（其他脏器，在心的支配下活动），耳是司听觉的，目是司视觉的，肺是起辅相作用的，肝是起将军谋虑作用的，脾是起卫护作用的，肾藏精髓，是起支撑全身在外活动作用的。所以五脏六腑之津液，都要向上渗注于眼睛；心有悲哀，则五脏六腑之气都上并于心，就会使心脏的脉络呈现紧张，心脏的脉络出现紧张，则肺叶上举，上举则津液向上流溢。但心脏脉络紧张，肺叶不能经常上举，气行忽上忽下，所以当水液随气上溢时，就会出现咳嗽与哭泣流泪的现象。

【原文】

中热则胃中消谷，消谷则虫上下作[1]。肠胃充郭[2]，故胃缓，胃缓则气逆，故唾出。

【注释】

[1] 虫上下作：虫，指肠道寄生虫。肠道寄生虫因中焦脾胃有热而被扰动，则或上或下地窜动于肠胃之间。

[2] 肠胃充郭：郭，即"廓"，扩张的意思。"肠胃充郭"就是饮食后肠胃扩张而充满。

【语译】

中焦有热，胃中的饮食物就容易消化，食物消化以后，寄生虫追寻食物就会在胃肠中上下窜行，导致肠胃扩张，胃体迟缓，气因之上逆，津液随着上升，于是就出现了唾液从口外流的情况。

【原文】

五谷之津液，和合而为膏者[1]，内渗入于骨空，补益脑髓，而下流于阴股[2]。阴阳不和，则使液溢而下流于阴[3]，髓液皆减而下，下过度则虚，虚，故腰背痛而胫酸。

【注释】

[1] 和合而为膏者：饮食化生的精微与肾所主藏的精气相和合，经过变化而成为精髓脂膏，如脑脊液、骨髓之类。所以张景岳说："此津液之为精髓也，膏，脂膏也。"

[2] 而下流于阴股：五谷化生的津液，向下则可流通于大腿内侧。阴股即大腿内侧。而杨上善说："下流阴中，补益于精。"

[3] 阴阳不和，则使液溢而下流于阴：精属阴，气属阳，阴阳不和则精气不相统摄而精液溢出从阴窍流泄。张景岳曰："阴阳不和则精气俱病，气病则不摄，精病则不守，精气不相统摄，故液溢于下，而流泄于阴窍。"

【语译】

饮食物所化生的津液，混合而成为黏稠的脂膏，内渗入于骨腔之中，可以补脑益髓。如果阴阳不和，就会使津液溢出，而从阴窍流泄，因此髓液减少，房事过度，就会使身体虚弱，所以腰脊疼痛，足胫发酸。

【提要】

本节分别论述了汗、溺、泣泪、唾、髓的生成机理及其病理生理变化。可归纳为：天暑衣厚腠理开泄则汗出，天寒地冻腠理闭则水流于膀胱而为溺；津液上渗注于眼目则为泣泪，中热消谷胃缓气逆则为唾，而水谷之精与肾精和合成为脂膏状渗于骨空、补养脑髓者为髓，从中一部分又下流于阴股。

从该篇内容说明春夏阳气发泄，气血则易趋向于表，表现为皮肤松弛，疏泄多汗，秋冬阳气收藏，气血则易趋向于里，表现为皮肤致密，少汗多溺或从呼吸和皮肤蒸发散泄水分。这是人体的一种对外界环境适应性的调节反应，同时也说明自然环境的变化对人体生理的影响。另外又说明了肾精与骨髓、脑髓的重要关系，骨髓、脑髓的生成是由水谷之精微与肾精结合。

【临床应用】

本文云："寒留于分肉之间，聚沫则为痛"，指出了疼痛的另一个重要机理。《灵枢·周痹》云："周痹者，在于血脉之中，随脉以上，随脉以下，不能左右，各当其所。"又曰："此内不在藏，而外未发于皮，独居分肉之间，真气不能周，故名曰周痹。"可见，周痹是由于邪气侵袭使气血不能周流而引起的一种游走性疼痛疾患。其疼痛的机理正是由于风寒湿邪气害于血脉肌表，渐入分肉间，阻碍津液气血的流行，使津液聚为痰沫，痰沫聚集排挤分肉而成。

病案：

赵某，女，52岁，河北人。2003年10月13日诊。患者几年来周身疼痛，且痛无定处，夜晚为甚，心烦急躁，久治无效。舌暗红，苔薄白，脉沉弦略数。此为"周痹"之证，予桃红四物汤加味活血通络消痰，理气利湿止痛。处方：桃仁10g，红花10g，生熟地各10g，当归15g，赤白芍各10g，川芎12g，制香附10g，炒栀子10g。5剂。水煎服，每日1剂。

患者服药后病情明显减轻。

关于周痹病机，《灵枢·周痹》谓："风寒湿气，客于外分肉之间，迫切而为沫，沫得寒则聚，聚则排分肉而分裂也，分裂则痛，痛则神归之，神归之则热，热则痛解，痛解则厥，厥则他痹发，发则如是。""神归之"谓气血归于痛处。"他痹发"言他处作痛。邪气使津液不布而裂分肉，得到阳气的温煦而痛有所缓解，但邪气又会向其他部位发展，故移走疼痛。《素问·举痛论》总结了寒邪致痛的机理，认为"经脉流行不止，环周不休，寒气入经而稽迟，泣而不行，客于脉外则血少，客于脉中则气不通，故卒然而痛。"指出寒气入客，使气血凝涩是造成疼痛的直接原因，而在《灵枢·周痹》中我们又看到了周痹引起的疼痛的关键在于"迫切而为沫"，这里的"沫"，张志聪认为："沫者，风湿相搏，迫切而为涎沫也。"我们可以理解为是寒邪作用于分肉，使津液凝聚而成的稀痰黏液，痰沫再压迫排挤分肉而引起疼痛。可以说，这又是寒邪致痛的又一大病机。因此，治疗痹痛不仅要从气血角度考虑，还要兼顾化痰利湿。本例病人的表现与《内经》记载相同，且有入里化热之象，故用活血化瘀之桃红四物汤为基础，加用香附理气消痰，栀子清热除烦利湿。证药一致而获满意疗效。

【讨论】

本篇开始就说："水谷入于口，输于肠胃，其液别为五。"阐明了津液来源于水谷精微。其生成是水谷经过脾胃的吸收运化再经三焦的气化作用分别变化而成。津则随着三焦运行，内及脏腑，外至皮毛，布化于全身；液则经三焦分别注入骨节、孔窍、脑髓，从而发挥其应有的作用。正如该篇所说："水谷皆入于口，其味有五，各注其海。津液各走其道，故三焦出气。"说明了津液是饮食所化，是由三焦输出，布输于全身内外。更具体讲津液的形成、输布和排泄是通过肺的通调水道、脾的运化和为胃行其津液、肾的司开合、蒸腾化气、三焦的出气转输、膀胱的气化等不同作用和协同作用共同完成津液代谢。《素问·经脉别论篇》所述："饮入于胃，游溢精气，上输于脾，脾气散精，上归于肺，通调水道，下输膀胱，水精四布，五经并行。"正是对水液在体内的循环代谢的生动阐述。机体正是依靠这些脏腑的联合作用，以维持体内水液代谢的动态平衡。

《灵枢·痈疽》说："肠胃受谷，上焦出气，以温分肉，而养骨节，通腠理。中焦出气如露，上注谿谷，而渗孙脉，津液和调，变化而赤为血，血和则孙络先满溢，乃注于络脉，络脉皆盈，乃注于经脉。"说明了津液在循环过程中渗入孙络，出孙络而归还经脉之中，仍为血液的组成部分。这一认识与现代生理学关于体液循环的研究是一致的。

【原文】

阴阳气道不通，四海闭塞，三焦不泻[1]，津液不化[2]，水谷并行肠胃之中，别于回肠[3]，留于下焦，不得渗膀胱，则下焦胀，水溢则为水胀，此津液五别之逆顺[4]也。

【注释】

[1] 三焦不泻：三焦的决渎功能失职，不能输泻津液。

[2] 津液不化：津液不能布化于全身。

[3] 别于回肠：饮食物不得运化而聚集合并于肠胃之中，其糟粕也不得入于回肠。

[4] 津液五别之逆顺：五别，指津液分别出的溺、汗、泣、唾、髓五液，津液代谢循环正常，即能正常地分别出五液则为顺。若津液代谢发生障碍，津液流通之道癃闭不通则发生水胀等病称为逆。

【语译】

脏腑阴阳气道不通，气海、血海、髓海、水谷之海闭塞，三焦不能疏泄，津液不能正常的布化到全身，饮食物相互混杂在肠胃中运行，积于回肠，水液停留在下焦，不能渗灌于膀胱，这样就会使下焦胀满，水流向外泛溢，就会发生水胀病。这些就是津液分为五条通路运行的正常和异常的情况。

【提要】

本节主要讨论腰背痛而胫酸及水胀病的病因病机。腰背痛、胫酸病症的病因是阴阳不和，精气不能统摄、精液从阴窍流泄过度，造成肾精亏虚，腰为肾之府，肾虚则腰痛，肾主骨生筋，肾虚则胫酸。水胀病的病因是阴阳之气道不通，四海闭塞，三焦气化失常，津液不得布化而留于下焦，不能渗于膀胱而引起。二者都指出了阴阳失调、津液代谢障碍是主要病机所在。

灵枢·五阅五使第三十七

【导读】

"阅"，《说文》云："察也"。五阅，指五脏的外候。五使，指面部五气为五脏所使。本篇主要讲述了人之脏腑疾病可以从五官五色的变化测知，故以"五阅五使"名篇。

【原文】

黄帝问于岐伯曰：余闻刺有五官五阅[1]，以观五气[2]。五气者，五藏之使[3]也，五时之副[4]也。愿闻其五使当安出[5]？岐伯曰：五官者，五藏之阅也。黄帝曰：愿闻其所出[6]，令可为常[7]。岐伯曰：脉出于气口[8]，色见于明堂[9]，五色更出，以应五时，各如其常[10]，经气入藏，必当治里[11]。

帝曰：善。五色独决于明堂乎？岐伯曰：五官已辨[12]，阙庭必张[13]，乃立明堂[14]，明堂广大，蕃蔽见外[15]，方壁高基，引垂居外[16]，五色乃治，平搏广大[17]，寿中百岁，见此者，刺之必已，如是之人者，血气有余，肌肉坚致，故可苦以针[18]。

【注释】

[1] 五官五阅：五官即指眼、耳、鼻、舌、唇。五阅即指五脏在内的变化而显现于外的可以观察到的表象。五官五阅则是说五脏的内在变化呈现于五官方面的表象。正如张景岳说："阅，外候也，五藏主于中，五官见于外，内外相应，故为五藏之阅。"

[2] 五气：指五脏内存变化反映在外表上的五种气色，即肝青、心赤、脾黄、肺白、肾黑五种相应气色。

[3] 五藏之使：指五种气色的变化，是由于内在五脏变化所指使。

[4] 五时之副：五时是指春、夏、长夏、秋、冬。副，是辅佑的意思，在此作配合讲。五时之副是说反映五脏五色的变化亦与五时气候变化相应而配合。

[5] 其五使当安出：五脏所指使的五色在外表的变化是从哪里反映出来的。

[6] 其所出：指五脏内在病理变化所表现在外的部位。

[7] 令可为常：使它成为一项诊断上的常规。

[8] 脉出于气口：五脏的脉象可以从气口部位反映出来。

[9] 色见于明堂：明堂，指鼻准部位。色见于明堂，指五脏的气色变化可在鼻准部显现出来。

[10] 各如其常：指春、夏、秋、冬不同季节所相应地出现各有其正常的气色，表现出五色的更迭变化。

[11] 经气入藏，必当治里：经络之邪气如果深入内脏，则必须着重调治在里的病变。

[12] 五官已辨：指健康人的五官必须是能够很正常地辨别色、香、味、声音等。

[13] 阙庭必张：阙，指鼻根部与两眉毛之间的部位。庭，指额部的中央部位。阙庭必张，是指自发际至两眉间的前额部位开阔而又平满。

[14] 乃立明堂：就此确立以明堂（鼻部）作为测候部位。

[15] 蕃蔽见外：蕃，颊侧也。蔽，耳门也。蕃蔽见外，是指颊侧与耳门之间广大，像明堂的藩屏一样开豁地显露于外。

［16］方壁高基，引垂居外：张隐庵说："方壁高基者，四方之墙壁坚固而基高厚也。引垂居外者，边陲在外，为中土之保障也。"这里是形容耳的四周方正，地基高厚，像在外有着巩固的边陲一样，保卫着中央的明堂。

［17］平博广大：形容五官的位置平正开阔，足有神气。

［18］可苦以针：能经得起针刺，适宜于用针刺治疗。

【语译】

黄帝问岐伯说：我听说在针刺治疗疾病时，对内在五脏所反映于五官的五种气色变化的观察，可有助于病情的诊断。所谓五气，是指五脏的内在变化反映于体表的现象。五脏之气是由五脏产生和支配的，它的盛衰与春、夏、长夏、秋、冬五季相配合的。请问五脏之气是怎样表现在面部的？岐伯说：五官的变化就是五脏在身体外部的反映。黄帝说：我想听一听五官的表现与五脏之间是如何反映的，以便把它作为诊断的常规。岐伯说：五脏的变化可以通过脉象的形式表现于寸口，也可以通过五色的形式表现在面部。五色交替出现，是与春、夏、长夏、秋、冬五季气候的变化相应，每一时令都有其正常现象即五季分别出现青、赤、黄、白、黑五色是有一定规律的。如果经脉的邪气循经络深入内脏，必然出现五色的异常，则一定要从内在脏腑治疗。

黄帝说：好。但诊察五色只是单独取决于鼻吗？岐伯说：正常人的五官能辨别颜色、气味、味道、声音等，眉间、额部开阔饱满，就可以观察鼻部的情况。如果鼻部宽阔高大，颊侧至耳门部肌肉丰满凸起，下颚高厚，耳周肌肉方正，耳垂凸露于外，面部五色表现正常，五官宽阔高起，端正匀称，这样的人就能够活到一百岁。观察到以上的表现，即使发生疾病，施用针刺也一定能够治愈。因为像这样的人，气血充足，肌肉坚实致密，所以能适应针刺疗法。

【提要】

本节叙述五官五阅的诊断方法的临床应用及五官、五阅、五气、五时的相应关系。同时又论述了决于明堂及面部望诊的临床意义。特别指出了五脏的内在变化可以通过外在的五官及体表、面部相应气色变化加以测候，也就是说内脏的变化可以反映在体表、五官，在外部表现出一定的相应表象，这是中医望诊的理论基础。另外本节又描述了健康人的面部望诊表现，诸如五官已辨、阙庭必张、蕃蔽见外、方壁高基、引垂居外、平博广大等都是形容正常健康的人面部形态气色表现。

【原文】

黄帝曰：愿闻五官。岐伯曰：鼻者，肺之官也[1]；目者，肝之官也[2]；口唇者，脾之官也[3]；舌者，心之官也[4]；耳者，肾之官也[5]。

【注释】

［1］鼻者，肺之官也：肺开窍于鼻，鼻内属于肺脏，为肺的门户，是司嗅觉及呼吸的器官。鼻与肺密切相关。

［2］目者，肝之官也：肝开窍于目，目内属于肝脏，是司视觉，审长短，辨黑白五色的器官。目与肝密切相关。

［3］口唇者，脾之官也：脾开窍于口，口唇内属于脾脏，是受纳水谷的器官。口唇与脾密切相关。

[4] 舌者，心之官也：舌为心之苗，内属于心脏，是司味觉辨五味的器官。舌与心密切相关。

[5] 耳者，肾之官也：肾脏上开窍于耳，耳内属于肾脏，是司听觉辨五音的器官。耳与肾密切相关。

【语译】

黄帝说：我想了解一下什么是五官。岐伯说：鼻是肺的官窍，眼睛是肝的官窍，口唇是脾的官窍，舌是心的官窍，耳是肾的官窍。

【提要】

本节叙述五官的名称及五官与五脏的关系。

【临床应用】

舌者心之官。

刘某某，女，48岁，北京人。2004年7月13日诊。主诉舌体疼痛两月余。曾服用某中医名家清泻心经火热药物无效。现舌痛，睡眠不实，大便二日一行。舌暗两侧瘀斑显著，苔薄腻，脉弦细节律欠调。

此乃心脉瘀阻，兼挟痰湿。当以活血通脉、行气化痰之法。

处方：茯苓12g，杏仁10g，生薏仁12g，炙甘草6g，茜草10g，红花10g，旋覆花10g，枳壳10g，丹参15g，浙贝12g，郁金10g，苏荷梗各10g，薤白10g，半夏12g，全瓜蒌12g，砂仁10g，当归15g，桃仁10g，12剂。水煎服，每日1剂。

7月25日再诊。疼痛明显减轻，大便已调。脉弦细尺虚。余同前。上方加黄连6g，炒杜仲12g，菟丝子20g，去薤白、当归、桃仁。12剂。水煎服，每日1剂。

8月7日再诊。患者舌痛基本消失。但脉象仍可见节律不调，故于上两方基础上加味，为其配制丸药长期调治。

按：本篇谓“舌者，心之官也”。《素问·阴阳应象大论》云：“心主舌。”《灵枢·脉度》也谓：“心气通于舌，心和则舌能知五味矣。”凡此种种形成了后世所谓“舌为心之苗”的说法。本篇还指出：“心病者，舌卷短，颧赤。”可见，心病可由舌之变化反映出来，推广之即五官可以候五脏之病。如章楠所说：“故五脏病则有各证各色现于外，而可验也，其或目不明，耳不聪，鼻不利，口不欲食，舌不知味者，亦可知其病发于何脏，而审其所因以治之也。”

“心主舌”是中医藏象学说的重要内容之一。心之所以主舌，前人或解为“心别是非，心以言事”（王冰语）。今人或谓心主血脉，而舌上血管最为丰富。这些说法虽不无道理，但最根本的原因应该是《经脉》篇所载：手少阴之“别络”“循经入于心中，系舌本。”因此，心脏及其经脉有病，常在舌上有所反映；而舌上之病，亦往往可以通过调节心脏及其经脉而治愈。本例患者除了舌痛之外，舌质暗，有瘀斑，且脉象节律不调，明显的是心血瘀阻之象，故通过养血活血、化痰通脉，其舌痛得以尽去。但瘀血难以速除，因此以丸剂缓图之。

【讨论】

五官与五脏的关系极为密切，在经脉上互相连属、在生理功能上互相配合、在病理上互为影响。有肺开窍于鼻、肝开窍于目、脾开窍于口、舌为心之苗、肾开窍于耳之说。五脏所藏精气通过相应的经脉灌注充养五官，五脏的功能正常方能维持五官的正常功能，五脏发生病变直接影响五官功能，如肺病多见鼻塞不通、鼻翼扇动等，肝病多见两目干涩、视物昏花等，脾病多见口淡无味、不思饮食等，心病多见舌红赤、口舌生疮等，肾病多见耳聋耳鸣等。所以五脏的内在变化可反映于五官，通过五官外部表象的观察可测候内在五脏的状况，这在临床诊断和治疗上都有指导意义。关于五官与五脏相关的理论是中医基本理论的重要内容。

【原文】

黄帝曰：以官何候[1]？岐伯曰：以候五藏。故肺病者，喘息鼻张；肝病者，眦青[2]；脾病者，唇黄；心病者，舌卷短，颧赤；肾病者，颧与颜黑。

黄帝曰：五脉安出，五色安见[3]，其常色殆者[4]如何？岐伯曰：五官不辨[5]，阙庭不张，小其明堂[6]，蕃蔽不见[7]，又埤其墙[8]，墙下无基[9]，垂角去外[10]。如是者，虽平常殆[11]，况加疾哉。

【注释】

［1］以官何候：从五官的表象可以测候哪些情况。

［2］眦青：眦，眼角。青，肝之色。肝病者，眼角发青。

［3］五脉安出，五色安见：张景岳说："安出安见，言脉色安然无恙。"也就是说脉象和气色都很正常。

［4］常色殆者：指气色表现和正常人一样，而一旦有病就很危重的人。殆，危重。

［5］五官不辨：五官功能失常，不能辨别声、色、香、臭、味。

［6］阙庭不张，小其明堂：天庭部位不开阔，明堂部位又狭小。

［7］蕃蔽不见：颊侧与耳门之间狭窄不显。

［8］又埤其墙：埤，低墙曰埤。"又埤其墙"是形容面部四周又低又窄小。

［9］墙下无基：耳边以下的地阁部位平陷。

［10］垂角去外：垂，指耳垂珠。角，指耳上角。垂角去外，指耳垂珠及耳上角向外反出的状态。

［11］虽平常殆：虽在平常没有疾病，但经常是虚弱的。

【语译】

黄帝说：从五官的表现，如何推断疾病呢？岐伯说：通过五官的表现，可以推断五脏的病变。肺的病变，出现呼吸喘急，鼻翼扇动；肝的病变，出现目眦发青；脾的病变，出现口唇发黄；心的病变，出现舌体卷曲短缩，两颧发红。肾的病变，出现两颧和额部发黑。

黄帝说：有的人平时脉象和五色都很正常，但一发生疾病就很危重，这是为什么呢？岐伯说：五官的功能失常不能辨别颜色、气味、味道、声音等，眉间颜额的部位不开朗，鼻子也小，颊部和耳门瘦小而不饱满，面部无丰满的肌肉，下颚平陷，耳垂和耳上角尖窄而向外突出，像这样的人即使平时色和脉都正常，但禀赋薄弱也会发生危重的疾病。

【提要】

本节主要讨论五脏病变在五官和面部相应表现出来的气色变化，说明诊察五官五色变化可以测候内在五脏的病变。同时叙述了有一种人其气色表现和正常人一样，而一旦有病便很危重。这种人可以通过其面部望诊而推断吉凶。其面部形态特点是"阙庭不张，小其明堂，蕃蔽不见，又埤其墙，墙下无基，垂角去外"。这种表象之人虽然平常没有疾病，但也是很虚弱的，何况患有疾病呢。

【原文】

黄帝曰：五色之见于明堂，以观五藏之气[1]，左右高下，各有形乎[2]？岐伯曰：府藏之在中[3]也，各以次舍[4]，左右上下，各如其度[5]也。

【注释】

[1] 五藏之气：气，功能也。“五藏之气”，指五脏功能。

[2] 左右高下，各有形乎：指明堂（鼻）部位的左右上下各有一定的形之于外的表现。

[3] 府藏之在中：五脏六腑深在胸腔腹腔之中，如《灵枢·胀论》说：“胸胁腹里之内也，若匣匮之藏禁器也。”

[4] 各以次舍：脏腑分别以不同的位置依次排列居于胸腹腔中。

[5] 各如其度：指显现于面部的五色，相当于脏腑的位置一样，内外相应，在面部也是上下左右，各有其一定的范围和部位。例如，古人常以天庭部测候面首的病变，阙上部位测候咽喉的病变；阙中（两眉间）测候肋的病变，以下极（山根）测候心的病变，以直下（鼻梁正中）测候肝的病变；鼻准部测候脾的病变，方上（鼻翼部位）测候胃的病变等。

【语译】

黄帝说：五色表现于鼻部，据此可以推断五脏之气的内在变化，那么在鼻的左右上下，有一定的反映部位吗？岐伯说：脏腑深居于胸腹之中，各有一定的位置，所以反映五脏之气盛衰的五色，在面部的左右上下也有一定的位置。

【提要】

本节叙述通过明堂部位所显现的五色变化可判断五脏功能内在变化的道理，指出内在的五脏由于有不同位置的依次排列，所以在面部上下左右的色泽变化区分别有相应的分布规律，像脏腑的位置那样有着固定的常度，内外相应。这是古代医家长期临床实践、经验观察的总结。

灵枢·顺气一日分为四时第四十四

【导读】

顺气，即顺应一日四时的阴阳之气的变化。一日之中的阴阳变化，有如一年之中的四时变化，人与之相应，疾病，一般有旦慧、昼安、夕加、夜甚的规律。在治疗疾病时，就应当顺应这些变化。故篇名曰“顺气一日分为四时”。

【原文】

黄帝曰：夫百病之所始生者，必起于燥湿寒暑风雨、阴阳喜怒、饮食居处[1]。气合而有形，得藏而有名[2]，余知其然也。夫百病者，多以旦慧[3]、昼安、夕加、夜甚，何也？岐伯曰：四时之气使然。

黄帝曰：愿闻四时之气。岐伯曰：春生、夏长、秋收、冬藏，是气之常也，人亦应之。以一日分为四时[4]，朝则为春，日中为夏，日入为秋，夜半为冬。朝则人气始生[5]，病气衰，故旦慧；日中人气长[6]，长则胜邪，故安；夕则人气始衰[7]，邪气始生，故加；夜半人气入藏[8]，邪气独居于身，故甚也。黄帝曰：其时有反[9]者何也？岐伯曰：是不应四时之气，藏独主其病者，是必以藏气之所不胜时者甚[10]，以其所胜时者起也[11]。黄帝曰：治之奈何？岐伯曰：顺天之时，而病可与期。顺者为工，逆者为粗。

【注释】

［1］燥湿寒暑风雨、阴阳喜怒、饮食居处：张介宾曰：“燥湿寒暑风雨，外感也；阴阳喜怒、饮食居处，内伤也。”

［2］气合而有形，得藏而有名：张介宾曰：“气合而有形，脉证可据也。得藏而有名，表里可察也。”

［3］慧：清爽。

［4］以一日分为四时：张介宾曰：“天地之交，四时之序，惟阴阳升降而尽之矣。自子之后，太阳从左而升，升则为阳；自午之后，太阳从右而降，降则为阴。大而一岁，小而一日，无不皆然，故一日亦分四时也。”

［5］朝则人气始生：张介宾曰：“朝时太阳在寅卯，自下而上，在人应之，阳气正升，故病气衰而旦慧。”

［6］日中人气长：张介宾曰：“日中太阳在巳午，自东而中，在人应之，阳气正盛，故能胜邪而昼安。”

［7］夕则人气始衰：张介宾曰：“夕时太阳在申酉，自中而昃，在人应之，阳气已衰，故邪气渐盛而暮加重。”

［8］夜半人气入藏：张介宾曰：“夜半太阳在戌亥，自上而降，在人应之，阳气伏藏，邪气正盛，故夜则甚。”孙鼎宜曰：“人气谓营卫之精气，此举病在经络者言之。若病入五脏，则夜半必较昼为安。”

［9］反：谓与以上说法不合。

［10］是必以藏气之所不胜时者甚：张介宾曰：“所不胜者，如脾病畏木，肺病畏火，肾病畏土，肝病畏金，心病畏水，值其时日，故病必甚。”

[11] 以其所胜时者起也：张介宾曰："所胜时者，如脾病喜火土，肺病喜土金，肾病喜金水，肝病喜水木，心病喜木火，值其时日，故病当起也。"

【语译】

黄帝说：各种疾病开始发生的原因，一定是起因于燥湿寒暑风雨六气太过、男女房事不节、喜怒等情志不调，以及饮食、居处不慎等。邪气侵犯人体而表现出一定的症状，辨别病变所在脏腑而能得出疾病的名称，这一方面我已经懂得其中的道理。大多数疾病，在平旦时清爽，白昼安静，傍晚时加重，夜半时更严重，这是什么原因？岐伯回答说：是四时之气变化所致。

黄帝说：愿意听一听四时之气的变化。岐伯说：春生、夏长、秋收、冬藏，是四时之气的生化规律，人体生命也与之相应。按一天来分为四时，早晨为春，中午为夏，日落为秋，夜半为冬。早晨时，人体阳气开始由内向外升发，病邪之气逐渐减退，所以病者感觉比较清爽；中午时，人体阳气旺盛，旺盛的阳气能胜邪气，所以病者安静。傍晚时，人体阳气由表趋内，体表阳气逐渐不足，邪气开始盛实，所以疾病加重。夜半人体阳气深入内脏，邪气独盛于形体，所以疾病更加严重。黄帝说：有些疾病的变化与这个时间相反，是什么原因？岐伯说：这是因为病者身体不能与四时之气的变化相应的缘故，邪气深入内脏而病重。这一定是在该脏被克之时病变加重，而在该脏所克之时病变好转。黄帝说：怎么治疗？岐伯说：顺从天时而治，则疾病指日可愈。能顺从天时治病的为技术高明的医生，违背天时治病的是技术低劣的庸医。

【提要】

本段主要说明人的正气与一日、一年四季的阴阳盛衰是相一致的。昼夜晨昏中，"朝则为春，日中为夏，日入为秋，夜半为冬。"其四时的寒温变化虽没有四季那样明显，但对人体也有一定的影响。如《素问·生气通天论》也说："故阳气者，一日而主外，平旦人气生，日中而阳气隆，日西而阳气已虚，气门乃闭。"而本篇所谓"旦慧、昼安、夕加、夜甚"，则是人体正气随一日四时的阴阳变化而变化的结果。临床上，大多数疾病确实存在着清晨至中午比较好、下午至晚上逐渐加重的规律。本篇对此的解释是："朝则人气始生，病气衰，故旦慧；日中人气长，长则胜邪，故安；夕则人气始衰，邪气始生，故加；夜半人气入藏，邪气独居于身，故甚也。"应该说，这种解释是比较符合客观实际的。

"旦慧、昼安、夕加、夜甚"是一般的规律，特殊的疾病则是"必以藏气之所不胜时者甚，以其所胜时者起也。"故对此理解当不可拘泥。

【原文】

黄帝曰：善。余闻刺有五变，以主五输，愿闻其数。岐伯曰：人有五藏，五藏有五变[1]，五变有五输[2]，故五五二十五输，以应五时[3]。黄帝曰：愿闻五变。岐伯曰：肝为牡藏，其色青，其时春，其音角，其味酸，其日甲乙；心为牡藏，其色赤，其时夏，其日丙丁，其音徵，其味苦；脾为牝藏，其色黄，其时长夏，其日戊己，其音宫，其味甘；肺为牝藏，其色白，其音商，其时秋，其日庚辛，其味辛；肾为牝藏[4]，其色黑，其时冬，其日壬癸，其音羽，其味咸。是为五变。黄帝曰：以主五输奈何？岐伯曰：藏主冬，冬刺井[5]；色主春，春刺荥[6]；时主夏，夏刺输[7]；音主长夏，长夏刺经[8]；味主秋，秋刺合[9]。是谓五变，以主五输。黄帝曰：诸原安合[10]以致六输？岐伯曰：原独不应五时[11]，以经合之，以应其数，故六六三十六输。黄帝曰：何谓藏主冬，时主夏，音主长夏，味主秋，色主春？愿闻其故。岐伯曰：病在藏者，取之井[12]；病变于色者，取之荥[13]；病时间[14]时甚者，取之输[15]；病变于音者，取之经[16]；经满而血者，病在胃，及以饮食不节得病者，取之于合[17]，故命曰味主合。是谓五变也。

【注释】

［1］五藏有五变：杨上善曰："五藏有五变者，有五时、五行、五音、五色之变异。"

［2］五变有五输：张志聪曰："五变有五俞者，一藏之中，有春刺荥、夏刺俞、长夏刺经、秋刺合、冬刺井之五俞。"

［3］五时：谓春、夏、长夏、秋、冬。

［4］肾为牝藏：张介宾曰："肾属水，为阴中之太阴，故曰牝藏。按五藏配合五行，而惟心为牡藏，脾肺肾皆为牝藏，盖木火为阳，土金水皆为阴也。"

［5］冬刺井：杨上善曰："冬时万物收藏，故五藏主冬也。井，为木也。木，春也。春时万物始生，如井中泉水；冬时万物始萌，如井水深未出，而刺之者，刺井，微也。"

［6］春刺荥：杨上善曰："春时万物初生鲜华，故五色主春。荥，火也。火，夏也。夏时万物荣丈，如水流溢，春时万物始生未荣，而刺之者，亦刺俞，微也。"

［7］夏刺输：杨上善曰："夏时万物荣华，四时之胜，故五时主夏。俞，土也。土，长夏也，长夏时万物盛极，如水致聚；夏时荣未盛极，而刺之者，亦刺俞，微。"

［8］长夏刺经：杨上善曰："长夏万物荣盛，音律和四时之序，故五音主于长夏。经，金也。金，秋也，秋时万物将衰；长夏之时，万物盛而未衰，而刺之者，亦刺经，微。"

［9］秋刺合：杨上善曰："秋时万物皆熟，众味并盛，故五味主秋也。合，水也。水，冬也。冬时万物收藏，如水之入海；秋时万物收而未藏，而刺之者，亦刺合，微也。"

［10］诸原安合：杨上善曰："五变合于五俞，原之一俞，与何物合。"孙鼎宜曰："六府井荥俞经合之外，尚有一原穴，故六六三十六俞。帝疑诸原亦当分配五行，故曰'安合'也。"

［11］原独不应五时：孙鼎宜曰："六府惟原穴不应五时。余知井荥俞经合，仍别为分应五时，但与五藏不同耳。"

［12］取之井：杨上善曰："井，木也。井主心下满，是肝为满也。冬时心下满病，刺其井者，遣其本也。"

［13］取之荥：杨上善曰："荥，火也。荥主身热，是为心热也。春时身热之病，刺荥其者，亦遣其本也。"

［14］间：（jiàn）病轻。

［15］取之输：杨上善曰："俞，土也。俞主体重节痛，时间时甚，是脾为病也。夏时体重节痛，时间时甚，刺其俞者，亦遣其本也。"

［16］取之经：杨上善曰："经，金也。金主喘咳寒热，经血而满，是肺为病也。长夏喘咳、寒热、经血而满，刺其经者，亦遣其本也。"

［17］取之于合：杨上善曰："合，水也。合主逆气而泄，是肾为病也。秋时饮食不节，逆而泄，刺其合者，亦遣其本也。"

【语译】

黄帝说：好。我听说针刺治病有五变、五俞，愿意听一听其中的道理。岐伯说：人体有五脏，五脏各有五个方面的变化，五变各有一定的俞穴主治，所以五五得二十五俞穴，以应五时之气。黄帝说：愿意听一听什么是五变。岐伯说：肝是阳脏，在色为青，在时为春，在音为角，在味为酸，在日为甲乙日。心是阳脏，在色为赤，在时为夏，在日为丙丁日，在音为徵，在味为苦。脾是阴脏，在色为黄，在时为长夏，在日为戊己日，在音为宫，在味为甘。肺为阴脏，在色为白，在音为商，在时为秋，在日为庚辛日，在味为辛。肾为阴脏，在色为黑，在时为冬，在日为壬癸日，在音为羽，在味为咸。这就是五变。黄帝说：五变主五俞是怎样的？岐伯说：脏主冬，冬刺井穴；色主春，春刺荥穴；时主夏，夏刺俞穴；音主長夏，長夏刺经穴；味主秋，秋刺合穴。这就是五变主五俞。黄帝说：各原穴怎样合六俞？岐伯说：唯独原穴不应五时，按经脉配合来应其数，所以六六得三十六俞穴。黄帝说：脏主冬，时主夏，音主长夏，味主秋，色主春是什么意思？愿意听一听其中的道理。岐伯说：病在脏的，取井穴。病变在色的，取荥穴。病时轻时重的，取俞穴。病变在音的，取经穴。经脉胀满而又出血的，病变在胃，因饮食不节而得病的，取合穴，所以叫做味主合。这就是五变。

【提要】

本段说明了一年四季及一日四时中，均有阴阳盛衰和五行的变化关系。所以治疗疾病时就应当顺应这些变化而采用五变之刺。五变有两种涵义，其一是与五行相应的五脏中各有脏、色、时、音、味等五种变化，其二是和脏、色、时、音、味相应的分别有刺井、刺荥、刺俞、刺经、刺合等五种变化的刺法。所以说“五藏有五变，五变有五输”。

灵枢·本藏第四十七

【导读】

本，即根本。本脏，以脏腑为根本的意思。本文列举五脏六腑在性质、形态、位置上有大小、高低、坚脆、长短、厚薄、缓急、结直，以及端正和偏倾等各种不同情况，其中包括了正常、畸形、强健、虚弱，以分别说明对于人体健康的影响；同时又指出五脏配合六腑，外与体表的皮、脉、筋、肉、毫毛、腠理，各有相应的关系。因本篇的主要内容，是论述精、神、血、气、魂、魄都藏于五脏，水谷津液则在六腑中传化，脏腑功能正常人体活动才正常，且从外表的色泽、肤纹、皮肉的厚薄缓急等方面，可以推断五脏六腑是否健全，从而作为临床诊断和治疗的依据，所以篇名为“本藏”。

【原文】

黄帝问于岐伯曰：人之血气精神者，所以奉生而周于性命者也。经脉者，所以行血气而营阴阳，濡筋骨，利关节者也。卫气者，所以温分肉，充皮肤，肥腠理，司开阖者也。志意者，所以御精神，收魂魄，适寒温，和喜怒者也。是故血和则经脉流行，营覆阴阳[1]，筋骨劲强，关节清利矣。卫气和则分肉解利[2]，皮肤调柔，腠理致密矣；志意和则精神专直[3]，魂魄不散，悔怒不起，五藏不受邪矣。寒温和则六府化谷，风痹不作[4]，经脉通利，肢节得安矣，此人之常平也。五藏者，所以藏精神血气魂魄者也；六府者，所以化水谷而行津液者也。此人之所以具受于天也，无愚智贤不肖，无以相倚也。然有其独尽天寿，而无邪僻[5]之病，百年不衰，虽犯风雨，卒寒大暑，犹弗能害也。有其不离屏蔽室内，无怵惕[6]之恐，然犹不免于病，何也？愿闻其故。

岐伯对曰：窘乎哉问也。五藏者，所以参天地，副[7]阴阳，而连四时，化五节[8]者也。五藏者，固有小大、高下、坚脆、端正、偏倾者，六府亦有小大、长短、厚薄、结直、缓急。凡此二十五者，各不同，或善或恶，或吉或凶，请言其方。

心小则安，邪弗能伤，易伤以忧；心大则忧不能伤，易伤于邪。心高则满于肺中，悗而善忘，难开以言；心下则藏外[9]，易伤于寒，易恐以言。心坚则藏安守固；心脆则善病消瘅热中。心端正则和利难伤，心偏倾则操持不一，无守司也。

肺小则少饮，不病喘喝；肺大则多饮，善病胸痹、喉痹、逆气。肺高则上气，肩息，咳；肺下则居贲迫肺，善胁下痛。肺坚则不病咳上气；肺脆则苦病消瘅易伤。肺端正则和利难伤，肺偏倾则胸偏痛也。

肝小则藏安，无胁下之病；肝大则逼胃迫咽，迫咽则苦膈中，且胁下痛。肝高则上支贲[10]，切胁悗为息贲；肝下则逼胃，胁下空，胁下空则易受邪。肝坚则藏安难伤；肝脆则善病消瘅易伤。肝端正则和利难伤，肝偏倾则胁下痛也。

脾小则藏安，难伤于邪；脾大则苦凑䏚[11]而痛，不能疾行。脾高则䏚引季胁而痛；脾下则下加于大肠，下加于大肠，则藏苦受邪。脾坚则藏安难伤；脾脆则善病消瘅易伤。脾端正则和利难伤，脾偏倾则善满善胀也。

肾小则藏安难伤；肾大则善病腰痛，不可以俛仰，易伤以邪。肾高则苦背膂痛，不可以俛仰；肾下则腰尻痛，不可以俛仰，为狐疝[12]。肾坚则不病腰背痛；肾脆则善病消瘅易伤。

肾端正则和利难伤；肾偏倾则苦腰尻痛也。凡此二十五变者，人之所苦常病。

【注释】

[1] 营覆阴阳：覆，通“复”，循环的意思。营覆阴阳，指血气从经脉中循环往复地营运全身，以维持着人体内外阴阳的平衡。

[2] 分肉解利：解，形容肌肉之间气行的通路开解。解利，即气行滑利的意思。

[3] 精神专直：专，专一；直，就是正。精神专直，即精神专一正直，没有邪思妄想。

[4] 风痹不作：风，指风邪；痹，指血气痹阻不通。风痹不作，指外不受风邪，则内不生痹阻之病。

[5] 邪僻：泛指不正之气。

[6] 怵惕：张介宾说：“怵，恐也；惕，惊也。”

[7] 副：辅助、配合的意思。

[8] 化五节：化，变化。五节，五行对应的五季的节序。化五节，指五脏的内在变化，与五个季节的五行变化相适应。

[9] 心下则藏外：藏外，指心脏位置低的，就会使心所藏的阳气外散，神气不足。张介病说：“心下，则阳气抑而必不扬。”

[10] 上支贲：上支，指肝经上行的支脉；贲，贲壅阻滞。

[11] 凑胠：凑，聚而充塞；胠，胁下无肋骨的空软处。

[12] 狐疝：古代病名，发病时睾丸时上时下，如狐狸出没般无常，故名。

【语译】

黄帝问岐伯：人体的血、气、精、神，是奉养身体、周流全身、维持生命的物质。经脉的作用，是可以通行气血而营养人体内外的脏腑、组织和器官，濡润筋骨，保持关节活动滑利。卫气的作用是可以温养肌肉，充养皮肤，滋养腠理，掌管汗孔的正常开合。人的志意，可以统御精神，收摄魂魄，使人体在外能够适应四时气候的寒温变化，在内调节自身的情志变化。所以血气和顺，就能够在经脉中正常运行，遍布周身而营养身体的内外，从而保持筋骨强劲有力，关节滑利自如。若卫气的功能正常，就会使肌肉舒展滑润，皮肤和调柔润，腠理致密。意志调和，就会使精神集中、思维敏捷、魂魄正常而不散乱，没有懊悔、愤怒等情志过激，五脏的功能正常，更不会受邪气的侵袭而生病。同时，若能适应气候、饮食的寒温变化，六腑传化水谷的功能就正常，在外可不受风邪侵袭，在内不生气血痹阻之病，肢体关节保持正常活动。这就是人体的健康状态。五脏是贮藏精、神、血、气、魂、魄的，六腑是传化水谷而运行津液的。五脏和六腑的功能，都是人体禀受于先天的，不论是愚笨或聪明，好人或坏人，都没有什么偏差和异样。但是，有的人能够享尽自然所赋予的寿命，不会因邪气侵袭而发生疾病，年纪虽然很大了却少有衰老的表现，即使遇到风雨、暴寒、大热等气候异常变化，也不能损害他的健康。另外有的人不离开掩蔽严密的居室，也没有惊恐的情志刺激，却仍不免于生病，这是什么道理呢？愿听其中的原因。

岐伯答道：这个问题真难回答啊！五脏功能活动与自然相应，与阴阳相合，与四时相通，从而与五个季节的五行变化相适应。五脏本来就有形体大小、位置高低、质地坚脆和形态正斜的区别，六腑也有小大、长短、厚薄、曲直、松紧和缓急的差别。这二十五种变化各不相同，有的善、有的恶，有的吉、有的凶，请允许我阐述它们的规律。

心脏小的，神气安定，外邪不易伤害，但易于为内忧所伤。心脏大的，不致为内忧所伤，却容易伤于外邪。心脏位置偏高的，易使肺气壅满，胸中多烦闷而健忘，执迷不悟，难以用语言来开导。心脏位置偏低的，心阳外散而易于被寒邪所伤，容易被言语恫吓。心脏坚实的，所藏神气安定，内守而固密。心脏脆弱的，容易患消瘅等热在中焦的病。心脏位置端正的，脏气调和通利，邪气难以损伤。心脏位置偏斜的，心神操持不一，神气外散，难以内守，也难以处理事务。

肺脏小的，饮邪很少停留，不易患喘息病。肺脏大的，饮邪易于停留，而常患胸痹、喉痹和气逆等病。肺脏位置偏高的，气易上逆而抬肩喘息、咳嗽。肺脏位置偏低的，则向下居于贲门，使胃脘迫肺，导致肺的气血不通，所以常发生胁下疼痛。肺脏坚实的，不易患咳嗽、气逆等病证。肺脏脆弱的，容易患消瘅病。肺脏位置端正的，肺气调和通利，邪气难以伤害。肺脏位置偏斜的，易出现一侧胸痛。

肝脏小的，功能活动正常，不易发生胁下的病痛。肝脏大的，逼迫胃脘和食管咽喉，使胸膈苦闷，并且胁下作痛。肝脏位置偏高的，因肝经上行的支脉向上壅滞贲门，使胁部满闷而形成喘气上贲的息贲病。肝脏位置偏低的，逼迫胃脘，使胁下空虚，容易感受邪气。肝脏坚实的，脏器安定，功能活动正常而邪气难以入侵。肝脏脆弱的，容易患消瘅病，易为邪气所伤。肝脏位置端正的，肝气调和通利，邪气难以伤害。肝脏位置偏斜不正的，常胁下疼痛。

脾脏小的，功能活动正常，不容易被邪气损伤。脾脏大的，胁下空软处常充塞作痛，不能快步行走。脾脏位置偏高的，胁下空软处牵引季胁发生疼痛。脾脏位置偏低的，向下加于大肠上面，易受邪气伤害。脾脏坚实的，功能活动正常而邪气难以伤害。脾脏脆弱的，容易患消瘅病。脾脏位置端正的，脾气调和通利，邪气难以伤害。脾脏位置偏斜不正的，常见胀满病变。

肾脏小的，功能活动正常，不易被邪气伤害。肾脏大的，易患腰痛，不能前俯后仰，且易被邪气伤害。肾脏位置偏高，常脊背疼痛而不能前俯后仰。肾脏位置偏低的，腰尻部疼痛而不能俯仰，易形成狐疝病。肾脏坚实的，不会发生腰背疼痛之类的疾病。肾脏脆弱的，容易患消瘅病，易受邪气伤害。肾脏位置端正的，则肾气调和通利，邪气难以伤害。肾脏位置偏斜的，会发生腰尻疼痛。以上这些五脏的大小、坚脆、高低、斜正等二十五种变化，也就是人体经常发生的病变。

【提要】

本段详尽论述了五脏的大小、高低、坚脆、偏正等八种生理差异及各自的多发病证。脏腑的生理功能与其形态有密切关系，体内精、气、津、血的充盛与否，先天禀赋的强弱、后天生活调理的好坏等，都会影响到脏腑的形态，而脏腑形态又影响着其功能。一般而言，五脏形态小而坚实、位置端正者，质地紧致，说明精气津血充实，则脏气安定，功能正常，不易被邪气所伤；而五脏形态大而脆，质地疏松，且位置偏高偏低，或偏倾不正者，说明精气津血不足，脏气衰弱，易为邪气所伤而患病。

【原文】

黄帝曰：何以知其然也？岐伯曰：赤色小理者，心小；粗理者，心大。无䯏骬[1]者，心高；䯏骬小、短、举者，心下。䯏骬长者，心下坚；䯏骬弱小以薄者，心脆。䯏骬直下不举者，心端正；䯏骬倚一方者，心偏倾也。

白色小理者，肺小；粗理者，肺大。巨肩反膺陷喉[2]者，肺高；合腋张胁[3]者，肺下。

好肩背厚者，肺坚；肩背薄者，肺脆。背膺厚者，肺端正；胁偏踈者，肺偏倾也。

青色小理者，肝小；粗理者，肝大。广胸反骹[4]者，肝高；合胁兔骹[5]者，肝下。胸胁好者，肝坚；胁骨弱者，肝脆。膺腹好相得者，肝端正；胁骨偏举者，肝偏倾也。

黄色小理者，脾小；粗理者，脾大。揭唇[6]者，脾高；唇下纵者，脾下。唇坚者，脾坚；唇大而不坚者，脾脆。唇上下好者，脾端正；唇偏举者，脾偏倾也。

黑色小理者，肾小；粗理者，肾大。高耳者，肾高；耳后陷者，肾下。耳坚者，肾坚；耳薄不坚者，肾脆。耳好前居牙车者，肾端正；耳偏高者，肾偏倾也。凡此诸变者，持则安，减则病也。

帝曰：善。然非余之所问也，愿闻人之有不可病者，至尽天寿，虽有深忧大恐，怵惕之志，犹不能减也，甚寒大热，不能伤也；其有不离屏蔽室内，又无怵惕之恐，然不免于病者，何也？愿闻其故。岐伯曰：五藏六府，邪之舍也，请言其故。五藏皆小者，少病，苦燋[7]心，大愁忧；五藏皆大者，缓于事，难使以忧。五藏皆高者，好高举措；五藏皆下者，好出人下。五藏皆坚者，无病；五藏皆脆者，不离于病。五藏皆端正者，和利得人心；五藏皆偏倾者，邪心而善盗，不可以为人平[8]，反复言语也。

【注释】

［1］髑骭：音 jiéyǘ，杨上善说："胸前蔽骨，蔽心神也。"指胸骨剑突。

［2］巨肩反膺陷喉：巨肩，指两肩高大开阔；反膺，指胸部突出。陷喉，因为胸部突出，所以咽喉向内凹陷。

［3］合腋张胁：合腋，形容两腋距离狭窄，合而不开的样子；张胁，即胁部张开。

［4］反骹：胁骨高而张。

［5］兔骹：胁骨低合。张介宾说："胁下之骨为骹也，反骹者，胁骨高而张也，兔骹者，胁骨低合为兔也。"

［6］揭唇：揭，高举。揭唇，形容口唇向上翘起的形状。

［7］苦燋：丹波元简说：《甲乙经》作"善燋"，可从。

［8］不可以为人平：就是不可以与人们公平办事。

【语译】

黄帝说：怎样可以了解五脏的大小、高低、坚脆等情况呢？岐伯回答说：皮肤色红、纹理致密的，心脏小。纹理粗疏者，心脏大。胸骨剑突不明显者，心脏的位置偏高。胸骨剑突短，小而高起者，心脏位置偏低。胸骨剑突长者，心脏多坚实。胸骨剑突瘦小而薄者，心脏脆弱。胸骨剑突挺直向下而不突起，心脏端正。胸骨剑突歪斜者，心脏偏斜。

皮肤色白，纹理致密的，肺脏小。纹理粗疏的，肺脏大。两肩宽厚高大，胸膺突出而咽喉下陷者，肺脏位置偏高。两腋窄紧，两胁张开的，肺脏位置偏低。肩部匀称，肩背肌肉宽厚的，肺脏坚实。肩背瘦薄者，肺脏脆弱。胸背宽厚的，肺脏端正。胁部肋骨倾斜、两侧疏密不匀称者，肺脏偏斜不正。

皮肤色青，纹理致密的，肝脏小。纹理粗疏的，肝脏大。胸部宽阔，肋骨外突的，肝脏位置偏高。肋骨紧缩内收的，肝脏位置偏低。胸胁发育健全匀称的，肝脏坚实。胁部肋骨软弱的，肝脏脆弱。胸部和腹部匀称、位置协调的，肝脏端正。胁部肋骨偏斜突起的，肝脏偏斜不正。

皮肤色黄，纹理致密的，脾脏小。纹理粗疏的，脾脏大。口唇翘起外翻者，脾脏位置偏高。口唇纵而弛缓的，脾脏位置偏低。口唇坚实的，脾脏坚实。口唇大而松弛的，脾脏脆弱。口唇上下端正、匀称的，脾脏端正。口唇不正偏斜的，脾脏偏斜不正。

皮肤色黑，纹理致密的，肾脏小。纹理粗疏的，肾脏大。耳朵位置偏高的，肾脏的位置高。耳向后下陷者，肾脏的位置偏低。耳朵皮肉厚实的，肾脏坚实。耳朵瘦薄、皮肉不坚实的，肾脏脆弱。耳朵端正匀称，向前贴近牙床的，肾脏端正。耳朵偏高的，肾脏偏斜不正。上述这些关于五脏五变的现象，能够掌握其规律，注意调摄，保持功能正常，人体就会安然无恙。如果不注意调摄，即使五脏坚实，也会致使五脏受损，发生疾病。

黄帝说：讲得好。但是你讲的不是我所问的，我想了解的问题是，有的人从来不生病，而且可以享尽自然寿命，即便有忧愁、恐惧、惊吓等强烈的情志刺激，也不能使五脏虚弱，严寒酷热的气候，也不能伤害他们的健康。有的人经常不离开掩蔽严密的居室，也没有惊恐等情志刺激，但仍不免于患病，我想知道这是什么道理呢？岐伯回答说：五脏六腑是病邪潜藏的地方，请允许我就这个问题谈谈其中的道理。五脏形态都小的，较少因外邪侵袭而生病，但是容易心情焦虑，过于忧愁。五脏形态都大的，做事从容和缓，难以使他忧愁。五脏位置都偏高的，举止行动好高骛远。五脏位置都偏低的，愿屈居人下，意志卑微。五脏都坚实的，不会生病。五脏都脆弱的，经常生病。五脏位置都端正的，性情柔顺，所作所为深得人心。五脏位置都偏斜的，心怀不良，善于盗窃，不能与人们公平办事，前言后语不一，反复无常。

【提要】

本段论述了诊断五脏八种生理差异的方法，这形成了中医最早的体质学说理论基础。五脏形态大小、位置高下、质地坚脆、位置正斜等，有先天禀赋所致者，亦有后天所致者，这是个体的差异特征，这种形态差异，可以反映脏腑生理功能的差异，也是产生不同体质的重要基础。人的体质就是通过脏腑组织的形态结构以及其表现出来的气血阴阳之偏倾和功能活动的差异体现出来的。这种五脏形态所形成的体质决定发病中对病邪的易感性、耐受性以及病理过程中的不同倾向性。一般情况下，五脏形态正常、位置适中、纹理和质地坚实紧致者，脏气充盛，体质强壮，不易生病；反之，五脏形态畸形、位置不正、纹理和质地松脆者，脏气不足，体质柔弱，易受邪而患病。

【原文】

黄帝曰：愿闻六府之应。岐伯答曰：肺合大肠。大肠者，皮其应；心合小肠，小肠者，脉其应；肝合胆，胆者，筋其应；脾合胃，胃者，肉其应；肾合三焦膀胱[1]，三焦膀胱者，腠理毫毛其应。

黄帝曰：应之奈何？岐伯曰：肺应皮。皮厚者，大肠厚，皮薄者，大肠薄；皮缓，腹里大者，大肠大而长；皮急者，大肠急而短；皮滑者，大肠直[2]；皮肉不相离者，大肠结。

心应脉，皮厚者，脉厚，脉厚者，小肠厚；皮薄者，脉薄，脉薄者，小肠薄；皮缓者，脉缓，脉缓者，小肠大而长；皮薄而脉冲小者，小肠小而短。诸阳经脉皆多纡屈者，小肠结。

脾应肉，肉䐃坚大者，胃厚；肉䐃么[3]者，胃薄。肉䐃小而幺者，胃不坚；肉䐃不称身者，胃下，胃下者，下管约不利。肉䐃不坚者，胃缓；肉䐃无小里累[4]者，胃急。肉䐃多少里累者，胃结，胃结者，上管约不利也。

肝应爪，爪厚色黄者，胆厚；爪薄色红者，胆薄；爪坚色青者，胆急；爪濡色赤者，胆缓；爪直色白无约者，胆直；爪恶色黑多纹者，胆结也。

肾应骨，密理厚皮者，三焦膀胱厚；粗理薄皮者，三焦膀胱薄。疏腠理者，三焦膀胱缓；皮急而无毫毛者，三焦膀胱急。毫毛美而粗者，三焦膀胱直，稀毫毛者，三焦膀胱结也。

黄帝曰：厚薄美恶，皆有形，愿闻其所病。岐伯答曰：视其外应，以知其内脏，则知所病矣。

【注释】

［1］肾合三焦膀胱：肾与膀胱相表里。至于肾与三焦的配合关系，据《灵枢·本输》篇说："少阳属肾，肾上连肺，故将两藏。"这说明少阳三焦亦隶属于肾，肾脏的经脉分布，上连于肺，所以肾脏统帅了三焦。

［2］大肠直：直，伸而不屈。大肠直，形容大肠之气伸展而舒畅。

［3］么：微薄的意思。

［4］小里累：形容皮肤上面细小而累累的颗粒。

【语译】

黄帝说：我想知道六腑与人体各部位的相应关系。岐伯答道：肺与大肠相合，大肠与皮相应。心与小肠相合，小肠与脉相应。肝与胆相合，胆与筋相应。脾与胃相合，胃与肉相应。肾与三焦、膀胱相合，三焦、膀胱与腠理、毫毛相应。

黄帝说：六腑与身体其他部位是如何相应呢？岐伯答道：肺内合大肠，外应皮肤。皮肤厚者，大肠就厚。皮肤薄者，大肠也薄。皮肤纵缓，腹围大者，大肠松弛而长，皮肤绷急者，大肠之气紧缩而肠子较短。皮肤滑润者，大肠之气舒展。皮肉焦枯紧贴在一起者，大肠之气就干结滞涩。

心内合小肠，外应脉。皮肤厚者，脉也厚，脉厚的，小肠肠壁也就厚。皮肤薄者，脉也薄，脉薄，小肠肠壁就薄。皮肤松弛者，脉就纵缓，脉纵缓的，小肠就粗大而长。皮肤薄而脉弱小者，小肠就短小。所有阳经经脉多弯曲者，小肠之气就干结滞涩。

脾内合胃，外应肉。隆起的肌肉坚实壮大者，胃壁肌肉就厚。隆起的肌肉瘦薄者，胃壁肌肉就薄。隆起的肌肉瘦小而弱者，胃体不坚实。隆起的肌肉与身体其他部位不协调，胃就下垂，胃下垂则胃下口不能正常约束于下焦，使便溲不利。隆起的肌肉不坚实，胃体就弛缓。隆起的肌肉周围没有小颗粒累累相连者，胃体就紧缩。隆起的肌肉周围有颗粒累累相连的，胃气便郁结，胃气郁结则胃上口不能正常约束于上焦，使饮食不利。

肝内合胆，外应爪。爪甲厚而色黄者，胆厚。爪甲薄而色淡红者，胆薄。爪甲坚硬而色青，胆紧缩。爪甲濡软、色红者，胆纵缓。爪甲直、色白无纹者，胆气伸展调畅。爪甲畸形、色黑多纹者，胆气郁结干涩。

肾内合膀胱、三焦，外应骨。腠理致密、皮肤厚者，三焦、膀胱就厚；腠理粗糙、皮肤薄者，三焦、膀胱就薄。腠理疏松者，三焦、膀胱就弛缓。皮肤紧急而无毫毛者，三焦、膀胱就紧缩。毫毛润泽而粗者，三焦、膀胱调畅。毫毛稀疏者，三焦、膀胱就郁结不舒。

黄帝说：脏腑的厚坚、脆薄、好坏等都有外在表现，我想听听它们所发生的病变。岐伯回答说：观察各脏腑外应的皮肉筋骨脉的表现，来了解内在脏腑的变化，并借此可以推断各脏腑所发生的病变。

【提要】

本段具体阐述了脏腑与外在皮、肉、筋、骨、脉等组织器官之间的生理、病理联系。皮、肉、筋、骨、脉，被称为“五体”，它们与内脏的关系非常密切。五体依赖内脏精气的充养，如肺气宣散水谷精微于皮；心主血，血充于脉；脾运化水谷精微以养肉；肝血养筋荣甲；肾生髓充于骨。五脏精气满盛，则外在五体润泽壮实，功能正常。同时，五体的活动反过来也有助于内在脏腑功能活动，如皮可助肺宣发，肌肉运动可助脾胃的运化，脉气通畅可助心血畅行等。因此，五体与脏腑生理相紧密相关，病理上亦相互影响。中医借助外在的五体表现，可以推测内在脏腑的功能活动情况，这就是中医诊法中的“司外揣内”法。一般而言，外在皮、肉、筋、骨、脉等组织厚实、润泽、壮满者，相应的内脏精气津血旺盛，功能正常；外在皮、肉、筋、骨、脉等组织疏松、脆薄、畸形、干枯者，相应的内脏精气津血不足，功能衰退，易于生病。

【临床应用】

“司外揣内”、“以表知里”诊法的理论基础。

本文据五脏内合六腑，外与体表的皮、脉、筋、肉、毫毛、腠理，各有相应的关系，提出了“视其外应，以知其内脏，则知所病”的论断，而《灵枢·外揣》亦云：“远者司外揣内，近者司内揣外”等，这些论述皆说明五脏与六腑、体表组织的相关，体现了人体生命活动的整体性。这些成为了中医“司外揣内”、“以表知里”诊法的理论基础，同时也为治疗学提供借鉴，临床上“表病治里”、“内病外治”、“外病内治”等常用治则皆源于该理论。

“肺合大肠，大肠者，皮其应”临床运用举例：

蒋某，男，28岁。自幼患有汗闭症。暑天烦热难忍，伴有低热，精神疲乏，口干，肢麻甚则作痛，溲多而清。历年来服中西药未效。刻诊肌肤干燥，脉弦细而数，满舌裂纹，苔剥，体温37.4℃。处方：生石膏30g（先煎），玄参12g，知母9g，鸡苏散30g，太子参15g,生地12g，葛根9g，山药9g，桑白皮12g，阿胶9g（烊冲）。复诊：服前方药7剂后，皮肤潮湿，有出汗感，其他诸症尽减。脉弦细不数。效不更方，治从原法，再服药7剂。随访：服药14剂后，汗闭症痊愈。暑天炎热之时，汗出溱溱，肌肤湿润，低热也退。本病例汗闭不出，是由于腠理闭塞，皮毛不能宣散所致，病位在皮，但皮为肺之外应，皮毛肌肤之宣散依赖肺气通达宣发，故病本在肺，证属肺气肺阴不足，宣发不利，汗源亦少。故采用益气养阴、清燥润肺之法治愈。(《历代名医医案精选·现代·金寿山》)

【讨论】

脏腑组织器官的形态与疾病的关系。

人的脏腑有大小、高低、坚脆等不同形态，皮、肉、筋、骨、脉五体亦有厚薄、疏密、紧松等不同形态，这些差异有先天禀赋形成的，也有后天造成的。人体的形态结构与功能紧密相关，形态结构为其形，功能为其神，即“形神合一”。有怎样的形态，就产生与其相应的功能；而特定的功能，又影响着特定的形态。生理上如此，病理上亦同。因此，可据外在可查的形态特征，来推测内在脏腑功能的情况，并测知疾病的状态与预后，即原文所说：“五藏者，固有小大、高下、坚脆、端正、偏倾者，六府亦有小大、长短、厚薄、结直、缓急。凡此二十五者，各不同，或善或恶，或吉或凶。”

本节列举了诸多外在的皮、肉、筋、骨、脉等形态特征，据此内候脏腑活动，以及内候疾病的情况。例如：胸膺与肩背部可以内候肺的状态，“巨肩反膺陷喉者，肺高；合腋张胁者，肺下。好肩背厚者，肺坚；肩背薄者，肺脆。背膺厚者，肺端正；胁偏踈者，肺偏倾也。”临床上，胸膺肩背部外形确为内脏状况的外镜，如胸部凹陷、两肩高耸多提示肺先天发育不良，位置不正而偏高；视胸脊的厚薄可知肺脏的脆坚，如胸廓畸形则提示肺脏先天发育不良，胸廓狭小而薄者，肺气多弱，胸膺宽阔厚泽者肺气多足。再如查耳，耳为肾窍，肾气通于耳，肾为先天之本，受五脏六腑之精而藏之，故寿夭生死取决于肾气的盛衰。本文说“耳坚者，肾坚，耳薄不坚者，肾脆。”耳廓宽大厚实、泽润红活，耳垂肥厚下垂者寿，耳廓瘦小而薄、泽，耳垂小和不能下垂者夭。贝润浦氏曾报道，他对50名80岁以上的长寿老人进行耳诊统计，发现长寿老人耳廓的特点是耳廓长和耳垂大。据测量，80岁以上老人，耳廓的长度皆在7cm以上（一般人为5～8cm），有的甚至达到8.5cm，80岁以上老人耳垂长度都在1.8cm以上（一般人为1～2.5cm），有的竟达3.2cm，有的老人甚至自觉60岁以后耳廓及耳垂有逐渐增长的趋势，足见耳廓与耳垂对寿夭有一定关系。临床上，无论先天或后天导致的肾功能不全患者，几乎都有不同程度的听力减退。耳的色泽变化还标志着肾气的盛衰状况。如耳廓红活明亮为肾气充盛之貌，耳廓色黑而干是肾阴不足的征兆，干黑焦枯又提示肾水亏极，耳廓萎缩发暗则是肾气绝的危象，耳廓苍白虚浮为肾阳不足之状，耳廓发青为内有寒象。耳廓的色泽变化还能反映肾上腺皮质激素水平。如耳廓色淡苍白、发凉或黑而质薄，多为肾上腺皮质激素低下之兆，常出现于肾阳虚患者（类似艾迪生病）；如耳廓渐肥红油光、发热多提示肾上腺皮质激素水平升高，可出现于肾阴虚火旺（类似于库欣综合征）。耳的情况还可反映疾病的预后。耳轮枯焦发黑为肾败，肾主藏精为五脏之根，故耳廓萎缩是五脏俱竭的征兆。此外，耳聋、舌卷、唇青，预兆厥阴气绝，亦属难治。《中藏经》论耳部凶证曰：“黑色起于耳目，渐入于口者死，赤色见于耳目额者，五日死，肾绝耳干者，六日死。”这些都说明了耳黑、耳干和耳赤的凶兆意义。（《中医疾病预测学》）

灵枢·五色第四十九

【导读】

五色，即青、赤、黄、白、黑五种颜色。本篇以五色分属五脏，通过对面部五色变化的观察来判断疾病，故篇名为“五色”。本篇是色诊大纲。篇中说明了脏腑和肢节的病变其色反应于面部时，各自分布的位置，指出根据面部色泽变化可以判断疾病，推断疾病的转归、预后等。同时又联系到脉诊，以色脉的结合运用，察知病之间甚，因此在临床上有很大的指导意义。

【原文】

雷公问于黄帝曰：五色独[1]决于明堂乎？小子[2]未知其所谓也。黄帝曰：明堂者，鼻也；阙者，眉间也；庭者，颜也[3]；蕃[4]者，颊侧也；蔽[5]者，耳门也，其间欲方大[6]，去之十步，皆见于外，如是者，寿必中百岁[7]。

【注释】

[1] 独：但也。

[2] 小子：自谦之词，喻无知。

[3] 庭者，颜也："庭"，天庭。"颜"，额部。《广雅·释亲》："颜，额也。"

[4] 蕃：通“藩”。《国语·晋语》注：“蕃，篱落也。”两颊侧，犹面之藩篱，故曰“蕃”。

[5] 蔽：《广雅·释亲》：“蔽，障也。”耳门，所以障耳，故曰“蔽”。

[6] 方大：指面部端正丰厚。

[7] 寿必中百岁：中，“得”之意。即必得百岁。

【语译】

雷公向黄帝问道：观察面部的气色，仅仅取决于明堂的部位吗？我对于各部的名称，不知所指的是哪些部位，还没有搞清楚。黄帝说：明堂就是鼻；阙中，就是眉间；天庭就是额；蕃，就是颊侧；蔽，就是耳门。这些部位之间，要生得端正宽大，在十步之外，其方大丰隆，一望而见。像这样的现象，必然会享到百岁高寿的。

【提要】

本节阐明了颜面各部的名称。

明堂——鼻；阙——两眉间；庭——颜，天庭；蕃——两颊外侧；蔽——耳门前。

【原文】

雷公曰：五官之辨奈何？黄帝曰：明堂骨高以起，平以直，五藏次于中央[1]，六府挟其两侧[2]，首面上于阙庭，王宫在于下极[3]，五藏安于胸中，真色[4]以致[5]，病色不见，明堂润泽以清，五官恶得无辨乎？

雷公曰：其不辨者[6]，可得闻乎？黄帝曰：五色之见也，各出其色部。部骨陷者[7]，必不免于病矣。其色部乘袭者[8]，虽病甚，不死矣。雷公曰：官五色[9]奈何？黄帝曰：青黑为痛[10]，黄赤为热，白为寒[11]，是谓五官。

【注释】

[1] 五藏次于中央：次，居之意，此作依次排列。五脏依次排列在中央部。

[2] 六府挟其两侧：挟，附着。即六腑依附在五脏的两侧。

[3] 下极：张介宾曰："下极居两目之中，心之部也。心为君主，故曰王宫。"

[4] 真色：相应部位出现的正常色泽。

[5] 致：《广雅·训诂一》："致，至也。"

[6] 其不辨者："其"假设连词，有"若"义。"不"，语中助词。"其不辨者"犹云"若辨者"，与上"恶得无辨"相对。

[7] 部骨陷者：孙鼎宜曰："部骨者，即中央两侧之谓，若唇舌二部，并无骨陷之理。"

[8] 其色部乘袭者：指子色见于母位。例如脾之黄色显现于心之下极部位。

[9] 官五色："官"，主也。即五色所主是什么？

[10] 青黑为痛：青黑为风寒之色，故主痛。

[11] 白为寒：阳虚阴盛，寒从内生，出现清苍之白色。与脱血、亡津之白色鉴别。

【语译】

雷公说：怎样来辨别五官各部的病色呢？黄帝说：鼻骨高而隆起，平正而端直，是测候五官各部的基准，代表五脏部位，就依次排列在面部中央，六腑挟附在它的两旁，在上的阙中和天庭，主头面；心为君主，它所属的部位属于王宫，即在两目之间的下极。当胸腹之中的五脏安和，而没有病的，在这些部位上就出现正色，而找不到病色，特别是鼻部的色泽，必然清润。这样，五官的病色，哪里会难以辨别出来呢？

雷公说：病色的显现失其常度，也有难以辨别的，可以告诉我吗？黄帝说：五脏病色，反映在面部的，都会分别显现在它所关联的部位上，如果该部的不正之色，有深陷入骨的征象，必然是有病无疑。若该部的病色根据五脏所配合五行的规律，是属于彼此相生的情况，则病情虽较严重，也是不至于死亡的。雷公说：五色所主的证候是怎样的？黄帝说：青和黑主痛，黄和红主热，白主寒证，这就是五色所主的一般证候。

【提要】

本节主要阐述了五色主病的重要学术观点。

(1) 五脏气机正常：面色正常，鼻润泽明亮。

(2) 色失常：五色各有定位，此位骨骼陷下，其所属脏腑即病，病色为相生，病甚亦不死。

(3) 五色所主病：青黑——痛；黄赤——热；白——寒。

【临床应用】

本节论述，乃是古人从长期实践中总结出来的经验。它不仅为后世的望色察病奠定了理论基础，而且对于临床实践具有重要的指导作用。如本节所述青黑色主痛，赤色主热，白色主寒，与当代中医诊断学中内容相符，仍在临床中广泛应用，但黄色主热就不多见了，应特别注意。

【原文】

雷公曰：病之益甚，与其方衰如何？黄帝曰：外内皆在[1]焉。切其脉口[2]滑小紧以沈[3]者，病益甚，在中；人迎气大紧以浮者，其病益甚，在外[4]。其脉口浮滑者，病日进；人迎沈而滑者，病日损。其脉口滑以沈者，病日进，在内；其人迎脉滑盛以浮者[5]，其病日进，在外。脉之浮沈及人迎与寸口气小大等者，病难已。病之在藏，沈而大者，易已[6]，小为逆[7]；病在府，浮而大者，其病易已[8]。人迎盛坚者，伤于寒[9]；气口盛坚者，伤于食[10]。

【注释】

[1] 外内皆在：杨上善曰："外府内藏并有甚衰，故曰皆在。"

[2] 脉口：脉位也。

[3] 滑小紧以沈：沈，同"沉"。杨上善曰："滑为阳也。小紧沉者，皆为阴也，大，浮阳也。二阳一阴，则阳乘阴。"

[4] 在外：指病在六腑。

[5] 其人迎脉滑盛以浮者：杨上善曰："滑盛浮等俱为阳也，又在阳位，名曰太过。"

[6] 沈而大者，易已：张介宾曰："病在藏者，在六阴也，阴本当沉，而大为有神，有神者，阴气充也，故易已。"

[7] 小为逆：张介宾曰："若沉而细小，则真阴衰而为逆矣。"

[8] 病在府，浮而大者，其病易已：张介宾曰："病在府者，在六阳也。阳病得阳脉者为顺，故浮而大者病易已，若或浮小，亦逆侯也。"

[9] 人迎盛坚者，伤于寒：张介宾曰："人迎主表，脉盛而坚者，寒伤三阴也，是为外感。"

[10] 气口盛紧者，伤于食：张介宾曰："气口主里，脉盛而坚者，食伤三阴也，是为内伤。"

【语译】

雷公说：疾病的日趋严重，和病邪日衰而渐见好转的情况，怎样来鉴别呢？黄帝说：疾病有在外和在内的区别，表里之间，都必须详细观察。按切病人的寸口脉，如脉现滑、小、紧、沉的，病情会日趋严重，这是病在于中、阴分邪盛的现象；如在颈部人迎的脉气，现有大而坚浮的，其病情也会日趋严重，这是病在于外、阳分邪盛的现象。若寸口部脉现浮滑的，为病邪日益进展之象；人迎脉现沉而滑的，为病势日渐轻之象。如果在寸口部脉现滑而沉的，病邪会日益进展，是属于在内的病；若在人迎部脉现滑盛而浮的，病邪也会日益进展，是属于在外的病。至于脉象或浮或沉，出现在人迎与寸口部，大小相等的，非偏于阴，则偏于阳，其病难愈；病在五脏，脉现沉而大的，为阴气充盛，其病易愈；若沉而细小，就是真阴衰竭，脉证相逆的现象。病在六腑，脉现浮而大的，为阳病得阳脉，其病易愈。一般来说，人迎主表，脉现盛而坚的，是伤于外感的寒邪；寸口主里，脉现盛而坚的，是饮食内伤。

【提要】

本节提出了色脉结合诊病的观点。

1. 诊脉以判断病势进退

寸口脉滑——病进，六阴经病。

人迎脉沉——病退，六阳经病。

2. 诊脉以判断病情轻重与病位

寸口：滑小沉紧——阴分邪盛，病重，在内。

浮滑——病进，阳气在阴。

滑沉——病进，阴盛，病在内。

盛大坚实——饮食内伤。

人迎：大紧浮——阳分邪盛，阴气出阳。

沉滑——病退，阳邪衰，阴气出阳。

滑盛浮——病进，病在外。

盛大而坚实——外感寒邪。

寸口、人迎脉浮沉大小相等，脏腑形气俱病，内伤外感未已，难治。

3. 病在五脏的脉诊意义

沉大——阴气盛，易已。

沉细小——真阴衰，为逆，不能抗邪。

4. 病在腑的脉诊意义

浮大——正气盛，易已。

【原文】

雷公曰：以色言病之间甚[1]奈何？黄帝曰：其色粗[2]以明，沈夭[3]者为甚；其色上行者，病益甚[4]；其色下行如云彻散[5]者，病方已。五色各有藏部[6]，有外部，有内部[7]也。色从外部走内部者，其病从外走内；其色从内走外者，其病从内走外。病生于内者，先治其阴，后治其阳[8]，反者益甚[9]；其病生于阳者，先治其外，后治其内，反者益甚。其脉滑大以代而长者，病从外来，目有所见[10]，志有所恶[11]，此阳气之并也，可变而已[12]。

雷公曰：小子闻风者，百病之始也，厥逆者，寒湿之起也。别之奈何？黄帝曰：常候阙中，薄泽为风[13]，冲浊为痹[14]，在地为厥[15]。此其常也，各以其色言其病。

【注释】

[1] 间甚：轻重也。《广雅·训诂一》："间，愈也。"

[2] 粗：犹"略"也。

[3] 夭：晦暗。《素问·玉机真藏论》王冰注曰："夭谓不明而恶。"

[4] 其色上行者，病益甚：李念莪曰："色上行者，浊气方升，故病甚。"

[5] 彻散：犹云散去。《仪礼·士冠礼》郑注："彻，去也。"

[6] 藏部：张志聪曰："藏部，藏府之分部也。"

[7] 外部、内部：李念莪曰："外部者，六府之表，六府挟其两侧也；内部者，五藏之里，五藏近于中央也。"

[8] 阴、阳：指脏腑。

[9] 反者益甚：李念莪曰："凡病色先起外部而后内部者，其病自表入里，是外为本而内为标，当先治其外，后治其内；若先起内部而后外部者，其病自里出表，是阴为本而阳为标，当先治其阴，后治其阳。若反之者，皆为误治，病必转甚矣。"

[10] 目有所见：指妄见。

[11] 志有所恶："恶"应据《甲乙经》改作"存"。"志有所存"指妄想。

[12] 可变而已：病由阳盛，可变者，谓抑阳益阴，则病愈矣。

[13] 薄泽为风：李念莪曰："风病在阳，皮毛受之，故色薄而泽。"

[14] 冲浊为痹：冲，读 zhòng。李念莪曰："痹病在阳，肉骨受之，故色冲而浊。"

[15] 在地为厥：张介宾曰："厥病起四支，则病在下而色亦见于地。地者，面之下

部也。”

【语译】

雷公说：根据面部病色，怎样可以辨明病势的轻重呢？黄帝说：病人面部的色泽，如果是明亮的病轻，沉滞晦暗的病重。若病色有向上发展的趋向，为病势将日趋严重的现象；若病色向下转移，像浮云欲散一样，为病势将日渐见轻的现象。因为疾病的内在变化，反映在面部的色泽，各有其一定的部位，外部属于六腑，内部属于五脏。病色从外部走向内部的，可以推测病邪是由表入里；相反的病色从内部走向外部的，可以推测病邪是由里出表。在治疗方面，根据五脏为阴、六腑为阳的原则，病生于里的当先治其脏，后治其腑，如果先后相反而误治，必然会加重病势；病生于腑的，当先治其表，后治其里，如果先后相反而误治，也必然会加重病势。至于其脉象滑大见代而长的，这是阳邪自外传里的病，会使病人的眼睛发生妄见，志意上对于某些事物也有厌恶的感觉，这是阳气相并的缘故。治疗的方法，或阴或阳，可随机应变，灵活运用，亦能治愈。

雷公说：我听说自然界的风邪，是百病的起因；厥逆的病变，是由于寒湿之气所致，但从面部的色泽上怎样来辨别呢？黄帝说：辨别这些病证，通常是测候阙中（眉间）的气色来决定的，色现浮薄光泽，是在表的风病；沉滞晦浊，是在里的痹病。若病色出现在地阁（下巴），便属于寒湿引起的厥逆病。这就是一般的察色辨证法，只要分别根据它的色泽就可以说明属于哪一种病。

【提要】

本节主要论述了根据五色部位的移转来判断病证性质与病邪的传变。

1. 辨病色以判断病证性质

色沉暗——病重。

色上行——邪气盛，病进。

色下行——邪气衰，病退。

阙中色薄——风病在表。

阙中色深浊——痹病在里。

地阁深浊——寒湿厥逆。

2. 辨病色判断病邪的传变

病色从外向内走——病从表入里——先治表后治里。

病色从内向外走——病从里出表——先治脏后治腑。

【临床应用】

本节所述五色主病可见：色薄者，病在表；色深暗者，病在里。这与当今《中医诊断学》中所述的病色分类比较吻合：

病色 { 善色：色光明润泽
　　　 恶色：色枯槁晦暗

对后世临床辨色诊病有重要的指导意义。

【原文】

雷公曰：人不病卒死，何以知之？黄帝曰：大气[1]入于藏府者，不病而卒死矣。雷公曰：病小愈而卒死者，何以知之？黄帝曰：赤色出两颧，大如母指[2]者，病虽小愈，必卒死[3]。黑色出于庭[4]，大如母指，必不病而卒死[5]。

【注释】

[1] 大气：张介宾曰："大气，大邪之气也。大邪之入者，未有不由元气大虚，而后邪得袭之，故致卒死。"

[2] 母指：手大指。"母"同"拇"。

[3] 病虽小愈，必卒死：《千金翼方》："肺疾少愈，赤黑如拇指，薰点见面颊上，此必卒死。"与此可互证。

[4] 黑色出于庭：李念莪曰："天庭处于最高，黑者干之，是肾绝矣。"

[5] 必不病而卒死：《千金翼方》："肾病少愈，黄黑色，薰点如拇指，应耳，必卒死。"与此可互证。

【语译】

雷公说：有些人没有显著的病象而突然死亡，对于这种情况，事前有什么办法知道呢？黄帝说：如有极厉害的病邪侵入到脏腑之中，虽没有显著的病象，也会突然死亡。雷公说：病势略有好转，反会突然死亡的，对于这种情况，事前有什么办法可以知道呢？黄帝说：赤色出现在左右两颊，大如拇指一样，病虽略有好转，但还是免不了突然恶化而趋于死亡；黑色出现在天庭，大如拇指一样，虽没有显著病象，但也会突然死亡。

【提要】

本节论述了黑色出于庭、赤色出两颧且大如拇指等两种病象，在疾病预后诊断上的价值。

两颧赤——大如拇指：虽小愈，亦可猝死。

庭色黑——大如拇指：肾绝，未病亦可死。

【临床应用】

本节所述的两颧赤，这是脏腑精气极度衰竭，正气将脱，阴不敛阳，虚阳外浮的表现，常是病重临终前的状态，古人比作"回光返照"。因此，在临床遇此面色应予以高度重视。

【原文】

雷公再拜曰：善哉！其死有期乎？黄帝曰：察色以言其时。雷公曰：善乎！愿卒闻之。黄帝曰：庭者，首面也；阙上者，咽喉也；阙中者，肺也；下极[1]者，心也；直下[2]者，肝也；肝左者，胆也；下者，脾也；方上[3]者，胃也；中央[4]者，大肠也；挟大肠者，肾也；当肾者，脐也；面王[5]以上者，小肠也；面王以下者，膀胱、子处也；颧者，肩也；颧后者，臂也；臂下者，手也；目内眦上者，膺乳也；挟绳而上[6]者，背也；循牙车[7]以下者，股也；中央者，膝也；膝以下者，胫也；当胫以下者，足也；巨分[8]者，股里也；巨屈[9]者，膝膑也。此五藏六府肢节之部也，各有部分。有部分，用阴和阳，用阳和阴[10]，当明部分，万举万当[11]。能别左右[12]，是谓大道；男女异位[13]，故曰阴阳。审察泽夭，谓之良工。

【注释】

[1] 下极：鼻根部，俗称"山根"。

[2] 直下：指鼻柱部位，下极的直下方。

[3] 方上：即鼻准头的两旁处。在迎香穴略上方处。

［4］中央：在两颧下，鼻两旁迎香以外的部位。

［5］面王：即鼻头的部位。

［6］挟绳而上：绳，指耳廓根部前面附着在侧头部的边缘部位。挟绳而上，即在耳廓前上方的侧旁的部位。

［7］牙车：即牙床，颊车穴部位。

［8］巨分：鼻翼外缘向口角外侧延伸的部分。俗称口吻旁的大纹处，或曰“鼻翼沟”。

［9］巨屈：在颊下的曲骨部。

［10］用阴和阳，用阳和阴：张介宾曰：“部分既定，阴阳乃明。阳胜者阴必衰，当助其阴以和之；阴胜者阳必衰，当助其阳以和之。”

［11］万举万当：所做皆恰当。

［12］能别左右：杨上善曰“阴气右行，阳气左行。”

［13］男女异位：王冰曰：“左为阳，故男子右为从，而左为逆；右为阴，故女子右为逆，而左为从。”

【语译】

雷公一再礼拜着说：讲解得真好，暴亡的人，也有一定的死期吗？黄帝说：观察面部脏腑所属的部位，从它的色泽变化，可以说明死亡的时日。雷公说：真有这样好的诊断方法吗？希望全部讲给我听听。黄帝说：显现在面部上的色泽，是与脏腑相应的，因而各有其所主的疾病。天庭，主头面的病；眉心之上，主咽喉的病；眉心，主肺脏的病；两目之间，主心脏的病；由此直下的鼻柱的部位，主肝脏的病；在这部位的左面，主胆腑的病；从鼻柱以下的鼻准之端，主脾脏的病；鼻准两旁的鼻隧，主胃腑的病；在鼻隧到颊部之间的中央（颧骨之下），主大肠的病；由此外开的颊部，主肾脏的病；当肾脏所属颊部的下方，主脐部的病；在面王（鼻准之端）的上方两侧，鼻与颧之间，主小肠的病；在面王以下的人中部，主膀胱和子宫的病。至于各部所主四肢的疾病，则颧骨主肩；颧骨的后方主臂；在该部之下主手；眼内角的上方主胸膺和乳部；近耳边直上之处主背部；沿牙车以下之处，主大腿部；上下颚骨之间，主膝；由此向下的部位主足胫；再由此向下，主足；口吻旁和颊前肉的空软处，主大腿内侧；颊下曲骨的部位，主膝盖骨。上述这些，就是在面部各部分分属五脏六腑和四肢关节的情况。由此可见，人体各种疾病反映在面部，是各有一定的部位的。了解了各部分的区别，在治疗方面，对于阳盛阴虚的病，就可以采用助阴的疗法，以调和阳的偏盛；相反的，对于阴盛阳虚的病，就可以采用助阳的疗法，以调和阴的偏盛。只要明确各部分所表现的病色，根据其盛衰情况进行调治，则不论是千变万态的疾病，也就万无一失，能获得一定的疗效。能够辨别阳左阴右的属性，这就是所谓符合了自然界阴阳相对的规律，因男女病色的转移，其位置是不同的，所以说必须了解阴阳的规律，根据阴阳的演变，就能观察色泽的润泽与枯晦，从而进行治疗，也就可以称为高明的医工了。

【提要】

本节阐述了脏腑、肢体等发生病变时，在面部各自分布位置的反映。

天庭——头面。

阙上——咽喉。

阙中——肺。

下极——心。

鼻梁——肝；左——胆；鼻头——脾；鼻头两侧——胃。

面中央，鼻两旁，颧骨下——大肠。

颊——肾；肾下——脐。

鼻头以上，两颧内——小肠。

鼻头以下，人中穴处——膀胱，子宫。

颧骨——肩；颧骨外侧——臂；臂下——手。

目内眦上——胸乳。

颊外部以上——背。

颊车以下——股。

两牙床中央——膝；膝下——胫；胫下——足。

口角侧大纹——膝盖骨。

【临床应用】

本节的面部脏腑肢节分部理论描述得非常详细，可结合《素问·刺热》的面部分候脏腑法进行诊断。

面部的脏腑肢节分部理论即面部全息理论，能有效指导临床诊治。现代有些针灸学家创立的"面针"，也是应用这一理论的结果。

【原文】

沈浊为内，浮泽为外[1]；黄赤为风，青黑为痛，白为寒，黄而膏润[2]为脓，赤甚者为血[3]；痛甚为挛[4]，寒甚为皮不仁。五色各见其部。察其浮沈，以知浅深[5]；察其泽夭，以观成败[6]；察其散抟，以知远近[7]；视色上下，以知病处[8]；积神于心，以知往今[9]。故相气不微，不知是非[10]，属意勿去，乃知新故[11]。色明不粗，沈夭为甚，不明不泽，其病不甚。其色散，驹驹然[12]未有聚，其病散而气痛，聚未成也。肾乘心，心先病，肾为应，色皆如是。男子色在于面王，为小腹痛，下为卵痛[13]，其圜直[14]为茎痛，高为本，下为首[15]，狐疝、㿗阴[16]之属也。女子在于面王，为膀胱、子处之。散为痛，抟为聚[17]，方员左右，各如其色形[18]。其随而下至胝为淫[19]，有润如膏状[20]，为暴食不洁。左为左，右为右，其色有邪，聚散而不端，面色所指者也。色者，青黑赤白黄，皆端满[21]有别乡[22]。别乡赤者，其色亦大如榆荚[23]，在面王为不日[24]。其色上锐，首空上向[25]，下锐下向，在左右如法。以五色命藏，青为肝，赤为心，白为肺，黄为脾，黑为肾。肝合筋，心合脉，肺合皮，脾合肉，肾合骨也。

【注释】

[1] 沈浊为内，浮泽为外：沈：同"沉"。张介宾曰："内主在里在藏，外主在表在府，皆言色也。"

[2] 膏润：疮疡化脓欲溃，皮肤见黄色而油润。

[3] 赤甚者为血：此疮疡尚未化脓，热毒迫使血液积于局部，故见赤色。

[4] 挛：筋脉挛急。

[5] 察其浮沈，以知浅深：色浮主病浅，色沉主病深。

[6] 察其泽夭，以观成败：色光润主病轻，色枯暗主病重。

[7] 察其散抟，以知远近：李念莪曰："散而不聚者病近，抟而不散者病远。"

[8] 视色上下，以知病处：观察病色之在上在下，则知病之部位。

[9] 积神于心，以知往今：此谓察色须全神贯注。马莳曰：“积神气于己心，而病之为已往，为今病者，皆能知之。”

[10] 相气不微，不知是非：马莳曰：“相视气色，不能至于精微者，不知病之为是为非。”

[11] 属意勿去，乃知新故：“属意”即注意。马莳曰：“属意专心而无所摇夺，则凡病之为新为故者洞然也。”

[12] 其色散，驹驹然：《类经》六卷三十二注：“稚马曰驹，驹驹然者如驹无定，散而不聚之谓，故其为病尚散。”

[13] 卵痛：指睾丸作痛。

[14] 圜直：圜，同“圆”。圜直，指圆而直的人中沟而言。李念莪曰：“圜直，指人中水沟穴也。人中边圜而直者，故人中色见，主阴茎作痛。”

[15] 高为本，下为首：在人中上半部者称高，为阴茎根痛，在人中下半部者为阴茎头痛。

[16] 㿉阴：就是阴囊肿大的㿉疝病。

[17] 散为痛，抟为聚：马莳曰：“其气色散者为痛，而不至成聚；若气色抟而不散，则成聚而不止于痛。”

[18] 方员左右，各如其色形：马莳曰：“其聚之在内者，或方或圆，或左或右，各如其外色之形耳。”

[19] 淫：《素问·痿论》：“及为白淫。”王冰注：“白淫，谓白物淫衍，如精之状，男子因溲而下，女子阴器中绵绵而下也。”

[20] 有润如膏状：此指面色润如脂，乃饮食停滞，积有痰湿之证。

[21] 端满：端正盈满。《类经》六卷三十二注：“端，谓无邪；满，谓充足。”

[22] 别乡：别，分别；乡，窗口。即分别显示其他的部位。

[23] 大如榆荚：张志聪曰：“大如榆荚者，血分之聚色，即如拇指之状也。”

[24] 不日：不多日，指变化迅速。

[25] 其色上锐，首空上向：上锐，上部尖锐；首空，颜色始发部位变淡；上向，向上发展。意即它的颜色发展的头端尖锐，起始部位颜色变淡，则病向上发展。

【语译】

面色沉滞晦浊的为在里在脏的病，轻浮光泽的为在表在腑的病；色见黄赤，大都属于风一类疾患，青色、黑色属于疼痛一类的疾患，白色属于有寒的现象，黄而油润的是有脓疡的现象；深红色为血痛症，甚则发生痉挛，或因寒极发为肌肤麻木症。由于五色表现在各个部位上，与疾病有密切的关系，所以观察它的或浮或沉，可以知道病情属浅属深；观察它的润泽与枯晦，可以知道疾病预后的吉凶；观察它的散在和聚结，可以知道病程的长久和短暂；辨认病色的或上或下，可以知道疾病所在的部位。医者全神贯注地望色辨证，使心中有数之后，更可以知道既往和现在的病况了。所以看病人的气色，如不够深刻精微，也就不知道辨别病情的是非；若专心致志的打定主意，而无所迷惑，就可以知道疾病在过去和新近的发展情况。面色应有的明亮既不显露，但见沉滞而枯晦的，其病必重；虽不明亮，亦不润泽，只要没有沉滞和枯晦的现象，其病也不致趋于严重。若其病色散而无定，还没有聚集在固定的地方，则其病情亦将分散，即使有痛症，也大都在气分而不是积聚的病。肾脏的黑色，出现在心脏所属的部位（两目之间），必先是由于心脏有病，肾邪相应而起，便会出现这种黑色。一般病色的出现，不是它部位上应见的本色，都可以根据这个例子去类推的。男子在面王（鼻准之端）的上方两侧出现病色，主小肠的病，当在少腹部发生疼痛；若病色出现在面王以下人中部，当发生睾丸作痛；若病色出现于圆而直的人中沟上，当发生阴茎作痛，在人中的上半部，主阴茎根的病痛，下半部主龟头的病痛，大多是属于狐疝、㿉阴之类的疾病。女子在面王以下人中部出现病色的，当发生膀胱与子宫的病；其色散在的，为气滞而作痛；如果病色集结在一起，为血凝而积聚的病，积聚的或方或圆，或左或右，分别和显现在外面的病色的形状是一致的。若其色随着下行，相应地就下至尾骶部发生疾患，如浸淫带浊，有油润如膏状的污物排出，或由于暴食所伤，以致在下多见不洁的污物。病色见于左，就是左侧有病，病色见于右，就是右侧有病。凡面色表现有不正之气，或聚或散而不端正的，在面色所指的部位上，属于某一脏腑，就可以知道发病的所在了。所谓五色，就是青、黑、赤、白、黄，在正常情况下，其色泽都是端正充润，不但可见于本部，而且也会出现在别的部位上；但在不正常的时候，例如心所主的色泽为赤，倘在别的部位上出现赤色，大如榆荚一样，就不是应有的正色，特别是出现在面王的部位，说明病情在不多几天内会有变化。若其病色的形状，在上的边缘是尖锐的，可以推测因头面部的正气空虚，邪有向上发展的趋向；若尖端的形状在下，则邪有向下发展的趋向；尖端在左或在右，都可以根据这个原则，去测候病邪发展的趋向。再以五色与五脏相应的关系来说，青色属于肝脏，赤色属于心脏，白色属于肺脏，黄色属于脾脏，黑色属于肾脏。肝和筋相配合，心和脉相配合，肺和皮相配合，脾和肉相配合，肾和骨相配合，这都是五色主病以及运用在望色辨证上的总纲。

【提要】

本节论述了根据面部色泽变化来判断疾病，辨别病位的深浅、病程的长短和疾病防治的内容。

灵枢·天年第五十四

【导读】

天年，即人的自然寿命。本篇重点讨论了人体生、长、壮、老、已的生命自然过程，并指出人之先天禀赋的强弱、五脏坚固与否、血气盛衰等与寿夭的关系，故篇名为“天年”。

【原文】

黄帝问于岐伯曰：愿闻人之始生，何气筑为基[1]？何立而为楯[2]？何失而死？何得而生？岐伯曰：以母为基，以父为楯[3]，失神者死，得神者生也。黄帝曰：何者为神？岐伯曰：血气已和，荣卫已通，五藏已成，神气舍心，魂魄毕具，乃成为人。

【注释】

[1] 筑为基：筑，构筑；基，基础，事物的根本。

[2] 楯：音吮。《说文》：“阑槛也。”《康熙字典》引王逸语：“纵曰栏，横曰楯”，据此楯为栏杆。在此处引申为卫护之意。

[3] 以母为基，以父为楯：《类经》：“人之生也，合父母之精而有其身……，譬之稼穑者，必得其地，仍施以种，……夫地者基也，种者楯也。”指人体的形成，是以母血为基础，父精为种子，阴阳交感，精血相合。

【语译】

黄帝向岐伯问道：我想知道人开始生命的时候，以什么气作为基础？以什么作护卫？失去什么死？得到什么生？岐伯说：以母的阴血为基础，以父精为种子，父精母血结合产生新的生命体。父精母血结合后，胚胎不能孕育者死，胚胎得以孕育者生。黄帝问：神怎么形成的？岐伯回答说：血气和调，营卫运行通畅，五脏形成，神气藏于心，魂魄具备，于是成为一个有生命力的健全人。

【提要】

1. 论述生命体形成的物质基础。
2. 指出胎儿的形成和发育过程。
3. 强调神的重要性。

【临床应用】

本段经文提出的关于胚胎生成、胎儿养护理论，是中医胎孕理论的基础之一，而且对临床具有重要指导意义。其意义有三：一是生命之来源既是父母之精，因此，父母之精的强弱及和谐与否，是形成后代个体先天禀赋的基础，从而强调父母精血健全强壮对于繁衍后代的重要性。二是禀受于父母的先天之精和生殖之精都藏于肾，肾在先天禀赋中占有重要地位。这为后世从肾的保养与培补以强身防衰老以及治疗小儿先天发育不良等，奠定了理论基础。三是提示在胎儿发育过程中，全赖母体气血滋养，母体情况如何必然会影响到胎儿发育，这也是后代先天禀赋形成的基础之一，故当慎养之。

病案举例：一室女年十七，天癸未通，发热咳嗽，饮食少思，历久不愈，欲用通经丸。余曰：“此盖因禀气不足，阴血未充故耳。但养气血，益津液，其经自行。”彼惑于速效，仍用之。余曰：“非其治也，此乃慓悍之剂，大助阳火，阴血得之则妄行，脾胃得之则愈虚。”

后果经血妄行，饮食愈少，遂致不救。(《校注妇人良方·调经门》)

【原文】

黄帝曰：人之寿夭各不同，或夭寿，或卒死，或病久，愿闻其道。岐伯曰：五藏坚固，血脉和调，肌肉解利[1]，皮肤致密，营卫之行，不失其常，呼吸微徐，气以度行[2]，六府化谷，津液布扬，各如其常，故能长久。

黄帝曰：人之寿百岁而死，何以致之？岐伯曰：使道隧以长[3]，基墙高以方[4]，通调营卫，三部三里起[5]，骨高肉满，百岁乃得终。

【注释】

[1] 肌肉解利：解，开解；利，通利。指肌肉分理之间滑润，通达无滞。

[2] 气以度行：指气按规律运行有度。

[3] 使道隧以长：使道，即鼻孔，杨上善注："使道，鼻孔使气之道。"隧以长，是深而长的意思。

[4] 基墙高以方：指面部的骨骼高而方正。

[5] 三部三里起：三部三里，是将面部分为上、中、下三部，分别以额角、鼻头、下颌为标志。起，指高起而不平陷。

【语译】

黄帝问：人的寿命长短各不相同，有的夭亡，有的长寿，有的猝然死亡，有的患病很久，我想知道这是为什么？岐伯回答：五脏强健，血脉和利调顺，肌肉分理之间滑润，通达无滞，皮肤腠理固密，营卫之气运行正常，呼吸调匀徐缓，气有规律的运行，六腑消化谷物，津液敷布，各种生理活动都保持正常，所以能使生命长久。

黄帝问：人的寿命能活到百岁而死，怎么才能达到呢？岐伯回答：鼻孔深邃而长，面部地阁和蕃蔽部位高厚方正，营卫通调，面部上、中、下三部高起而不平陷，骨肉丰满，这种人能活到百岁而终。

【提要】

本段主要就寿命长短的推测，强调人体健康和长寿与先天禀赋及后天调养密切相关。

【临床应用】

寿命长短是所有人关心的问题，也是古今中外医学家们研究的永久课题。对人寿夭的预测，经文提出从两方面进行观察：一是观察全身各生理机能是否健全，二是从望诊观察头面部发育状况。这种观点对临床疾病的诊断具有指导意义。

【原文】

黄帝曰：其气之盛衰，以至其死，可得闻乎？岐伯曰：人生十岁，五藏始定，血气已通，其气在下[1]，故好走[2]。二十岁，血气始盛，肌肉方长，故好趋。三十岁，五藏大定，肌肉坚固，血脉盛满，故好步。四十岁，五藏六府，十二经脉，皆大盛以平定，腠理始疏，荣华颓落，发颇斑白，平盛不摇[3]，故好坐。五十岁，肝气始衰，肝叶始薄，胆汁始灭[4]，目始不明。六十岁，心气始衰，苦忧悲，血气懈惰，故好卧。七十岁，脾气虚，皮肤枯。八十岁，肺气衰，魄离，故言善误。九十岁，肾气焦，四藏经脉空虚。百岁，五藏皆虚，神气皆去，形骸独居而终矣。

【注释】

[1] 其气在下：气，指生长之气；下，指生长之气藏于肾，自下而上。《灵枢集注·卷

六》注："此言人之生长，从阴而生，自下而上，故曰其气在于下。"

[2] 好走：《说文》段注："《释名》曰：徐行曰步，疾行曰趋，疾趋曰走。"因少年之气在下，故善动而好走。

[3] 平盛不摇：平盛，指发育生长已经到一定限度；不摇，不好动的意思。

[4] 胆汁始灭：灭（滅），《太素》作"减"。

【语译】

黄帝问：人的气血盛衰，以至死亡，可以说给我听吗？岐伯回答说：人生到十岁时，五脏开始发育到健全，血气已经畅通无阻，生长之气自下而上，所以多喜动而跑。二十岁时，血气开始壮盛，肌肉开始发达，所以行走快。三十岁时，五脏发育强健，肌肉坚固，气血充盛，所以步履稳重，从容不迫。四十岁时，五脏六腑十二经脉的气血都发育健全到极限，腠理开始疏松，颜面荣华渐衰，鬓发开始花白，机体发育生长已经到一定限度，故多好静而好坐。五十岁时，肝气开始衰退，肝叶薄弱，胆汁减少，两眼开始昏花。六十岁时，心气开始衰弱，常常忧愁悲伤，血气运行不利，形体懒惰，故多卧。七十岁时，脾气虚弱，皮肤干枯，四肢活动无力。八十岁时，肺气衰弱，不能藏魄，说话多有错误。九十岁时，肾中精气枯竭，其他脏腑经脉皆已空虚。百岁时，五脏精气血俱虚，所藏的神气都离形而去，只有形骸存在，因而寿命终结。

【提要】

本段经文以十岁为一阶段，论述了人体生、长、壮、老、已的生命阶段。篇中对个体生命的全过程以及生理、心理特点的描述，具有重要的医学科学研究价值。对于探索健康长寿之路，无疑是有重要意义的。

【原文】

黄帝曰：其不能终寿而死者，何如？岐伯曰：其五藏皆不坚，使道不长，空外以张[1]，喘息暴疾；又卑基墙，薄脉少血[2]，其肉不石[3]，数中风寒，血气虚，脉不通，真邪相攻[4]，乱而相引[5]，故中寿而尽也。

【注释】

[1] 空外以张：空，同"孔"。空外以张，指鼻孔外翻。

[2] 薄脉少血：杨上善注："脉小血少。"

[3] 石：《太素》作"实"。

[4] 真邪相攻：真，指人体正气；邪，言风寒等外邪；真邪相攻，指正邪相互斗争。

[5] 乱而相引：乱，指正气乱而失调；引，引入。此言正气不足，不能驱邪外出，反而引邪深入。

【语译】

黄帝问：有的人不能活到天年而死，这是为什么？岐伯回答说：不能长寿的人，其五脏不坚固，鼻孔不深而外张，呼吸急促疾速；或者面部骨肉瘦薄塌陷，脉小血少，肌腠松弛不坚实，多次被风寒侵袭，血气更虚，脉不通利，正邪相互斗争致正气失调不能驱邪外出，邪气深入，促使中年而死。

【提要】

本段主要是讨论影响个体寿命长短的先、后天因素，同时指出，通过观察鼻部、面部形态可以判断人的寿夭。结合《内经》的其他篇章可知，观察外在表现，判断相应内脏精气衰减程度，具有重要的临床指导意义。

【讨论】

1. 本篇以阴阳学说为指导，探索人类生命体的产生和发育过程，提出以母血为基础，以父精所化阳气为用，阴阳交感和合，生发出新的生命，因此父精母血是人类生命体形成的物质基础，这亦是中医胎孕理论的基础之一。父精母血相合产生胚胎，而胚胎发育过程全赖母体气血的滋养，母体气血强弱不但会影响胎儿的发育，对后代先天禀赋形成也有一定的影响，这对于现今优生学具有一定的研究意义。

2. 父精母血相合产生胚胎，而胚胎发育过程全赖母体气血的滋养，使气血营卫通达，脏腑形体长成，神气魂魄毕具，入舍于五脏，具备了基本的生命能力，可以脱离母体而独立生存了。本篇从形神毕具“乃成为人”，提出了“形神统一”的学术观点，突出了形与神两者的辩证统一关系。由于形与神是生命密不可分的两个方面，在《内经》理论体系中，无论是养生还是分析病机，或是诊治疾病，都十分重视形神的统一。

3. 人的生命本源于先天精气，此精气藏在肾中，且有遗传的自然盛衰规律，使人的生命活动表现出由幼稚到成熟，由壮盛到衰竭的生、长、壮、老、已过程。篇中对于人类个体生命全过程及其生理、心理特点的描述，不仅具有医学科学研究价值，对于中医儿科、妇科、内科以及老年疾病的临床诊治也同样有重要意义。

4. 寿命长短是所有人关心的共同话题，也是古今中外医学家研究的永久课题。人的寿命决定于两个方面：一是遗传因素，另一个是自有的自然寿命。本篇论述了先天禀赋强壮是长寿的坚实基础和依据，后天调养则是长寿得以实现的条件，两者之间是辩证统一关系，从而提示并确立了先、后天因素共同决定寿命长短的养生长寿观。

灵枢·水胀第五十七

【导读】

水，水肿。胀，胸腹胀满。篇中对水肿、肤胀、鼓胀、肠覃、石瘕等病证的临床诊断做了鉴别，并且分别论述了这些病证的病因、病机和治疗方法。因篇中首论水胀，所以篇名为“水胀”。

【原文】

黄帝问于岐伯曰：水与肤胀、鼓胀[1]、肠覃[2]、石瘕[3]、石水[4]，何以别之？岐伯答曰：水始起也，目窠[5]上微肿，如新卧起之状，其颈脉[6]动，时咳，阴股间寒，足胫瘇[7]，腹乃大，其水已成[8]矣。以手按其腹，随手而起，如裹水之状，此其候也。黄帝曰：肤胀何以候之？岐伯曰：肤胀者，寒气客于皮肤之间，鼕鼕[9]然不坚，腹大，身尽肿，皮厚，按其腹，窅[10]而不起，腹色不变。此其候也。

鼓胀何如？岐伯曰：腹胀身皆大，大与肤胀等[11]也，色苍黄[12]，腹筋起。此其候也。

肠覃何如？岐伯曰：寒气客于肠外，与卫气相搏[13]，气不得荣[14]，因有所系[15]，癖而内著[16]，恶气[17]乃起，瘜[18]肉乃生。其始生也，大如鸡卵，稍以[19]益大，至其成，如怀子之状，久者离岁[20]，按之则坚，推之则移，月事以时下，此其候也。

石瘕何如？岐伯曰：石瘕生于胞中，寒气客于子门[21]，子门闭塞，气不得通，恶血当泻不泻，衃以留止[22]，日以益大，状如怀子，月事不以时下。皆生于女子。可导而下[23]。

黄帝曰：肤胀、鼓胀可刺邪？岐伯曰：先泻其胀之血络[24]，后调其经，刺去其血络也。

【注释】

[1] 鼓胀：病名。腹胀如鼓的病证。

[2] 肠覃：病名。指附肠而生之肿块。

[3] 石瘕：病名。生于胞中（子宫）的肿块。

[4] 石水：病名。①水肿病之一。因下焦阳虚，不能司其开阖，聚水不化而致水肿。《症因脉治》卷三：“肝肾虚肿之症，腹冷足冷，小水不利，或小腹肿，腰间痛，渐至肿及遍身，面色黑黄，此肝肾经真阳虚，即《内经》石水症也。”②单腹胀。《医门法律·胀病论》：“凡有癥瘕积块痞块，即是胀病之根，日积月累，腹大如箕，腹大如瓮，是名单腹胀，不似水气散于皮肤面目四肢也。仲景所谓石水者，正指此也。”③疝瘕类病证。《医门法律·水肿论》：“石水，其脉自沉，外证腹满不喘，”“以其水积胞中，坚满如石，不上大腹，适在厥阴所部，即少腹疝瘕之类也。”

[5] 目窠：眼睑。

[6] 颈脉：王冰：“谓耳下及喉结旁人迎脉者也。”

[7] 瘇：同“肿”。

[8] 成：通“盛”，指严重。

[9] 鼕鼕：象声词。敲鼓声，或空中物体的叩击声。

[10] 窅：深的意思。

[11] 等：相同。

［12］色苍黄：皮肤呈现青黄色。

［13］与卫气相搏：张介宾曰："营气与卫气相搏，则蓄积不行，流于肠外。"

［14］气不得荣："荣"，往来也。是谓气不得运行。

［15］因有所系：《释名·释衣服》："系，相联系也。"是谓寒气卫气相互联系而不得散。

［16］癖而内著：癖应为"瘕"。是谓腹中结块，在里面逐渐显露。

［17］恶气：内生之邪气。

［18］瘜：通"息"，赘肉。

［19］稍以：渐渐。

［20］久者离岁：尤怡曰："瘜肉蔓延，与肠相着，瘜肉渐大，则消之非易，故状如怀子，久者离岁。"

［21］寒气客于子门：罗天益曰："今寒气克于子门，则气闭塞而不流，衃以留止，结硬如石，是名石瘕。"

［22］衃以留止：衃，坏血、瘀血。即凝聚之血停留。

［23］可导而下：一是认为用活血之剂下之；另一认为是用作导药，其病在胞中，故用药以导下之。

［24］先泻其胀之血络：张介宾曰："无论虚实，凡有血络之外见者，必先泻之，而后因虚实以调其经。"

【语译】

黄帝向岐伯问道：腹部水胀和肤胀、鼓胀、肠覃、石瘕、石水等症，是怎样来鉴别诊断的呢？岐伯回答说：腹部水胀开始发病时，在眼睑上微现浮肿，像刚刚睡醒起床的样子，颈部结喉两旁的人迎脉搏动快而有力，并时作咳嗽，大腿内侧感觉寒冷，足胫部浮肿，等到腹部逐渐胀大，就形成水胀病了。用手按在患者的腹上，放手后，随即胀起，好像里面裹藏着水液的样子，这就是水胀的证候。黄帝说：肤胀的病，根据什么来测候它呢？岐伯说：肤胀的成因，是寒气留滞在皮肤之内，当进行叩诊时，像击鼓一样中空而不实，腹部膨大，一身尽肿，皮厚，若用手按在患者的腹上，被按处凹陷而不能随手胀起，腹部的皮色，并没有异样的变化，这就是肤胀的证候。

鼓胀的证候是怎样的呢？岐伯说：腹部鼓胀全身都现肿大，其肿大的程度和肤胀是相等的，但肤色青黄，腹部的青筋突起，这就是鼓胀的证候。

肠覃的证候是怎样的呢？岐伯说：寒气留居于肠外，和卫气相搏，阻滞了卫气的营运，因气行受到牵制而使血积不通，就癖积留滞在里面，致病的恶气亦随之而起，由此生出息肉。当初起时，像鸡蛋一样大，不久更见胀大，等到病已成的时候，又好像怀孕一样。病程长久的，可以经过好几年，如用手法按压患部，很是坚硬，但去推它又会移动，月经仍旧照常地按时来潮，这就是肠覃的证候。

石瘕的证候是怎样的呢？岐伯说：石瘕生在子宫，因寒气侵入子宫口，使子宫口闭塞，气行不能通畅，恶血当泻而不泻，瘀血停留在内，逐日加大，其形状像怀孕一样，月经也不能按时来潮。这种病都生于妇女，可用逐瘀通利的导下方法，来进行治疗。

黄帝说：肤胀、鼓胀的病，可以用针刺治疗吗？岐伯说：首先当用针来泻有郁血的络脉，然后根据虚实的证候来调理经脉，但必须刺出其血络上的恶血。

【提要】

本篇论述了水胀、肤胀、鼓胀、肠覃、石瘕等病证的病因、症状、诊法、刺治（表13），以供临证鉴别诊断（表14，表15）。尤其指出肠覃和石瘕以月经之正常与否为鉴别的标志。对石瘕的治疗提出了"可导而下"的原则，在今天的临床诊治中，仍具有指导意义。

表13 水胀、肤胀、鼓胀、肠覃、石瘕归纳表

病名	病因	症状	诊法	刺治
水胀		初期目窠上微肿，颈脉动时咳，阴股寒，腹大	以手按其腹，随手而起，如裹水之状	
肤胀	寒气客于皮肤之间	鼟鼟然不坚，腹大，身尽肿，皮厚	按其腹，凹陷不起，腹色不变	先泻其胀之血络，后调其经，刺去其血络
鼓胀		腹胀，身皆大，大与肤胀相等	色苍黄，腹筋起	
肠覃	寒气客于肠外，与卫气相搏，气不得营运，内生息肉	始生大如鸡卵，稍以益大，甚则如怀子之状	按之坚硬，推之移动，月事按时来潮	
石瘕	寒气客于子门，子门闭塞，气不得通，衃以留止	生于胞中，日以益大，状如怀子	月事不以时下	可导而下

表14 水胀、肤胀、鼓胀的鉴别

病名	同	异	鉴别要点
水胀	全身肿胀	目窠上肿，颈动脉搏动明显，膝以下肿，腹皮发亮，以手按腹随手而起，如裹水之状	①肿的部位以目窠和膝以下明显 ②肿处皮肤发亮 ③腹部叩击为浊音 ④按腹随手而起，如水囊
肤胀		皮厚腹大，腹色不变，按其腹凹陷而不起，叩腹空响	①全身肿胀明显 ②皮厚而腹色不变 ③腹部叩击为鼓音 ④按腹部凹陷不起
鼓胀		腹大如鼓，腹色苍黄，腹部青筋明显（静脉曲张）	①腹部肿胀明显如鼓 ②色苍黄而腹筋暴露

表15 肠覃、石瘕鉴别

病名	同	异			
		病变部位	病程	肿块	月经
肠覃	寒邪侵袭，腹大如怀子之状，按之坚硬	肠外	发展缓慢，病程较长，久者离岁	始如鸡子，日久渐增大，坚硬，推之可移动	按时来潮
石瘕		胞宫	发病快，病程短，发展迅速	初起较小，日益增大，速度较快	不按时来潮

【临床应用】

本篇述及肤胀、鼓胀治宜"先泻其胀之血络，后调其经，刺去其血络"，这是指先刺络

放血，然后再按经论治的方法。刺络放血这一方法，后世发展成一种专门的放血疗法，用以治疗多种实证，卓有疗效，可参考应用。

【讨论】

1. 本篇对石水有问未答，历代注家均认为是脱简。如张介宾云：“按篇首帝有石水之问，而此下无答，必阙失也。”有关石水证候表现，可见《灵枢·邪气藏府病形》：“肾脉……微大为石水，起脐已下至小腹腄腄然，上至胃脘，死不治。”《素问·阴阳别论》：“阴阳结斜，多阴少阳曰石水，少腹肿。”《素问·大奇论》：“肾肝并沉为石水。”《金匮要略·水气病》：“石水其脉自沉，外证腹满不喘”等记载。

2. 关于肠覃、石瘕的治疗，本篇仅示以“可导而下”四字，殊为简略，遂致注家意见分歧，有认为当用针刺导下的，有认为用药物下之的，又有主张用坐药以导下的。细玩其中的“导”字，当是引导、疏导之意，“下之”即疏导而下。再考《素问·至真要大论》中有“坚者削之”的原则，指的是用消削渐磨的方法以治疗癥结坚硬之疾，实亦可作为肠覃、石瘕的一条治疗准则。至于具体方法，或药、或刺、或导，只要符合“坚者削之”的原则，皆可使用。如元·罗天益《卫生宝鉴》有晞露丸治肠覃、见晛丸治石瘕等，可参考。

灵枢·百病始生第六十六

【导读】

本篇内容从人体的内外以及上、中、下三部，以讨论疾病产生的原因，所以称为“百病始生”。主要论述百病发生的始因主要是风、雨、寒、暑、清、湿、喜、怒；着重指出外邪致病的关键是人的体质虚弱，从而使人们认识到预防疾病的重要性；叙述了外邪侵袭的层次是由表入里的，最后邪气留在体内，形成积、胀、痛等病变；最后说明内外三部所生病的病因及治疗原则。

【原文】

黄帝问于岐伯曰：夫百病之始生也，皆生于风雨寒暑、清湿喜怒。喜怒不节则伤藏[1]，风雨则伤上[2]，清湿则伤下[3]。三部之气，所伤异类，愿闻其会[4]。岐伯曰：三部之气各不同，或起于阴，或起于阳，请言其方[5]。喜怒不节，则伤藏，藏伤则病起于阴也；清湿袭虚，则病起于下；风雨袭虚，则病起于上。是谓三部。至于其淫泆[6]，不可胜数。

【注释】

[1] 喜怒不节则伤藏：杨上善曰：“心主于喜，肝主于怒，二者起之过分，即伤神，伤神即内伤五脏，即中内之部也。”

[2] 风雨则伤上：杨上善曰：“风雨从头背而下，故为上部之气。”张景岳曰：“风雨袭虚，阴邪之在表也，故起于上。”

[3] 清湿则伤下：杨上善曰：“清湿从尻脚而上，故为下部之气。”

[4] 愿闻其会：希望你谈谈其中的道理。

[5] 方：《广雅·释诂二》：“方，义也。”

[6] 至于其淫泆：“于”是衍文。“泆”，溢也。杨上善曰：“三部之气，生病不同，更随所用，变而生病，漫衍过多，不可量度也。”

【语译】

黄帝问岐伯说：关于百病的开始发生，大多是由于感受风雨、寒暑、清湿以及喜怒等情绪激动所致。凡起因于喜怒过度的，就会伤及内脏，外感风雨则伤及人体的上部，感受了清湿则伤及人体的下部。上中下三部的活动功能，其受伤的性质，是各不同类的，希望听你谈谈对其中的体会。岐伯说：上中下三部功能的失常，其起因是各不相同的，有的起始于在里的阴分，有的起始于在表的阳分，容我先来说明它的原则。凡喜怒过度的情绪激动，就会使内脏受伤，内脏既已受伤，则疾病的起始是属于在里的阴分；在阳分（外感所伤）方面，如属于阳邪的风雨乘虚侵袭，则疾病当起始于上部，这就是所谓百病始生的三个主要部位。至于邪气浸淫深入，症状的千态万变，那就难以数计了。

【提要】

本节主要阐述了百病发生的原因，主要是风、雨、寒、暑、清、湿、喜、怒，病位有内脏、上部、下部三部（表16）。

表 16 三部之气归纳表

病因	病位	病性
风雨	上部	阳分（表）
清湿	下部	
喜怒	内脏	阴分（里）

【临床应用】

本节所述的三部之气与人体部位的对应关系对后世医家在临床上根据病因推断病变部位奠定了理论基础。《中医基础理论》中“风性轻扬开泄，易袭阳位；湿性趋下，易袭阴位；七情太过损伤内脏”均以本节内容为基础创立，至今仍有较高的临床应用价值。

【原文】

黄帝曰：余固[1]不能数，故问先师，愿卒闻其道。岐伯曰：风雨寒热，不得虚，邪不能独伤人。卒然逢疾风暴雨而不病者，盖无虚，故邪不能独伤人。此必因虚邪之风，与其身形，两虚相得[2]，乃客其形。两实相逢[3]，众人肉坚。其中于虚邪也，因于天时，与其身形，参以虚实，大病乃成。气有定舍[4]，因处为名，上下中外，分为三员[5]。

【注释】

［1］固：本来之意。

［2］两虚相得：两虚，一指虚邪，一指体质虚弱。两虚相得，指体质虚弱的人，又受到了虚邪的侵袭。

［3］两实相逢：与“两虚相得”相对应。即气候正常，体质不虚。

［4］气有定舍：舍，是寄宿潜藏的意思。气有定舍，指邪气侵入体内，都会寄宿和潜藏在某处。

［5］因处为名，上下中外，分为三员：根据邪气入侵后潜藏的部位不同，总的可将病位分为三部。

【语译】

黄帝说：我本来就数不清疾病的变化，所以要请问先师，希望你把其中的道理详尽的说给我听。岐伯说：一般的风雨寒热之邪，如果不是逢到体质虚弱的人，这些外邪是不可能单独称为影响人体健康的因素。所以有些人突然遇到了疾风暴雨而能不生疾病，主要是由于这些人的体质不虚，正气旺盛，所以遇到邪气，也不能单独的伤害人体。凡疾病的形成，必由其人正气素虚，再遇到了贼风虚邪，两者相合，虚邪才能侵入形体而发生疾病。若气候正常，体质壮健，所谓两实相逢，多数人的皮肉坚固，必不致为客邪所侵。一般地说，凡属虚邪所伤的病，都由于自然界的四时不正之气以及形体的衰弱，正虚邪实相结合，才会发生较严重的病。而邪气留存体内，各有其一定的寄宿和潜藏的地方，依据邪气留存所在来分部，其名称有上下内外，总的可分为三部。

【提要】

本节主要阐述了百病发生的原因，不仅是外邪侵袭，还有体质虚弱，提示我们在生活中增强体质对于预防疾病的重要性。纵观历史上的每次重大疫情，生活在同一个地区，经历相同的气候环境，具有相同的饮食习惯，但有些人容易感邪致病，而有些人总能幸免受邪，原因就是体质强弱不同。因此，增强体质是预防疾病的第一要务！

【讨论】

在发病过程中，强调人体正气的重要性，但也不忽视外邪的作用。在一般情况下，邪气是矛盾的次要方面，但当邪气特别强盛，致病力超过了机体正气的抗病能力时亦可致病（尤其是疫病），这时邪气已从次要矛盾上升为主要矛盾。因此，在临床诊疗时，应先辨清邪正的主次关系，再确定是以祛邪为主，还是以扶正为主。

【原文】

故虚邪之中人也，始于皮肤，皮肤缓[1]则腠理开，开则邪从毛发入，入则抵深，深则毛发立，毛发立则淅然[2]，故皮肤痛[3]。留而不去，则传舍[4]于络脉，在络之时，痛于肌肉，其痛之时息[5]，大经乃代[6]。留而不去，传舍于经，在经之时，洒淅喜惊[7]。留而不去，传舍于输[8]，在输之时，六经不通四肢，则肢节痛，腰脊乃强。留而不去，传舍于伏冲之脉[9]，在伏冲之时，体重身痛。留而不去，传舍于肠胃，在肠胃之时，贲响[10]腹胀，多寒则肠鸣飧泄，食不化，多热则溏出麋[11]。留而不去，传舍于肠胃之外、募原之间[12]，留著于脉，稽留而不去，息[13]而成积。或著孙脉，或著络脉，或著经脉，或著输脉，或著于伏冲之脉，或著于膂筋[14]，或著于肠胃之募原，上连于缓筋[15]，邪气淫泆[16]，不可胜论。

【注释】

［1］皮肤缓：皮肤迟缓。杨上善曰："皮肤缓者，皮肤为邪所中，无力不能收，故缓也。"

［2］淅然：王冰曰："淅然，寒貌。"

［3］故皮肤痛：张景岳曰："寒邪伤卫，则邪气凝滞，故皮肤为痛。凡寒邪所袭之处，必多酸痛，审系何经，则在阴在阳，或深或浅，从可知矣。"

［4］传舍：《汉书·郦食其传》颜注："传舍者，人所止息，前人已去，后人复来，转相传也。"此借喻邪气传络、传经、传输等，如旅人之过客舍也。

［5］痛之时息：疼痛时作时息。

［6］大经乃代：大经，指经脉。代，指替代。大经乃代，指停留在络脉的邪气进一步深入，经脉便代替络脉受邪。

［7］洒淅喜惊：洒淅，形容寒栗怕冷的样子。喜惊，惊恐不宁的样子。张景岳曰："邪气自络入经，犹为在表，故洒淅恶寒，然经气连藏，故又喜惊也。"

［8］输：即输脉。足太阳脉。

［9］伏冲之脉：张景岳曰："伏冲之脉，即冲脉之在脊者，以其最深，故曰伏冲。"即《灵枢·岁露论》曰："入脊内，注于伏冲之脉。"又根据《灵枢·五音五味》所载："冲脉任脉，皆起于胞中，上循脊里，为经络之海。"此句的脊里，就是指脊柱之里。

［10］贲响：像奔流着的作响。在此指肠鸣。

［11］溏出麋：溏，指溏薄，不凝结的叫作溏。麋与"縻"通，是縻烂的意思。丹波元简说："溏出麋，盖谓肠垢赤白滞下之属。"也就是指湿热凝滞，反复排泄稀薄的大便，下痢赤白相兼，泻时涩滞不爽。

［12］募原之间：募，与"膜"通，是指胸腹部经气结聚的所在。马元台曰："募原之间者，即皮里膜外也。"张志聪曰："募原者，肠胃外之膏膜。"

［13］息：《广韵·二十四职》："息，止也。"

［14］膂筋：杨上善曰："膂筋，谓肠后脊膂之筋也。"

［15］缓筋：张志聪曰："缓筋者，循于腹内之筋也。"

［16］淫泆："泆"与"佚"谐音。《国语·越语下》韦注："淫佚，放滥也。"邪气放滥，犹言邪气变化。

【语译】

所以虚邪伤害人体，开始时侵入皮肤，皮肤弛缓则腠理开泄，腠理既开，则邪气即从毛发细孔侵入，一经侵入便达深部，也就会促使毛发竖起，毛发竖起就淅淅然会有凛寒的感觉，皮肤亦会引起作痛。如果邪气滞留而不去，则传注而进入络脉，邪客络脉的时候，会引起肌肉作痛，若疼痛时作时息，说明邪气又将由络脉深入，从而使经脉受到侵袭。如再滞留不去，即传注而侵入到经脉，邪气留存在经脉之时，就会表现寒栗怕冷，且时有惊恐不宁的情况。如果仍然滞留不去，就传注而侵入到经气聚会之处的俞穴，当留存在俞穴的时候，则手足六经的经气不能通达于四肢，四肢关节就会发生疼痛，腰脊强直。倘还是滞留不去，便传注而深入到伏冲之脉的时候，会发生肢体困重，全身作痛。若仍滞留不去，便传注而进入到肠胃，邪在肠胃的时候，腹内有水气停聚，像奔动着的作响，发生腹部发胀，多寒的则发生肠中鸣响，完谷不化的泄泻，消化不良，多热的就会排出溏薄的大便，赤白相兼，泻时涩滞。如再滞留不去，即传注而停留在肠胃之外，胸腹部的募原之间，留着于血脉中，若长久地稽留不去，就留着于孙脉，或留着于伏冲之脉，或留着于脊膂之筋，或留着于肠胃之募原，上连于腹内之筋等，邪气浸淫在体内，无处不到，其变化的复杂情况，是难以说得完的。

【提要】

本节主要阐述了邪气由表入里的传变过程。虚邪中人→始于皮肤→邪入深→传入络脉→传入经→传入输→传入伏冲脉→传入肠胃→传入募原……本节并未将邪气的传变过程完全描述，也无法完全描述，因为邪气无处不到，难以尽数其传变规律。

【临床应用】

本节讲述了外邪侵袭人体之后，由表入里，由浅入深，步步内传的外感疾病一般传变规律。掌握外感病传变规律，对于临床诊治疾病，判断预后均有一定指导意义。它提示我们对疾病要早期诊断，早期治疗，可取得较好的疗效。

【原文】

黄帝曰：愿尽闻其所由然。岐伯曰：其著孙络之脉而成积者，其积往来上下，臂手孙络之居[1]也，浮而缓，不能句积[2]而止之，故往来移行肠胃之间，水凑渗[3]注灌，濯濯[4]有音，有寒则䐜䐜满雷引[5]，故时切痛[6]。其著于阳明之经，则挟脐而居[7]，饱食则益大，饥则益小。其著于缓筋也，似阳明之积，饱食则痛，饥则安[8]。其著于肠胃之募原也，痛而外连于缓筋，饱食则安，饥则痛[9]。其著于伏冲之脉[10]者，揣之应手而动，发手则热气下于两股，如汤沃之状[11]。其著于膂筋在肠后者，饥则积见，饱则积不见，按之不得[12]。其著于输之脉者，闭塞不通，津液不下，孔窍干壅[13]。此邪气之从外入内，从上下也。

黄帝曰：积之始生，至其已成奈何？岐伯曰：积之始生，得寒乃生，厥乃成积[14]也。黄帝曰：其成积奈何？岐伯曰：厥气生足悗[15]，悗生胫寒，胫寒则血脉凝涩，血脉凝涩则寒气上入于肠胃，入于肠胃则䐜胀，䐜胀则肠外之汁沫迫聚不得散，日以成积。卒然多食饮则肠满，起居不节，用力过度，则络脉伤。阳络[16]伤则血外溢，血外溢则衄血[17]；阴络[16]伤则血内溢，血内溢则后血[17]。肠胃之络伤，则血溢于肠外，肠外有寒，汁沫与血相搏，则并合凝聚不得散[18]，而积成矣。卒然外中于寒，若内伤于忧怒，则气上逆，气上逆则六输[19]不通，温气[20]不行，凝血蕴里而不散，津液涩渗[21]，著而不去，而积皆成矣。

【注释】

[1] 臂手孙络之居：形容邪之所积，停留在属于手臂部的孙络。张景岳曰："邪著孙络成积者，其积能往来上下。盖积在大肠小肠之络，皆属手经。"

[2] 句积："句积"应作"句稽"。《荀子·哀公》杨注："积乃稽之误。"停留之意。

[3] 凑渗：指下渗之水。

[4] 濯濯：水声。

[5] 䐜䐜满雷引：《甲乙经》䐜上有腹字，无引字。䐜䐜满，是腹部胀满的意思。雷引，指肠中雷鸣并有相互牵引作痛的现象。

[6] 故时切痛：所以时常觉得有急剧的疼痛。

[7] 挟脐而居：指邪之所积，挟持于脐部周围，主要是根据足阳明胃经的分布，挟脐下行，所以邪气就循着经脉挟脐而居。

[8] 饱食则痛，饥则安：形容邪气积于缓筋，在饱食和饥饿时所表现的特征。张景岳曰："缓筋在肌肉之间，故似阳明之积，饱则内壅，故痛；饥则气退，故安。"

[9] 饱食则安，饥则痛：形容邪气积于募原之间，在饱食和饥饿时所表现的特征。张志聪曰："募原者，肠胃之膏膜，饿则津液渗润于外，饥则干燥，故痛也。"

[10] 伏冲之脉：张景岳曰："伏冲，其上行者，循脊里，络于督脉；其下行者，注少阴之大络，出于气街，循阴股内廉，入腘中。"

[11] 汤沃之状：好像热水浇灌的样子。

[12] 饥则积见，饱则积不见，按之不得：杨上善曰："膂筋，足少阴筋，循脊内，挟膂，在小肠后附脊，因饥则见，按之可得；饱则不见，按之难得。"

[13] 干壅：干燥而壅塞。

[14] 厥乃成积：杨上善曰："寒厥邪气，上行入于肠胃，以成于积也。"

[15] 厥气生足悗：厥气，指厥逆之气，这里指寒气下逆的意思。足悗，指足部酸胀疼痛。张景岳曰："寒逆于下，故生足悗，谓肢节痛滞，不便利也。"

[16] 阳络、阴络：张志聪曰："阳络者上行之络脉，阴络者下行之络脉。"马元台曰："如阳经之络脉受伤，则血当外溢而为衄；如阴经之络脉受伤，则血当内溢而去后有血。"据此二说，是指在上或属表的络脉，称为阳络；在下或属里的络脉，称为阴络。

[17] 衄血、后血：徐大椿曰："衄为阳经之血，宜凉；后血为阴经之血，宜温。"

[18] 并合凝聚不得散：并合凝聚，是形容溢出肠外之血，既不能上行为衄，又不能下行为便血，而成为瘀滞。瘀血再和肠外的寒气汁末相搏聚，便成为血积得主因。不散，就是指此种凝聚经久不得四散，致日益增大的意思。

[19] 六输：丹波元简曰："六输指六经之输。"

[20] 温气：据《太素》杨注"温"应作"卫"。温气，指温煦之气，即卫气。

[21] 涩渗：《甲乙经》作凝涩。涩渗，指凝涩不能布散。

【语译】

黄帝说：希望你把它的原由再详细地说给我听。岐伯说：邪气留著在孙络的许多细小络脉而成为积症，其所积得癥块，能够往来上下，因它停留在属于手臂部的孙络，此处浮浅而弛缓不急，不能拘束其积而把它留下来，所以就往来移行而渐入于肠胃之间，若有水的，则渗注灌溉于内，会有流水一样的声音；若有寒的，就会发生腹中胀满和雷鸣，并相互牵引，所以时常有刀切一样的作痛。如果邪气留著于足阳明胃经，就积居在脐部的周围，饱食后即现膨大，饥饿时则缩小。若邪气留著于腹内之经的，其形状好像足阳明的积症一样，吃饱后则感觉胀痛，饥饿时则现安静。相反的，如果邪气留著在肠胃的募原之间，其疼痛会向外牵连到肌肉间的缓筋，饱食后则现安静，饥饿时反觉疼痛。若邪气留著于伏冲之脉的，用手指探摸腹部时，随着手指触摸之处会有蠕动的感觉，手离开后，就会有热气向两股下行，好像用热汤浇灌的样子。若邪气留著于脊内之筋，在肠胃的后面，饥饿时可以发现积聚，饱食后积聚就隐没而不见，用手法按摸也找不到。若邪气留著在转输津液之脉，就会使脉道闭塞不通，津液不能布散，体表的孔窍，干燥而壅塞。综上所说的这些现象，都是病起于阳，邪气自外而内，从上而下的一般症状。

黄帝说：积症从开始发生到形成，其原因是怎样的？岐伯说：积症的起始，是受到寒气的影响而产生的，寒气厥逆于上，就是形成积症的主要因素。黄帝说：形成积症的过程是怎样的？岐伯说：寒气厥逆于下，发生足部酸胀疼痛，因此便引起足胫部寒冷，足胫寒冷，就会使血脉凝涩，血脉凝涩，则寒气自下而上，渐入肠胃之中，寒气入于肠胃后，阳气不化，会引起腹部胀满，腹部胀满，则肠外之汁沫为寒邪所迫而聚留不散，日久就形成积症。又因突然的暴饮暴食，使肠胃充满谷食，不及运化，复加生活起居不能节制，或用力过度等，都能使络脉受伤。若阳络受伤，则导致血向外溢，就会发生鼻出血；若阴络受伤，则导致血向内溢，血向内溢，就会发生便血。如果肠胃的络脉受伤，血就溢出于肠外，倘肠外有寒气，汁沫与外溢的血相搏聚，则瘀血并合凝聚，不得四散，就成为积症。又有因突然在体表感受了寒邪，若再加内伤于忧怒的情绪激动，就会使气向上逆，气向上逆，则手足六经的转输经气之处壅滞不通，以致温煦之气不得畅行，引起血液凝聚，蕴结在里面不能布散，津液的输注发生了涩滞，就不能渗灌全身，这样的留著日久而不去，于是积症便形成了。

【提要】

本节主要是围绕积证进行讨论。

1. 叙述了积证发生在不同部位的证候表现

(1) 邪著孙络——积推之可动，积留肠胃间，络脉浮缓不能拘止，水凑渗注，濯濯有声，寒则肠鸣胀满，腹痛。

(2) 邪著阳明经——积留脐旁，饱时积块显大，饥时显小。

(3) 邪著缓筋——似阳明积；饱食痛，饥则安。

(4) 邪著肠胃募原——痛与缓筋相连，饱食不痛，饥时痛。

(5) 邪著伏冲之脉——按股内侧，应手而动，放则热气下行两股间。

(6) 邪著膂筋——膂筋在肠后，依脊骨，饥则肠胃空，可见，饱则不见。

(7) 邪著输之脉——脉道闭塞，气血不通，津液不下，孔窍干塞。

2. 阐述了积证发生的病因病机

(1) 寒邪侵袭人体下部，循脉上行至肠胃，致寒邪与肠外汁沫凝聚不散。

(2) 起居不节，饮食过度，用力过度，则使肠络受伤，血溢肠外，倘若寒邪、津液、瘀血凝聚，久而不散，则发为积证。

(3) 突然感受寒邪，又有忧怒精神刺激，就会使气上逆，气逆则六输不通，阳气不行，致使血凝在里不能消散，津液的输注发生涩滞。

【临床应用】

从本节所述积证发生的病因病机可见，积证的生成是比较复杂的病理机制过程，“寒而厥”是重要的外部因素，为积证生成三要素之首。而本节所述的积证与中医临床上的癥瘕积聚有很强的对应关系，故本节内容提示我们在治疗癥瘕积聚时，应以温里散寒为主法。

病案：某女，38 岁，平素无不适，于 1990 年体检时发现子宫肌瘤，呈 8 cm×10 cm 大小。询其病因，工作环境多寒凉潮湿，常觉足胫部寒凉，月经后错十余天。

此例显然由寒邪冲逆，客于胞宫，血凝于内，日久成积所致。治病必求其本，根据“积聚”生成之病因病机，治疗应以温经通脉散寒、活血化瘀为大法。

【原文】

黄帝曰：其生于阴者奈何？岐伯曰：忧思伤心；重寒伤肺[1]；忿怒伤肝；醉以入房，汗出当风，伤脾；用力过度，若入房汗出浴，则伤肾。此内外三部之所生病者也[2]。黄帝曰：善。治之奈何？岐伯答曰：察其所痛[3]，以知其应，有余不足，当补则补，当泻则泻，毋逆天时[4]，是谓至治[5]。

【注释】

[1] 重寒伤肺：重寒，就是重伤于寒。《灵枢·邪气藏府病形》中说：“形寒寒饮则伤肺，以其两寒相感，中外皆伤，故气逆而上行。”

[2] 此内外三部之所生病者也：杨上善曰：“忧思为内，重寒为外，入房当风以为内外，故合前三部所生病。”

[3] 痛：《说文·疒部》：“痛，病也。”

[4] 毋逆天时：杨上善曰：“顺于四时。”

[5] 至治：善治。《诗·节南山》郑笺：“至，犹善也。”

【语译】

黄帝说：病生于属阴的内脏，是怎样的？岐伯说：忧愁和思虑过度，会使心脏受伤；形体受寒再吃了寒冷的饮食，会使肺脏受伤；忿恨恼怒的情绪激动，会使肝脏受伤；酒醉后行房，出汗之后，当风受凉，会使脾脏受伤；用力过度，或在房事后，或出汗后，浴于水中，会使肾脏受伤。这都是身体内外上中下三部所发生的一般病症。黄帝说：讲得对。这些病怎样来进行治疗呢？岐伯说：只要观察其病痛所在之处，就可以知道阴阳表里的部位，从而相应地在一定的穴位上给以针刺。对邪盛有余和正虚不足的病情，当补的则补，当泻的则泻，同时也不要违反自然界时令气候和脏器的关系，这就是最妥善而有效的治疗原则。

【提要】

本节主要阐述了五脏受损的病因及治疗原则。

1. 五脏受损的病因

忧思——伤心；重寒——伤肺；愤怒——伤肝；醉后入房，汗出当风——伤脾；劳力，入房汗出浴——伤肾。

2. 五脏受损后的治疗原则

(1)“察其所痛，以知其应”，即详诊疾病的所在部位，在相应的部位进行治疗。

(2)“有余不足，当补则补，当泻则泻”，即对待疾病，要辨清虚实，补其不足，泻其有余。

(3)“毋逆天时”，即要根据自然气候的变化，顺从四时进行治疗。

灵枢·大惑论第八十

【导读】

本篇首先论述了登高俯视发生复视、眩晕的病理；其次论述了善忘、善饥而不嗜食、不得卧、不得视、多卧、少眠、卒然多卧七个病证的病理机制。凡这些病证，虽不是重大病证，但是属于常见的病证，而且一时也难以诊断，常常成为大惑不解的问题，所以本篇用“大惑”作为篇名。

【原文】

黄帝问于岐伯曰：余尝上于清冷之台[1]，中阶而顾，匍匐而前[2]，则惑。余私异之，窃内怪之，独瞑独视，安心定气，久而不解。独博独眩，披发长跪，俯而视之，后久之不已也。卒然自上[3]，何气使然？岐伯对曰：五藏六府之精气，皆上注于目而为之精[4]。精之窠为眼[5]，骨之精为瞳子[6]，筋之精为黑眼[6]，血之精为络[6]，其窠气之精为白眼[7]，肌肉之精为约束[8]，裹撷[9]筋骨血气之精，而与脉并为系，上属于脑，后出于项中，故邪中于项[10]。因逢其身之虚，其入深，则随眼系以入于脑。入于脑则脑转，脑转则引目系急，目系急则目眩以转矣。邪其精，其精所中不相比也[11]则精散，精散则视歧，视歧见两物。目者，五藏六府之精也，营卫魂魄之所常营也，神气之所生也。故神劳则魂魄散，志意乱。是故瞳子、黑眼法于阴，白眼、赤脉法于阳也，故阴阳合传而精明也。目者，心使也。心者，神之舍也[12]。故神精乱而不转，卒然见非常处，精神魂魄，散不相得，故曰惑也。

黄帝曰：余疑其然。余每之东苑，未曾不惑，去之则复，余唯独为东苑劳神乎？何其异也？岐伯曰：不然也。心有所喜，神有所恶[13]，卒然相惑，则精气乱，视误，故惑，神移乃复。是故间者为迷，甚者为惑。

【注释】

[1] 清冷之台：是指很高的台。张志聪曰：“清冷之台，东苑之台名也。”张景岳曰：“台之高者其气寒，故曰清冷之台。”

[2] 匍匐而前：匍匐，伏行的样子。匍匐而前，就是形容俯伏着身体向前爬行。

[3] 卒然自上：《甲乙经》、《内经太素》，均作卒然自止，本句亦据此语译。也就是指目眩神荡的现象，突然之间自动的停止，意思是习惯了就不会产生这种现象。

[4] 上注于目而为之精：这里的精字，是指眼睛所具有精明视物的作用而言，与五脏六腑之精气的“精”字意义不同。杨上善曰：“五藏六府精液及藏府之气，清者上升注目，以为目之精也。”张景岳曰：“为之精，为精明之用也。”

[5] 精之窠为眼：窠，是窝的意思。精之窠，是形容五脏六腑精气的团聚之处，也就是五脏六腑的精气汇集于目，使眼睛能发挥应有的作用。

[6] 瞳子、黑眼、络：瞳子就是瞳神，又名瞳孔。黑眼，即瞳子外围黑色部分。络，是指眼内的血络。《张氏类经》：“骨之精主于肾，肾属水，其色玄，故瞳子内明而色正黑。筋之精主于肝，肝色青，故其色浅于瞳子。血脉之精主于心，心色赤，故眦络之色皆赤。”《银海精微》：“瞳人为水轮，属肾水。黑睛为风轮，属肝木。大小皆为血轮，属心火。”

[7] 其窠气之精为白眼：其窠，就是在眼窠之中的意思。气之精，即属于肺气的精。白

眼，是眼球白色的部分。《张氏类经》："气之精主于肺，肺属金，故为白眼。"《银海精微》："白眼为气轮属肺金。"

[8] 约束：在这里是指眼泡，因其能开能合，故以为名。

[9] 裹撷（jié）：裹，是包罗的意思。撷，以手指捋取叫作撷。裹撷，是形容集合许多东西包罗在一起。

[10] 邪中于项：是指邪气中于风府、天柱等穴的部位而言。

[11] 邪其精，其精所中不相比也：《甲乙经》所载本句为"邪中之精，则其精所中者不相比。"意义较为明显。精，就是指五脏六腑的精气。不相比，是相互间不能协调的意思。杨上善曰："五精合而为眼，邪中其精，则五精不得比和。"

[12] 目者，心使也。心者，神之舍也：使，是作用的意思。心之使，是指眼目的视物，受心所控制。心者神之舍，是指一切精神意识的活动都发源于心。张景岳曰："精神虽统于心，而外用则在目，故目为心之使，心为神之舍。"

[13] 心有所喜，神有所恶：杨上善曰："夫心者神用，谓之情也，情之所喜，谓之欲也，故情之起欲，是神所恶，神之所好，心之所恶，是以养神须去情欲，……斯二不可并行，并行相感，则情乱致感，若得神移反本，则惑解神复。"

【语译】

黄帝问岐伯说：我曾经登上了很高的清冷之台，走到台阶当中朝四面一看，便俯伏着身体向前爬行，一路上总觉得神魂惊荡，视力迷惑。我暗地里有些诧异，内心上很觉奇怪，就独自把眼闭住，再张开看，安心定气想镇定下来，但很久仍没有消除。登上台，独自向四面遥望博览，仍觉目眩心慌，当时就披开头发，长跪在台上，俯着头向下直视，经过长久的时间之后，目眩神荡的现象还没有好转，但在突然之间，这种现象却又自动地停止了。这是什么原因造成这样的？岐伯回答说：人体五脏六腑的精气，都向上输注汇集于眼部，从而产生精明视物的作用。在这些精气的汇聚之处，合并成为眼目，其中的骨之精注于瞳孔部分；筋之精注于黑眼部分；血之精注于眼部的血络部分；气之精注于白眼部分；肌肉之精注于眼泡部分，包罗筋、骨、血、气的精气，与脉络合并，便形成了目系。它在上连属于脑，在后则浮出与后项相通。所以如有邪气中于项部，恰巧又遇到身体虚弱，邪气就得以深入，随着眼系入于脑部。邪入脑部后即发生脑转头晕，从而牵引着目系紧张。目系紧张，就出现眼目眩晕，视物好像在转动着一样。同时，因邪气侵犯到注于眼部的五脏精气，则精气为邪所中，五脏精气相互间不能协调，便会使精气耗散。因精气的耗散，即出现视歧的现象，所谓视歧，就是看一件东西好像有两件一样。总之，人的眼目，是五脏六腑精气的汇聚之处，营卫魂魄经常所通的地方，也是因神气内外相应所发生视物作用的部位。所以神气过劳，就会使魂魄散扬，意志紊乱。由于骨之精的瞳子属肾，筋之精的黑眼属肝，两者都属阴脏，故以阴为准则；气之精的白眼属肺，血之精的赤脉属心，两者都属阳脏，故以阳为准则。这些分属于阴阳的四精之气协调和合，传注于上，就能保持精明视物的功能活动。特别是眼目视物的作用，主要受心所控制，心又是精神意识的发源地，因此在神气和精气紊乱的情况下，就不能转输其气。登高遥望，突然看见异于寻常的情景，精神魂魄，即随着散荡而不能相得，所以就成为神昏眩惑了。

黄帝说：我对你所讲的道理仍有怀疑。我每次到东苑去，没有一次不发生眩惑的，离开那儿便又恢复正常，难道我只有到东苑去才劳神过度吗？怎么会出现这种异常现象呢？岐伯说：不是的。到了一个地方，虽然心里是喜欢的，但精神上尚不适应，这种突如其来的内外不相协调，就会使精气紊乱，产生视觉错乱，故使人感到眩惑，一旦精神安定下来便可恢复正常。所以，这种情况，轻的称为“迷”，重者称为“惑”。

【提要】

本节论述了登高俯视发生复视、眩晕的病理：人体五脏六腑的精气，都上注于目，目系连属于脑，若突然看见异乎寻常的事物，则神魂散荡，精气紊乱，就会引起脑转头昏，并牵引目系紧张，而发生眩晕，所以登高向下观看，便会觉得神昏眩惑。

【临床应用】

此节的论述说明了眼与五脏六腑的密切联系——五脏六腑之精通过经络上注于目而构成眼，眼之所以能视万物、辨五色，也是赖于五脏的精气上行灌输。这种五脏分部说对后世影响很大，五轮学说，就是在此基础上发展而来的，其将瞳子名水轮，黑眼名风轮，血络名血轮，白眼名气轮，约束名肉轮，分别与肾、肝、心、肺、脾相联系，用以诊断和治疗目疾。如白睛红赤，提示病位在气轮，内应于肺，则可知为肺经实火。若为多轮病变，则为多个脏腑失调的表现，如白睛红赤、眼睑肿硬，则可归于肺脾实热。这种五轮辨证至今仍在眼科临床上经常使用，依此方法辨证治疗眼疾，往往能取得较好的临床疗效。

【原文】

黄帝曰：人之善忘者，何气使然？岐伯曰：上气不足，下气有余，肠胃实而心肺虚。虚则营卫留于下，久之不以时上，故善忘也。

黄帝曰：人之善饥而不嗜食者，何气使然？岐伯曰：精气并于脾，热气留于胃，胃热则消谷，谷消故善饥。胃气逆上，则胃脘寒[1]，故不嗜食也。

黄帝曰：病而不得卧者，何气使然？岐伯曰：卫气不得入于阴，常留于阳。留于阳则阳气满，阳气满则阳跻盛，不得入于阴则阴气虚[2]，故目不瞑也。

黄帝曰：病目而不得视者，何气使然？岐伯曰：卫气留于阴，不得行于阳。留于阴则阴气盛，阴气盛则阴跻满，不得入于阳则阳气虚，故目闭也。

黄帝曰：人之多卧者，何气使然？岐伯曰：此人肠胃大而皮肤湿[3]，而分肉不解焉。肠胃大则卫气留久，皮肤湿，则分肉不解，其行迟。夫卫气者，昼日常行于阳，夜行于阴，故阳气尽则卧，阴气尽则寤。故肠胃大，则卫气行留久[4]；皮肤湿，分肉不解，则行迟。留于阴也久，其气不清，则欲瞑，故多卧矣。其肠胃小，皮肤滑以缓，分肉解利，卫气之留于阳也久，故少瞑焉。

黄帝曰：其非常经也，卒然多卧者，何气使然？岐伯曰：邪气留于上焦，上焦闭而不通，已食若饮汤，卫气留久于阴而不行，故卒然多卧焉。

黄帝曰：善。治此诸邪奈何？岐伯曰：先其藏府，诛其小过[5]，后调其气，盛者泻之，虚者补之。必先明知其形志之苦乐[6]，定乃取之。

【注释】

[1] 胃脘寒：《甲乙经》：寒作“塞”，似较合理，本句亦据此语译。丹波元简曰：“胃脘寒故不嗜食之句，岂有胃热而胃脘寒之理乎，当以甲乙经塞字为正。盖胃热故善饥，胃脘塞故不嗜食。”

[2] 不得入于阴则阴气虚：这是根据卫气昼行于阳、夜行于阴的运转顺序，从阴阳必须

求得平衡的前提下，说明卫气单独的运行在体表，不得入于阴分，阳有余必致阴不足，所以就成为在内的阴气虚弱而失眠了。张景岳曰："卫气之行，若病而失常，则或留于阴，或留于阳，留则阴阳有所偏胜，有偏胜则有偏虚，而寤寐亦失常矣。"

[3] 皮肤湿：《太素》、《甲乙经》湿作"涩"，较合理，本句据此语译。

[4] 肠胃大，则卫气行留久：这是形容卫气停留在内脏的时间较多，在体表的时间较少。《张氏类经》："人之藏府在内，内者阴也；皮肤分肉在外，外者阳也。肠胃大则阴道迂远；肉理涩滞不利，则阳道舒迟。故卫气之留于阴分者久，行于阳分者少，阳气不精，所以多瞑卧也。今人有饱食之后，即欲瞑者，正以水谷之悍气，暴实于中，则卫气盛于阴分，而精阳之气，有不能胜之耳，世俗但呼为以倦，而不知其有由然也。"

[5] 诛其小过：诛，是消除的意思。小过，是形容轻微的邪气。也就是指上述诸证，虽邪气轻微，不是重大的疾患，但仍必须把它排除，即所谓诛其小过。

[6] 形志之苦乐：是指患者的生活环境。张志聪曰："志者，精神魂魄意志也；形者，营卫血气之所营也。故志苦则伤神，形劳则伤精气矣。"张景岳曰："苦者忧劳，多伤心肺之阳；乐者纵肆，多伤脾肾之阴，必有定见，然后可以治之。"

【语译】

黄帝说：有些健忘的人，是什么气使他这样的？岐伯说：这是由于人体在上的脏气不足，在下的脏气有余，也就是肠胃之气充实，心肺之气虚弱。因心肺气虚，就会使大部分营卫之气，留滞在肠胃间，经过较久的时间，不能按时上注输布全身，气血两虚，所以就成为健忘的病了。

黄帝说：有些人易于饥饿而不想吃东西，是什么气使他这样的？岐伯说：饮食入胃，其精微合并于专司运化的脾，阳热之气则留积在胃中，胃热过盛，就会使消化力增强，所以容易饥饿。若胃气上逆，运行失常，便会引起胃脘阻塞，难以受纳，所以也就不想吃东西了。

黄帝说：因病不得安卧而有失眠的现象，是什么气使得这样的？岐伯说：这是由于卫气不得入于阴分，经常留在阳分运行。因留存在阳分，就会使在外的阳气充满，阳气满溢，则阳跻的脉气偏盛。卫气既不得入于阴分，外有余而内不足，形成了阴气虚，所以就不能闭目入睡了。

黄帝说：因病而闭着眼睛不想看东西，是什么气使他这样呢？岐伯说：这是由于卫气滞留在阴分，不得在阳分运行，因滞留在阴分就会使阴气充盛，阴气偏盛则阴跻的脉气满溢。卫气既不得入于阳分，内有余而外不足，便形成了阳气虚，所以就闭着眼睛不想看东西了。

黄帝说：有些人时常要睡眠，是什么气使他这样的？岐伯说：这一类人肠胃的体积较大，皮肤涩滞，则分肉之间不滑利，其运行的时间亦较为迟缓。由于卫气环运周身的顺序，经常在白昼行于阳分，在夜则行于阴分，所以夜间阳气逐渐衰尽的时候，就要睡眠，到黎明，阴气逐渐衰尽的时候，就会觉醒。由此可见，分肉之间不滑利，则运行的时间也必将随着迟缓，卫气停留在内脏阴分的时间过久，气行就不能正常的循序环运，便只想闭着眼睛，所以也就多眠了。至于肠胃体积较小的人，皮肤滑润弛缓，分肉之间流利通畅，因而使卫气停留在体表阳分的时间比较长久，所以不常闭目，也就不想睡眠了。

黄帝说：有些人不是经常好睡，而是突然发生只想睡眠的现象，这是什么气使他这样的呢？岐伯说：这是邪气留滞在上焦，使上焦的气行阻闭不通，再在饱食之后，加饮汤水，便使卫气久留在内脏，而不能外达阳分，所以就突然只想多睡眠了。

黄帝说：讲得对。上述这许多邪气引起的异常现象，怎样来进行治疗呢？岐伯说：首先当使其五脏六腑的功能平衡协调，并把这些轻微的邪气消除，然后再调理营卫之气趋于正常。凡邪气偏盛的用泻法，正气虚弱的用补法。但主要还必须了解患者的生活环境，形体和精神上的劳逸等，有了定见，才可相应的进行治疗。

【提要】

本节主要论述了善忘、善饥而不嗜食、不得卧、不得视、多卧、少眠、卒然多卧七个病证的病因病机：

1. 善忘　肠胃实，心肺虚，上气不足，下气有余。

2. 善饥而不嗜食　胃热消谷，且胃脘的气行阻塞。

3. 不得卧（失眠）　卫气留于阳分，不入于阴分，阳满阴虚。

4. 不得视（闭着眼睛不想看东西）　卫气留于阴分，不入于阳分，阴盛阳虚。

5. 多卧　肠胃的体积较大，皮肤涩滞，则卫气逗留于内脏的时间较久，运行亦较为迟缓，其气不清，所以就只想睡眠。

6. 少眠　肠胃的体积较小，皮肤滑润，卫气留于体表的时间较久，所以形成少眠。

7. 卒然多卧　邪气留在上焦，使上焦气滞，再在饱食后，加饮汤水，更使卫气久留在内脏，而不能外达阳分，所以卒然多卧。

此外，本节还阐述了上述病证的治疗原则：

邪气偏盛——泻法；

正气虚弱——补法。

还必须结合患者的生活环境、形体和精神上的劳逸情况。

灵枢·痈疽第八十一

【导读】

本篇首先论述了痈疽的病因病机和化脓的过程以及传变恶化的过程；其次，列举了猛疽等十八种痈疽病名，并叙述了其症状、部位、治疗与预后。由于本篇以专论痈疽为主，所以题为“痈疽”篇。

【原文】

黄帝曰：余闻肠胃受谷，上焦出气[1]，以温分肉，而养骨节，通腠理。中焦出气如露[2]，上注谿谷[3]，而渗孙脉，津液和调，变化而赤为血，血和则孙脉先满溢，乃注于络脉，络脉皆盈，乃注于经脉。阴阳已张，因息乃行[4]，行有经纪，周有道理[5]，与天合同，不得休止。切而调之，从虚去实，泻则不足，疾则气减，留则先后。从实去虚，补则有余，血气已调，形气乃持。余已知血气之平与不平，未知痈疽之所从生，成败之时，死生之期，有远近，何以度之？可得闻乎？

岐伯曰：经脉留行不止，与天同度，与地合纪。故天宿失度，日月薄蚀，地经失纪[6]，水道流溢，草萓不成[7]，五谷不殖，径路不通，民不往来，巷聚邑居，则别离异处。血气犹然，请言其故。夫血脉营卫，周流不休，上应星宿，下应经数。寒邪客于经络之中则血泣，血泣则不通，不通则卫气归之，不得复反，故痈肿。寒气化为热，热胜则腐肉，肉腐则为脓。脓不泻则烂筋，筋烂则伤骨，骨伤则髓消，不当骨空[8]，不得泄泻，血枯空虚，则筋骨肌肉不相荣，经脉败漏，熏于五藏，藏伤故死矣。

【注释】

[1] 上焦出气：这里的气，当指卫气而言。因温分肉、养骨节、通腠理等作用，都是卫气的主要功能。《灵枢·五味论》：“上焦者，受气而营诸阳者也。”《千金方·三焦脉论》：“荣出中焦，卫出上焦。”

[2] 中焦出气如露：中焦出气，是指中焦所输出的营气。如露，是形容所分泌的津液，能像雨露灌溉着草木一样，可以营养全身。

[3] 谿谷：谿，同“溪”。肌肉的小会合处叫溪，大会合处叫谷。《素问·气穴论》：“肉之大会为谷，肉之小会为谿。肉分之间，谿谷之会，以行荣卫，以会大气。”

[4] 阴阳已张，因息乃行：阴阳是包括脏腑经脉和人体内外表里的统称。张，是扩张的意思，也就是指人体内外的气血充足而言。息，就是一呼一息。因息乃行，是指人体的经脉之气随着呼吸有规律的运行着。《灵枢·五十营》：“人一呼，脉再动，气行三寸；一吸，脉亦再动，气行三寸，呼吸定息，气行六寸，十息，气行六尺。”

[5] 行有经纪，周有道理：行，是指日月的运行。经纪，就是一定的度数（礼记：毋失经纪。注：谓天文进退度数也）。周，就是环周。道理，是指日月所环周的轨道。

[6] 地经失纪：经，是指经水，也就是河流。失纪，是形容水流不能沿其原有的经路，像平常一样地川流不息。

[7] 草萓不成：萓，就是萓男草。《玉篇》：“萓男，鹿葱也。”但考《太素》萓作芦。杨上善注：“芦，采古切，草名也，亦节枯也。”萧延平曰：“广韵，芦，古采切，草死也，与

杨注节枯之意同，较萱义为长。”

［8］骨空：就是骨节交会的空隙处。

【语译】

黄帝说：我听说肠胃受纳饮食化生为精微之物后，由上焦输出卫气，以温润分肉，濡养骨节，通利腠理。中焦输出营气，分泌像雨露一样作用的津液，上注于肌肉大小会合处的溪谷，并渗灌于支别的细小孙脉，津液调和，经气化的过程，又能变成红色的血液。血行和顺，使阴阳内外之间的血气得以充足，随着呼吸而环行全身。由于日月的运行有一定的度数，它的环周也循着一定的轨道，所以营卫之气循序环行全身，和日月的现象是一致的，周而复始，不会休止。为了要切实的进行调治，运用各种使邪气虚弱的方法，可消除邪盛的实证现象，但过度的用了泻法，也会损伤元气，所以应掌握气至的时机，疾速运用泻法，可迫使邪势衰减；若仅用留针法，不能及时泻邪，则病情先后如一，仍不易好转。相反的，运用各种使正气充实的方法，来消除虚弱的现象，若病邪尚未除尽，过度的用了补法，也会助长余邪之势。补泻的目的，主要是使血气调和，形与气之间就可以保持正常的生理活动。我对于血气是否能取得平衡协调的原理，都早已知晓了，但还不知道痈疽是从哪里产生出来的？其形成与恶化的过程、致死或治愈的日期，各有远近，根据什么标准来衡量呢？可以告诉我吗？

岐伯说：气血留居在经脉之中，不休止地运行着，它和天体在一定分度上的环周是相同的，和地面上的一切现象也是相符合的。周天运转的度数失常，就会出现日蚀和月蚀的现象；地面上河流淤塞或溃决，失其原有川流不息的行径，也会使水道泛滥，流溢四方，草木枯萎而不能成长，五谷也不能繁殖。假使地面上的径路不通，人们亦不能相互往来，只能聚集于街巷，居住在小邑内，彼此就离别分散在不同地方了。人身血和气的运行情况，也是这样的。容我把其中的缘故说明一下。人身的营卫气血，循环周流不息，象征着天上的星宿、地面上纵横的河流。如果有寒邪侵入经络，就会使血行凝涩，凝涩则不通，不通则使卫气结聚在局部，不能反复的环行，所以便形成痈肿。待寒气化热，热毒熏蒸，则腐烂肌肉，肉腐则称骨髓消烁，如其不在骨节交会的空隙处，脓毒就无从排泄，因而血液亏耗，使筋骨血肉都得不到营养，经脉败坏，漏孔百出，邪毒深入五脏，五脏受到严重的损害，就会死亡了。

【提要】

本节论述了痈疽的病因病机和化脓的过程以及传变恶化的过程。

1. 痈疽的病因病机　外邪侵入经络（寒邪客于经络之中）→导致血行滞涩，阻碍血液循环（血泣则不通）→影响营卫正常的运行，卫气结聚于局部（卫气归之，不得复反）→痈疽形成。

2. 化脓的过程　寒气化为热→热盛则腐肉→肉腐则为脓。

3. 恶化过程　脓不泻→脓毒内侵筋膜→筋烂→伤骨→髓消→经脉败漏→熏于五脏→死亡。

【临床应用】

根据本节论述到的关于痈疽的病因病机和化脓的过程以及传变恶化的过程，可以指导我们在临床上治疗痈疽。

1. 针对痈疽是由于寒邪侵入经络中，影响气血运行而致气血壅滞的病机，我们可采用散寒、通络、理气、活血的治法，用温里药、祛风湿药、理气药、活血药等进行治疗。

2. 针对脓液是由于热盛肉腐的病机而形成，我们可采用清热、排脓的治法，用清热解毒药及消肿排脓药进行治疗。

3. 根据本节所述痈疽的恶化是由于脓液不泻的基本病机，我们在治疗痈疽脓肿时一定要及时排脓，防止脓毒深入恶化，这与当今临床上治疗疮疡脓肿的原则也是相一致的。

【原文】

黄帝曰：愿尽闻痈疽之形，与忌日名。岐伯曰：痈发于嗌中[1]，名曰猛疽[2]。猛疽不治，化为脓，脓不泻，塞咽，半日死。其化为脓者，泻则合豕膏[3]，冷食，三日而已。发于颈[4]，名曰夭疽[5]。其痈大以赤黑，不急治，则热气下入渊腋，前伤任脉，内熏肝肺。熏肝肺，十余日而死矣。阳留大发[6]，消脑留项，名曰脑烁[7]。其色不乐，项痛而如刺以针。烦心者，死不可治。发于肩及臑，名曰疵痈[8]。其状赤黑，急治之，此令人汗出至足，不害五藏。痈发四五日，逞焫之[9]。发于腋下赤坚者，名曰米疽[10]。治之以砭石，欲细而长，疏砭之[11]，涂以豕膏，六日已，勿裹之。其痈坚而不溃者，为马刀挟瘿[12]，急治之。发于胸，名曰井疽[13]。其状如大豆，三四日起，不早治，下入腹，不治七日死矣。发于膺，名曰甘疽[14]。色青，其状如谷实瓜蒌[15]，常苦寒热，急治之，去其寒热，十岁死，死后出脓。发于胁，名曰败疵[16]。败疵者，女子之病也，灸之，其病大痈脓，治之，其中乃有生肉，大如赤小豆，剉陵翘草根[17]各一升，以水一斗六升煮之，竭为取三升，则强饮，厚衣[18]坐于釜上，令汗出至足，已。发于股胫，名曰股胫疽。其状不甚变，而痈脓搏骨[19]，不急治，三十日死矣。发于尻，名曰锐疽[20]。其状赤坚大，急治之，不治，三十日死矣。发于股阴[21]，名曰赤施[22]。不急治，六十日死。在两股之内，不治，十日而当死。发于膝，名曰疵痈[23]，其状大，痈色不变，寒热，如坚石，勿石，石之者死，须其柔，乃石之者，生。诸痈疽之发于节而相应者[24]，不可治也。发于阳者，百日死；发于阴者，三十日死。发于胫，名曰兔啮[25]。其状赤至骨，急治之，不治，害人也。发于内踝，名曰走缓[26]。其状痈也，色不变，数石其输[27]，而止其寒热，不死。发于足上下，名曰四淫[28]。其状大痈，急治之，百日死。发于足傍，名曰厉痈。其状不大，初如小指发[29]，急治之，去其黑者，不消辄益，不治，百日死。发于足指，名脱痈[30]。其状赤黑，死不治；不赤黑，不死。不衰，急斩之，不则死矣。

黄帝曰：夫子言痈疽，何以别之？岐伯曰：营卫稽留于经脉之中，则血泣而不行，不行则卫气从之而不通，壅遏而不得行，故热。大热不止，热胜则肉腐，肉腐则为脓。然不能陷，骨髓不为燋枯，五藏不为伤，故命曰痈。黄帝曰：何谓疽？岐伯曰：热气淳盛，下陷肌肤，筋髓枯，内连五藏，血气竭，当其痈下，筋骨良肉皆无余，故命曰疽。疽者，上之皮夭以坚，上如牛领之皮。痈者，其皮上薄以泽。此其候也。

【注释】

[1] 嗌中：是指颔下结喉上的部位。

[2] 猛疽：亦称结喉痈，因其毒势猛烈，若治疗不当，往往引起恶化，故名。

[3] 豕膏：就是炼净的猪油。

[4] 发于颈：《外科正宗》："夭疽锐毒，生于耳后一寸三分致命之处。左为夭疽，属于肝木；右为锐毒，锐者利也，锋利之器属于肺金。"

[5] 夭疽：夭，是形容本症极为险恶，愈者很少，所以成为夭疽。

[6] 阳留大发：《内经太素》作阳气大发，本节据此语译。大发，是形容邪热亢进的现

象。张志聪曰："阳气大发者，三阳之气并发也。三阳者，太阳也。太阳经脉，入于脑，出于项，故阳气大发，留于项，名曰脑烁。"

［7］脑烁：《千金翼方》作烁疽。烁，是消烁，烈火熔金的意思。本症因生在项部，热毒极盛，其严重的可以上至脑项，下至大椎，脑部像被邪热在消烁着，所以称为脑烁。

［8］疵痈：亦称肩中痈。张志聪曰："此痈生浮浅，如疵生在皮毛，故名疵痈，而不害五脏。"

［9］逞焫之：《甲乙经》、《千金翼方》、《外台秘要》："逞、均作逆。"张景岳曰："逞，疾也。焫，艾柱也。"意思是当速用灸法，使痈毒得以消散。

［10］米疽：米，是形容小的意思。《薛氏外科心法》："腋疽一名米疽，又名疚疽，发于胳肢窝正中，初起之时，其形如核，由肝脾二经忧思恚怒，气凝血滞而成。"

［11］欲细而长，疏砭之：疏，是疏散不密的意思。张景岳曰："砭石欲细者，恐伤肉也；欲长者，用在深也。故宜疏不宜密。"

［12］马刀挟瘿：见《灵枢·经脉》注释。

［13］井疽：井，是形容深而险恶的意思。《外科准绳》："心窝生疽，初起如黄豆，肉色不变，名曰井疽，又名穿心冷瘘。"《申氏外科启玄》："井疽又名心漏疽，又名穿心毒，最为难治。"

［14］甘疽：李杲曰："膺，逼近在乳上也，穴名膺窗，足阳明胃之脉也，土味甘，故曰甘疽。"意思是患部在足阳明胃经的循行通路上，胃经属土，土之味属甘，所以名为甘疽。

［15］谷实瓜蒌：马元台曰："谷，木名。"丹波元简曰："谷，音构。考本草楮实，亦名谷，实大如弹丸，青绿色，至六七月渐深红色，乃成熟。"据此，这里的谷实，是指谷粒，与稻谷的谷子是有异别的。

［16］败疵：亦称胁痈。李杲曰："胁者，肝之部也，妇人多郁怒，故注此疮。"考《巢氏病源》、《千金翼方》、《外台秘要》，败疵均作"改訾"。《巢氏病源》并另有记载曰："痈发女子阴旁，名曰败訾疽，久不治，其中生息肉，如赤小豆麻黍也。"

［17］陵翘草根：《外台秘要》："陵作连；草根作草及根。"《甲乙经》："根下有及赤松子根五字。"马元台曰："陵翘，今之连翘也。"

［18］强饮，厚衣：强饮，是指乘热饮下的意思。厚衣，是指多加衣服。李杲曰："乘其热而强饮之，复厚衣坐于热汤之釜，熏蒸取汗，汗出至足乃透。"

［19］痈脓搏骨：《甲乙经》："搏骨，作薄于骨。"《巢氏病源论》作附骨。《张氏类经》："痈脓搏骨，言脓著于骨：即今人之所谓贴骨痈也。"

［20］锐疽：锐，是尖锐，也就是因患部在尾骶骨尽处的尖端而得名的。《疡医大全》以此为鹳口疽。《外科正宗》："鹳口疽，发在尾闾之穴，高骨头尖，初起形似鱼胞，久则突如鹳嘴。"

［21］股阴：是指大腿内侧。《张氏类经》："股阴当足太阴箕门、血海及足厥阴五里、阴包之间，皆阴气所聚之处，故不治则死。若两股俱病，则伤阴之极，其死尤速。"

［22］赤施：亦称股阴疽。因其发作，为火毒施于阴部所致，所以称为赤施。

［23］疵痈：《甲乙经》、《巢氏病源》、《千金翼方》均作疵疽。《薛氏外科心法》："膝痈生膝盖，色红焮肿疼痛，属气血实。疵疽亦生在膝盖，重大如痈，其色不变，寒热往来，属气血虚，和软为顺，坚硬如石者逆，两膝俱生属败证，不可治也。"

［24］发于节而相应者：节，就是关节。相应，是指上下左右相对的意思。《张氏类经》：“诸节者，神气之所游行出入也，皆不宜有痈毒之患；若其相应，则发于上而应于下，发于左而应于右，其害尤甚，为不可治。”

［25］兔啮（niè）：啮，咬的意思。因本症初期红肿热痛，溃后脓水淋漓，状如兔咬，所以称为兔啮。

［26］走缓：亦称内踝疽。张志聪曰：“痈疽之变，有病因于内而毒气走于外者，有肿见于外而毒气走于内者，但此邪留于脉而不行，故名曰走缓。”

［27］数石其输：数石，是经常用砭石的意思。输，是指患部。张景岳曰：“数石其输，砭其所肿之处也。”杨上善曰：“石其输者，以冷石熨其所由之输也。”

［28］四淫：四，是指两足的上下。淫，是邪毒偏盛的意思。《张氏类经》：“阳受气于四末，而大痈淫于其间，阳毒之极盛也。时气移易，则真阴日败，故逾三月而死。”

［29］初如小指发：初如小指，是形容初起时像小指一样。闵士先曰：“初如小指，其状肿而长，乃邪在经络之形也。卫气归之，则圆而坟起矣。”但考历代医籍，也有认为是指足部的小趾而言，例如《甲乙经》、《千金翼方》、《外台秘要》对本句原文都载为“初从小指发”。并此录供参考。

［30］脱痈：亦称脱疽，《外科正宗》：“脱疽者，外腐而内坏也……。凡患此者，多生于手足，……初生如粟米，头便一点黄泡，其皮犹如煮熟红枣，黑色侵漫相传，五指传遍，上至脚面，疼如汤泼火燃，其形骨枯筋纵，其秽，异香难解，其命仙方难活。”《张氏类经》：“六经原腧，皆在于足，所以痈发于足者多为凶候。至于足趾，又皆六井所出，而痈色赤黑，其毒尤甚。若无衰退之状，则急当斩去其指，庶得保生，否则毒气连脏，必至死矣。”

【语译】

黄帝说：关于痈疽的不同形状，以及它的禁忌和各种名称，我希望全面了解一下。岐伯说：疮痈生在结喉的，叫作猛疽。这种猛疽如果不及时治疗，很容易化脓，倘不将脓液排出，便会使咽喉堵塞，半天即死。已化脓的，在排脓时，可配合猪油冷食，三天能愈。生在颈部的，叫作夭疽。夭疽的外形肿大赤黑，如果不迅速治疗，热毒能逐渐下移侵入腋部，在前则伤及任脉，在内则熏蒸肝肺。熏蒸肝肺的，十几天就能致死。邪热亢盛，流注于项部，则消烁脑髓，故名脑烁。患者的神色异常，项部疼痛如针刺。如果热毒内陷，心中烦躁不安，便是不治的死症。生在肩臂部的痈疽叫作疵痈。它的外形现赤黑色，当急速治疗，必须使患者出汗直到足部，便不致损害五脏。如果发作已四五日，可立即施行灸法。痈疽生在腋下色赤而坚硬的，叫作米疽。治疗当采用细而长的砭石，并疏散地进行砭刺，再涂上猪油，六天即愈，但不必包扎。如果坚硬而不破溃的，就是马刀挟瘿，当急速治疗。痈疽生在胸部的叫作井疽。它的形状像大豆一样，在初起的三四天内，如果不及早治疗，毒向下陷入腹部，便成为不治的绝症，七天就会死亡。痈疽生在胸前两旁的叫作甘疽。它的颜色是青的，形状好像谷粒和瓜蒌，经常发寒热，当急速治疗，以消除其寒热为主，但十年之后，仍不免死亡，死后才会溃脓。痈疽生在胁部的叫作败疵。这一类败疵，属于妇科病，若误用灸法，可变成大痈，在治疗时，应注意其内有生肉，像赤小豆那样大，当用连翘草及根各一升，以水一斗六升煮汁，熬取三升，就乘热饮下，饮后要多穿衣服，坐在热锅上，使汗出直到足部，即可治愈。痈疽生在大腿和足胫的叫作股胫疽。它的外形，虽没有极明显的变化，但内有痈脓搏聚，腐蚀于骨，如果不急速治疗，三十天之内就要死亡。痈疽生在尻部的叫作锐疽。它的形状红大而坚实，当急速治疗，否则，三十天之内也要死亡。痈疽发生在大腿内侧的叫作赤施。如果不急速治疗，六十天之内就要死亡。在左右大腿的内侧同时发生的，若不急治，当在十天内死亡。痈疽发生在膝部的叫作疵痈。它的外形很大，像痈而皮色不变，有寒热，坚硬如石，初起时不可用砭石刺破，若误用了砭石排脓法，便会致死，必须等待其柔软后，才适宜用砭石刺破排脓，就可以得救。凡一切痈疽发生在关节，而上下左右相对的，都是不易救治之症。生在阳分的一百天死；生在阴分的，则在三十天之内可致死亡。痈疽生在足胫的叫作兔啮。它的外形红色而深入骨部，当急速治疗，否则会使人受害无穷。痈疽生在内踝的叫作走缓。它的外形如痈，但皮色并无改变，经常用砭石刺其肿处，使寒热的现象能够消除，可不致死亡。痈疽生在足部上下的叫作四淫。它的形状好像大痈，应急速治疗，否则在一百天之内可致死亡。痈疽生在足旁的叫作厉痈。它的外形不大，初起像小指一样，发作时就当急速治疗，除去其中的黑色部分；如果不消除，往往会加重，倘迁延不治，一百天之内可致死亡。痈疽生在足趾的叫作脱痈。它的外形如现赤黑色，是不治的死症；没有赤黑色，便不会致死。倘邪势并无衰退之象，就应该赶快把足趾截除，否则就会导致死亡。

黄帝说：你所说的痈和疽，根据什么来区别呢？岐伯说：营卫之气，留滞在经脉之中，血液就凝聚不得循行，从而使卫气受了阻遏，也不能畅通环运，所以就会发热。由于大热不止，热势过盛，便会使肌肉腐化为脓。但热毒仅浮浅在表，不向内陷，骨髓既不致枯涸，五脏亦不受损伤，所以称为痈。黄帝说：什么叫疽呢？岐伯说：郁热亢盛，脓毒内陷肌肤，使筋萎髓枯，再向内深入，影响到五脏，又使血气枯竭，当其患部的深层，筋骨好肉都已腐烂无余的，就叫作疽。疽的特征，皮色晦暗不泽而坚厚，像牛颈下的皮。痈的特征，皮薄而光亮。这些就是痈和疽的鉴别诊断。

【提要】

本节主要列举了猛疽等十八种痈疽病名，并叙述了其症状、部位、治疗与预后。为便于阅读，将具体内容列表如下（表 17）。

【临床应用】

本节所述的十八种痈疽，有的病名在当今临床上仍有所闻，有的则早已在当今各类临床书籍中无从查阅，在此特别分类注明，以方便课后查阅资料，进一步了解各种痈疽的诊疗知识。

1. 古今同名同病的痈疽

（1）挟瘿：古今均指颈前、腋下的瘰疬之证。

（2）股胫疽：古今同名，今又称其为附骨疽。

2. 古今异名同病的痈疽

（1）猛疽：今称为锁喉痈。

（2）米疽：今称为腋痈。

（3）疵痈：今称为臂痈。

（4）败疵：今称为胁痈。

（5）锐疽：今称为尾闾发、鹳口疽，属于无头疽。

（6）赤施：今称为胯腹痈。

（7）兔啮：今称为胫疽。

（8）走缓：今称为足踝疽。

（9）四淫：今称为足背发。

表 17 痈疽归纳表

病名	部位	症状	治疗	预后
猛疽	嗌中	化为脓	化脓者，泻脓，以猪油冷食，三日即愈	脓不泻，塞咽，半日死
夭疽	颈	大以赤黑		不急治，则热气下入渊液，前伤任脉，内熏肝肺，十余日而死
脑烁	项	其色不乐，项痛如针刺		烦心者，死不可治
疵痈	肩及臑	其状赤黑	急治之，痈发四五日，逞焫之	此令人汗出至足，不害五脏
米疽	腋下	赤坚	治之以砭石，欲细而长，疏砭之，涂以猪油，勿裹之	六日愈
马刀、挟瘿	腋下或颈部	坚而不溃者	急治之	
井疽	胸	其状如大豆，三四日起		不早治，下入腹，不治则七日死
甘疽	膺	色青，其状如谷实瓜蒌，常苦寒热	急治之，去其寒热	十岁死，死后出脓
败疵（女子之病）	胁	大痈脓，其中有生肉，大如赤小豆	灸之，剉陵翘草根各一升，以水一斗六升，煮取三升，强饮，厚衣，坐于釜上，令汗出至足	
股胫疽	股胫	其状不甚变而痈脓搏骨		不急治，三十日死
锐疽	尻	其状赤坚大	急治之	不急治，三十日死
赤施	股阴			不急治六十日死，在两股之内，不治，十日死
疵痈	膝	其状大，痈色不变，寒热，如坚石	如坚石者，勿石，石之者死，须其柔，乃石之者生	
兔啮	胫	其状赤至骨	急治之	不治则死
走缓	内踝	其状痈也，色不变	数石其输，而止其寒热	不死
四淫	足上下	其状大痈	急治之	不治则百日死
厉痈	足傍	其状不大，初如小指	急治之，去其黑者，不消辄益	不治百日死
脱痈	足指	皮色赤黑或不赤黑	不衰，急斩之	其状黑赤，死不治，不赤黑，不死
总的预后	诸痈之发于节而相应者，不可治；发于阳者百日死，发于阴者三十日死			

3. 古今同名异病的痈疽

（1）夭疽：《灵枢·痈疽》："发于颈，名曰夭疽，其痈大以赤黑，不急治，则热气下入渊腋，前伤任脉，内熏肝肺，熏肝肺，十余日而死矣。"颈、项，古时有别，前为颈，后为项。此大痈脓在前颈，且有组织坏死，病势发展迅速，毒气可内熏肝肺而致速死，故称其为"夭疽"。既点明病势凶逆易夭折，又明确属疽证。今《国标》之"夭疽"指"生于耳后高骨处，初起如粟，渐肿如瓜，毒易内陷的有头疽。"古今两者相比较，不仅病位不同，而且前者病变更为迅猛，故虽同名，实为二病。

（2）井疽：《灵枢·痈疽》："发于胸，名曰井疽。其状如大豆，三四日起，不早治，下入腹，不治七日死矣。"《灵枢集注》："井者，喻其深而恶也。发于胸者，近犯心王。"说明此病在胸，病易流窜至腹，如井之深。今《国标》"井疽"指心窝生疽，初起如黄豆，肉色不变，名曰井疽，又名穿心冷瘘。胸与心窝部位有上下之不等，虽表现均为无头疽，实为不同的两种病。

4. 古今类名同病的痈疽

（1）脱痈：今称为脱疽。

（2）厉痈：今称为厉疽。

（3）疵痈：今称为疵疽。

（4）脑烁：今称为脑疽。

参考文献

1. 隋·杨上善. 黄帝内经太素. 北京：人民卫生出版社，1965.
2. 唐·王冰. 黄帝内经素问. 北京：人民卫生出版社，1963.
3. 宋·史崧. 黄帝内经灵枢经. 北京：人民卫生出版社，1963.
4. 明·马莳. 黄帝内经素问注证发微. 北京：学苑出版社，2004 年点校本.
5. 明·马莳. 黄帝内经灵枢注证发微. 北京：学苑出版社，2004 年点校本.
6. 明·张介宾. 类经. 北京：人民卫生出版社，1965.
7. 明·李中梓. 内经知要. 北京：人民卫生出版社，1956.
8. 明·吴昆. 黄帝内经素问吴注. 北京：学苑出版社，2001 年点校本.
9. 清·张志聪. 素问集注. 上海：上海科学技术出版社，1959.
10. 清·张志聪. 灵枢经集注. 上海：上海科学技术出版社，1958.
11. 日·森立子. 素问考注. 北京：学苑出版社，2002 年点校本.
12. 王洪图. 黄帝内经研究大成. 北京：北京出版社，1997.
13. 中国中医研究院中医研究生班编. 黄帝内经注评. 北京：中国中医研究院，1980.
14. 杨上善，萧延平. 黄帝内经太素. 北京：科学技术文献出版社，2000.
15. 张珍玉. 灵枢经语释. 济南：山东科学技术出版社，1983.
16. 吴润秋. 内经选读. 长沙：湖南师范大学出版社，1999.
17. 王洪图. 内经选读. 上海：上海科学技术出版社，1997.
18. 王庆其. 内经选读. 北京：中国中医药出版社，2003.